AF873326

PIERRE F. O. RAYER

TRAITÉ
DES
MALADIES DES REINS

TOME II

Elibron Classics
www.elibron.com

Elibron Classics series.

© 2006 Adamant Media Corporation.

ISBN 0-543-88098-2 (paperback)
ISBN 0-543-88097-4 (hardcover)

This Elibron Classics Replica Edition is an unabridged facsimile
of the edition published in 1840 by J.-B. Baillière, Paris.

Elibron and Elibron Classics are trademarks of
Adamant Media Corporation. All rights reserved.

This book is an accurate reproduction of the original. Any marks, names, colophons, imprints, logos or other symbols or identifiers that appear on or in this book, except for those of Adamant Media Corporation and BookSurge, LLC, are used only for historical reference and accuracy and are not meant to designate origin or imply any sponsorship by or license from any third party.

TRAITÉ

DES

MALADIES DES REINS.

TOME SECOND.

IMPRIMÉ CHEZ PAUL RENOUARD, RUE GARANCIÈRE, N. 5.

TRAITÉ

DES

MALADIES DES REINS

ET

DES ALTÉRATIONS DE LA SÉCRÉTION URINAIRE,

ÉTUDIÉES EN ELLES-MÊMES

ET DANS LEURS RAPPORTS AVEC LES

MALADIES DES URETÈRES, DE LA VESSIE, DE LA PROSTATE;

DE L'URÈTHRE, ETC.

AVEC UN ATLAS IN-FOLIO;

PAR P. RAYER,

MÉDECIN DE L'HOPITAL DE LA CHARITÉ,

Médecin consultant du Roi, membre des Académies royales de Médecine de Paris et de Madrid, de la Société médicale de Londres, des Sociétés de médecine de Stockholm, de Caen, de Lyon, etc.

TOME SECOND.

A PARIS,

CHEZ J.-B. BAILLIERE,

LIBRAIRE DE L'ACADÉMIE ROYALE DE MÉDECINE,

RUE DE L'ÉCOLE-DE-MÉDECINE, N. 17.

A LONDRES, CHEZ H. BAILLIÈRE, 219, REGENT-STREET.

1840

TRAITÉ

DES

MALADIES DES REINS

ET DES ALTÉRATIONS

DE LA SÉCRÉTION URINAIRE.

NÉPHRITE PAR POISONS MORBIDES.

§ 461. J'ai décrit les néphrites qui surviennent soit après des lésions physiques des reins (*néphrite traumatique*), soit par l'action d'autres causes extérieures appréciables (*néphrite idiopathique*), soit enfin à la suite de lésions dans d'autres parties de l'appareil urinaire ou dans d'autres appareils.

Je vais m'occuper de néphrites différentes qui se développent sous l'influence de certains poisons morbides ou dans le cours de maladies générales. Ces espèces de néphrites que j'ai observées dans des affections charbonneuses, dans la morve, dans la fièvre typhoïde, dans la variole, dans la scarlatine, dans la rougeole et les résorptions purulentes, d'autres les ont vues dans la fièvre jaune. Élément ou complication ultime d'une maladie générale, elles sont presque toujours des plus graves ; le plus souvent elles ne peuvent être avantageusement combattues par nos agens thérapeutiques. Dans les affections charbonneuses, l'altération des reins paraît résulter directement de la cause de la maladie ; dans la fièvre typhoïde, la néphrite est presque toujours précédée d'une rétention d'urine qui agit, au moins dans quelques cas, comme cause occasionnelle ; et il paraît que le plus souvent il en est de même dans la fièvre jaune. Au reste, que les inflammations qui surviennent dans le cours de ces maladies générales se déclarent ou non sans cause physique appréciable, le traitement de la néphrite franchement inflammatoire ne leur est point applicable; dans une foule de cas, il a paru hâter la mort.

J'appelle l'attention des pathologistes sur l'invasion insidieuse de ces néphrites, sur leur gravité et sur l'analogie qu'ont les lésions rénales avec celles que les autres organes présentent presque toujours dans ces maladies générales. Ces affections rénales peuvent, au premier coup-d'œil, paraître des accidens ou de simples complications, mais après un examen attentif on voit qu'elles tiennent à la nature même de la maladie générale dans laquelle elles se développent.

Néphrite dans les affections gangréneuses.

§ 462. La lecture attentive d'un petit nombre de cas particuliers de ces affections rénales, charbonneuses, les fera mieux connaître qu'une description générale qui nécessairement serait très incomplète dans l'état actuel de la science; car, bien que les maladies charbonneuses soient très graves et souvent mortelles, les observateurs, après avoir décrit les lésions extérieures, ont rarement transmis des détails exacts sur l'apparence de l'urine et sur l'état des reins après la mort. Ainsi, dans les traités sur la pustule maligne, publiés par Thomassin (1), par Enaux et Chaussier (2), dans les mémoires et observations de Souvorof (3), de Schrœder (4), etc., et dans les dissertations sur la pustule maligne et les affections charbonneuses soutenues par Davy la Chevrie (5), Gerardin (J. F. X.) (6), etc., à peine

(1) Thomassin. *Diss. sur le charbon malin*, etc., in-8. Basle, 1782.

(2) Enaux et Chaussier. *Manière de traiter les morsures des animaux enragés*, etc. In-12. Dijon. 1785.

(3) *Description d'une espèce particulière de charbon* (Bullet. des Sc. méd. de Férussac, t. XVII, p. 219).

(4) *Sur la pustule maligne* (Bullet. des Sc. méd. de Férussac, t. XX, p. 80).

(5) Davy La Chevrie. *Diss. sur la pustule maligne de Bourgogne*, in-4. 1807.

(6) Gerardin (J.-F.-X.). *Diss. sur la pustule maligne*, in-4. 1806.

trouve-t-on un seul exemple où les recherches anatomiques aient été faites avec soin.

J'ai rapporté ailleurs (1) un cas de pustule maligne dans lequel les reins étaient fortement injectés et gorgés de sang.

Les affections charbonneuses étant plus communes chez les animaux domestiques, et surtout chez les herbivores, que chez l'homme, il est à regretter que les médecins vétérinaires n'aient pas plus souvent profité de l'occasion qui leur était offerte de décrire soigneusement les altérations gangréneuses des reins, indiquées par M. Hurtrel d'Arboval (2), et par M. Girard père (3).

(1) Rayer. *Traité théorique et pratique des maladies de la peau.* 2e édition, t. II, p. 46.

(2) Hurtrel d'Arboval s'exprime ainsi : « Dans les bêtes à cornes atteintes du typhus charbonneux, le diaphragme, la vessie, le péritoine même, quelquefois les reins, participent à la phlegmasie » (*Dictionnaire de méd. et de chir. vétérinaires.* 1e éd., t. IV, page 379, art. *Typhus*).

(3) M. Girard dit, à l'occasion d'une épizootie de fièvre charbonneuse qui régnait sur les chevaux, « Dans beaucoup de sujets, les reins ont acquis un volume considérable, et leur substance, gorgée de sang, se déchire avec facilité. La vessie, le plus souvent distendue par l'urine, participe plus ou moins à l'inflammation des autres viscères » (*Notice sur la maladie qui règne épizootiquement sur les chevaux :* Recueil de médecine vétérinaire, t. II, p. 147. 1825).

Il paraît que, dans un assez grand nombre de cas d'affection charbonneuse, les reins sont profondément altérés, sans offrir de lésions inflammatoires. M. Leblanc m'a envoyé dernièrement les deux reins d'un bœuf mort de l'affection que les vétérinaires appellent *charbon blanc*, maladie fort commune chez les bœufs surmenés, et dans laquelle on remarque des infiltrations séreuses, sanguines et gangréneuses du tissu cellulaire sous-cutané et des principaux organes. Les reins, profondément altérés, n'étaient pas notablement augmentés de volume. Ils exhalaient une odeur extrêmement fétide, quoique la température de l'atmosphère fût au-dessous de zéro et que l'animal fût mort seulement depuis quinze heures. Ces organes, d'une couleur livide, étaient mollasses ; certaines portions de la substance corticale étaient diffluentes. La couleur et la consistance de la substance tubuleuse étaient moins altérées. Dans l'une ni dans l'autre substance, il n'y avait de dépôts purulens. La vessie contenait une petite quantité d'urine épaisse et sanguinolente. M. Leblanc a vu les reins

§ 463. L'observation suivante est remarquable à plusieurs égards.

OBS. I.—Au début douleurs lombaires attribuées à une néphrite; inflammation gangréneuse des gencives; salivation fétide; gangrène à la fesse gauche; pétéchies à la peau; tumeur violacée et pétéchiale à l'aine; ganglions lymphatiques de l'aine et des régions sous-maxillaires engorgées; vomissemens de matières noirâtres, évacuations par bas de matières sanguinolentes; progrès de la gangrène de la fesse; gangrène de l'amygdale droite; écoulement sanieux par la narine droite; épistaxis, mort. — *Autopsie du cadavre.* Pétéchies et ramollissement noirâtre de la membrane pituitaire, dans la narine droite; pétéchies pleurales, péritonéales, cardiaques; augmentation du volume et ramollissement de la rate; points gangréneux dans l'estomac. — Points purulens dans les reins, augmentés de volume. Infiltration ecchymotique et points gangréneux dans les bassinets. Urines sanguinolentes dans la vessie.

Louise Quinet, âgée de 19 ans, domestique, née à Forbach, département de la Moselle, demeurant à Paris rue Thirou n° 8, fut admise à l'hôpital de la Charité, le 5 juillet 1837.

Cette fille, d'une taille au-dessus de la moyenne, a les cheveux et les sourcils bruns, la peau blanche, les formes bien développées, les chairs assez fermes. Elle est à Paris depuis deux mois. Elle a toujours joui d'une assez bonne santé, qui ne paraît avoir été troublée que légèrement à quelques époques menstruelles; elle n'a pas eu la petite-vérole; elle porte des cicatrices de vraie vaccine.

très notablement augmentés de volume chez des chevaux atteints de cette même affection charbonneuse.

L'engorgement charbonneux du bœuf dont il s'agit existait au canon, au jarret et à la jambe droite postérieure. Les muscles étaient pâles ou d'un brun foncé; quelques-uns étaient ecchymosés. Les caillots sanguins trouvés dans les principaux vaisseaux étaient diffluens et avaient teint les parois de ces conduits en rouge livide. Les grandes cavités contenaient beaucoup de sérosité sanguinolente. La membrane muqueuse de la caillette et des intestins, d'une couleur lie de vin, était très molle, et la cavité de ces organes renfermait un liquide également lie de vin. La rate avait le triple de son volume ordinaire; quand on la coupait il s'en écoulait une matière presque noire, très épaisse, semblable au caillot diffluent de certains sangs altérés. Le foie s'écrasait par la plus légère pression.

Cette jeune fille a d'abord été employée à Paris dans une maison en qualité de fille de cuisine; mais, comme elle était mal nourrie et qu'elle s'y fatiguait beaucoup, elle fut recueillie par sa sœur, femme de chambre dans une autre maison, où on l'occupa à des travaux d'aiguille. Accompaguant ses maîtres, elle habitait tantôt la ville, tantôt la campagne.

Elle est tombée malade à Ruel, 15 jours avant son entrée à l'hôpital. Le mal a commencé par des douleurs très vives dans les lombes et les cuisses, douleurs qu'elle attribuait à une menstruation insuffisante, et qui furent regardées par M. le docteur Duval, médecin de la maison, comme symptomatiques d'une néphrite. Ces douleurs, qui étaient très vives, ne furent calmées ni par une application de sangsues au siége, ni par des frictions légèrement narcotiques, ni par des pilules préparées avec la thridace et l'extrait gommeux d'opium. Les douleurs, devenues même plus intenses, furent accompagnées d'un malaise général croissant, de vomissemens répétés deux ou trois fois par jour, d'insomnie. Le huitième jour, douleurs des gencives, salivation très abondante, fièvre, chaleur, épistaxis. Son état s'aggravant, elle fut conduite à l'hôpital de la Charité.

A la visite du 6 juillet, le lendemain de son arrivée, je la trouvai, assise sur son lit, dans une anxiété assez grande et la tête inclinée vers son crachoir, comme les personnes qui salivent après l'administration des préparations mercurielles.

Les gencives et la membrane muqueuse qui revêt les joues étaient rouges et gangrenées en deux points. La gencive supérieure, au-dessus des deux incisives du côté gauche et de la canine correspondante, offrait une escharre grise, molle, qui n'atteignait pas tout-à-fait, en hauteur, le sillon qui sépare la gencive de la lèvre. Près de là on voyait une autre escharre un peu plus large, grisâtre sur les bords, et noire au centre. Malgré cette affection des gencives, les dents étaient fermes dans leurs alvéoles. A la face interne des lèvres, au niveau du rebord de l'arcade dentaire, on remarquait une petite ulcération très superficielle, d'un rouge vif, et parsemée de points jaunâtres; du même côté, la face interne des joues offrait une tache rouge sans ulcération.

La langue, qui n'avait pas sensiblement augmenté de volume, pouvait être abaissée sans peine ; un peu de difficulté dans l'écartement de la mâchoire paraissait dû au développement des ganglions lymphatiques sous-maxillaires et au gonflement des joues.

Les amygdales, la droite surtout, étaient rouges et tuméfiées : le pharynx et le voile du palais étaient rouges, sans ulcérations, sans exsudation plastique; la salivation était des plus abondantes. En quelques heures, le crachoir fut rempli d'un liquide aqueux, d'une odeur fétide, sensible quand on s'approchait très près du vase ou de la bouche de la malade. Cette odeur était bien distincte de celle qui accompagne la salivation mercurielle.

L'angoisse de la malade indiquait une affection grave. Au-dessous de l'os maxillaire inférieur, mais surtout au-dessous et en arrière de l'apophyse mastoïde, les ganglions lymphatiques sont saillans, se dessinent sous la peau, à travers laquelle ils peuvent être sentis facilement, et se prolongent en chapelet le long des parties latérales du cou jusqu'à la clavicule; les deux plus gros sont situés derrière chaque apophyse mastoïde.

Sur le cuir chevelu, on remarquait, surtout du côté gauche, de petites taches pétéchiales, d'un rouge assez vif; il en existait deux à la nuque, une au côté droit du cou, deux à l'avant-bras droit ; quelques-unes sont disséminées sur les membres inférieurs ; à la partie interne du genou gauche existe une petite tâche bleuâtre de la largeur d'une pièce de dix sols.

A la fesse gauche, une eschare de la largeur d'une pièce de cinq francs, noire, humide, sanieuse, repose sur une base indurée, profonde, entourée d'une auréole vésiculeuse, irrégulière, d'un rouge livide. La malade n'éprouve, dans cette tumeur gangréneuse, de douleur que celle que détermine le poids du corps ou la pression du doigt.

A l'extrémité inférieure de la grande lèvre gauche, existent deux pustules semblables à celles que l'on voit quelquefois survenir à la suite des piqûres de sangsues ; elles sont recouvertes d'une croûte jaune.

A l'aine du même côté, depuis le pubis jusqu'à la crête de

l'os des iles, la peau, soulevée par un engorgement dur, est violacée, ecchymotique; les ganglions lymphatiques sont plus volumineux que dans l'état sain; aux parties génitales on ne découvre aucune ulcération, aucune cicatrice.

Langue humide, rosée, avec quelques taches érythémateuses au niveau des dents; soif vive, mauvais goût dans la bouche, déglutition difficile, nausées (un vomissement de matière bilieuse avait eu lieu à minuit), ventre indolent et souple; deux selles liquides la nuit, une le matin. Ces jours derniers, la malade a souffert en urinant, mais ce symptôme a disparu. A la percussion, le foie et la rate ne paraissent pas avoir un volume plus considérable que dans l'état sain; le pouls, régulier, donne 104 pulsations par minute; les battemens du cœur sont faibles, la chaleur de la peau est à-peu-près naturelle.

La respiration est accélérée (36 respirations par minute), point de toux; en avant et en arrière, le bruit respiratoire est pur dans tous les points, excepté à la base du poumon droit, où l'on entend un peu de râle sibilant, et au sommet du poumon gauche, où l'on distingue un peu de râle muqueux.

Cette femme a l'esprit présent, mais, en apparence, peu développé; insouciance, lenteur dans les réponses, douleur à la tête, insomnie, un peu d'abattement; cependant les forces ne sont pas tellement affaiblies que la malade n'ait pu se lever pour qu'on examinât son pharynx, au grand jour, près de la fenêtre.

Les points gangrénés des gencives furent cautérisés avec l'acide hydrochlorique; la tumeur gangréneuse de la fesse fut cautérisée avec le nitrate acide de mercure. Je prescrivis en outre un gargarisme acidulé avec l'acide hydrochlorique, de la limonade vineuse et une potion avec l'acétate d'ammoniaque.

La fin de la journée fut assez calme, mais sans sommeil; plusieurs vomissemens de matière noirâtre; un grand nombre de selles.

Le 7 au matin, l'abattement n'est pas plus grand qu'hier; la malade paraît même assez calme; le pouls, régulier, petit, donne 120 pulsations par minute. Il n'y a plus de râle sibilant, ni de râle muqueux dans les points où ils avaient été entendus. L'urine qui nous fut présentée comme ayant été rendue par la malade était naturelle; mais plusieurs circonstances, la douleur dans les reins, lors de l'émission de l'urine, pendant les premiers jours de la maladie, l'altération des reins et des bassinets observés après la mort, l'urine sanguinolente trouvée dans la vessie à l'ouverture du corps, nous ont fait penser plus tard que la fille de service nous avait peut-être montré une urine qui n'était pas celle que rendait cette malade; d'ailleurs une certaine quantité d'urine sanguinolente se trouvait peut-être dans les selles qui étaient mélangées de sang. La langue est légèrement brune à sa partie moyenne; ni frissons, ni sueurs; conservation de l'intelligence.

Les gencives sont à-peu-près dans le même état que la veille; les eschares n'ont pas plus d'étendue; l'excrétion de la salive est toujours très abondante; même état des ganglions du cou; ceux de l'aine gauche ne sont pas plus volumineux, mais la peau qui les recouvre est plus violacée; de nouvelles pétéchies se sont formées à la circonférence de la tumeur.

La tumeur charbonneuse de la fesse s'est étendue; elle est environnée par un cercle violacé vésiculeux, et sa base paraît plus dure et plus profonde. Les deux petites pustules des grandes lèvres sont stationnaires.

Les progrès de la gangrène de la fesse, les selles et les vomissemens sanguinolens rendent le pronostic de plus en plus grave (*Même traitement*).

La journée a été assez calme, mais la nuit a été très agitée; il y a encore eu des vomissemens et des selles très abondantes, formées de sang presque pur; la veilleuse assure que plusieurs fois la malade a rendu ces matières involontairement; les matières vomies sont de la bile verdâtre, mêlée de sang, ou des matières semblables à celles qu'on rend dans le cancer de l'estomac.

Le 8 au matin, les selles sanguinolentes continuent. Les gencives sont molles, livides, mais les eschares ne sont pas sensiblement augmentées. La langue reste humide avec la même teinte brune. L'amygdale droite offre, à sa partie antérieure et supérieure, une eschare grisâtre, semblable à celle des gencives.

Le pouls, fréquent et petit, se laisse déprimer avec plus de facilité encore que la veille; point de toux. L'eschare de la fesse, beaucoup plus large, est cernée par l'auréole livide qui précède la mortification. La base de la tumeur gangréneuse est très dure. A l'aine gauche, plusieurs ecchymoses se sont étendues, en prenant une teinte jaunâtre. Les ganglions sous-maxillaires et sterno-mastoïdiens semblent un peu moins volumineux que le premier jour.

Il s'écoule de la narine droite un peu de mucus jaune sale et grisâtre, ressemblant assez bien aux crachats, qu'on voit dans quelques pneumonies au troisième degré. Décubitus dorsal, abattement de plus en plus marqué; cependant la malade exécute encore quelques mouvemens dans son lit: l'intelligence reste intacte (*Même traitement; en outre glace à l'intérieur*).

Le 9 juillet. La journée d'hier s'est passée sans nouveaux accidens. Cette nuit, il y a eu beaucoup de fièvre et une selle sanguinolente; pas de vomissemens, pas de délire. La faiblesse n'a pas fait de nouveaux progrès. La malade peut encore se placer indistinctement sur l'un ou l'autre côté; elle se meut dans son lit; et prend sur la table de nuit les objets dont elle a besoin; mais l'eschare de la fesse gauche, qui est restée presque stationnaire du côté de la marge de l'anus, s'est étendue du côté du grand trochanter. Le centre de l'eschare est sec et dur; l'engorgement du tissu cellulaire sous-jacent est toujours aussi considérable; douleur au niveau du grand trochanter; empâtement du tissu cellulaire sous-cutané. La tumeur de l'aine n'a pas augmenté d'étendue, mais, vers sa partie interne, elle est recouverte d'une vésicule séreuse, noirâtre. Le pouls est très fréquent; la peau est chaude et sèche; la langue est brune. Une selle sanguinolente; point de toux, ni de vomissement.

Le 10 juillet. Depuis hier, aggravation des accidens: épistaxis assez abondante, qui résiste aux ablutions vinaigrées, et s'arrête sous l'influence des sinapismes promenés sur les avant-bras et les poignets. Un grand nombre de selles sanguinolentes et de vomissemens ont eu lieu dans le jour et surtout dans la nuit.

Ce matin, la malade, très affaiblie, est très pâle; elle crache continuellement une matière fétide. On entend, à chaque respiration, un petit gémissement. Le pouls, très petit et d'une grande faiblesse, donne 108 pulsations par minute. Le regard exprime la douleur et l'abattement; l'intelligence est intacte; l'eschare de la fesse s'est encore étendue; elle touche maintenant la grande lèvre correspondante et le pli qui sépare la fesse de la cuisse; la douleur au grand trochanter est toujours très vive; la tumeur ecchymotique de l'anus est jaune et très douloureuse à la pression. Les eschares des gencives n'ont pas augmenté. Les deux eschares de l'amygdale droite et du pilier antérieur du voile du palais ne sont pas plus larges et paraissent ne pas avoir gagné en profondeur. La malade souffre beaucoup de la bouche, et crache continuellement une sanie fétide mêlée d'un peu de sang et de petits lambeaux de membrane muqueuse ou d'épithélium qu'elle détache avec ses dents ou ses doigts. Nausées fréquentes qui ne sont suivies de vomissemens qu'à des intervalles éloignés.

Le 11 juillet. Depuis hier, le mal a fait de nouveaux progrès. La malade a eu un grand nombre de selles sanguinolentes et de vomissemens sanguinolens. Elle a été très agitée la nuit dernière. Les douleurs ont été si vives à la tête et l'angoisse si continue que la malade exigeait qu'on la levât, à chaque moment, pour changer la disposition de son lit. Ce matin, l'expression de la figure ressemble à celle d'un pestiféré; la peau du visage est pâle et jaunâtre; les yeux sont abattus, languissans; les paupières, entr'ouvertes, cachent la partie transparente de l'œil et ne laissent voir que le segment inférieur de la conjonctive. Le pouls, à 110, fuit sous les doigts. La respiration est très fréquente. Les gencives se gangrènent. L'eschare de la fesse a considérablement augmenté de largeur; près du pubis un point noir a remplacé une vésicule déchirée. On remarque un plus grand nombre de pétéchies. L'intelligence se conserve encore. Dans la soirée l'angoisse a augmenté. Il n'y a pas eu de nouvelles évacuations, ni de nouveaux vomissemens. La malade n'a cessé de se plaindre, de s'agiter et de pousser des cris de douleur, et, dans la nuit, il a fallu la lever presque à chaque instant. Elle meurt, le soir, à neuf heures et demie, ayant toute sa connaissance.

Autopsie du cadavre, le 12 juillet, 13 heures après la mort. — Etat extérieur. Embonpoint, formes arrondies, mamelles bien développées. Une écume blanchâtre sort du nez et de la bouche et couvre une partie des joues. Nombreuses pétéchies sur les parties latérales du corps, plus prononcées et formant quelques ecchymoses au-dessus de l'arcade crurale et près de l'os des îles, du côté gauche. On remarque aussi, sur la face antérieure des avant-bras et au pli du coude, de chaque côté, deux taches bleuâtres, larges comme une pièce de cinq francs; à la partie externe de la cuisse droite, une autre tache; en dedans du genou gauche, sur l'épine et les flancs, la peau offre de larges marbrures d'un rouge violacé. A l'aine gauche, tumeur ganglionaire considérable avec commencement de désorganisation de la peau. La fesse du même côté est envahie par une eschare qui en occupe presque toute l'étendue.

Les deux muscles sterno-mastoïdiens sont soulevés par une chaîne de ganglions dont la masse fait une tumeur qui se continue avec une saillie moins prononcée, formée par d'autres ganglions situés au-dessous de la mâchoire.

La peau du pli de l'aine gauche offre une petite eschare superficielle, ovalaire, de six lignes de longueur sur deux de largeur. Au dessous de la peau, une couche de tissu cellulaire, jaune et rougeâtre, fortement ecchymosé, recouvre les ganglions lymphatiques, dont le volume est notablement augmenté. Dans l'espace de plusieurs travers de doigt au-dessus et au-dessous de l'arcade crurale, le tissu cellulaire a la même apparence. Ce tissu cellulaire est dur et se détache difficilement lorsqu'on veut mettre à nu les ganglions lymphatiques, dans l'intervalle desquels il conserve les mêmes caractères; en plusieurs points, il contient une assez grande quantité de sérosité purulente. Pendant la dissection, on voit quelques gouttelettes de pus bien formé s'écouler d'un petit vaisseau ouvert à l'endroit où il pénétrait dans un ganglion. La pression fait encore sortir de ce vaisseau deux ou trois gouttelettes de pus. Les ganglions lymphatiques forment une masse aplatie, composée de plusieurs lobes; les plus gros, du volume d'une olive, sont très rouges; les plus petits, du volume d'un pois, ont conservé leur couleur naturelle. Intérieurement les plus volumineux sont injectés et ecchymosés. Les plus petits sont blancs et anémiques. L'aponévrose qui les sépare des muscles et du tissu cellulaire est fortement ecchymosée. Sur les parois de l'abdomen et à la cuisse, les muscles offrent leur couleur rouge naturelle. La veine saphène, ouverte près de son embouchure, laisse échapper une assez grande quantité de sang écumeux. La membrane interne de ce vaisseau et celle d'un grand nombre de petites branches des tégumenteuses sont saines.

La surface interne de la veine crurale avait une teinte violacée (phénomène d'imbibition); l'artère crurale avait la même teinte dans la partie qui est accolée à la veine.

Dans l'aine droite, les ganglions lymphatiques, un peu plus volumineux que dans l'état naturel, étaient pâles, et le tissu cellulaire qui les entourait était sain; la veine crurale avait une teinte légèrement brunâtre. Les ganglions axillaires (côté gauche) étaient un peu plus volumineux que ceux du côté opposé, sans qu'on pût regarder cette différence de volume comme pathologique, d'autant plus que leur couleur était naturelle.

Les tumeurs des régions sterno-mastoïdiennes et sous-maxillaires, étaient formées par des ganglions plus volumineux que dans l'état sain, dont la substance, rouge à l'extérieur, était intérieurement d'un blanc mat. Le tissu cellulaire était sain. Les veines jugulaires, incisées, laissèrent écouler, comme la saphène, une grande quantité de gaz et de sang écumeux.

Le tissu cellulaire des membres, dans les points éloignés des eschares, ne présentait point d'infiltration séreuse ou sanguine; les muscles des membres étaient sains; dans les muscles du rachis on remarquait quelques ecchymoses; la couche graisseuse, sous-cutanée, était généralement très abondante.

La tumeur gangréneuse de la fesse gauche, noire, solide, avait cinq à six pouces dans son plus grand diamètre et quatre à cinq dans son plus petit; elle intéressait toute l'épaisseur de la peau. Au-dessous d'elle, le tissu cellulaire, injecté, ecchymosé, était plus ferme que dans les autres parties du corps, et il n'offrait pas de traces de gangrène.

Tête et rachis. Le tissu cellulaire sous-arachnoïdien, et les vaisseaux de la pie-mère contenaient une assez grande quantité de gaz; le cerveau, coupé par tranches minces, était ferme et exempt d'altérations; le cervelet et la moelle épinière étaient sains.

Dans la narine droite, la portion de la membrane pituitaire qui revêt les cornets, débarrassée d'une certaine quantité de sang étendu à sa surface sous la forme d'une bouillie noirâtre, était bleuâtre, parsemée d'un grand nombre de taches rouges et noirâtres et de véritables pétéchies; sur les points noirâtres, la pituitaire était ramollie et dans un état très voisin de la mortification. Ce ramollissement était presque général sur le cornet inférieur, tandis que sur les deux autres il n'était apparent qu'en quelques points. Sur le cornet inférieur, existait une tache violacée par imbibition du sang. La cloison avait une teinte rouge plus prononcée que dans l'état naturel; et, sur son bord postérieur, on remarquait des pétéchies. Dans la fosse nasale gauche, la membrane muqueuse offrait seulement quelques pétéchies.

Sur les gencives on nota les deux points gangréneux observés pendant la vie, l'un à la mâchoire supérieure et du côté droit, l'autre à la mâchoire inférieure et du côté gauche; aux lèvres, deux petites eschares superficielles bornées à la membrane muqueuse correspondaient à ces lésions; point d'autre altération dans la bouche.

L'amygdale du côté droit était transformée en une petite masse noire à l'extérieur, grise en dedans, et complètement gangrénée. Cette glande, singulièrement ramollie, exhalait une odeur de gangrène très prononcée; la membrane muqueuse du larynx et de la trachée-artère avait sa couleur naturelle, et n'offrait, en aucun point, d'ecchymoses ou de pétéchies.

Poitrine. A la surface des deux plèvres et surtout sur la portion qui correspond à la paroi interne de la poitrine, on remarquait un grand nombre de pétéchies et d'ecchymoses, de diverses grandeurs, et dont la plus considérable avait la largeur d'une pièce de cinq francs. Dans le reste de leur étendue les plèvres étaient pâles et libres d'adhérences; aucun liquide dans leur cavité.

Le sommet du poumon gauche présentait extérieurement plusieurs taches ecchymotiques, au-dessous desquelles son tissu était un peu infiltré de sang, mais pas assez cependant pour qu'il ne surnageât lorsqu'on le projetait dans l'eau; le reste du poumon était crépitant.

La base du poumon droit légèrement engouée offrait aussi, à sa surface, quelques pétéchies. Les lobes moyen et supérieur étaient exsangues. Les bronches n'offraient pas de rougeur morbide ou d'imbibition cadavérique. Les ganglions inter-bronchiques étaient sains.

Le péricarde contenait une petite quantité de sérosité. Sur son feuillet viscéral il y avait des pétéchies. Les cavités droites du cœur contenaient une petite quantité de sang noir, très fluide. La membrane interne du cœur était lisse, sans ecchymoses; les valvules étaient saines; le tissu musculaire assez ferme.

Abdomen. Pétéchies disséminées sur le péritoine comme sur les plèvres. Le foie, très volumineux, descendait jusqu'à la fosse iliaque et pesait environ quatre livres et un quart. Son tissu offrait déjà un commencement de putréfaction, et il s'échappa une assez grande quantité de gaz des vaisseaux divisés. Léger emphysème dans les parois de la vésicule du fiel, dont la bile offre ses propriétés physiques ordinaires. La rate, notablement augmentée de volume, pèse 10 onces, 3 gros, 48 grains; son tissu d'un rouge assez vif, avec un reflet violacé, se déchirait avec la plus grande facilité. A la section, il s'en échappait une grande quantité de gaz. Au niveau de la partie moyenne de cet organe, près de son bord antérieur, on remarquait une tache jaunâtre, cernée par une ligne d'un rouge peu foncé; cette tache était une partie de la surface d'un noyau fibrineux, de même couleur, du volume d'une grosse noix, consistant comme la lymphe plastique, ou de la fibrine. C'était enfin une altération tout-à-fait analogue aux dépôts fibrineux qu'on observe dans les résorptions purulentes. La membrane fibreuse de la rate, très ramollie, ne pouvait être détachée qu'en petits lambeaux.

A la face interne de l'estomac, on voyait un grand nombre de taches dont la nuance variait depuis le jaune assez vif, jusqu'au noir. Quelques-unes avaient la largeur d'une lentille, et le plus grand nombre celle de la tête d'une épingle. Au centre d'un assez grand nombre de ces taches existait un point grisâtre, gangréneux. Dans l'intervalle de ces taches, la membrane muqueuse ne paraissait pas d'une consistance moindre que dans l'état sain. Les membranes de l'estomac avaient leur épaisseur naturelle.

Le gros intestin et l'intestin grêle, contenaient des matières verdâtres, sans mélange de sang. La membrane muqueuse, d'une bonne consistance, généralement pâle, était ecchymosée en quelques points, surtout dans le cœcum. Le tissu cellulaire sous-péritonéal était rouge et injecté de sang, le long du cœcum et du colon descendant. Les ganglions lymphatiques du mésentère étaient plus volumineux qu'à l'état sain; le tissu de quelques-uns plus consistant que celui de la rate, lui ressemblait d'ailleurs assez bien.

Les reins étaient considérablement augmentés de volume. Le droit pesait 9 onces, 3 gros, 59 grains; le gauche, 9 onces, 1 gros, 15 grains. Ils avaient à-peu-près 5 pouces et demi de longueur sur 4 de largeur; lisses à leur surface externe, légèrement jaunâtres, leur tissu était très mou, et en quelques points presque aussi crépitant que celui de la rate. Les points décolorés de la substance corticale étaient interrompus, ici, par des ecchymoses assez larges, là par un pointillé pétéchial très fin. Dans l'un des reins, il y avait trois petits noyaux jaunâtres du volume d'un pois, de même nature que le dépôt fibrineux de la rate, cernés comme lui par un filet rouge fin et délié, et semblable à ceux que l'on rencontre quelquefois dans les reins des malades qui ont succombé à la morve aiguë ou à une résorption purulente. L'augmentation de volume de ces organes porte en très grande partie sur la substance corticale, qui, intérieurement, est, comme à l'extérieur, parsemée de pétéchies noires ou jaunes. Les faisceaux des cônes tubuleux sont pâles et comprimés. La face interne des bassinets a un aspect noirâtre et grisâtre; ces conduits contiennent du sang coagulé. Après l'avoir enlevé par le lavage, on trouve la membrane muqueuse du bassinet infiltrée de sang et gangrénée en plusieurs points. Autour du bassinet, le tissu cellulaire est ecchymosé; les calices sont rétrécis par suite de l'infiltration sanguine de leurs parois; le tissu cellulaire extra-rénal est imbibé de sang; le commencement de l'uretère offre aussi le même aspect. La vessie, un peu dilatée, contient de l'urine sanguinolente, noirâtre. Les artères et les veines rénales sont d'une couleur violacée.

L'aorte est généralement d'un rouge vermeil; les troncs qu'elle fournit aux membres supérieurs et inférieurs ont la même coloration. La veine cave et ses branches ont une couleur violacée. L'utérus et ses dépendances sont dans l'état sain.

§ 464. On n'a pas encore examiné, avec assez de soin, l'état des reins chez les enfans atteints d'affections gangréneuses, et en particulier de la gangrène de la bouche et des parties génitales. Toutefois, M. Baron fils, interne des hôpitaux, m'a remis deux reins offrant une inflammation aiguë très remarquable et qui provenaient d'une petite fille âgée de 4 ans, et morte d'une affection gangréneuse de la bouche. Ces reins, plus volumineux que dans l'état sain, pesaient, réunis, 4 onces 3 gros. La face antérieure du rein gauche présentait un mélange fort bizarre de taches décolorées et de plaques rouges irrégulières, légèrement saillantes, surmontées, dans presque toute leur étendue, de petits points purulens, autour desquels la rougeur des plaques était plus prononcée. Sur la face postérieure de ce rein, ces plaques rouges, surmontées de points purulens, étaient encore plus saillantes et plus nombreuses. A l'extrémité inférieure du même rein, plusieurs plaques, au lieu d'avoir une teinte rouge vive, comme les autres, avaient une couleur foncée et brunâtre. A la coupe, la substance corticale offrait, comme l'extérieur du rein, des parties hyperémiées et d'autres décolorées; la base des cônes était en général d'un rouge brun. Dans la substance corticale correspondante, on voyait des points purulens, entourés d'un cercle rouge, d'où partaient des stries d'un rouge foncé qui se prolongeaient dans la substance tubuleuse, jusqu'au voisinage des mamelons; ces derniers étaient sains. Le bassinet et les calices étaient légèrement injectés. Dans certains calices, on observait un gros piqueté rouge.

Le rein droit présentait la même altération, et à-peu-près au même degré. A l'extrémité inférieure de ce rein, il y avait un noyau purulent, solide, d'un blanc gris jaunâtre, cerné par un liséré rouge, et qui ressemblait beaucoup aux abcès métastatiques du poumon et du foie. Ce noyau, qui avait à-peu-près 6 lignes de diamètre, avait envahi toute la substance corticale correspondante, et on voyait, dans l'intérieur de la substance tubuleuse, un prolongement effilé, d'un blanc jaune, bordé de rouge. Le bassinet, comme celui du côté opposé, était très légèrement injecté; les uretères étaient sains.

§ 465. Dans une fièvre éruptive pustuleuse et gangréneuse, la *morve aiguë*, on trouve quelquefois, chez l'homme, indépendamment des lésions caractéristiques, une néphrite, liée évidemment à la cause de l'affection générale. Dans un cas rapporté par MM. Andral et Becquerel (1), le rein droit présentait supérieurement, près de la surface, dans une étendue de 4 lignes de diamètre, une matière jaune, grenue, qui ressemblait un peu à de la matière tuberculeuse; c'était une néphrite purulente partielle et bien limitée: le reste de cet organe était sain. Le rein gauche, à sa partie postérieure, présentait une altération semblable à la précédente, mais dans l'étendue de deux lignes seulement. J'ai vu la même altération des reins chez des chevaux atteints de la morve aiguë.

§ 466. Dans l'observation suivante, il s'agit d'un anthrax furonculeux devenu mortel par le développement d'une altération des reins, dont la nature offre quelque obscurité.

Obs. II. — Anthrax; délire et autres symptômes graves; mort; altération profonde des reins et de quelques autres organes (Ewen. *Lond. med. Gaz.* vol. XII. p. 251. *Extrait*).

George G..., âgé de 37 ans, s'était alité, le 3 mai, à cause d'un anthrax à la fesse gauche. M. Ewen fit une incision cru-

(1) *Gaz. méd. de Paris*, t. VII. p. 102. 1839.

ciale, profonde, sur la tumeur qui était percée de plusieurs petites ouvertures, et qui avait l'apparence d'un crible. La santé du malade n'avait pas été bonne depuis plusieurs semaines, mais G... n'avait perdu l'appétit que depuis deux jours. La langue était un peu chargée; il avait de la fièvre.

Le 4 mai, la nuit a été agitée. Langue sale, peau chaude, visage un peu rouge, pouls plus fréquent, selles foncées et très fétides, obtenues par un purgatif.

A quatre heures de l'après-midi, anxiété, malaise à l'épigastre, dyspnée, tendance à la syncope, visage rouge, peau chaude, pouls à 96. Saignée d'environ 14 onces, suivie d'un soulagement marqué; le sang n'était pas couenneux.

Le 5, nuit calme, jusqu'à quatre heures du matin, où G... est très agité, et éprouve le même sentiment de défaillance que la veille; 108 puisations par minute, langue sèche, brune à son milieu, blanche vers les bords; point de selles ni d'émission d'urine depuis hier au soir, vomissemens bilieux.

A midi, soulagement marqué, dû à des pilules d'opium, de calomel et de camphre.

A quatre heures de l'après-midi, peau très chaude, langue plus sèche; l'eschare de l'anthrax est sèche. Le malade prend un bain tiède et se trouve mal en en sortant; peu après, selle abondante, d'un vert foncé et très fétide, après laquelle il dit être très soulagé. Mêmes pilules; potion saline avec un grain de sulfate de quinine; eau vineuse et bouillon de bœuf.

Le 6, bonne nuit; pouls à 112; langue moins sèche, émission d'environ une pinte et demie d'une urine qui donne un dépôt très foncé et grumeleux. L'eschare de l'anthrax n'a pas de tendance à se séparer; le soir, un peu de délire, peau plus chaude, langue sèche; pouls à 120.

Le 7, à quatre heures du matin, délire violent; pouls à 120. Le malade est mis dans un bain tiède; on rase la tête et on y dirige un filet d'eau froide.

A dix heures du matin, le malade est calme; pouls à 120, langue brune et sèche. A quatre heures de l'après-midi, il avait été deux fois à la selle; les garde-robes étaient plus bilieuses. On continue l'opium et le calomel; de l'eau vineuse pour boisson.

Vers les huit heures du soir, le malade sort subitement du lit et éprouve une forte attaque de convulsions; plus tard, après avoir pris 5 grains d'extrait d'opium, il dort pendant trois heures d'un bon sommeil.

Le 8, à quatre heures du matin, pouls à 140, peau chaude, langue sèche, avec un enduit noir à la base; visage plus déprimé, pupilles contractées, délire, concentration de la chaleur du corps vers les mains, qui étaient brûlantes. Abdomen distendu, surtout dans la région hypogastrique. On introduit une sonde dans la vessie, et il sort une pinte et demie d'urine très foncée en couleur. Délire plus violent dans l'après-midi. Mort entre huit et neuf heures du soir. — *Autopsie du cadavre, vingt-deux heures après la mort.* Le cerveau était parfaitement sain. Les poumons, plus injectés de sang qu'à l'ordinaire, avaient une teinte plus foncée que celle qui leur est naturelle. Le cœur était flasque et plus pâle que dans l'état sain; son tissu était ramolli, mais ses membranes interne et externe et ses valvules n'étaient pas altérées. Le canal alimentaire était sain; seulement il était distendu par des gaz: l'intestin grêle contenait une matière verdâtre, visqueuse. Le foie était plus pâle qu'à l'ordinaire; la rate était ramollie et désorganisée; le pancréas était sain.

Les reins étaient ramollis, désorganisés; mais à un moindre degré que la rate. La vessie était contractée, et sa membrane interne était blanche.

Les fibres du muscle fessier, placées au-dessous de l'anthrax, étaient pâles et ramollies.

Néphrite dans la variole, la scarlatine et la rougeole.

§ 467. Un grand nombre d'auteurs ont observé que du sang était quelquefois rendu avec l'urine, dans des cas de variole *noire* ou hémorrhagique; d'autres auteurs (1) ont trouvé les reins gorgés de sang noir et ecchymosés chez les sujets morts de variole hémorrhagique et même de variole confluente, non hémorrha-

(1) Craigie. *Clinical report* (Edinb. med. and surg. journal, vol. XII. p. 311).

gique; dans de semblables cas, j'ai moi-même plusieurs fois constaté, pendant la vie, la présence d'une certaine quantité d'albumine et de globules sanguins dans l'urine, et après la mort une hyperémie très marquée des reins avec ou sans ecchymoses dans les substances rénales ou dans le bassinet; mais on trouve très peu d'exemples de véritables néphrites survenues dans la variole. J'emprunte le suivant à M. Gendrin : (1)

« Dans un cas que nous avons observé à l'hôpital des enfans sur un sujet mort de la variole, la substance corticale des reins, ramollie, était d'un rouge grisâtre foncé; la substance tubuleuse ne se reconnaissait qu'à une plus grande densité et à une friabilité moindre que celle du tissu réellement glanduleux du rein, elle était aussi d'un rouge un peu plus foncé. Il y avait autant de petits abcès que de cônes; ils étaient du volume d'une lentille et de forme irrégulière; la surface de leur cavité était rugueuse, grisâtre, parsemée d'une multitude de points rouges brunâtres. L'infiltration purulente se remarquait dans toute l'épaisseur de la moitié inférieure du rein droit ainsi affecté autour de petits foyers; cette même partie du rein correspondant ne présentait qu'une infiltration purulente peu marquée, sans abcès; il n'y avait point de pus dans les voies urinaires. »

Ailleurs (2) M. Gendrin dit : « Nous avons vu quatre exemples de flux de pus par les reins, et de ces inflammations de la partie vasculaire tubuleuse du tissu intégrant de ces glandes, dans les épidémies de variole de ces dernières années; car c'est surtout après cette maladie éruptive que ces phegmasies se manifestent. » Toutefois je crois devoir remarquer que les inflammations rénales, à la suite de la variole, ne sont pas aussi fréquentes que ce passage semble l'indiquer.

§ 468. Le développement de la néphrite, dans le cours de la rougeole et de la scarlatine, est un phénomène des plus rares. Mais, quelquefois après la rougeole, plus souvent après la scarlatine, et dans la plupart des cas sous l'influence du froid et de l'humidité, il se déclare une affection des reins que j'ai

(1) Gendrin. *Histoire anatomique des inflammations*, t. II. p. 256.

(2) Gendrin. *Histoire anatomique des inflammations*, t. II. p. 256.

considérée comme étant de nature inflammatoire, et qui sera décrite dans un autre chapitre (voyez : *Néphrite albumineuse*).

Dans la scarlatine et la rougeole hémorrhagiques, l'urine contient quelquefois une certaine quantité d'albumine, avec ou sans globules sanguins, sans qu'il existe de symptômes d'inflammation des reins; après la mort ces organes offrent une hyperémie très notable et quelquefois des pétéchies ou des ecchymoses.

Néphrite dans la fièvre jaune.

§469. Le docteur O'Halloran (1) a examiné les reins dans la fièvre jaune, avec d'autant plus d'attention, dit-il, que cet examen se fait généralement d'une manière superficielle, et plusieurs fois il a trouvé du pus dans ces organes, surtout dans les cas où la suppression d'urine avait été très marquée. Saravésy (2), Devèze (3) et M. Rochoux (4) ont aussi trouvé plusieurs fois les reins malades et enflammés. Quant aux taches gangréneuses des reins et de la vessie dont parle Devèze, il se peut que ce fussent des ecchymoses avec un commencement de putréfaction, d'autant plus que le docteur O'Halloran assure qu'elle survient très rapidement : aussi recommande-t-il de ne pas attendre plus de cinq à six heures pour procéder à l'ouverture des corps. M. Rochoux affirme qu'il est ordinaire de rencontrer l'inflammation des reins, dans la fièvre jaune des Antilles, et il assure qu'on en trouve des traces dans le quart des sujets qui meurent de cette fièvre. « On voit, dit-il, en ouvrant les reins comme pour les étudier, des portions plus ou moins étendues de leur substance devenues d'un rouge foncé tirant sur le brun et versant du sang plus ou moins abondamment par la simple section, tandis que le reste du parenchyme conserve son aspect ordinaire ; ou bien l'inflammation est complète, s'étend à la totalité

(1) O'Halloran. *Remarks on the yellow fever, etc.*, p. 200. London. in-8. 1833. — et *Edinb. med. and. surg. Journal*, vol. XIX. p. 599.

(2) Saravésy. *De la fièvre jaune en général, etc.* in-8. Naples. 1809.

(3) Devèze. *Traité de la fièvre jaune*, p. 66. in-8. Paris. 1820.

(4) Rochoux. *Recherches sur la fièvre jaune*, p. 183. in-8. Paris. 1822.

de l'organe, qui, quand on le coupe comme il a été dit, verse quelquefois jusqu'à une once de sang et présente son tissu d'un rouge brun uniforme : quant à sa consistance, elle ne varie pas d'une manière bien appréciable. » Les observations de M. Levacher semblent conformes à celles de M. Rochoux : « Les reins, dit-il (1), offrent des traces morbides plus ou moins caractérisées, telles que l'augmentation de volume, la rougeur foncée des bassinets, l'aspect plus noir de la partie mamelonnée, la mollesse de la substance corticale et la désunion des grains glanduleux qui la composent. »

En résumé, toutes ces recherches s'accordent pour établir que les reins, dans la fièvre jaune, offrent souvent des hyperémies générales ou partielles. Dans les cas cités par le docteur O'Halloran, la présence du pus ne laisse aucun doute sur le caractère inflammatoire de la lésion; mais ce caractère ne ressort pas, pour les autres cas, de la seule existence de l'hyperémie.

Néphrite dans la fièvre typhoïde.

§ 470. Quoiqu'on ait à peine indiqué le développement de la néphrite comme un des effets de la fièvre typhoïde (2), il n'y a peut-être pas d'affection générale qui détermine plus fréquemment l'inflammation des reins. Depuis long-temps, à l'hôpital de la Charité, j'ai signalé ce fait à mes élèves.

Presque toutes les fois que j'ai vu survenir la néphrite dans la fièvre typhoïde, cet accident avait été précédé d'une rétention d'urine ; mais je m'empresse d'ajouter que, dans un certain nombre de cas, le développement de l'inflammation rénale a été

(1) Levacher. *Le typhus ictérode* (Expérience, t. ii. p. 179).

(2) Parmi les cas de fièvre typhoïde rapportés par M. Louis, il en est un seul (*Recherches sur la gastro-entérite*, etc. in-8. Paris. 1829. t. I. p. 121. Obs. xv et p. 316), dans lequel le rein droit fut trouvé plus volumineux que dans l'état sain, ramolli, piqueté de points jaunes qui paraissaient être l'effet de l'inflammation ; le bassinet correspondant contenait une grande quantité de pus, et présentait intérieurement un grand nombre de taches d'un rouge foncé. De semblables cas ne paraissent pas s'être présentés à l'observation de M. Chomel ; au moins il n'en fait pas mention dans son traité de la fièvre typhoide.

si prompt que le fait de la rétention d'urine ne suffit pas seul pour l'expliquer. Toutefois, dans la plupart des cas où cette affection des reins a été observée, les malades étaient tombés, depuis un ou plusieurs jours, dans la stupeur; la vessie, distendue, formait une tumeur dans l'hypogastre, et l'urine était retenue ou sortait par regorgement. L'état des malades ne leur permettait pas de témoigner spontanément de la douleur dans la région rénale et celle qu'ils témoignaient quelquefois aux lombes, lorsqu'on pressait ces parties avec la main, n'est qu'un signe de faible valeur, parce qu'une semblable pression sur d'autres régions de l'abdomen est quelquefois accompagnée d'une expression de douleur non équivoque. La diminution de l'acidité de l'urine ou son passage à un état alcalin; la présence de globules muqueux et quelquefois de globules sanguins, et celle d'une certaine quantité d'albumine dans ce liquide, sont des caractères de plus de valeur, surtout lorsque l'alcalinité a suivi la rétention, et lorsque les symptômes typhoïdes ou putrides se sont plus fortement prononcés après ce dérangement des fonctions urinaires. Toujours est-il que, si, pendant la vie, l'existence de semblables néphrites peut être plus souvent soupçonnée que démontrée, le praticien doit être prévenu de la possibilité et de la gravité de cette complication, des dangers qu'offre, à cet égard, la rétention de l'urine, et de la nécessité de ne pas laisser accumuler ce liquide dans la vessie; car ces néphrites, une fois développées, décident ou hâtent la mort du malade.

Lorsque la néphrite survient dans la fièvre typhoïde, elle est presque toujours double; mais elle est ordinairement plus prononcée dans un rein que dans l'autre. Les reins sont plus ou moins augmentés de volume et plus rouges que dans l'état sain; on voit de plus à la surface externe de ces organes, un certain nombre de petits points rouges, entremêlés de points purulens, et entourés d'un cercle rouge; ces points, légèrement saillans, se réunissent quelquefois de manière à former des plaques peu élevées. Cette altération s'étend rarement jusque dans la substance tubuleuse des reins.

§ 471. Chez des sujets morts de la fièvre typhoïde, j'ai trouvé les reins volumineux et les vaisseaux de la substance corticale fortement injectés sans trace de pus et sans piqueté très prononcé. Cette hyperémie des reins coïncide souvent, pendant la vie, avec le passage d'une certaine quantité d'albumine dans l'urine. L'urine sécrétée est ordinairement acide.

Obs. I. — Fièvre typhoïde, suivie de perforation de l'iléon et de péritonite; double néphrite.

Sur le cadavre d'un homme mort d'une péritonite, à la suite d'une perforation de l'iléon, dans un cas de fièvre typhoïde, j'ai trouvé les deux reins un peu plus volumineux que dans l'état sain, couleur de porphyre, et offrant, par places, une teinte ardoisée. Les nuances rouges étaient formées par le réseau veineux; les plus claires, par la substance glanduleuse qu'il circonscrit dans ses aréoles. D'espace en espace, on voyait, à la surface de la substance corticale, un point d'un blanc laiteux, comme une granulation, et de loin en loin un point légèrement jaunâtre, entouré d'un petit cercle rouge: c'étaient des points purulens. Au centre de plusieurs aréoles du réseau veineux était un point d'un rouge intense, quelquefois tout-à-fait rond, d'autres fois irrégulier.

A la coupe, la substance corticale offrait un piqueté rouge, gros et irrégulier.

Les points d'infiltration purulente, visibles extérieurement à l'œil nu, s'étendaient, en stries, jusque dans la substance tubuleuse. L'existence de cette infiltration purulente témoignait du caractère inflammatoire de l'hyperémie, qu'indiquait également le gros piqueté très remarquable, formé par les glandules de Malpighi très injectées. Le bassinet et les uretères n'étaient pas enflammés. La vessie, revenue sur elle-même, présentait, sur quelques-unes des plicatures de sa membrane interne, une coloration rouge très foncée.

Obs. II. — Fièvre typhoïde; double néphrite; pétéchies de la vessie; abcès du poumon.

Bayon, Jean, âgé de 18 ans, garçon maçon, entra à la Charité le 17 octobre 1836.

Ce jeune homme, d'une assez bonne constitution, fut pris,

il y a huit jours, d'une courbature et de diarrhée; il n'en continua pas moins son ouvrage : mais il fut enfin forcé d'entrer à l'hôpital. Aspect manifestement typhoïde : stupeur, lenteur des réponses, étourdissemens, bourdonnemens d'oreilles; râle sifflant très prononcé dans les deux poumons; sonorité naturelle de la poitrine; langue sale, visqueuse, inappétence; point de douleurs dans le ventre, diarrhée (trois à quatre selles aqueuses, dans les vingt-quatre heures), pas de taches typhoïdes, peau sèche et chaude, 102 pulsations, insomnie, brisement et faiblesse générale, un peu de rêvasserie. Une saignée fut faite. La maladie prit vite un caractère profond d'adynamie. La langue devint noire, les lèvres fuligineuses; les yeux caves, la face terreuse; la bronchite persistait, augmentait même, ainsi que la diarrhée; le malade était déjà plongé dans une stupeur complète. Un matin, il fut pris d'un frisson très intense qui dura deux heures; c'était le premier et il ne se renouvela point. Les urines furent examinées pendant le cours de la maladie, à plusieurs reprises et deux fois, entre autres, à leur passage à travers la sonde (il y avait rétention), et elles furent trouvées légèrement acides; elles étaient aussi très colorées. Les derniers jours, des eschares se formèrent au sacrum et s'étendirent rapidement; mort le 6 novembre.

Autopsie du cadavre, le 7 novembre.— *Abdomen*. Estomac très arborisé; intestins grêles également injectés en rouge bleu, dans toute leur étendue. On compte vingt à vingt-cinq plaques de Peyer très apparentes; quelques-unes sont gonflées, réticulées, deux ou trois seulement sont ulcérées, près de la valvule iléo-cœcale. Les follicules isolés présentent de nombreuses ulcérations, arrondies et comme faites avec un emporte-pièce.

Le gros intestin est parsemé d'ulcérations semblables; on pouvait en compter au moins trente. Il est aussi injecté que le reste du tube digestif, qui offre ainsi partout une coloration bleuâtre; rien de notable au foie. La vésicule biliaire est remplie par une bile jaunâtre, très peu consistante; rate ferme, gorgée de sang, assez volumineuse.

Tout le système veineux abdominal est très injecté, ce

qui communique aux tissus des organes abdominaux et même aux muscles du bas-ventre une teinte légèrement bleuâtre, comme dans les cas d'asphyxie.

La face postérieure du rein droit est beaucoup plus injectée que l'antérieure. Les deux faces, parfaitement unies, d'une coloration violette et comme glacée, présentent cinq à six points purulens, arrondis, de la grosseur d'une tête d'épingle, blanchâtres, entourés d'une auréole rougeâtre, et qui pénètrent à une ou deux lignes de profondeur dans la substance corticale. En fendant le rein par le milieu, on trouve, dans l'épaisseur de la substance corticale, un petit dépôt de pus. Toute la substance rénale est gorgée de sang, et le rein est un peu plus volumineux que d'ordinaire.

Les deux faces du rein gauche, très injectées, sont colorées en violet; l'antérieure l'est, peut-être, un peu plus que la postérieure; on n'y compte que trois ou quatre points purulens. Les deux bassinets sont sains.

La vessie est d'un volume ordinaire; sa face interne, d'un bleu rougeâtre, au bas-fond surtout, présente un grand nombre de pétéchies.

Tête. Absolument rien à noter.

Poitrine. La plèvre costale du côté droit est semée de pétéchies. La partie inférieure du lobe inférieur du poumon est couverte de fausses membranes récentes; une incision fait voir, au-dessous de ces fausses membranes, un abcès circonscrit (1), de la grosseur d'une noix, autour duquel le tissu du poumon est ramolli, sans odeur de gangrène. Près de cet abcès, en est un autre plus petit; le reste du lobe est fortement engoué et présente des pétéchies à sa surface. Partout ailleurs, le tissu pulmonaire est fort peu engoué. Le cœur n'est le siège d'aucune lésion.

OBS. III. — Fièvre typhoïde; singulier délire; rétention d'urine; pétéchies dans la vessie et les bassinets; double néphrite.

Un homme, entré dans le commencement du mois de décem-

(1) Ces abcès du poumon, rares dans la fièvre typhoïde, doivent être rapprochés de ceux qu'on observe dans la morve aiguë, dans les résorptions purulentes, et dans quelques autres circonstances (voyez : t. I, p. 441, 583).

bre 1836, à l'hôpital de la Charité, nous dit être malade depuis trois semaines. Il paraissait atteint d'une fièvre typhoïde. Il était prostré, avait les yeux caves, la langue sèche et les dents fuligineuses. Il avait eu et avait encore la diarrhée; du reste, point de taches à la peau, point de bronchite, point de délire.

Il passa environ 15 jours dans cet état, ayant toujours la diarrhée et l'aspect typhoïde. Au bout de ce temps il fut pris de délire; tantôt il criait comme un fou furieux, tantôt il était calme et raisonnait très bien; c'était un délire tout particulier; peu de fièvre; rien qui ressemblât au délirium tremens, ni à la méningite.

Les derniers jours de la vie il y eut rétention des urines, qui coulèrent par regorgement.

Le malade mourut dans le délire, après un mois de séjour à l'hôpital.

A l'autopsie du cadavre, on ne trouva, ni dans les membranes, ni dans la substance du cerveau, ni dans la quantité du liquide ventriculaire, l'explication des accidens cérébraux, notés pendant la vie.

Les poumons étaient légèrement engoués à la base; à la partie postérieure du droit se trouvaient quelques adhérences pleurétiques récentes. Le cœur, un peu petit, ne présentait absolument aucune lésion. Le foie était assez volumineux, gorgé de sang veineux qui lui donnait une couleur violette. La rate était doublée de volume, un peu ramollie, de couleur lie de vin.

L'estomac, revenu sur lui-même, n'était guère plus gros que l'intestin; du reste il paraissait sain.

L'altération anatomique de la fièvre typhoïde existait, mais en voie de guérison. Dans l'intestin grêle, les plaques de Peyer faisaient une très légère saillie au-dessus du niveau de la membrane muqueuse. Elles offraient une teinte noirâtre; quelques-unes étaient déprimées, et présentaient comme des cicatrices récentes. La lésion des follicules isolés était plus remarquable. Ils étaient fort nombreux et saillans; le gros intestin en était criblé. Il présentait, en outre, plusieurs centaines de taches lenticulaires, sans relief au-dessus de la muqueuse, bleuâtres donnant à l'intestin l'aspect de la peau d'un variolé lorsque les croûtes sont tombées; huit ou dix taches seulement semblaient sur le point de s'ulcérer.

Les deux reins présentaient, sur chacune de leurs faces, cinq à six points purulens, semblables à ceux que j'ai décrits (Obs. II): espèce de boutons d'un bleu rougeâtre, environnés d'un cercle rouge, et de la grosseur d'une tête d'épingle. Les reins, un peu gorgés de sang, étaient foncés en couleur; la membrane interne des deux bassinets présentait beaucoup de taches pétéchiales, irrégulières, sans trace d'inflammation. La vessie offrait intérieurement des points ecchymotiques rougeâtres, et une arborisation assez prononcée, à son bas-fond.

Obs. IV. — Fièvre typhoïde terminée par la mort vers le quatorzième jour de la maladie; développement morbide et ulcération des follicules de l'intestin iléon; double néphrite; urines alcalines.

Bouvet, âgée de 20 ans, fut apportée à l'hôpital de la Charité, le 12 mai 1837. L'état de la malade ne lui permit pas de nous donner aucun renseignement. L'infirmière apprit des personnes qui l'accompagnaient, qu'elle était à Paris depuis onze mois, et alitée depuis dix jours.

C'était une femme brune, d'un embonpoint médiocre, et qui offrait tous les signes extérieurs d'une constitution robuste. Elle était dans un état d'abattement extrême. Cependant elle répondait assez juste aux questions qu'on lui adressait, mais par monosyllabes et après avoir fait répéter plusieurs fois la même question; puis elle retombait dans l'état de somnolence dont on était parvenu à la tirer pour un moment. Le pouls était très fréquent, sans bruit anomal au cœur; la langue était sale; deux selles depuis hier. Le ventre avait son volume naturel; aucune éruption n'existait à la peau. Le facies, l'état de l'intelligence, la nature des selles, la date de la maladie, etc., ne laissèrent pas de doute sur l'existence de la fièvre typhoïde.

Le lendemain 13 mai, onzième jour présumé de la maladie, la somnolence était plus grande. Il y avait eu un peu de délire dans la soirée d'hier; l'intelligence était comme la veille; la langue était pâle; la diarrhée continuait; cent trente pulsations. La vessie n'était pas distendue par l'urine; la peau n'était le siège d'aucune éruption; il y avait eu, dans la soirée, un peu de délire (*Saignée de dix onces; limonade gommée; diète*). Le 14 (douzième de la maladie), stupeur plus prononcée que la veille, réponses un peu embarrassées, tendance à la loquacité, insomnie, cent trente pulsations; peau chaude, langue poisseuse, pas de selles dans la journée; urines alcalines; affaissement plus marqué qu'hier. Le 15, la première partie de la journée n'offre d'autre changement qu'un peu plus d'affaissement; mais, dans la soirée, retour du délire, déjections involontaires (urines et matières fécales). Le 16, augmentation de la prostration, persistance et aggravation des symptômes précédens; mort à six heures du soir, le cinquième jour de l'entrée, le quatorzième de la maladie.

Autopsie du cadavre, le samedi 18, trente heures après la mort. *État extérieur*. Embonpoint remarquable; cadavre bien conservé.

Abdomen. Toutes les plaques de Peyer, et la plupart des follicules isolés de la moitié inférieure de l'intestin grêle, font un relief considérable au-dessus du niveau de la membrane muqueuse; leur surface est grisâtre avec un pointillé jaunâtre, disposition qui devient plus apparente quand on les a débarrassés d'une couche de mucus blanchâtre, très adhérente sur la plupart de ces plaques. La membrane muqueuse, sur un certain nombre d'entr'elles, est manifestement détruite et remplacée par des ulcérations à bords frangés. Dans les intervalles de l'éruption, cette membrane est généralement pâle; elle est rosée dans quelques points. Quelques-unes des plaques, incisées dans leur épaisseur, offrent un tissu dense, blanchâtre, d'une consistance remarquable, ecchymosé en plusieurs endroits. En remontant vers la partie supérieure de l'intestin iléon, ces plaques sont plus rares et moins gonflées; aucune n'est ulcérée. Dans la cavité de cet intestin on ne trouve que peu de mucus. La valvule iléo-cœcale offre une éruption confluente du côté de l'iléon, et deux ou trois petites ulcérations du côté du cœcum. Le gros intestin était vide, et ne contenait qu'une petite quantité de matières liquides.

L'estomac était dilaté et offrait, dans les points déclives, une injection violacée. Les ganglions mésentériques étaient gonflés, grisâtres, mais non ramollis. Deux points de la surface du foie étaient injectés, friables, plus noirs que le reste de l'organe. La rate était volumineuse, noirâtre et ramollie.

Le volume des reins était peu augmenté; leur enveloppe extérieure se détachait avec facilité. Leur surface, généralement pâle, offrait plusieurs points violacés, quelques arborisations très fines, et un certain nombre de petits points purulens, d'un blanc mat, de la grosseur d'une tête d'épingle. Ces points purulens, assez également répandus sur les deux faces des reins, sont entourés d'une petite auréole d'un rouge assez vif. J'en ai compté huit à dix sur chaque face. Ces petits dépôts de pus sont solides, et pénètrent, dans l'épaisseur du rein, sous forme de stries. Autour de ces petits dépôts, le tissu du rein ne paraît pas plus injecté que dans le reste de son étendue. En incisant le rein par tranches, suivant son petit diamètre, on trouve un grand nombre de petits dépôts semblables, mais un peu plus gros, tant dans la substance corticale que dans la substance tubuleuse. Sur ces tranches de la substance rénale, on rencontre encore de petites ecchymoses plus larges que celles qu'on remarque à l'extérieur, et au centre de plusieurs il existe de petits points blancs. Ces derniers, à une petite différence près de couleur, rappelaient assez bien le premier état des abcès, dits métastatiques du foie. Du reste, quant au tissu du rein luimême, il avait sa consistance normale; les deux substances étaient bien distinctes et ne contenaient pas sensiblement plus de sang que de coutume. Les bassinets n'étaient pas dilatés; leur face interne était pâle. La vessie était large et pâle intérieurement, à l'exception du col, qui offrait une légère injection.

Poitrine. Les bronches étaient d'un rouge livide. Les poumons étaient denses et un peu gorgés de sang.

Le cœur était sain.

Tête. Le cerveau sans altération.

Obs. V. — Grossesse; diarrhée; accouchement prématuré, à huit mois; relevailles et purgations aux époques ordinaires. Double néphrite; pyélite du rein gauche. Lésions et symptômes typhoïdes; mort.

Sénée, Élise, âgée de 26 ans, domestique, entra à l'hôpital

de la Charité, le 10 mai 1836. Cette femme, d'une constitution assez forte, ne se rappelant point avoir fait de longues maladies, n'ayant point eu de dartres, ni présenté aucun symptôme d'affection des reins, est accouchée d'un enfant vivant, à huit mois de grossesse. Elle dit qu'à la fin du troisième mois de cette grossesse, elle fut prise d'une diarrhée opiniâtre avec vomissement, et qu'elle devint enflée du ventre, de la poitrine et des extrémités inférieures, sans œdème de la face et des bras. Cette hydropisie disparut, dit-elle, huit jours avant l'accouchement; la diarrhée continua, avec de la fièvre. L'accouchement se fit bien, et, malgré la persistance du dévoiement, la malade se trouva, à l'époque ordinaire des couches, assez bien portante pour vaquer à ses affaires. Elle ne nourrit point, et fut purgée six fois après sa délivrance. Trois semaines après l'accouchement, elle fut prise de frisson, et elle eut, tous les jours, des vomissemens verdâtres; elle s'alita. Elle n'avait point de vive douleur dans le ventre; on ne lui fit point de saignées, on ne lui appliqua pas de sangsues.

Le 11 mai, décubitus dorsal; mouvemens, dans le lit, difficiles et douloureux. Face grippée, abdominale; lèvres et dents fuligineuses, physionomie exprimant plutôt la souffrance d'une péritonite que la stupeur d'une fièvre typhoïde; langue très sèche, beaucoup de soif, inappétence, vomissemens de matières verdâtres; ventre douloureux; cette douleur, vive à la vessie et très prononcée à la région des reins, surtout au rein droit, est peu sensible partout ailleurs. Point de taches sur les parois abdominales; beaucoup de gaz intestinaux; diarrhée (7 à 8 selles par jour).

Point de bruit anomal au cœur; pouls petit et extrêmement rapide (156 pulsations), chaleur sèche de la peau. Un peu de matité et de râle muqueux à la partie inférieure et postérieure du poumon droit; dans le reste de son étendue, respiration complète, mais un peu sifflante. Urines peu abondantes; leur émission est fréquente, douloureuse, avec sensation d'ardeur à la fin (on fit garder les urines, et le lendemain on trouva dans le fond du vase une couche de pus de deux lignes de hauteur): engourdissement dans les deux jambes. Intelligence presque parfaite; la malade répond un peu lentement, mais avec beaucoup de justesse; insomnie depuis plusieurs jours.

La malade accusant une très vive douleur dans la région du rein droit, et cette douleur étant plus aiguë à la pression en arrière qu'en avant du flanc, je pensai qu'il y avait *pyélo-néphrite* (l'examen de l'urine le lendemain me fit arrêter à cette idée), et peut-être fièvre typhoïde, bien qu'il n'y eût pas eu d'épistaxis, qu'on n'aperçut point de taches sur l'abdomen, et que la diarrhée pût être rapportée à une autre lésion, puisqu'elle durait depuis long-temps.

Quoique la figure de la malade eût l'expression de la péritonite, quoiqu'il y eût des vomissemens verdâtres, quoique le ventre fût douloureux, quoiqu'il y eût la circonstance de l'accouchement un mois auparavant, quoique enfin les symptômes typhoïdes pussent s'expliquer par une phlébite puerpérale, j'éloignai cette idée à cause de la bronchite et du délire, avec exacerbation le soir, et de l'époque, déjà éloignée, de l'accouchement : ces circonstances me décidèrent enfin à admettre la coïncidence d'une fièvre typhoïde, tout en reconnaissant que ce diagnostic n'était point dégagé d'incertitudes (*Saignée d'une livre, bain de siége, cataplasmes sur le ventre*). A la visite du soir, l'état général était meilleur et le pouls un peu relevé (*Nouvelle saignée de trois palettes*).

Le 12 mai, un peu de soulagement : ventre moins douloureux; urines alcalines; sels et couche purulente dans le sédiment; voix presque éteinte. Hier soir, délire ; ce matin, l'intelligence est revenue, comme dans la matinée d'hier ; diarrhée (huit garde-robes), point de vomissemens, ni d'envies de vomir, ni de hoquet (*Lavement laudanisé (douze gouttes), bain*).

Le 13, cessation complète des douleurs abdominales ; un peu de sensibilité seulement dans la région du rein droit (quatre selles); urines purulentes ; point de vomissement, mais nausées; cent vingt pulsations. La bronchite se prononce davantage; le sifflement est plus marqué et on l'entend dans les deux poumons. Délire toute la nuit; le matin, l'intelligence est entière, quoique lente (*Limonade, eau de gomme*).

Le 14, affaissement plus considérable, bouche fuligineuse;

langue d'une extrême sécheresse; les symptômes adynamiques dominent; absence complète de douleur dans le ventre; urines purulentes.

Le 15, la malade ne peut uriner seule; on est obligé de la sonder. Elle est si faible qu'elle ne peut ni remuer dans son lit, ni parler; le pouls a augmenté de fréquence. Les articulations sont examinées avec soin; aucune n'est gonflée, ni douloureuse; on n'observe ni taches, ni sudamina.

Le 16, les urines sont troubles, acides, toujours avec un dépôt de pus au fond du vase; prostration, semi-délire, aspect typhoïde. Les vomissemens verts sont revenus; la diarrhée n'a point cessé; la malade ne peut garder ni les urines, ni les matières fécales; bronchite générale.

Le 17 mai, même état; les urines sont purulentes et alcalines (*Julep éthéré; eau vineuse*).

Le 18, prostration complète et perte de connaissance. Mort le 19.

Autopsie du cadavre. Volume et poids normaux du rein gauche. Lorsqu'on a enlevé ses membranes (qui ne sont ni plus, ni moins adhérentes que d'habitude), on aperçoit, au milieu de sa face postérieure, une surface anémique assez étendue, qui contraste avec l'injection rouge des parties environnantes. De plus, cinq ou six plaques arrondies ou irrégulièrement allongées, blanchâtres, les unes dures et faisant saillie, les autres, au contraire, comme déprimées et un peu ramollies, la plupart du volume d'une lentille, semblent extérieurement formées de granulations blanchâtres, dont le nombre varie depuis trois ou quatre jusqu'à douze. Lorsqu'on les incise, on voit qu'elles ne sont constituées ni par des tubercules, ni par du pus liquide, mais par de la lymphe plastique; autour de la plupart de ces plaques, le tissu du rein était injecté et un peu ramolli.

La face antérieure du rein présente environ une douzaine de plaques généralement déprimées; en général aussi, elles sont plus rouges que celles qui sont placées postérieurement. La totalité de cette face du rein, excepté vers la scissure, qui est anémique, est injectée. Cette injection est plutôt réticulée qu'arborisée. Ces plaques, incisées, présentent les mêmes caractères que celles de la face postérieure du rein. Quelquefois, presque bornées à la superficie de l'organe, semblables à de véritables points, quelquefois pénétrant à deux lignes de profondeur, quelquefois s'allongeant en raies blanchâtres, entourées de rouge, comme les stries de la substance tubuleuse, ces petits dépôts de lymphe plastique pénètrent plus ou moins profondément dans la substance corticale. La couleur de ces points ou de ces raies est tantôt mate et serrée, tantôt plus lâche et moins uniforme. Le tissu du rein, partout ailleurs, n'est point ramolli. Le rein, fendu jusqu'au bassinet, et étalé, n'offre pas, à l'intérieur, des dépôts lenticulaires. A peine peut-on compter une douzaine de points blanchâtres et durs, la plupart dans la substance corticale; cependant deux ou trois sont situés juste au milieu des *tubuli*. A la face postérieure du rein, ces petits dépôts sont plus abondans et plus rapprochés. Le bassinet a ses proportions ordinaires; il ne contient aucun liquide, mais sa membrane interne est enflammée. Arborisation rouge et épaisseur double de cette membrane, surface moins unie, moins douce au toucher, d'un blanc mat dans les points non injectés: tels sont les caractères anatomiques de cette inflammation qui ne se retrouvent pas dans le bassinet de l'autre rein, dont la membrane est fine, sans injection aucune, lisse et transparente: mis en regard l'un de l'autre, la différence d'aspect de ces deux réservoirs est frappante.

Le rein droit offre les altérations suivantes: l'inflammation occupe, ici, le rein exclusivement; mais elle est beaucoup plus étendue et ses caractères sont plus prononcés. Injection générale des deux faces du rein, plus marquée vers la circonférence; rougeur réticulée beaucoup plus intense et dont la teinte est framboisée. En outre, il ne s'agit plus d'une douzaine de plaques lenticulaires, mais de plaques plus larges, tantôt arrondies, tantôt allongées, ayant depuis quatre lignes jusqu'à plus d'un pouce d'étendue, les unes saillantes comme le seraient, dans une dothinentérite (à caractères anatomiques très tranchés), les follicules isolés ou les plaques de Peyer; les autres, au contraire, déprimées, formant comme des trous peu profonds, faits avec un emporte-pièce, ou encore assez analogues à des follicules ulcérés. Ces plaques sont injectées surtout à la circonférence, où elles sont circonscrites par un tissu rouge. Au rein droit elles pénètrent beaucoup plus dans l'intérieur de la substance corticale qu'au rein gauche; leur base est beaucoup plus molle, et elles reposent sur un tissu sans consistance, quelquefois véritable détritus rougeâtre. Il semble qu'il y ait un peu de perte de substance dans quelques points; la lymphe plastique déposée, y est aussi plus molle que dans l'autre rein; le parenchyme du rein, incisé, paraît évidemment partout moins dense, moins dur, moins élastique que dans l'état sain. A l'intérieur, le ramollissement est manifeste; on compte un beaucoup plus grand nombre de points blanchâtres (lymphe plastique); ils sont souvent isolés, quelquefois groupés comme à l'extérieur, mais au nombre seulement de cinq à six; quelquefois ils sont allongés et en stries.

La membrane du bassinet de ce rein est saine; il n'y a de changement ni dans la coloration, ni dans l'épaisseur de cette membrane; elle est fine, transparente, et laisse entrevoir la couleur du tissu du rein ou des vaisseaux subjacens. Ainsi, il y a, dans ce rein, une inflammation de ses substances plus avancée et plus forte que dans celui du côté opposé, tandis que la membrane interne du bassinet est dans un état parfait d'intégrité; et, au contraire, dans l'autre rein, le bassinet était enflammé et le rein peu altéré.

Rien de notable dans les uretères. La vessie a sa capacité ordinaire, mais ses parois sont légèrement épaissies; et sur la membrane muqueuse on aperçoit trois ou quatre taches d'un noir sale, ardoisées, semblables à celles que l'on voit souvent dans la gastrite chronique, sur la membrane muqueuse de l'estomac.

Les follicules de la portion pylorique de l'estomac sont très développés; cet organe est pâle. L'intestin grêle est également presque partout blanchâtre; on trouve à sa partie inférieure les caractères anatomiques de la fièvre typhoïde, savoir : un développement morbide des plaques de Peyer qui font saillie au-dessus de la membrane muqueuse; deux surtout font une saillie prononcée; l'une d'elles est ramollie et ulcérée dans la moitié de son étendue. Ces plaques sont, du reste, sans rougeur; toutes, plus fortement dessinées que dans l'état sain, offrent à leur surface des points noirs, analogues à ceux des poils d'une barbe noire que l'on vient de raser. Autour de ces plaques, les follicules isolés ont acquis le volume d'un très petit pois; quelques-uns offrent, à leur sommet, une ulcération arrondie assez régulière; dans le commencement du gros intestin, même développement des follicules et mêmes ulcérations. Le foie, un peu plus volumineux que d'habitude, a manifestement perdu un peu de sa consistance. Le doigt pénètre dans son tissu, et le déchire avec la plus grande facilité. La rate est aussi un peu plus grosse que dans l'état sain et encore plus ramollie que le foie; elle est réduite, dans quelques points, en une bouillie couleur lie-de-vin.

L'utérus est revenu au volume normal de cette époque après les couches. Le péritoine qui le revêt est parfaitement transparent, sans traces d'inflammation. On incise l'utérus, et au milieu de son tissu musculeux on aperçoit les orifices de ses vaisseaux béans; ces vaisseaux sont vides, et par la pression on n'en fait sortir ni sang, ni pus. Dans leur cavité, on trouve un petit caillot d'un rouge jaune. L'utérus, les ovaires et leurs vaisseaux, incisés dans toutes les directions, ne contiennent point de pus.

Il n'y avait dans l'abdomen ni liquide, ni aucun vestige de péritonite.

Poitrine. Poumons engoués, surtout le droit, gorgés, ainsi que les bronches, de sérosité rougeâtre ou rousse; ils sont crépitans excepté à leur base; la membrane muqueuse des bronches est rose. Rien à noter dans le cœur.

Tête. Le cerveau et ses membranes sont sains.

§ 472. Quoique dans l'observation suivante l'altération des reins ne puisse être rattachée à la néphrite, je crois devoir rapprocher ce fait des précédens, parce qu'il est un exemple de l'hypérémie rénale avec urine albumineuse qu'on observe quelquefois dans la fièvre typhoïde; état pathologique qui mérite d'être étudié avec soin et parallèlement avec les cas que j'ai rapportés plus haut.

OBS. VI. — Hyperémie des reins ; pétéchies dans la vessie et les bassinets, dans un cas de rétention d'urine chez un individu atteint d'une fièvre typhoïde avec éruption considérable à la peau.

Un jeune homme, de 16 à 17 ans, fut admis à l'hôpital de la Charité dans le courant du mois de mars 1836. Le premier jour de son entrée à l'hôpital, ce malade, dont on ne put tirer que peu de renseignemens, ne se plaignait que d'une assez grande douleur dans la région cervicale postérieure. Il avait l'air hébété, et le pouls donnait quatre-vingts pulsations. Le lendemain, ce jeune homme eut une épistaxis, rendit environ six onces de sang et présenta tous les symptômes d'une fièvre typhoïde.

Ce cas fut des plus tranchés : délire, adynamie complète, double bronchite aiguë très intense, diarrhée; les trois cavités étaient prises et gravement. Cette maladie eut du reste la marche ordinaire des fièvres dites adynamiques. Un seul phénomène la rendit remarquable, ce fut l'abondance de l'éruption cutanée; non-seulement le ventre, mais encore la poitrine, le cou et jusqu'aux extrémités supérieures et inférieures, furent couverts d'un grand nombre de papules rouges, presque sans saillie, disparaissant à la pression du doigt pour reparaître lorsqu'on la cessait. Cette abondance de l'éruption et l'adynamie constante donnaient à l'expression de cette fièvre typhoïde une grande analogie avec celle du typhus. Une saignée du bras fut pratiquée au début; le malade perdit en outre une assez grande quantité de sang par une nouvelle épistaxis; plus tard, des ventouses furent appliquées au-dessous des oreilles; pour remèdes internes, on se borna aux boissons délayantes.

La mort eut lieu vers le quinzième jour de la maladie. Dans les cinq ou six derniers jours seulement, il y eut rétention d'urine, puis émission par regorgement. Pendant trois jours, on pratiqua le cathétérisme, sans douleur et sans fatigue pour le malade. L'urine contenait une quantité notable d'albumine.

Autopsie du cadavre. L'éruption intestinale n'est point en rapport avec la gravité des symptômes : à peine cinq à six plaques, vers la fin de l'intestin grêle, sont-elles un peu plus rouges et plus saillantes qu'à l'état normal. Une d'elles, située tout près de la valvule iléo-cœcale est d'un rose foncé, tomenteuse et commence à s'ulcérer; les follicules isolés sont fort peu développées dans l'intestin grêle et dans le gros intestin. Les ganglions mésentériques sont engorgés. La rate est augmentée d'un tiers de son volume, d'une couleur lie-de-vin et ramollie. La vessie est dilatée. La membrane muqueuse de la vessie présente, sur un fond de teinte ardoisée, un grand nombre de pétéchies arrondies, d'un rouge noir, ne disparaissant point par le lavage. Cette membrane n'offre point d'autres altérations.

Les bassinets des deux reins, un peu dilatés, pouvaient loger une amande; leur membrane interne est, comme celle de la vessie, couverte des pétéchies; le tissu des reins est gorgé de sang. A leur surface, on remarque aussi un pointillé pétéchial.

Le lobe inférieur de chaque poumon est tout-à-fait splénisé, imperméable à l'air; les bronches sont d'un rouge violet; nulle altération au cœur, ni au cerveau.

Néphrite par résorption purulente.

§ 473. Qu'elle survienne à la suite de blessures ou d'opérations chirurgicales, ou bien par le fait d'une inflammation d'une ou de plusieurs veines, ou de toute autre manière, l'affection générale, qu'on a désignée sous le nom de *résorption purulente*, est un état pathologique des plus graves. J'ai plusieurs fois observé des dépôts de pus, non-seulement dans les poumons, le foie et la rate, mais encore dans les reins, à la suite des résorptions purulentes. Ce fait a été constaté dans ces derniers temps par un grand nombre d'observateurs. M. Velpeau (1) a cité le cas d'un jeune homme qui, à la suite d'une fracture compliquée de la jambe, présenta de semblables dépôts purulens dans les reins qui offraient, chacun, deux ou trois petits abcès sans traces d'inflammation autour d'eux. M. le doc-

(1) Velpeau. *Sur l'altération du sang dans les maladies* (Revue méd. 1826 t. ii. p. 1. 444).

teur Reynaud (1) a remarqué qu'à la suite des grandes opérations chirurgicales, lorsque des foyers de suppuration plus ou moins étendus avaient existé en un point quelconque, et que la mort en avait été le résultat, on trouvait souvent la substance des reins décolorée ou d'une couleur un peu jaune, en même temps que par expression on faisait sourdre, du sommet des cônes, un liquide analogue à du pus. J'ai vu moi-même un cas semblable dans lequel on pouvait exprimer du pus des mamelons (ATLAS. Pl. III, fig. 6). Il existait en même temps de petites stries purulentes dans la substance corticale. Sur deux reins qui provenaient d'un amputé, j'ai observé un décollement de la membrane fibreuse, une apparence tomenteuse de la substance corticale lorsqu'on les plongeait sous l'eau, et, sur chacun d'eux, deux ou trois points purulens, sans rougeur. M. Lélut (2) a trouvé, dans les reins d'un aliéné, mort de phlébite, sept à huit petits foyers purulens.

§ 474. Quelques observations tendent à faire admettre que le pus, déposé dans les viscères ou leurs membranes, peut, dans quelques cas rares, être excrété avec l'urine (3). Mais de tels faits doivent être revus et étudiés de nouveau, avant d'être admis définitivement dans la science. J'ai été dans le cas de soigner un grand nombre d'individus atteints de pleurésies séreuses ou purulentes, et je n'ai jamais vu le pus ou l'humeur albumineuse des plèvres être évacuée avec l'urine. M. Velpeau et M. Sanson m'ont dit n'avoir jamais vu, non plus, d'épanchement de pus dans les plèvres, évacué par les voies urinaires.

§ 475. Dans l'observation suivante, il existe malheureusement plusieurs lacunes. Je regrette surtout que les qualités de l'urine rendue par le malade n'aient pas été indiquées. Notre attention fut alors trop exclusivement fixée sur l'état des articula-

(1) Reynaud. *Propositions d'anatomie pathologique*. in-4. 1829.

(2) Lélut. *Observations de phlébite chez un aliéné paralytique* (Journ. des progrès. 2e série. t. 1. p. 213. 1830).

(3) Vallisnieri, Ant. (*Ephem. nat. cur. cent.* x. OBS. LI. Empyema per urinam sanatum). — Monat. *Purulent discharges from the bladder and rectum in hepatic diseases* (The medico-chirurg. review, by James Johnson. 1838. p. 31). Voyez aussi t. 1. p. 586, OBS. LXXXIX.

tions et des membres, qui étaient le siège de vives douleurs. En examinant et en comparant attentivement toutes les circonstances de ce fait, il me paraît difficile de dire si le pus trouvé dans les reins, et qui gorgeait les mamelons, s'y trouvait par suite d'une résorption purulente, ou s'il était le produit d'une inflammation des conduits urinifères, développée sous l'influence de la cause générale qui avait donné lieu à la formation du pus dans un si grand nombre d'articulations et entre les fibres des muscles voisins.

Obs. I. — Fièvre typhoïde; guérison. Pendant la convalescence douleurs très aiguës dans les articulations des membres; mort; pus dans les articulations et dans les muscles voisins; pus dans les reins; point de pus dans les poumons, ni dans le foie.

Descot, Bernard, âgé de 23 ans, tailleur, entré à l'hôpital de la Charité, le 7 juin 1831, y fut traité d'une fièvre typhoïde assez grave. Vers le trentième jour de la maladie, il était en convalescence, et tout annonçait une guérison prochaine, lorsqu'il fut pris d'un érysipèle, auquel succéda une varioloïde. A peine débarrassé de cette dernière éruption, il éprouva tout-à-coup des douleurs très aiguës dans les articulations des membres supérieurs; douleurs qui, malgré quelques émissions sanguines, devinrent tellement vives, que le malade ne cessait de se plaindre et de crier, jour et nuit. Ces douleurs étaient accompagnées de beaucoup de fièvre, et le pouls était très fréquent et faible. La constitution du malade ayant été profondément affaiblie par la fièvre typhoïde et la diète qu'elle avait exigée, le malheureux jeune homme mourut, le 8 août 1831, après avoir éprouvé les plus horribles souffrances.

Autopsie du cadavre, trente-deux heures après la mort. — État extérieur. Maigreur; au coude droit eschare de la dimension d'une pièce de trois francs; au-dessous, tissu cellulaire ecchymosé, et, dans le voisinage, tissu cellulaire infiltré de sérosité. Dans le voisinage de l'eschare du sacrum, pus dans l'épaisseur des muscles fessiers.

Articulation huméro-cubitale du bras droit contenant du pus. En arrière de l'articulation, à la partie inférieure de l'humérus, le périoste est détaché dans une assez grande étendue et baigné par le pus. L'os, percuté avec la pointe du scalpel, rend un son clair : la substance de l'os est à nu. A la partie inférieure du muscle triceps, petit foyer de pus jaunâtre; point de pus dans l'articulation huméro-scapulaire; synovie purulente dans l'articulation sterno-claviculaire; érosion de la tête de la clavicule. La capsule synoviale est trouée; abcès dans le muscle peaucier. Articulations du genou et de la hanche droite saines.

Du côté gauche, foyer de pus dans le muscle deltoïde. L'articulation scapulo-humérale saine; deux foyers de pus dans le muscle brachial antérieur, et se prolongeant assez haut. Pus jaune dans les bourses synoviales du grand trochanter; foyers purulens dans le muscle fessier, dont les fibres sont ramollies. Point de pus dans les articulations du poignet, de la hanche, du genou, du coude-pied. En dehors de la bourse synoviale sur laquelle glissent le psoas, petits dépôts de pus pseudo-membraneux; les fibres musculaires voisines des foyers purulens, infiltrées de sérosité.

Poitrine. Bronches rouges; poumons légèrement engoués à la base. Le tissu du poumon droit est compacte et résiste sous le doigt; membrane muqueuse du larynx et de la trachée offrant un peu de rougeur; sérosité dans le péricarde; légère hypertrophie concentrique du ventricule gauche; teinte violacée de la membrane interne de l'oreillette droite, qui contient du sang liquide; caillot fibrineux dans l'aorte; foie compacte, gorgé de sang, et dont la substance jaune est à peine apercevable.

Abdomen. Commencement de putréfaction des muscles du bassin. La membrane muqueuse de l'estomac est saine, excepté dans quelques points où elle offre des taches et des lignes blanches, opaques. Cette apparence est peut-être due à ce que la presque totalité de cette membrane, étant devenue grisâtre et verdâtre par suite d'un commencement de putréfaction, a conservé à-peu-près sa teinte naturelle dans certains points, restés blanchâtres. Rate assez volumineuse et molle.

Dans l'intestin grêle, plaques de Peyer plus marquées que dans l'état sain et offrant une teinte brune ardoisée, mais point de cicatrices, comme on en observe quelquefois à la suite de la dothinentérite. On remarque de petites dépressions d'un gris ardoisé, vers la fin de l'iléon.

Reins offrant de petits points blancs ou des stries de pus dans la substance tubuleuse; la plupart des mamelons, d'un blanc jaunâtre, font saillie dans les calices et sont tellement imprégnés de pus qu'on peut l'exprimer par la pression. Autour de ces mamelons, la membrane des calices est très injectée. Les uretères sont un peu rouges. Vessie saine.

Tête. Cerveau sain; sérosité dans les ventricules; moelle épinière saine.

§ 476. J'ai rapporté, ailleurs (1), plusieurs exemples de néphrites consécutives à la rétention de l'urine, déterminée par des maladies de la moelle épinière. Dans un cas de fracture de la colonne vertébrale, recueilli par M. Gilette, dans le service de MM. Marjolin et Blandin, l'inflammation des reins, quoique survenue après la rétention de l'urine, paraît cependant avoir été la suite d'une résorption purulente après une inflammation des veines lombaires et rénales (voyez : *Phlébite rénale*). Car, non-seulement les petits dépôts de pus observés dans les reins ressemblaient à ceux qu'on trouve dans d'autres résorptions purulentes, mais il existait un grand nombre de petits noyaux inflammatoires dans le poumon gauche.

Néphrite goutteuse.

§ 477. La goutte peut-elle donner lieu à une affection des reins? Cette affection est-elle toujours, ou dans quelques cas seulement, de nature inflammatoire?

Après une indication sommaire, mais très exacte, des principaux caractères de la goutte, Arétée (2) ajoute : « Item communicatur renibus et vesicæ. O rem admirabilem ! »

(1) *Traité des maladies des reins*, t. I. p. 527.

(2) Aretæi Cappadocis : *De causis et signis acutorum et diuturnorum mor-*

Marcel Donati (1) signale l'existence des maladies des reins chez les goutteux.

Sydenham (2) dit que les goutteux sont sujets aux douleurs néphrétiques.

Musgrave rapporte trois exemples d'affections rénales goutteuses. La première observation (3) est celle d'un sexagénaire qui était à-la-fois atteint de la chiragre et de douleurs néphrétiques. « Illam ostenderunt tumor, rubor articulorum, aliaque arthritidis indicia, ordine et concursu pathognomico apparere visa. Hunc in dorsi regione lumbari dolor, ut et intestinorum quasi colicus, quodque fidelissimum hac in re symptomata arenulæ sub id tempus excretæ. » Dans un autre cas, il s'agit d'un homme atteint de la goutte, de la gravelle et de chaleur dans le dos. Le troisième cas est celui d'un goutteux qui, après avoir éprouvé des douleurs rénales, rendit des calculs.

Fasch (4) a aussi étudié les effets de la goutte sur les reins.

Frédéric Hoffman (5) rapporte qu'un homme, après de légères attaques de goutte, fut pris de douleurs au dos et aux lombes. Plus tard, il rendit du sable et des calculs avec l'urine; la goutte et les symptômes néphrétiques se succédèrent régulièrement; ces derniers accidens devinrent de plus en plus graves avec excrétion de graviers rougeâtres et quelquefois avec du sang.

borum. Lib. iv. in-fol. Lugduni Batavor. ed. Boerhaave. 1735. p. 66. cap. xii. *de arthritide.*

(1) Marcelli Donati. *De histor. medic.* Lib. iv. C. 19. p. 414.

(2) Hic porro notandum quod podagrici fere omnes, postquam cum hoc morbo diu conflixere, calculo renum sint obnoxii, proindeque vel statu vel declinatione sæpius paroxysmi generalis nephretico dolore laborare soleant, idque cum magno ægrorum non tantùm cruciatu, sed et virium dispendio, cum jam plus satis attritæ fractæque eæ fuerint (Sydenham. *Oper. omnia.* in-4. t. i. p. 328. Genevæ. 1769).

(3) Musgrave (G.). *De arthritide anomalâ, sive interna,* lib. iv. cap. 19. p. 404. (*in* Oper. med. Sydenham. t. ii. Genevæ. 1769. in-4).

(4) Fasch. *Consultat. medica proponens ægrum arthriticum nephriticum,* Jenæ. 1675.

(5) Hoffman (F.) *Consultationes et respons.* p. 263. in-4. 1734. Voyez aussi: *Opera omnia,* t. ii. p. 341.

Wepfer (1) a vu survenir des symptômes de néphrite chez une femme qui avait éprouvé une hémicranie, des douleurs au-dessus de l'orbite, au col, dans le dos et d'autres accidens qui, autant que j'ai pu en juger, dépendaient probablement d'une affection goutteuse ou rhumatismale.

Specht (2) cite le cas d'un goutteux, mort après une attaque de dysurie; les reins avaient un aspect extraordinaire : le droit contenait un calcul gris et rameux qui remplissait presque tous les calices.

De Haen (3) rapporte un cas de néphrite goutteuse des plus remarquables : « Arthriticum hominem nosocomium 15 mensium spatio aluit, qui ab annis quindecim tum colli vertebris, tum pedum manuumque ambarum articulis calcaream materiem excreverat et etiamnum excernebat. Primo tempore urinam pallidam et admodum furfuraceam emittere solebat, ultimo semianno, multo semper pure, una cum furfuribus onustam; denique multis ante obitum diebus, et limpidam, et paucissimam. In cadavere nullus ullibi puris fomes; verum ipse sanguis, qui incredibiliter paucus in corpore supererat, ideo polyposus fuit, ut vix guttula ejus inter secandum prodierit; quod, ut obiter notem, clare ea confirmat, quæ Part. II, cap. 2 de *puogenia* scripseram. Quod autem maxime ad rem nostram, renes ambo in corticali sua substantia crassi et ampli, omnino arenosi erant, ita ut quacumque in parte nitido semper cultro secarentur, novem semper arenam proferrent. Quippe calcarea materies hujus podagrici, partim ad renes delata, videbatur jam urinam calcaream productura fuisse, nisi eadem vasorum urinam secernentium ora obstruxisset, hincque tum urinæ secretionem fere impedivisset, tum ipsam corticalem renum substantiam reddidisset arenosam. Calculosus cæterum nunquam fuit. »

On lit dans Bonet (4) l'observation d'un goutteux scorbuti-

(1) Wepfer. *Obs. medico-practicæ*, Obs. 54. p. 147. Schafusii, in-4. 1727.

(2) Specht (J.). *Eph. nat. cur.* an. IX et X. p. 274. Obs. CXIII.

(3) De Haen. *Ratio medendi*, t. II. p. 334. in-12. Parisiis. 1782.

(4) Bonet. *Sepulcretum sive anat. pract.* t. I. p. 492. in-fol. Lugduni.

que qui succomba après des épistaxis abondantes ; les reins présentaient du sable, comme dans le cas de De Haen : « Ren dexter minor sinistro, arenulis tenellulis et subtilibus conspersus, sinister major in quo et arenulæ subtilissimæ et lapillus ex eis concretus triangularis, friabilis. »

Morgagni (1) cite le cas d'un prêtre, âgé de 50 ans, qui, après avoir long-temps souffert de la goutte, fut atteint de douleurs néphrétiques, et à l'ouverture du corps duquel on reconnut que les reins contenaient de petits calculs ; mais il ne dit pas si les reins étaient ou non enflammés. Dans un autre passage (2), Morgagni rapporte l'observation d'un évêque de Padoue, sujet à la goutte et à la gravelle, et chez lequel on trouva, après la mort, des calculs dans les reins, qui étaient lésés : « Renum substantia dura erat et callosa. » Plus bas il ajoute : « Nec me, inquam, fugit, ut sæpè renum calculi cum arthritide conjungantur. »

Stoll (3), sans s'expliquer sur l'état des reins, remarque que les goutteux deviennent souvent calculeux.

Van Swieten (4) s'exprime ainsi à l'occasion d'une attaque de goutte, survenue chez un homme sujet à des douleurs néphrétiques : « Vidi in homine obeso, antea nephritidis doloribus obnoxio, post rudem in curru vectionem, ortum dolorem circa renem dextrum, cum nausea; urina erat tenuis, decolor, alvus stricta ; dum in lecto jacebat, dolor augebatur, somnum impediens. Dum illa tentabantur quæ antea in eodem, ut credebatur, morbo profuerant, post aliquot dies subito dolor migravit ex lumbis in pollicem pedis dextri, et primum, sed acrem satis, podagræ paroxysmum fecit. Nemo, ut puto, in hoc casu suspicatus fuisset podagram, cujus tamen semen, nondum germinans, subdole latebat in corpore. »

(1) Morgagni. *De sed. et caus. morbor.* Epist. XL. § 2.

(2) Morgagni. *Op. cit.* Epist. LVII. § 10.

(3) Stoll. *Ratio medendi.* t. V. 8°. p. 288.

(4) Gerardi Van Swieten. *Commentaria in H. Boerhaave aphorismos*, t. IV p. 312. § 1272. in-4. Parisiis, 1773.

Schroeder (1), Van Priesteren (2), Heim (3), etc., ont étudié les calculs rénaux dans leurs rapports avec la goutte, sans s'enquérir spécialement de l'état des reins.

Un fait cité par Chopart (4), prouve que, chez les goutteux, les reins peuvent être altérés, lors même qu'il n'existe, dans la substance des reins, dans les calices ou le bassinet, ni calculs, ni graviers uriques :

« Un vieillard mourut le neuvième jour de l'irruption de la goutte sur les reins. Il a eu de la fièvre, des douleurs aiguës aux lombes; les urines ont été brûlantes, rougeâtres, en petite quantité, et se sont supprimées le cinquième jour de cet accès de goutte. J'ai ouvert son cadavre : sa vessie était épaisse et ne contenait point d'urine. Ses reins avaient beaucoup de volume, étaient rouges, livides avec des taches noirâtres et se déchiraient aisément. Il n'y avait point de pierres. »

Murray Forbes (5) considère les affections néphrétiques comme liées quelquefois à la goutte anomale et pense que cette dernière affection n'est autre chose que les suites d'une *diathèse urique*.

Home (6) rapporte un cas d'ischurie rénale qu'il attribue à une goutte anomale; le sang tiré de la veine fut constamment inflammatoire. Après la mort, on trouva du sable dans les reins, et un d'eux enflammé.

Barthez (7) pense que la goutte peut affecter les reins indépendamment de l'existence d'un calcul dans ces organes; mais

(1) Schroeder. *Diss. de cognitione inter arthritidem et calculum,* Goett. 1767.

(2) Van Priesteren. *Diss. calculorum generis et convenientia cum tophis podagricis.* 1788.

(3) Heim. *Diss. de origine calculi quatenus est arthritidis affectus,* Halæ. 1772.

(4) Chopart. *Traité des maladies des voies urinaires,* t. I. p. 122.

(5) Murray Forbes. *A treatise upon gravel and upon gout, etc.,* 2d edition page 111. London. in-8. 1793.

(6) Home (Francis). *Clinical experiments, etc.* Page 288. 8°. London. 1783.

(7) Barthez (P.-J.). *Traité des maladies goutteuses*, t. ii. p. 312. in-8. Paris, 1802.

il ajoute : « Il est certain que ce calcul survient à la goutte plus souvent qu'à aucune autre maladie, et il paraît que la goutte ne peut rester long-temps fixée dans les reins, sans y produire cette concrétion ».

Guilbert (1) a supposé que la membrane fibreuse des reins pouvait être le siège de la goutte ; mais les faits qu'il cite ne sont point concluans. Il admet, avec Sydenham, Hoffman et Musgrave, l'affection goutteuse des reins. (2)

M. Prout (3) reconnaît la liaison qui existe souvent entre la goutte et les attaques néphrétiques.

Le docteur Feeling (4) a publié un cas de pyélite calculeuse survenue chez un goutteux.

M. Scudamore (5) dit que les personnes goutteuses sans aucune exception, sont, à une époque ou une autre, affectées de gravelle ou de dépôts de sédimens couleur rose ou de brique pilée.

M. Howship (6) rapporte plusieurs faits très intéressans d'affections néphrétiques, chez des goutteux, liées le plus souvent à des calculs développés dans les reins ou dans leurs conduits excréteurs. M. Brodie (7) a aussi fait mention des affections goutteuses des reins.

En somme, il résulte de ces témoignages, et l'observation me l'a également démontré, que des dépots de sable dans les substances rénales, de graviers ou de calculs dans les calices et

(1) Guilbert. *Dictionnaire des sciences médicales.* Art. GOUTTE. t. XVI. p. 99.

(2) *Ibidem.* p. 125.

(3) Prout. *An inquiry into the nature and treatment of diabetes, calculus, etc.*, 2d edition. p. 137. in-8. London. 1825.

(4) *Transactions of the association of fellows and licentiates, etc., in Ireland.* vol. IV. p. 169. in-8. Dublin. 1824.

(5) Scudamore, *Traité sur la nature et le traitement de la goutte et du rhumatisme.* trad. franc. p. 100 in-8. Paris. 1826.

(6) Howship (John). *A practical treatise on the symptoms, etc. of the most important complaints that affect the secretion and excretion of the urine.* p. 9. 13. Lond. 8°. 1823.

(7) Brodie, *Lectures of the diseases on the urinary organs*, p. 177, in-8. London, 1832.

le bassinet, sont une cause assez fréquente de l'inflammation des reins chez les goutteux.

§ 478. On peut ainsi résumer les principaux caractères de cette affection goutteuse des reins.

Les *lésions* anatomiques sont les suivantes : 1° Tantôt on remarque, à la surface de la substance corticale, et quelquefois dans son épaisseur, de petits grains de sable, qui, vus au microscope ou traités par des réactifs convenables, sont facilement reconnaissables pour être de l'acide urique. Lorsque ces dépôts de sable sont considérables, la substance corticale est plus ou moins altérée là où ils se sont opérés. Quant à l'apparence de l'altération des substances des reins, elle varie suivant les cas; mais elle correspond toujours à une de celles qui caractérisent la néphrite chronique (1). Souvent les grains de sable urique sont rares et on ne peut les apercevoir qu'en examinant les reins avec beaucoup d'attention.

2° En même temps qu'on observe un certain nombre de

(1) A l'ouverture du corps d'un goutteux, j'ai trouvé les deux reins profondément altérés. Ils présentaient, à leur surface, de gros mamelons blanchâtres, séparés par des dépressions dont le fond, parcouru par un très grand nombre de vaisseaux capillaires, était rougeâtre. Les mamelons, plus durs que la substance rénale, adhéraient fortement aux membranes extérieures des reins. Toute la surface du rein gauche était généralement mamelonnée, et ses extrémités étaient comme hérissées d'un grand nombre de petites aspérités. Le rein droit était moins déformé; sur une des faces, les mamelons disposés en circonvolutions dégénéraient en des élevures plus petites, irrégulières; sur l'autre face, les espèces de circonvolutions formées par les gros mamelons, s'arrêtaient à un sillon qui semblaient continuer l'angle inférieur de la scissure du rein, dont le lobe inférieur était presque lisse. A la coupe, la substance corticale était très pâle, et, par endroits, d'une teinte jaunâtre et légèrement transparente, à-peu-près comme dans un des états de la néphrite albumineuse; on ne découvrait point de granulations.

Les bassinets, un peu dilatés et arborisés, contenaient un assez grand nombre de petits graviers jaunes, d'acide urique; on voyait en outre, à la surface interne du bassinet du rein gauche, un petit nombre de vésicules jaunâtres, transparentes, du volume d'une tête d'épingle.

Il existait aussi un certain nombre de petits graviers jaunes dans la vessie, dont la membrane muqueuse était saine.

grains d'acide urique dans la substance corticale, on en voit quelquefois un plus grand nombre dans l'intérieur des mamelons ou dans les calices. Les graviers des calices sont, en général, plus volumineux que ceux qui sont déposés dans les substances des reins.

3° Enfin on trouve quelquefois, dans les calices ou dans le bassinet, non-seulement des grains de gravelle, mais encore de véritables calculs d'acide urique, ou des calculs dont le noyau est formé de cet acide.

L'urine contenue dans les bassinets et la vessie offre des qualités particulières que j'indiquerai plus loin, (§ 479).

Dans le petit nombre de cas où j'ai constaté cette altération des reins chez les goutteux, les membranes extérieures des reins n'offraient pas d'altération particulière. Tout ce qu'on a écrit sur l'affection de ces membranes dans la goutte, est fort incertain et a besoin d'être établi par de nouvelles observations.

§ 479. Quant aux *symptômes* qui annoncent ces diverses lésions des reins, pendant la vie, ils varient suivant les cas et surtout suivant le siège et l'étendue de ces lésions. Ainsi, il paraît qu'une certaine quantité de sable urique, dans la substance corticale des reins, peut exister sans douleur lombaire, sans douleur suivant le trajet de l'uretère, sans engourdissement du membre correspondant; tandis que, si un gravier ou un calcul urique, développé chez un goutteux, s'engage dans l'uretère et en obstrue plus ou moins le calibre, on observe les accidens connus sous le nom de coliques néphrétiques (voyez : *Gravelle et calculs*). Alors l'urine peut être plus ou moins chargée de sang ou d'albumine et de globules sanguins; ordinairement, ces accidens cessent lorsque le gravier ou le calcul est passé de l'uretère dans la vessie ou expulsé par celle-ci au-dehors avec l'urine. D'autres fois, les malades éprouvent une douleur plus ou moins vive dans une des régions lombaires; douleur qui, quelquefois, est accompagnée d'engourdissement dans le testicule ou dans le membre abdominal correspondant.

§ 480. Dans toutes les formes de l'affection goutteuse des reins, l'urine a des caractères particuliers dont la connaissance est de la plus haute importance pour le diagnostic; elle est acide, et le plus souvent d'une acidité assez prononcée, lors même que sa couleur est peu foncée. Quelquefois, au moment de l'émission, elle offre, en suspension, de petits grains d'acide urique cristallisé. Abandonnée à elle-même, dans un tube, elle dépose, au bout de quelques heures, un certain nombre de ces cristaux sur les parois du tube. Dans les cas même où la diathèse goutteuse est peu marquée, le sédiment, vu au microscope, souvent paraît entièrement composé de ces cristaux, quelquefois mélangés de sang, de mucus ou de pus. Cette condition de l'urine des goutteux, souffrant ou non de douleurs rénales, est tellement inhérente à cette diathèse, que j'ai vu plusieurs goutteux dont l'urine chariait de semblables cristaux après deux ans de l'usage de bains alcalins et de boissons alcalines.

§ 481. La présence du sang, de globules sanguins, de l'albumine dans l'urine d'un goutteux, indique souvent qu'un gravier, plus volumineux que le sable qu'il rend habituellement, doit être prochainement expulsé.

Cependant chez les goutteux, une légère hématurie peut exister, sans qu'ils éprouvent de douleurs rénales, et sans qu'ils rendent de graviers d'un certain volume, lorsque l'urine contient de l'acide urique cristallisé. Il paraît même que, dans les paroxymes de goutte, l'urine contient quelquefois une quantité assez considérable d'albumine, sans que les malades souffrent notablement dans les régions rénales. M. Scudamore dit (1) que, sur huit cas de goutte où il a recherché l'albumine dans l'urine, il l'y a rencontrée cinq fois, et il ajoute que plusieurs de ces malades étaient en même temps atteints d'anasarque (voyez : *Néphrite albumineuse*).

§ 482. Lorsque la vessie et le canal de l'urèthre sont sains, s'il y a en même temps une douleur aiguë ou sourde dans une des régions lombaires, la présence habituelle de globules muqueux ou purulens dans l'urine doit faire craindre qu'il n'existe des graviers volumineux dans les calices, ou un ou plusieurs calculs dans le bassinet.

(1) Scudamore (C.). *Traité sur la nature et le traitement de la goutte et du rhumatisme,* trad. de Deschamps, p. 295. in-8. Paris, 1820.

Quant à la proportion de cristaux d'acide urique dans l'urine des goutteux, elle n'est pas la même dans toutes les émissions; en général, elle est plus faible après l'usage des boissons aqueuses ou alcalines, et après les bains tièdes long-temps prolongés.

Je renvoie à un autre article (*Gravelle urique*) l'exposé de recherches qui ont été faites et celles que j'ai entreprises moi-même dans le but de déterminer les conditions dans lesquelles l'acide urique se précipite spontanément, à l'état cristallin, dans l'urine. J'indiquerai également les calculs qu'on a faits pour déterminer la proportion, dans l'urine des goutteux, de l'acide urique cristallisé ou combiné, comparée à celle de l'acide urique à l'état d'urate, dans l'urine des personnes en bonne santé.

§ 483. Les douleurs rénales, chez les goutteux, sont ordinairement passagères lorsqu'elles ne sont pas entretenues par la présence d'un calcul.

L'existence d'une douleur plus ou moins vive dans une des régions lombaires, l'extension de la douleur dans la direction de l'uretère et quelquefois dans le testicule et la cuisse du côté correspondant, sont des symptômes communs aux attaques de néphrite simple et de néphrite goutteuse; mais l'examen attentif de l'urine pourra lever les incertitudes du diagnostic. Dans la néphrite simple ordinaire, l'urine est peu acide, neutre ou alcaline; le sédiment est généralement composé de poudres amorphes, de phosphate de chaux ou d'urates, ou de cristaux de phosphate ammoniaco-magnésien. Si ce dépôt contient quelquefois des cristaux d'acide urique, ils sont toujours en très petit nombre, et jamais, comme chez les goutteux, ils ne constituent, en totalité ou presque en totalité, le dépôt de l'urine. En outre la néphrite goutteuse est toujours précédée, accompagnée ou suivie d'autres phénomènes de la diathèse goutteuse. Enfin certaines circonstances telles que l'existence antérieure de la goutte chez les parens du malade, son régime de vie habituel, etc., peuvent encore rendre plus facile la détermination de la nature de l'affection rénale.

Quant à la néphrite rhumatismale, si elle se rapproche plus de la néphrite goutteuse que la néphrite simple, on verra qu'elle en diffère par plusieurs caractères importans, déduits de l'apparence et des propriétés de l'urine, et de la coïncidence fréquente de lésions du cœur que le rhumatisme général (1) (dont la néphrite n'est qu'un des rares accidens), entraîne si souvent à sa suite.

§ 484. Chez un goutteux, il n'est pas rare de voir disparaître spontanément les symptômes d'une attaque de colique néphrétique et de néphrite aiguë après l'expulsion d'un ou de plusieurs graviers. Si la douleur rénale se prolonge ou devient plus aiguë, et s'il survient un mouvement fébrile, une saignée locale par les sangsues ou mieux par les ventouses scarifiées, ou une saignée générale peut devenir nécessaire. La persistance de la douleur dans la région du rein, après l'expulsion des graviers, est souvent encore une indication de la nécessité de recourir de nouveau aux émissions sanguines, aux émulsions, aux bains tièdes et plus tard aux vésicatoires volans.

Si, après la cessation du mouvement fébrile, et après l'emploi des antiphlogistiques, le rein reste un peu douloureux, ou s'il l'est à la pression; si l'urine est chargée de pus ou d'une grande quantité de mucus mélangé ou non d'une certaine quantité de sang; il est probable alors que les accidens sont entretenus par la présence d'un ou de plusieurs calculs dans le bassinet ou les calices. Dans tels cas, on a vu la sécrétion morbide de mucus ou de pus être notablement diminuée par l'usage des balsamiques et notamment par celui de la térébenthine (Voyez : *Pyélite calculeuse*).

Lorsqu'il n'existe pas d'obstacle au cours de l'urine, les goutteux atteints de douleurs néphrétiques doivent user largement des boissons aqueuses. L'urine, sécrétée plus abondamment, entraîne plus facilement les graviers déposés dans les canaux excréteurs des reins.

L'usage de la magnésie, du bi-carbonate de soude, de l'eau de chaux, de l'eau de Vichy, etc., est généralement indiqué. Ces substances introduites dans nos humeurs tendent à transformer

(1) Voyez les belles recherches de M. Bouillaud, sur la péricardite et l'endocardite (Bouillaud. *Traité clinique des malad. du cœur*, 2 vol. in-8. fig. Paris, 1835).

en urates plus solubles l'acide urique, cristallisé, que contient l'urine goutteuse. Il semble même résulter d'un certain nombre d'observations que les graviers d'acide urique et les calculs constitués par cet acide, sont susceptibles d'être dissous ou de diminuer de volume par l'action de l'urine devenue alcaline, après l'ingestion d'une certaine quantité de substances alcalines. Toutefois on a exagéré, dans ces derniers temps, l'efficacité des eaux alcalines contre la gravelle et les calculs d'acide urique (Voyez : *Calculs*). J'ai constaté, chez des goutteux qui avaient fait un long usage des eaux de Vichy, que le sédiment de l'urine, quelques jours après la cessation de la cure, et à certaines heures du jour, pendant la cure elle-même, continuait d'être presque exclusivement formé d'acide urique cristallisé. J'ai également observé que d'autres substances, telles que la décoction de *pareira brava*, recommandées dans la gravelle urique des goutteux, étaient le plus souvent impuissantes pour ramener la sécrétion urinaire à l'état normal. C'est faute de n'avoir pas examiné assez attentivement les sédimens de l'urine qu'on a été conduit à penser que sa sécrétion, après l'usage de ces substances, était redevenue naturelle dans des cas où les malades ne rendaient plus de graviers assez volumineux pour produire des coliques néphrétiques ou assez apparens dans les sédimens pour être facilement visibles à l'œil nu.

En résumé, une fois les symptômes aigus de l'inflammation des reins calmés, le médecin, pour en prévenir un nouveau développement chez un goutteux, doit s'attacher à combattre, par un régime et un traitement approprié, la diathèse goutteuse ou la diathèse urique (Voyez : *Gravelle et calculs uriques*).

Observations particulières.

§ 485. Le fait suivant est un exemple des plus caractérisés de la goutte héréditaire, et un des plus frappans de la persistance de l'altération de la sécrétion urinaire, chez un goutteux, malgré l'usage prolongé des alcalis ; les douleurs néphrétiques n'ont été qu'un accident rare, peu grave et de peu de durée.

Obs. I. — A l'âge de 25 ans première attaque de goutte héréditaire; attaques de goutte les années suivantes; huit ans après la première attaque de goutte, attaque de gravelle d'acide urique avec symptômes de néphrite; plus tard nouveaux accès de goutte suivis de nouvelles attaques de douleur néphrétique à des intervalles éloignés; nouveaux accès de goutte et de gravelle; en 1837, cure d'eau de Vichy; nouvelle cure en 1838; après la cure à la source, usage de l'eau de Vichy en boisson pendant environ trois mois; une centaine de bains artificiels d'eau de Vichy, pris à Paris de 1837 à 1838, et de 1838 à 1839; attaques de goutte, plus rares et beaucoup moins sévères que les deux années précédentes; l'urine continue de charier de l'acide urique cristallisé.

P...., d'un tempérament bilieux et sanguin, Espagnol, âgé de 39 ans, habitait la Vera-Cruz, lorsqu'il fut atteint, à l'âge de 25 ans, d'une premiere attaque de goutte, dans le mois de mai 1825, à la suite d'une entorse. Son père avait souffert lui-même de la goutte, et un de ses frères en a été également atteint. L'attaque fut courte; elle dura à-peu-près six jours, pendant lesquels on fit sur la partie douloureuse quelques frictions avec le baume opodeldoch. P.... fit un voyage en Europe; sa santé n'éprouva aucun dérangement; il retourna à la Vera-Cruz, et deux ans après la première attaque il en éprouva une seconde (il était rentré à la Vera-Cruz depuis un an). Comme la première fois, la maladie se déclara dans le pied droit; elle dura huit jours, et pour tout remède on eut recours à une application de sangsues qui fournit beaucoup de sang. Cette dernière attaque eut lieu dans l'été; l'automne, l'hiver et le printemps suivans se passèrent bien; mais l'été suivant, à la même époque, P... éprouva une troisième attaque d'abord au même pied droit, la douleur passa ensuite dans le pied gauche; en 1829, l'attaque eut lieu dans le mois d'août. P.... s'embarqua, souffrant, pour la Nouvelle-Orléans; les accidens persistèrent pendant toute la traversée, et ils se prolongèrent à la Nouvelle-Orléans pendant dix jours encore, durant lesquels on appliqua sur la partie douloureuse trente sangsues et des cataplasmes de farine de lin. P... prit aussi des bains de vapeur, et depuis quinze jours il paraissait convalescent lorsqu'il fut atteint d'une maladie assez sérieuse, qu'on désigna sous le nom de fièvre bilieuse. Après quinze jours de durée, cette maladie se termina par une attaque de goutte, au pied, dont la durée fut de huit jours. P... passa l'hiver à la Nouvelle-Orléans, et malgré l'humidité de la température, il se porta bien jusqu'au mois de juillet suivant, époque à laquelle il éprouva une nouvelle attaque de goutte qui dura une quinzaine de jours. Cette attaque fut combattue par des sangsues, des cataplasmes de farine de lin, des fomentations narcotiques, et à l'intérieur par l'acétate de morphine. P... continua d'habiter la Nouvelle-Orléans. En 1831, à la même époque que les années précédentes, il eut une nouvelle attaque qui commença par le pied droit, et atteignit ensuite le pied gauche; elle fut combattue par les mêmes remèdes.

En 1832, l'attaque goutteuse eut lieu dans le mois de septembre; sa durée fut plus longue, d'un mois environ; l'on employa toujours les mêmes remèdes. Dans le mois de novembre de la même année, le choléra se déclara à la Nouvelle-Orléans; P... fut obligé de se donner beaucoup de mouvement de corps et d'esprit, de s'exposer fréquemment à l'action du froid et de l'humidité, et cependant, pendant toute la durée de l'épidémie, il se porta très bien; mais au mois de mai suivant (1833), après avoir passé une grande partie du jour à la chaleur ardente du soleil, il éprouva une première attaque de gravelle. Après avoir rendu du sang ou une urine sanguinolente, il ressentit, dans le rein droit, une douleur vive qui, de là, s'étendait dans le testicule correspondant. Cette douleur persista pendant plusieurs heures; une saignée du bras fut pratiquée, des sangsues furent appliquées au périnée, un demi-bain fut administré : la douleur se calma, mais l'urine ne cessa pas d'être sanguinolente. Le lendemain, P... prit un bain de trois heures; le pissement de sang dura trois jours environ; on ne remarqua point de gravelle dans l'urine, soit qu'on ne la cherchât pas avec assez de soin, soit qu'il n'y en eût point réellement. Vingt jours après, il eut une seconde attaque, à la suite de laquelle il rendit, étant au bain, un gravier. Pendant six mois, à compter de cette époque, il éprouva, tous les vingt jours environ, une légère attaque de douleur néphrétique ou de pissement de sang, à la suite de laquelle il rendait toujours un ou plusieurs graviers. Plus tard, les urines continuèrent d'être chargées de sable qui était rendu sans douleur. P.... fut exempt d'attaques de goutte jusqu'au mois de septembre, où il en éprouva une qui s'annonça d'une manière peu grave : on le saigna du pied; bientôt après les douleurs devinrent plus vives qu'elles n'avaient jamais été; l'attaque dura vingt-trois jours. Depuis lors, le pied gauche et le gros orteil du pied droit sont restés plus ou moins douloureux. P... quitta la Nouvelle-Orléans, et se rendit à Philadelphie, et en juillet 1834, il eut une attaque de goutte dans le genou droit : cinquante sangsues furent appliquées sur le genou, et on pratiqua une saignée du bras; au bout de huit jours, le mal avait cédé. La santé n'éprouva pas de dérangement jusqu'au mois de février 1835. P.... était alors à New-York; il souffrit toujours plus ou moins jusqu'au mois de mai, avec de courts intervalles de repos, de temps à autre. Dans cette dernière attaque, la goutte, après avoir attaqué les pieds, gagna les genoux, les coudes, les mains, etc. : soixante sangsues furent appliquées, et trois saignées furent pratiquées. Lorsque P.... fut rétabli, il fit un voyage (150 lieues), pour aller voir la chute du Niagara; en revenant, il crut s'être fatigué le bras dans la voiture, et quatre jours après son retour à New-York, la goutte se déclara dans l'articulation du doigt indicateur de la main droite avec le deuxième métacarpien : l'articulation se gonfla beaucoup et devint très douloureuse. Huit jours après, la douleur avait cessé, mais le gonflement persista beaucoup plus longtemps, et il en reste encore des traces : on appliqua des sangsues et de l'huile camphrée sur la partie douloureuse. Le 8 juillet 1835, P.... s'embarqua à New-York pour l'Angleterre. A son arrivée à Londres, quoiqu'il ne souffrît ni de la gravelle, ni de la goutte, il consulta le docteur Arnott, qui lui conseilla les bains chauds à 90 degrés Farenheit, l'usage de la magnésie et de l'extrait de salsepareille. Sous l'influence de ce traitement, le gonflement de l'articulation du doigt indicateur diminua beaucoup. Dans le mois d'octobre suivant, P.... vint à Paris ; et au mois de novembre, il eut une forte attaque de goutte qui affecta d'abord le pied droit, puis le pied gauche, puis le genou, puis la main : elle dura environ trente jours. Le malade, qui, depuis dix ans, a l'habitude de prendre un lavement tous les jours, prit, en outre, de lui-même, quelques doses de magnésie, et se purgea avec de l'eau de Sedlitz. En février 1836, une forte attaque de goutte eut lieu; les pieds, et successivement les genoux, les coudes furent attaqués. P.... appela un médecin qui lui fit frictionner tout le corps, six fois par jour, avec une liqueur dont j'ignore la composition, mais qui avait une forte odeur de térébenthine. L'attaque dura soixante jours. Indépendamment des frictions avec le liniment, ce médecin fit faire sur le gros orteil, qui était douloureux, des frictions avec l'onguent mercuriel. Il fit entourer cet orteil de bandelettes de flanelle, très serrées, auquelles le malade a attribué une augmentation de souffrance. Vers la fin de cette attaque de goutte, au mois d'avril, P... eut une attaque de colique néphrétique ; il se mit au bain et rendit deux graviers. Depuis cette époque, P... a fait un voyage en Espagne, au mois de juillet ; ayant été obligé de monter à cheval pendant cinq jours de suite, il a éprouvé une attaque de goutte dans le genou droit ; il s'est ensuite rendu aux eaux minérales de Las Caldas d'Oviedo, dans les Asturies ; il a pris les bains à 28 ou 30 degrés Réaumur, c'est-à-dire au-dessous de leur température naturelle, qui est de 33 degrés; après trois bains la douleur passa à la plante du pied.

P..... s'embarqua pour la France et ne tarda pas à éprouver un dérangement des fonctions digestives qui tenait, soit à l'action des eaux, soit à la goutte, et qui dura une quinzaine de jours. Sa santé fut assez bonne jusqu'au 22 septembre 1836, époque à laquelle il éprouva un torticolis goutteux. L'on fit, sans aucun soulagement, des frictions avec de la flanelle et de l'eau de Cologne. La douleur augmentant, on me fit appeler, le 24. On appliqua quinze sangsues sur le point douloureux. La douleur persistant, j'ordonnai une saignée d'une livre qui fut pratiquée le lendemain matin, et procura un grand soulagement. La fièvre, qui s'était déclarée dans la nuit précédente, avait cessé. La boisson ordinaire était de l'eau sucrée ou de l'eau de chiendent. Le bouillon était la seule nourriture. L'urine était fortement acide. Les jours suivans, la douleur du cou diminua, et le 30 septembre 1836, elle avait presque entièrement cessé.

Dans les mois de février et mars de l'année 1837, P... éprouva une attaque de goutte des plus sévères, qui, malgré d'abondantes émissions sanguines et l'usage de l'opium et de la magnésie, dura quarante jours. Toutes les articulations petites et grandes furent successivement affectées. Une attaque beaucoup moins forte eut lieu dans le mois de mai suivant. Deux mois après P..... partit pour Vichy, où il fit une cure de trente jours. Chaque jour, il prenait un bain d'une heure à une heure et demie, et il buvait neuf verres d'eau minérale, cinq de la Grande-Grille et quatre des Célestins. De retour à Paris, pendant deux mois, il continua de boire deux bouteilles d'eau de Vichy, par jour. A la suite de cette cure ainsi prolongée, il rendit, pendant trois mois environ, chaque jour, une certaine quantité de sang avec les garderobes. L'urine, après le bain, contenait peu d'acide urique cristallisé; il en existait toujours une quantité notable dans l'urine du matin. La perte du sang par l'anus amenait un affaiblissement progressif; le visage était pâle, les gencives décolorées; et en écoutant les battemens du cœur on entendait un bruit de souffle très prononcé. J'engageai formellement P..... a suspendre l'eau de Vichy dont il avait évidemment abusé; il prit des préparations ferrugineuses et usa pour alimens de la viande de bœuf et de mouton; chaque jour il fit un léger exercice à cheval : sa santé s'améliora; cependant l'urine était toujours chargée d'acide urique cristallisé. En 1838, P... a fait une nouvelle cure à Vichy; peu de temps après son retour à Paris il a eu une attaque de douleurs néphrétiques bientôt suivie de l'expulsion de plusieurs graviers d'acide urique. Pendant trois mois, il a repris l'usage de l'eau de Vichy et deux bains de Vichy par semaine, sans éprouver de fatigue; depuis lors il n'a eu que deux très légères attaques de goutte; toutefois, plusieurs articulations des doigts se sont déformées par suite de tophus, et l'urine a continué de charier l'acide urique cristallisé; et aujourd'hui 30 mars 1839, le sédiment de l'urine est uniquement composé de ces cristaux.

§ 486. Dans l'observation que je viens de rapporter, les douleurs néphrétiques sont survenues après plusieurs accès de goutte; il arrive quelquefois au contraire que les phénomènes de la goutte ne se développent qu'après une ou plusieurs attaques goutteuses sur les reins.

Obs. II. — Suppression de la sécrétion de l'urine; symptômes d'inflammation du rein droit, chez un goutteux (*A practical treatise on the symptoms, causes, etc., that affect the secretion and excretion of the urine, etc., etc.* By John Howship. London 1823. p. 13).

Le 12 août 1815, je visitai un homme, âgé de 60 ans, qui avait été attaqué tout-à-coup, vers minuit, de violentes douleurs dans le rein droit, douleurs qui s'étendaient dans la direction de l'uretère, et qui étaient accompagnées de maux de cœur, de vomissemens et d'envies d'uriner. Il éprouvait, en outre, un sentiment d'engourdissement dans la partie antérieure de la cuisse et une sensation douloureuse dans le testicule du même côté. Le pouls, petit et dur, donnait cent pulsations; la langue était blanchâtre, la soif vive; l'urine était foncée en couleur, trouble et en petite quantité. Pour rendre le diagnostic plus sûr, on introduisit une sonde d'argent dans la vessie, et on retira à-peu-près une once d'urine. On donna toutes les quatre heures une potion saline avec de la teinture d'opium; on appliqua aux lombes quelques sangsues et puis des fomentations. Par ce traitement l'état du malade s'améliora; au bout de quelques jours il put marcher dans sa chambre et prendre une légère nourriture. Sans cause évidente, le mal de cœur et les vomissemens se renouvelèrent. Les matières vomies étaient aqueuses. La base du gros orteil était sensible, douloureuse, rouge et gonflée. Je pensai dès-lors que tout ce qui s'était passé avait été une attaque de goutte. J'appris que cette affection existait dans la famille du malade; mais, comme il n'en avait jamais eu d'atteintes, il croyait difficilement que ce fût la cause de ses souffrances; cependant, moi j'en étais tellement convaincu que je lui ordonnai un régime de vie plus substantiel et de boire, tous les jours, quelques verres de vin. Un léger tonique fut prescrit, et la potion indiquée plus haut fut continuée, tous les soirs. Ce traitement fut favorable; à mesure que l'orteil s'enflamma, les douleurs dans les lombes disparurent, et la santé et les forces s'améliorèrent. L'inflammation de l'orteil fut passagère; la douleur s'étendait à la plante du pied, avec œdème. Au bout d'une semaine, l'orteil était presque guéri. L'affection générale cessa bientôt presque entièrement, et le malade se trouva dans un état de santé plus satisfaisant que celui dans lequel il avait été plusieurs mois avant l'attaque.

Le 30 août, cet homme rendit un petit calcul d'acide urique par l'urèthre; la santé était bonne, si ce n'est que le malade rendait quelquefois, avec l'urine, un sable rougeâtre : il prit des médecines et fut soulagé.

Le 12 mai 1817, il vint me voir ayant une violente attaque de chaleur et de douleur dans l'orteil; cette attaque avait été précédée de dyspepsie. Au bout de quelques jours, l'attaque cessa laissant le malade mieux portant qu'auparavant.

Le 1er avril 1819, le malade rendait toujours du sable rouge; il était quelquefois sujet à une irritation semblable à celle que fait éprouver un calcul, et l'urine était sanguinolente lorsqu'il avait fait de l'exercice. Pour remédier à ces accidens, le malade prit des alcalis et particulièrement de la soude, et il en obtint un grand soulagement.

§ 487. L'observation suivante est un exemple remarquable des effets variés de la diathèse goutteuse.

OBS. III. — Douleurs goutteuses suivies d'une affection du cœur et d'une apoplexie pulmonaire; acide urique cristallisé dans l'urine; traces de néphrite goutteuse; cristaux d'acide urique dans le bassinet et dans la substance corticale d'un des reins.

Niclot, André, entra, le 6 juillet 1831, à l'hôpital de la Charité. Cet homme avait souffert, pendant long-temps, de douleurs goutteuses dans les petites et les grandes articulations. Plusieurs des articulations des doigts étaient déformées. Pendant le séjour de Niclot à l'hôpital, les symptômes les plus frappans furent ceux d'une hypertrophie du cœur, et ceux d'une apoplexie pulmonaire. L'urine, fortement colorée, déposait, abandonnée à elle-même, des cristaux d'acide urique, visibles à l'œil nu. Cet homme avait eu des douleurs lombaires, mais il ne se rappelait pas avoir jamais éprouvé de coliques néphrétiques. Il mourut le 17 septembre 1831.

Autopsie du cadavre vingt-deux heures après la mort. *Etat extérieur*. Le membre thoracique droit est infiltré. La veine médiane céphalique est remplie d'un caillot volumineux, noir, et adhérent à ses parois ; cette veine, comparée à celle du côté opposé, était plus épaisse, et présentait, d'une manière distincte, l'état indiqué par quelques auteurs sous le nom d'artérialisation. Les veines du bras du côté opposé contenaient du sang liquide.

Tête. Dans la région frontale, de petites granulations osseuses existent à la face interne de la dure-mère. En détachant la pie-mère des circonvolutions cérébrales, il s'en écoule une certaine quantité de sérosité ; le cerveau est très humide, les ventricules latéraux contiennent, chacun, une forte cuillerée à bouche de sérosité limpide ; le cerveau et le cervelet sont sains. Une grande quantité de sang s'est écoulée des veines jugulaires.

Poitrine. Le cœur, très volumineux, est deux fois plus gros que le poing; l'oreillette droite est un peu dilatée; le ventricule droit est un peu plus large que dans l'état sain ; le venricule gauche est hypertrophié; les valvules de l'artère pulmonaire sont saines; les valvules de l'aorte offrent quelques ossifications; la valvule auriculo-ventriculaire droite est saine; la valvule auriculo-ventriculaire gauche offre quelques ossifications; on remarque plusieurs plaques blanches à la surface du cœur ; point de sérosité dans le péricarde ; l'aorte est saine.

La plèvre droite contient une très grande quantité de sérosité ; il n'y en a pas dans la gauche. Le poumon droit est engoué; dans le lobe inférieur existent des dépôts de sang et plusieurs lobules infiltrés et imbibés de sang forment des espèces de noyaux noirâtres (apoplexie pulmonaire). Les bronches sont rouges et violacées. Le poumon gauche, crépitant à sa base, est légèrement engoué à son sommet ; les bronches sont violacées. Les cartilages du larynx sont la plupart ossifiés ; cet organe est sain d'ailleurs. La trachée est rouge.

Abdomen. Le foie n'est pas gorgé de sang comme cela a lieu ordinairement dans les maladies du cœur ; son tissu est assez ferme. La vésicule du fiel présente, à sa face interne, de petites dépressions verdâtres, qui, examinées avec soin, sont reconnues pour de petites ulcérations. La face interne de l'estomac est rouge et très ramollie.

Dans l'intestin grêle, une petite tumeur noire, de la grosseur d'une groseille, faisait saillie sur la membrane muqueuse. Cette petite tumeur était formée par une veine dilatée qui contenait du sang coagulé ; l'intestin était un peu injecté dans quelques points.

Petits kystes à la surface du rein gauche ; un autre kyste dans la substance corticale : gravelle jaune d'acide urique en grains dans la substance corticale, dans le bassinet et les calices ; légère arborisation dans le bassinet.

Le rein droit, lobulé, présentait un étranglement qui allait du bord convexe à la scissure, et le partageait en deux parties inégales. Au fond de cet étranglement et sur le bord convexe du rein, on remarquait une matière jaune qui pénétrait un peu dans la substance corticale. Le tissu du rein était ferme et parsemé de grains d'acide urique; un point cartilagineux existait dans un des cônes de la substance tubuleuse ; le bassinet était large. Petits kystes dans la substance tubuleuse ; un d'eux de la grosseur d'un grain de raisin, contenait une matière jaune comme la bile, et filante comme la mélasse.

La vessie était distendue par beaucoup d'urine ; le canal de l'urèthre et la prostate étaient dans l'état sain.

Au devant de la rotule droite, la bourse muqueuse sous-cutanée contient une demi-cuillerée à bouche de sang liquide.

§ 488. L'observation suivante est un exemple de développement de la goutte chez une jeune femme du peuple. Les accès de dyspnée étaient évidemment symptomatiques d'une affection du cœur et d'un emphysème pulmonaire qui se compliquèrent plus tard d'une hydropisie générale. Ce que je dois noter, ici, c'est l'existence d'une altération ancienne et profonde des reins, sans que la malade eût accusé de douleurs aux lombes, pendant la vie.

Obs. IV. — Goutte; hypertrophie du cœur; emphysème pulmonaire et hydropisie consécutive; double néphrite chronique.

Piroux, Joséphine, âgée de 29 ans, ouvrière en dentelle, entra à l'hôpital de la Charité, le 28 novembre 1836. Cette femme était déjà venue une première fois à l'hôpital, au mois de septembre.

Elle avait des palpitations depuis long-temps; l'impulsion du cœur était très forte, les battemens fort irréguliers sans bruit anomal; il existait un double emphysème pulmonaire. Piroux avait des accès de dyspnée; elle était hydropique. Plusieurs fois, elle avait eu des attaques de goutte, et ses mains, grosses, raides, déformées, portaient les traces de cette maladie. Pendant son séjour à l'hôpital, elle ne se plaignit point du côté des voies urinaires. Une saignée, le repos et la digitale firent disparaître l'hydropisie, calmèrent les accidens, et la malade sortit fort soulagée.

Cette femme revint avec un nouvel accès de dyspnée fort violent; face anxieuse et bleuâtre; battemens du cœur extrêmement rapides et irréguliers, sans bruit morbide; sonorité exagérée du côté droit de la poitrine; respiration rude en haut, en bas beaucoup de râle muqueux. Au côté gauche, liquide dans la plèvre, matité complète, absence de la respiration. Les mains, déformées par la goutte, étaient très douloureuses; œdème des jambes et ascite. On obtint un peu de soulagement; mais l'altération profonde de l'organe central de la circulation, et le trouble de la respiration occasioné par une triple cause, amenèrent la mort.

Autopsie du cadavre. — *Tête.* Cerveau : rien à noter.

Poitrine. Le cœur a plus du double de son volume ordinaire. L'hypertrophie a porté principalement sur le ventricule gauche, qui est épaissi et dilaté. Les valvules sont peu altérées : il y a seulement un peu d'épaississement de ces replis membraneux (valvules mitrale et aortique) ; mais leur jeu ne devait pas être gêné. Le péricarde contient quatre à cinq onces de sérosité, sans fausses membranes.

Le lobe inférieur du poumon gauche est comprimé par la sérosité ; le lobe supérieur présente de l'emphysème.

L'emphysème est plus prononcé dans le poumon droit ; point de tubercules.

Abdomen. Les deux reins étaient profondément altérés par une inflammation chronique. Au lieu d'être lisses à l'extérieur, comme dans l'état sain, les reins, très déformés, arrondis, présentaient des aspérités qui leur donnaient l'aspect d'un gros calcul mural. La lésion existait surtout au bord convexe ; le tissu des reins, dur et serré comme dans quelques néphrites chroniques, était parsemé de grains d'acide urique.

Les autres organes étaient sains.

Obs. V. — Reins légèrement gonflés, anémiques en quelques points, injectés en quelques autres ; grains de sable urique dans la substance corticale (néphrite chronique arthritique) ; péricardite et péritonite générale chez une femme goutteuse.

Lainé, âgée de 67 ans, ouvrière en tabac, entra à la Charité le 12 octobre 1836.

Cette femme fut apportée dans un état trop grave pour qu'on insistât long-temps sur ses antécédens : on sut seulement qu'elle avait eu des attaques fréquentes de goutte, et que ses urines étaient souvent chargées : maigreur, face souffrante, décubitus dorsal ; immobilité dans le lit, et douleur au moindre mouvement. Douleur atroce et générale dans le ventre, exaspérée par la plus légère pression. Langue un peu sèche, point de hoquet, nausées, quelques vomissemens de matières semblables à celles des vomissemens cholériques, diarrhée sans ballonnement. Point de bruits morbides au cœur ; pouls extrêmement petit, filiforme, très accéléré ; froid du nez, des extrémités et plus tard de tout le corps ; respiration normale. La malade assure n'avoir point uriné depuis deux jours. On constate par la percussion qu'il n'y a point d'urine dans la vessie.

Dans la pensée d'une péritonite générale, on prescrit des frictions mercurielles à haute dose, et une application de vingt sangsues. La mort a lieu deux jours après, le 14 octobre au soir.

Le 15, *autopsie du cadavre.* — *Tête.* Le cerveau et le cervelet n'offrent rien de remarquable.

Poitrine. Adhérences anciennes des plèvres au sommet des poumons; des deux côtés, pseudo-membranes à la face interne des poumons, près du cœur. Point de tubercules dans les poumons, qui sont légèrement engoués à leur partie postérieure. Le péricarde contient deux à trois cuillerées de pus, mélangées avec du sang et des débris de fausses membranes. La partie inférieure de cette enveloppe est adhérente à la pointe du cœur, dans l'étendue de deux pouces; fausses membranes récentes sur les deux faces du péricarde. Le tissu du cœur et sa membrane interne sont sains.

Abdomen. Péritonite générale, purulente; pus sanguinolent dans le petit bassin et dans les fosses iliaques; intestins fortement injectés en rouge et réunis par des adhérences blanches jaunâtres; flocons de fausses membranes récentes sur le foie, sur la rate, sur le diaphragme; pas de perforation intestinale; foie petit, dur, avec prédominance de la substance jaune; rougeurs par intervalle à l'intérieur de l'intestin, surtout dans le colon; rate d'un volume ordinaire.

Les reins sont allongés; leur volume est un peu au-dessus du volume normal de cet âge. L'injection du réseau vasculaire extérieur est assez vive en certains points; dans d'autres, au contraire, non-seulement elle n'existe pas, mais il y a une anémie jaune remarquable. En examinant avec soin la substance corticale, à l'extérieur et à l'intérieur, on aperçoit de petits grains de sable jaunâtre (cristaux d'acide urique); en regardant avec plus d'attention encore, on voit que ces grains uriques sont extrêmement nombreux et que la superficie du rein en est criblée. A l'intérieur, déformation des *tubuli* refoulés par la substance corticale légèrement gonflée; point d'inflammation du bassinet; vessie saine.

Quatre à cinq articulations des doigts, gonflées, sont ouvertes, et on trouve la membrane synoviale injectée et rouge;

dans l'articulation du pouce, il y a une légère érosion de la partie interne du cartilage.

Obs. VI.— Attaque de néphrite chez un goutteux; douleurs des reins alternant avec celles des articulations; graviers rendus avec l'urine (Godillon' *Diss. sur la néphrite*. Paris, in-4. n° 135. 10 juillet 1824).

Charles G., âgé de 60 ans, d'un tempérament sanguin, menant une vie sobre, atteint de la goutte depuis l'âge de 18 ans, au mois de mai 1822, fut pris d'une attaque de goutte, qui commença par le gros orteil et se porta ensuite sur les genoux. Elle occupait ces parties depuis huit jours, lorsqu'un matin, en se réveillant, G. s'aperçut, non sans une vive inquiétude, que la goutte avait disparu; ses craintes n'étaient que trop fondées, car le soir du même jour tous les symptômes de la néphrite se déclarèrent; le malade ressentait des douleurs vives dans la région des reins, il éprouvait de fréquentes envies d'uriner, rendait peu d'urine à chaque fois; le pouls était fréquent et dur. A onze heures du soir, l'anxiété était extrême (*Sinapismes aux pieds, trente sangsues sur les reins; boissons émollientes, bain tiède*). Deuxième jour, le malade se sent mieux et l'urine coule plus librement; à midi, le malade éprouve tous les symptômes de la veille, mais à un degré plus violent; l'urine ne coule plus, les reins semblent traversés par une vrille, il y rétraction du testicule droit, le pouls est fréquent et dur, la face rouge, la peau brûlante et humide; le malade éprouve des envies de vomir (*Saignée de huit onces, douze sangsues aux reins, cataplasmes émolliens, bain tiède, boisson émolliente*). Troisième jour, la douleur des reins est très vive; elle présente des intermissions; les autres symptômes persévèrent, le malade est constipé (*Continuation des bains, des cataplasmes, des sinapismes, des boissons émollientes; lavemens laxatifs, potions calmantes pour le soir*). Quatrième jour, sentiment de douleur dans les orteils; retour de la goutte, diminution dans les douleurs des reins, urines abondantes déposant un sédiment muqueux, parmi lequel se trouvaient plusieurs petits graviers à facettes (*Boisson émolliente avec addition de quelques grains de nitre, bain tiède*). Cinquième jour, le malade ne souffre plus de sa goutte, qui se dissipa peu-à-peu. Le malade a rendu, depuis cette époque et après de violens efforts, deux graviers plus gros, mais ayant la même forme que ceux qu'il rendit lors de son accès néphrétique.

§ 489. Dans les observations que je viens de rapporter, on remarque, soit, pendant la vie, une douleur vive dans la région d'un des reins, avec ou sans coliques néphrétiques, quelquefois avec douleur ou engourdissement dans le testicule et le membre correspondans; soit, après la mort, des altérations de la substance rénale semblables à celles qu'on rencontre dans la néphrite chronique, mais qui en diffèrent par l'existence très fréquente, sinon constante, d'un dépôt plus ou moins considérable de grains d'acide urique cristallisé dans la substance corticale des reins. Dans d'autres cas, on observe, chez les goutteux, une autre lésion des reins ou de la sécrétion urinaire, très voisine de la précédente (*Ischurie goutteuse*). Quoiqu'il ne soit nullement démontré que, dans cette dernière affection, les reins soient le siège d'une véritable inflammation goutteuse, je crois devoir en faire mention ici.

§ 490. Je n'ai point encore eu l'occasion d'examiner les reins après la mort, en de semblables cas (*Ischurie goutteuse*), et je ne sache pas que cet examen ait été fait, avec soin, par personne.

J'ai vu cette espèce d'ischurie, portée au plus haut degré, accompagnée de vomissemens et de symptômes cérébraux, revenir par accès ou alterner avec des douleurs articulaires sans que les malades éprouvassent spontanément des douleurs dans les reins, sans même que la pression provoquât une sensation plus vive aux lombes que dans les autres régions du bas-ventre. Il est vrai que, dans d'autres cas, j'ai noté l'existence de douleurs rénales et même l'engourdissement des membres inférieurs; mais cette circonstance ne prouve pas rigoureusement que les reins fussent lésés matériellement et d'une manière inflammatoire.

Je rapporte les deux observations suivantes (Obs. VII, VIII) pour qu'on ne néglige pas, en de tels cas, d'examiner avec soin les reins, après la mort, si l'occasion s'en présente, lors même que les malades n'auraient éprouvé aucune douleur dans les reins; d'autant plus que j'ai rencontré des lésions rénales profondes et anciennes chez des goutteux qui, dans les derniers temps de leur vie, n'avaient accusé aucune douleur aux reins.

OBS. VII.— Attaque d'ischurie goutteuse après un exercice violent et une grande agitation de l'esprit; à la fin de la crise, sédiment entièrement composé d'acide urique cristallisé.

M. V., âgé de 48 ans, sujet à de légères attaques de goutte, et que j'avais soigné, l'année précédente, d'une inflammation du gros intestin, dont la guérison fut obtenue par l'emploi journalier de petites doses d'opium et de thériaque, me fit appeler le 28 juillet 1838. Il était dans un très violent accès de fièvre. Il me raconta que, depuis plusieurs mois, sa santé était devenue excellente; que non-seulement il avait depuis long-temps cessé le régime doux auquel je l'avais astreint pendant le cours de l'inflammation intestinale, mais même qu'il faisait assez habituellement usage de viandes noires, de vin de Bordeaux, etc.; pour me servir de ses expressions, la maladie actuelle l'avait pris en pleine santé, et il l'attribuait aux circonstances suivantes. Un procès politique, fort grave, subi par une personne de sa connaissance, était devenu pour lui l'occasion de fatigues morales et physiques. Le 26 juillet, après une longue course qui l'avait mis en sueur, il avait pris froid à la Conciergerie; cette course, il l'avait répétée trois ou quatre fois dans le même jour. Le 26, il se coucha cependant sans être incommodé, et le lendemain 27, il se leva se sentant seulement fatigué. La nuit du 27 au 28 fut mauvaise; il éprouva de la chaleur et des envies fréquentes d'uriner. Il prit un bain et partit pour la campagne. La nuit fut encore plus agitée que la précédente; V..... eut beaucoup de fièvre, un grand mal de tête; les urines étaient presque complètement supprimées, et la petite quantité qui en était rendue l'était avec douleur. Le 29, au milieu du jour, lorsque je le vis, il était très accablé; la fièvre était considérable, la peau très chaude. Il se sentait si lourd qu'il répondait difficilement aux questions qu'on lui adressait. Il me dit que, depuis vingt-quatre heures, il avait peut-être tenté d'uriner une trentaine de fois, mais qu'il ne rendait que cinq à six gouttes d'urine à la fois et avec beaucoup de douleur : en même temps il se plaignait d'avoir les deux jambes comme engourdies ; sensation qu'il n'éprouvait pas dans les membres supérieurs. Les régions rénales étaient sensibles à la pression, mais il n'y accusait aucune douleur lorsqu'on ne les comprimait pas. Dans la nuit, il eut une sueur abondante qui ne le soulagea point ; on lui appliqua vingt sangsues, et il prit un bain ; la bouche était sèche et chaude, la salive épaisse, écumeuse : le bain fut renouvelé. Le lendemain 30, on répéta les lavemens émolliens qui avaient été administrés la veille ; les boissons émollientes furent continuées. L'ischurie et les autres accidens persistèrent avec la même intensité. Le 31, même état. On applique de nouveau douze sangsues; on répète le bain, dans la journée. L'urine, très rouge, coule, pour la première fois, sans douleur, et elle est moins rare. Les douleurs et l'engourdissement qu'il éprouvait dans les cuisses, cessent également ; la bouche est toujours très mauvaise. Le 1, le 2 et le 3 août, tous les accidens se calment; l'urine devient plus abondante, mais elle continue à être d'un rouge très foncé et à donner un sédiment très abondant, qui, examiné au microscope, parut entièrement composé de cristaux d'acide urique. La santé s'améliora graduellement, mais l'urine resta colorée pendant quelques jours ; le sédiment, au lieu d'être composé uniquement d'acide urique cristallisé, était mélangé d'une poudre amorphe, qui traitée par l'acide nitrique, au huitième, donnait un grand nombre de cristaux d'acide urique.

Le 17 août, l'urine avait repris les qualités et les apparences de l'urine saine, et toutes les fonctions s'exécutaient régulièrement.

§ 491. Dans l'observation suivante, on voit, sans cause accidentelle appréciable, des symptômes analogues se développer chez une femme qui souffrait de la goutte depuis long-temps.

Madame ....., âgée d'une quarantaine d'années, d'un embonpoint considérable, est atteinte depuis long-temps de la goutte qui lui a déformé les articulations des doigts, et d'un eczéma chronique qui s'est montré successivement à la partie supérieure des cuisses et au nombril. Chaque année, madame... a éprouvé des attaques irrégulières de goutte, mais elle n'a jamais eu d'attaque de gravelle ou de colique néphrétique. Elle a fait plusieurs cures contre la goutte et contre sa dartre; elle a eu recours successivement au régime, au vin de colchique, aux sudorifiques, aux bains de Barèges, aux poudres et aux boissons alcalines, à l'eau de Vichy en boisson et en bains, etc. Cette dame, dont la vie a été traversée par des peines de toute nature qu'une grande force d'âme a pu seule lui faire surmonter, fut, après de nouveaux chagrins, attaquée d'une *ischurie goutteuse* des plus caractérisées, dans l'automne de l'année 1837. Les douleurs goutteuses avaient presque tout-à-coup quitté les articulations, et vingt-quatre heures après l'invasion d'un mouvement fébrile qui marqua le début de la maladie, la sécrétion urinaire était presque complètement supprimée, sans que la malade accusât spontanément de douleurs dans les régions rénales. Ce qui la fatiguait le plus, c'étaient des envies continuelles de vomir et de fréquens vomissemens; l'épigastre était peu douloureux, la pression dans les régions ombilicale, hypogastrique, latérales du ventre, et même dans les régions rénales, était peu douloureuse; le pouls était assez fréquent, la chaleur de la peau très peu augmentée. Une application de sangsues à l'épigastre ne fut suivie d'aucun soulagement; les envies de vomir continuèrent, la sécrétion urinaire ne se rétablit point; la sonde introduite dans la vessie ne donna issue qu'à quelques gouttes d'urine; une selle fut provoquée par un lavement purgatif. Le lendemain et le surlendemain les vomissemens furent plus rares, et il y eut, dans les vingt-quatre heures, deux émissions d'une très petite quantité d'urine.

Le quatrième jour, l'excrétion de l'urine fut absolument nulle, et la malade tomba dans un état comateux, dans lequel elle resta pendant plusieurs heures, et qui ne cessa qu'après une forte saignée du bras, et l'application de cataplasmes sinapisés sur plusieurs articulations. L'eau de Seltz artificielle était la boisson ordinaire; la malade prit, en outre, quelques doses de magnésie calcinée.

Les jours suivans, l'excrétion de l'urine fut très rare et très peu abondante : la vessie était vide et contractée ; la langue se couvrit d'un limon blanchâtre, les envies de vomir se montrèrent de temps à autre, et la malade éprouva encore trois accès comateux, mais beaucoup moins longs que le premier. Bientôt elle put prendre, pour nourriture, du bouillon de poulet et du lait, et pour boisson de légères émulsions nitrées. On prescrivit des maniluves et des bains de pied irritans, et des lavemens de pariétaire ; plus tard deux ou trois bains tièdes par semaine. La sécrétion de l'urine se rétablit graduellement ; mais, un mois après l'invasion de l'attaque, l'urine donnait encore un sédiment considérable, principalement composé d'acide urique cristallisé.

§ 492. M. Naumann (1) rapporte brièvement un cas d'ischurie tout-à-fait analogue au précédent, et qu'il a observé chez un homme affecté de la goutte depuis un grand nombre d'années. Après une diminution très notable de la sécrétion de l'urine, il survint des vomissemens abondans d'une matière muqueuse, acide, de couleur verdâtre, et qui durèrent pendant plusieurs jours. Ces vomissemens ne cessèrent que lorsqu'il se fit une excrétion abondante d'une urine très acide, brune et trouble. Deux ou trois fois par an cet homme éprouvait de semblables attaques. M. Naumann ne dit pas si la région des reins était ou non douloureuse.

M. Brodie avait également observé qu'on rencontrait de temps en temps, dans la pratique, surtout dans les classes élevées de la société, des affections dont les symptômes ressemblent beaucoup à ceux des coliques néphrétiques quoiqu'elles en diffèrent à quelques égards. La maladie, dit M. Brodie, attaque ordinairement les personnes qui ont mené une vie agitée (*luxurious*) et qui paraissent être dans des conditions favorables au développement de la goutte. Le malade se plaint d'abord d'une douleur dans les régions rénales ; cette douleur s'étend ensuite vers l'aine dans la direction du cordon spermatique ; plus tard encore, sans diminution des autres symptômes,

(1) Naumann (M. E. A.). *Handbuch der medicinischen Klinik*, B. vi. S. 80.

le malade éprouve de fréquentes envies d'uriner, et ses efforts pour opérer l'excrétion de l'urine sont accompagnés de vives douleurs. L'urine, sécrétée en petite quantité, d'une couleur rose foncé, est très acide et rougit fortement le papier de tournesol. Si les accidens ne sont point combattus, ils peuvent persister pendant plusieurs jours; mais souvent ils disparaissent en quelques heures par l'application de ventouses scarifiées aux lombes et par l'administration du vin de colchique à la dose d'un gros, un gros et demi, suivie d'une nouvelle dose d'un demi-gros, quatre heures après la première, et qu'on répète après le même intervalle, si les accidens sont très prononcés. Une potion composée avec l'infusion de séné, la teinture de jalap et le sulfate de magnésie complète ordinairement la cure.

§ 493. A ces observations de M. Brodie sur l'ischurie goutteuse (qu'il considère comme résultant d'une inflammation goutteuse des reins), j'ajouterai que, dans cette affection, il existe le plus souvent un dérangement très remarquable des fonctions digestives; dérangement qui s'annonce par le sentiment d'une barre transversale à l'épigastre, par un dégoût très prononcé pour toute espèce d'aliment, quelquefois par des vomissemens et plus souvent par un crachotement continuel, quelquefois avec inflammation crémeuse de la bouche, et par l'expulsion de matières glaireuses provenant de l'œsophage ou de l'arrière-gorge, et quelquefois de l'intestin. J'ajouterai que, toutes les fois que j'ai observé ces symptômes, la maladie, loin de céder en peu de jours, a toujours été longue d'un à trois mois, malgré les saignées locales et les remèdes adoucissans. Presque toujours les malades ont fini par ne pouvoir digérer que quelques tasses de lait de vache ou de lait d'ânesse; la plus légère dose de vin de colchique eût certainement déterminé des vomissemens.

J'ajouterai enfin, qu'une dizaine de malades atteints de la goutte ou du rhumatisme goutteux, que j'ai soumis récemment à l'usage du vin de colchique, ont la plupart éprouvé (quoique l'estomac et les intestins fussent, en apparence, dans un état favorable) des évacuations alvines abondantes et des envies de vomir, sans que j'aie remarqué de modifications importantes dans la sécrétion urinaire et en particulier sans qu'il soit résulté, de l'action de ce remède, une augmentation de la sécrétion de l'acide urique ou des urates.

Ces faits et les courtes remarques dont je les ai accompagnés, me semblent suffire pour donner une idée générale de cette affection goutteuse des reins, dont j'aurai encore occasion de parler (Voyez : *Ischurie*).

Néphrite rhumatismale.

§ 494. Si on consulte les auteurs anciens ou modernes qui ont écrit sur le rhumatisme et sur la péricardite rhumatismale, à peine trouve-t-on quelques faits qui conduisent à penser que les reins peuvent être le siège d'une inflammation ou de toute autre affection de nature rhumatismale; le plus souvent même il n'est point fait mention de l'état des reins, dans l'exposé des résultats des ouvertures de cadavres, lorsque la maladie s'est terminée par la mort.

Cependant je me crois autorisé à affirmer qu'il existe une néphrite rhumatismale, bien que le nombre d'exemples que je puisse citer de cette lésion, soit très peu considérable, eu égard au grand nombre d'affections rhumatismales que j'ai observées.

En examinant, après la mort, les divers organes d'individus, de différens âges, qui avaient succombé à des affections du cœur ou du péricarde, survenues à la suite de rhumatismes, j'avais noté depuis long-temps que les reins étaient quelquefois altérés. Lorsque j'eus réuni un certain nombre de cas de ces lésions rénales, chez des rhumatisans, je fus frappé des apparences particulières qu'offraient ces lésions. Si l'altération était récente, la substance corticale des reins était infiltrée, en un ou plusieurs points, de lymphe coagulable; ces dépôts solides faisaient presque toujours saillie à la surface extérieure du rein, où ils apparaissaient comme des plaques légèrement jaunâtres, souvent entourés d'une ligne rouge plus ou moins foncée. Le volume de ces dépôts était très variable; à la coupe on voyait qu'ils se prolongeaient quelquefois très profondément dans l'épaisseur de la substance corticale (ATLAS, Pl. V, fig. 2); j'en ai vu qui avaient le volume d'une grosse noix, d'autres celui d'un grain de cassis ou d'un grain d'un plus petit volume encore; dans tous les cas, leur limite était exactement indiquée par une ligne rouge foncée, qui séparait ces dépôts des parties non altérées. Les membranes extérieures du rein, dans les parties correspondantes à ces dépôts, étaient généralement injectées ; quelquefois aussi la membrane muqueuse du bassinet offrait de belles arborisations vasculaires, et un pointillé rouge remarquable ; les reins étaient augmentés de poids et de volume; en outre, ils contenaient quelquefois de petits dépôts de pus.

Lorsque la maladie est ancienne, les lésions de la néphrite rhumatismale ont d'autres apparences : les éminences qu'on remarque, dans le premier état, à la surface des reins, sont remplacées par des dépressions plus ou moins profondes, en général d'une assez grande dimension, et dont le fond est jaune (ATLAS, Pl. V, fig. 5. 6. 7). La coupe n'a plus la même apparence : à l'état aigu, la matière du dépôt ressemblait à la lymphe plastique des pseudo-membranes; à l'état chronique, c'est une matière ferme, solide, et qui, à l'exception de sa couleur jaune, ressemble assez bien à du tissu cellulaire condensé. Là où sont les dépressions, les membranes fibreuse et celluleuse du rein sont tellement adhérentes qu'elles ne peuvent en être détachées, et souvent même, dans leur voisinage, elles sont si fortement unies avec la substance corticale des reins, qu'on ne peut les séparer qu'avec la plus grande difficulté. Quelquefois ces membranes sont généralement épaissies; mais le plus souvent il n'existe que des épaississemens partiels, reconnaissables à la saillie ou à l'opacité plus ou moins considérable de ces membranes, dans les points affectés. On rencontre quelquefois, en même temps, des kystes séreux dans la substance corticale, et de petits corps cartilagineux dans la substance tubuleuse.

§ 495. Ces lésions anatomiques suffiraient, indépendamment de la cause qui les produit, pour caractériser la néphrite rhumatismale, si, dans certaines néphrites par poisons morbides, on n'observait pas des lésions semblables à celles que j'ai rencontrées dans la période aiguë de la néphrite rhumatismale. Quant aux dépôts fibrineux, jaunes, qu'on observe quelquefois dans la substance corticale des reins, dans des cas d'apoplexie rénale, ces dépôts fibrineux diffèrent des dépôts rhumatismaux de lymphe plastique en ce qu'ils sont plus jaunes, souvent mélangés de lignes noirâtres, et accompagnés d'autres dépôts hémorrhagiques tout-à-fait noirs.

Les autres parties de l'appareil urinaire, chez les rhumatisans, étaient presque toujours saines, ou au moins elles ne m'ont point offert de lésions qui, pendant la vie, eussent pu déterminer les altérations rénales.

Il suffira de jeter un coup-d'œil sur le cas de néphrite rhumatismale que je rapporterai plus loin, pour se convaincre que les lésions du péricarde, les maladies du cœur et les altérations de ses valvules sont de toutes les lésions celles qui coïncident le plus fréquemment avec celles de la néphrite rhumatismale.

§ 496. Si la néphrite rhumatismale est suffisamment caractérisée, par la maladie générale dont elle est un des rares phénomènes, par l'apparence particulière des lésions rénales et par la coïncidence de lésions rhumatismales dans d'autres organes; pendant la vie, les symptômes de cette affection des reins sont tellement obscurs, dans la plupart des cas, que, dans l'état actuel de la science, il est à-peu-près impossible d'assigner les caractères à l'aide desquels on peut sûrement la reconnaître. Il est bien rare, en effet, que cette affection des reins s'annonce par une douleur dans la région d'un des reins, se propageant dans la direction de l'uretère, dans le testicule et dans la cuisse correspondante, après la disparition brusque de douleurs rhumatismales d'autres parties du corps (1). Et lorsque, dans un cas de rhumatisme, la douleur, après avoir parcouru succes-

(1) Un enfant de douze ans avait été logé, à son retour de nourrice, sur le derrière d'un magasin humide. Au bout de quelques années il était devenu sujet à des coliques qui paraissaient à des époques plus ou moins rapprochées. On appela successivement plusieurs médecins, et, d'après ce qu'on

sivement plusieurs jointures, se déclare dans une des régions lombaires, on n'est pas aussi sûr qu'on l'a dit, de reconnaître que cette douleur est musculaire, à ce qu'elle augmente par les mouvemens du tronc; car j'ai vu, dans des accès de coliques néphrétiques, des douleurs rénales singulièrement augmentées par des mouvemens analogues.

Quant à la coïncidence d'une douleur dans la cuisse correspondante, ce phénomène n'est point un signe positif de néphrite, puisque cette douleur est aussi un des symptômes d'une affection rhumatismale du membre.

La douleur dans le testicule du côté affecté est un signe de néphrite de plus de valeur; mais il manque dans un grand nombre de cas.

Une diminution très notable de la sécrétion urinaire (*Ischurie rhumatismale*) est un des indices de l'affection rhumatis-

leur rapporta, les coliques, qui ordinairement occupaient le ventre et quelquefois la vessie, avec difficulté d'uriner et rétraction des testicules, furent traitées tantôt pour des coliques vermineuses ou venteuses, tantôt pour le produit d'une humeur de rache qui s'était portée sur les intestins. En 1805, je le vis, à l'occasion d'une fièvre putride qui se termina au vingt-troisième jour. On s'aperçut que parfois il éprouvait dans la marche une gêne qu'il rapportait à une douleur fixée, tantôt à un des genoux, tantôt aux deux jambes, mais on n'y fit pas attention. En 1807, je le revis pour un rhumatisme aigu qui parcourut toutes les articulations des extrémités, le cou, la poitrine et le bas-ventre; j'observai que la douleur revenait très souvent au côté droit de la région rénale, et qu'elle devait être précisément la même qu'avait précédemment éprouvée le malade, puisque toutes les fois qu'elle commençait à se porter sur cette partie, il s'écriait : Je reprends ma colique. Enfin, après tous les renseignemens recueillis sur ce qui avait précédé, je ne pus méconnaître un transport rhumatismal sur le rein droit; je mis en usage tous les moyens propres à rappeler le rhumatisme aux extrémités : il disparut entièrement. Cependant au mois de décembre, sous l'influence d'une température extrêmement humide, il reparut tout-à-coup, et sévit violemment sur les reins et le ventre, mais je parvins promptement à le calmer et à le rappeler à son premier siège (Rosamel, *Traité du rhumatisme chronique sous la modification qu'il reçoit de l'atmosphère, et des circonstances locales de la ville de Lyon*, p. 184. in-8. Lyon, 1808).

male des reins; mais dans des cas de rhumatisme articulaire aigu, général, accompagnés de sueurs très abondantes, j'ai vu si souvent la sécrétion urinaire suspendue ou très diminuée (lorsqu'il n'existait ni douleurs aux lombes, ni d'autres signes d'affection des reins), qu'on ne peut rien inférer rigoureusement de la suspension momentanée de la sécrétion de l'urine, à moins que les sueurs ne soient rares et peu abondantes, et que les boissons n'aient été prises en quantité assez considérable.

J'ai plusieurs fois noté, pendant la vie, la présence d'une certaine quantité d'albumine dans l'urine de rhumatisans qui éprouvaient des douleurs aux lombes. S'ils eussent ressenti en même temps, une douleur dans le testicule correspondant, l'existence d'une néphrite ou au moins d'une hypérémie des reins m'eût paru certaine; dans tous ces cas la douleur de testicule manquait.

Quant aux propriétés physiques et chimiques de l'urine, étudiées comparativement chez les rhumatisans qui avaient des douleurs aux lombes et chez ceux qui n'en avaient pas, je n'ai point observé de différences qui pussent me faire soupçonner l'existence d'une affection des reins. Dans tous les cas de rhumatisme aigu, l'urine était d'un rouge foncé et très acide; le sédiment d'un rouge brique ou teint en rose, était composé, en très grande partie, d'urates en poudre amorphe, et quelquefois de rares cristaux d'acide urique. A cette occasion, je crois devoir faire remarquer que les sédimens de l'urine dans le rhumatisme diffèrent des sédimens de l'urine des goutteux. Chez ces derniers, ces sédimens sont essentiellement formés d'acide urique cristallisé, hors le cas de paroxymes fébriles où ils sont souvent amorphes. Cette circonstance explique à-la-fois: la fréquence de la gravelle et de la colique néphrétique chez les goutteux, et la rareté de ces accidens chez les rhumatisans; et les différences qu'on observe entre les lésions anatomiques de la néphrite rhumatismale et celles de la néphrite goutteuse.

§ 497. Je n'ai vu qu'une seule fois les lésions rhumatismales des reins occasioner la mort par elles-mêmes; dans tous les autres cas que j'ai observés, il y avait en même temps d'autres lésions et notamment des lésions du cœur ou de ses membranes.

Dans le cas où l'on reconnaîtrait, pendant la vie, une affection rhumatismale des reins, son traitement rentrerait inévitablement dans celui de la maladie générale dont elle ne serait qu'un des élémens: des émissions sanguines abondantes et rapprochées seraient nécessaires.

On a aussi conseillé d'appliquer des vésicatoires ou d'autres topiques excitans autour des articulations qui avaient été douloureuses dans le cours d'un rhumatisme, lorsqu'il paraissait s'être fixé sur les reins.

Observations particulières.

§ 498. Je commencerai l'exposé de ces observations par quelques faits extraits de mes notes d'anatomie pathologique.

1° Le 26 septembre 1831, j'examinai deux reins volumineux provenant d'un vieillard rhumatisant, mort d'une maladie du cœur, dans le service de Lerminier. A l'extérieur, ces reins présentaient des plaques d'un blanc jaunâtre entourées d'une arborisation vasculaire. Un de ces dépôts, incisé suivant son épaisseur, avait à-peu-près la teinte de la pomme-de-terre crue (ATLAS, Pl. V, fig. 2); mais il n'en avait point la dureté. Chacun de ces dépôts jaunes était entouré par des lignes d'un rouge foncé; dans les points correspondans à ces plaques, au-dessous de la membrane fibreuse, le tissu cellulaire était épaissi et fortement adhérent à cette membrane. Là aussi le tissu cellulaire extérieur du rein était pourvu de vaisseaux plus apparens et plus injectés que dans l'état sain. Dans le voisinage de ces dépôts les veinules du rein contenaient des concrétions fibrineuses. Cette altération des reins était bornée à quelques points de la substance corticale. Il y avait, en outre, dans cette substance, des points d'un rouge brun, qui ne présentaient point à leur centre de décoloration. Un autre dépôt, très petit, d'un blanc jaunâtre, était entouré par deux lignes rouges, distinctes et très tranchées.

Les bassinets étaient légèrement injectés; la substance corticale contenait, en outre, un assez grand nombre de petits kystes séreux qui faisaient saillie au-dessus de la surface des reins; la plupart avaient le volume d'un grain de raisin.

2° A l'ouverture du corps d'un autre vieillard atteint de rhumatisme, je remarquai que les membranes extérieures des reins étaient fortement injectées et que la membrane muqueuse du bassinet offrait de belles arborisations veineuses et une rougeur pointillée. Un de ces reins présentait dans la substance corticale un petit cône d'un blanc jaunâtre, limité par deux lignes rouges; cette altération avait tout-à-fait l'apparence d'un dépôt de lymphe plastique.

3° Quelque temps après ces premières observations, les deux reins d'une femme morte de péricardite et de pleurésie rhumatismales me présentèrent une autre altération : la surface externe du rein gauche offrait une large dépression jaunâtre au fond de laquelle la membrane fibreuse était très adhérente. A la coupe on voyait que l'altération se prolongeait dans la substance tubuleuse. En se dirigeant vers le mamelon, elle prenait une teinte blanche bleuâtre et une apparence fibreuse, et elle se terminait à une ligne et demie ou deux lignes de l'extrémité de la papille. La membrane muqueuse du bassinet était légèrement arborisée.

Dans un cône de la substance tubuleuse du rein droit il y avait un petit corps cartilagineux, gros comme un grain de chènevis.

4° Chez un homme d'une trentaine d'années, mort d'une néphrite, survenue sans cause appréciable, dans la convalescence d'un rhumatisme articulaire aigu, général, les reins présentaient, à l'extérieur, un grand nombre de petits points blancs du volume de la tête d'une grosse épingle, entourés la plupart d'une auréole rouge. Ces points blancs, incisés, avaient la consistance et la couleur de la lymphe coagulable, et spécialement des granulations qu'on observe quelquefois à la surface du péritoine enflammé.

5° Sur le cadavre d'un rhumatisant, mort d'une maladie de la hanche (*Morbus coxarius*), avec grand délabrement des parties environnantes, décollement de la peau, et fistule à la fesse, j'ai trouvé les deux reins malades. Le rein droit contenait beaucoup de sang qui, à la coupe, sortait en abondance surtout par la pression. Ce rein était d'un rouge très foncé, mais, à l'exception de quelques vésicules, sa surface ne présentait rien de remarquable. Le rein gauche en tout semblable à son congénère, offrait en outre, à sa partie supérieure, une masse blanche, légèrement jaunâtre, assez solide en quelques points, mais moins ferme à son centre, où la pression du couteau la déchirait; cette masse avait le volume d'une grosse noix. A la coupe on voyait des flocons blanchâtres irradiés du mamelon, en stries irrégulières, se dessinant comme une queue de paon; le tissu environnant, d'une couleur gris-rose en quelques points, était plus consistant que dans l'état sain; la vessie était saine. Il n'y avait de tubercules ni dans les poumons, ni dans aucun autre organe, ni aucune trace d'affection cancéreuse.

6° Un garçon de la pharmacie de l'hôpital de la Charité, qui, à diverses époques, avait souffert de douleurs rhumatismales, mourut d'une maladie du cœur et d'une apoplexie pulmonaire. A la surface externe d'un des reins, nous observâmes un grand nombre de petits grains de sable jaune, disséminés dans la substance corticale. Les membranes celluleuse et fibreuse des reins étaient tellement adhérentes, qu'on ne pouvait les détacher de la surface de ces organes, sans les déchirer. Les reins étaient fermes; on voyait de petits kystes séreux dans la substance corticale; nous trouvâmes quelques graviers jaunes dans les calices. Sur le bord convexe d'un des reins existait une dépression large et profonde, tout le fond était occupé par une matière jaune qui paraissait avoir remplacé la substance corticale: la portion de cette substance qui avoisinait cette matière jaune offrait une teinte bleuâtre légèrement ardoisée.

7° Un homme âgé de 45 ans, placé dans mon service, succomba dans le cours du mois de mars 1834 (malgré les saignées, les vésicatoires et les évacuans), aux progrès toujours croissans d'un épanchement qui remplissait toute la cavité de la plèvre droite et qui remontait jusqu'au niveau de la clavicule. Ce malade avait long-temps souffert de rhumatisme; il se plaignait principalement, lorsqu'il fut admis à l'hôpital, d'une douleur à la région précordiale où l'on n'entendait point de bruits morbides. Bientôt se développa une pleuro-pneumonie ; puis un épanchement qui arriva au point de causer une très forte dyspnée ; les extrémités inférieures, les mains, les lèvres avaient une coloration bleuâtre. Le malade qui conservait encore assez de force, et l'usage de ses facultés intellectuelles, mourut subitement au moment où il venait de se lever et où il remontait dans son lit. Je négligerai les détails de l'autopsie relatifs à l'affection principale, pour indiquer l'état particulier des reins : ils étaient volumineux, d'une grande dureté, et présentaient, à leurs surfaces, une arborisation vasculaire, fine et rosée ; près du bord convexe et de leurs extrémités, au pourtour de la scissure rénale, la substance corticale avait une teinte anémique. Les reins étaient divisés par des sillons assez profonds, en lobes irréguliers. Ces sillons anguleux aboutissaient à des dépressions ; dans l'une d'elles, plus marquée que les autres, située sur le bord convexe et près de l'extrémité du rein gauche, la substance corticale avait presque complètement disparu ; à la coupe, cette substance paraissait atrophiée, pâle, plus compacte que dans l'état sain, et recouverte d'une petite couche d'une matière jaune. A la face postérieure du rein droit, près le bord convexe, on voyait deux petites plaques jaunes, circulaires, de deux à trois lignes de diamètre ; si on incisait ces plaques, on remarquait qu'elles intéressaient toute l'épaisseur de la substance corticale. Elles s'étendaient jusqu'à la base des mamelons, et paraissaient formées par de petits dépôts de lymphe plastique ou de fibrine, dépouillée, par l'absorption, de la matière colorante du sang et de ses parties liquides ; autour de ce tissu jaune et solide, la substance corticale était plus dure que dans l'état sain, et légèrement injectée.

Obs. I. — *Inflammation rénale (gonflement, hyperémie et anémie des reins) ; sécrétion morbide d'acide urique et de mucus chez un jeune homme atteint de rhumatisme, de péricardite, d'hypertrophie du cœur et d'altération des valvules cardiaques ; péritonite ultime.*

Rémy, âgé de 18 ans, sans profession, fut admis à l'hôpital de la Charité, le 16 septembre 1836.

Ce jeune homme avait déjà été traité à l'hôpital de la Charité, deux ans auparavant, pour un rhumatisme articulaire aigu, qui avait été suivi d'une péricardite, et d'une pleuro-pneumonie gauche. Cette maladie se termina favorablement, après onze saignées. Il y a quatre mois environ, ce jeune homme était encore revenu à l'hôpital pour de légères douleurs rhumatismales et de l'oppression; après deux saignées, il était sorti soulagé. A cette époque, l'oreille appliquée sur la région du cœur entendait un bruit de souffle très prononcé et qui correspondait au second temps. De nouveaux accidens forcèrent Rémy à rentrer à l'hôpital, le 16 septembre 1836 :

Fièvre (cent huit pulsations), pouls irrégulier, douleur à la région précordiale, palpitations, dyspnée, matité précordiale dans une plus grande étendue que la surface d'un cœur sain; bruit de souffle très marqué au second temps; point de douleurs de rhumatisme. Trois jours après, attaque de rhumatisme articulaire aigu; le poignet gauche est très gonflé et très douloureux. Le jour suivant, le rhumatisme attaque successivement d'autres articulations. Il y a toujours beaucoup de dyspnée; les bruits respiratoires sont naturels. Au bout de quelques jours, matité extraordinaire, avec voussure, à la région du cœur. Les battemens du cœur et le bruit de souffle qui, les premiers jours, étaient très forts deviennent plus sourds. A la main et à l'oreille, l'impulsion du cœur paraît beaucoup moins forte.

Quelques jours après, les battemens du cœur redevinrent visibles, au-dessous du sein; l'impulsion était très forte et soulevait l'oreille. Le bruit de souffle correspondait manifestement au second temps. Le malade était tourmenté par une forte céphalalgie; plusieurs saignées, des applications répétées de ventouses scarifiées soulagèrent momentanément.

Les urines fortement acides, foncées en couleur, contenaient une quantité notable d'acide urique cristallisé et d'urates et une trame épaisse de mucus. Point de douleur aux reins. Quelques accidens de péritonite, des douleurs dans le ventre, des vomissemens verdâtres, terminèrent la scène. Rémy mourut, le 2 octobre 1836.

Autopsie du cadavre.—Tête. Cerveau volumineux; injection de ses membranes, état normal des substances cérébrales.

Poitrine. Légères et anciennes adhérences des poumons des deux côtés, surtout du côté gauche. Deux à trois cuillerées de sérosité sanguinolente dans chaque plèvre; pas de tubercules dans les poumons; le lobe moyen du poumon droit est fortement engoué; c'est presque une hépatisation rouge. Le cœur a un volume double environ du volume ordinaire. Le péricarde est couvert de fausses membranes anciennes et récentes; il est impossible de le détacher du cœur auquel il est partout adhérent. Lorsqu'on a isolé le péricarde par la dissection, on voit qu'il est doublé de plusieurs couches pseudo-membraneuses qui représentent une épaisseur d'au moins deux lignes. L'hypertrophie affecte principalement le ventricule gauche, dont les parois ont six lignes d'épaisseur. Sa cavité est très augmentée; la valvule mitrale, notablement rétrécie et fortement épaissie, est couverte de végétations d'un rouge jaune. Les valvules aortiques présentent des lésions absolument identiques, sauf le rétrécissement; elles sont un peu insuffisantes.

Abdomen. Il contient un peu de sérosité trouble au milieu de laquelle nagent de fausses membranes récentes. Les intestins sont un peu rouges extérieurement, sans adhérences. Le foie est volumineux, ainsi que la rate, dont le tissu est un peu ramolli. Les intestins ne présentent rien de remarquable, si ce n'est quelques arborisations.

Le rein gauche, fortement hyperémié, volumineux, pèse cinq onces et demie; sa surface présente un fort beau réseau rouge bleuâtre. Dans quelques points plus colorés, cette teinte bleue pénètre dans l'épaisseur de la substance corticale. Celle-ci offre deux ou trois dépressions, à fond jaunâtre, et une douzaine de points noirs qui paraissent être des dépôts sanguins. A l'intérieur, la substance corticale, épaissie, gorgée de sang et un peu molle, repousse et comprime les *tubuli*. La membrane interne du bassinet, doublée d'épaisseur, arborisée, et d'un blanc mat dans l'intervalle des arborisations, a perdu sa transparence.

Le rein droit, plus volumineux qu'à l'état normal, pèse cinq onces, un gros et demi. Il présente la même hyperémie que l'autre rein, dans quelques points; anémie en quelques autres; mêmes traces évidentes de pyélite, même changement de couleur et d'épaisseur dans la membrane muqueuse.

La vessie est un peu rouge à l'intérieur. Les capsules surrénales semblent à l'état normal.

Le poignet gauche n'offre aucune trace d'inflammation.

Obs. II. — Traces de néphrite (dépressions à fond jaune) chez un homme sujet à de fréquens rhumatismes; mort à la suite d'une péricardite chronique (irrégularité du pouls, point de bruits morbides), d'une hydropisie et d'une pneumonie.

Baptiste Talipieux, cuisinier, âgé de quarante-huit ans, entra à l'hôpital de la Charité, le 4 juin 1836. Tourmenté depuis long-temps de rhumatisme et surtout de douleurs lombaires, cet homme avait une tournure précoce de vieillard; à trente ans, il marchait déjà tout courbé.

Il y a six mois, il eut une attaque rhumatismale très vive, et fut saigné largement. Avant cette époque il n'avait jamais eu de palpitations, et il n'était point essouflé quand il montait les escaliers. Jamais il n'a eu de dartres; s'il a eu des douleurs de néphrite, elles ont dû être masquées par les lumbago; le malade n'a remarqué, dans ses urines, ni sang, ni graviers.

Marche courbée, anhélation, œdème des extrémités inférieures, cœur volumineux à la percussion, battemens tumultueux et irréguliers, mais sans bruits anomaux, impulsion forte, pouls radial, large et plein, point de douleurs au cœur, bruit respiratoire à-peu-près naturel; crachats muqueux épais; un peu de liquide dans le péritoine; le foie n'est ni volumineux, ni trop petit; les urines ne sont point albumineuses.

Ainsi, en résumant les antécédens : anciennes douleurs à la région du cœur, palpitations, essouflement très marqué, œdème des extrémités inférieures, qui, au dire du malade, ne date que depuis un mois (*Saignée; ventouses scarifiées à la région du cœur*).

Le malade resta un mois à l'hôpital sans qu'aucun changement notable survînt en bien ou en mal ; vers le 20 juillet, il rendit un peu de sang dans les crachats ; le lendemain l'expectoration était encore plus sanguinolente, la dyspnée était très forte, le pouls était irrégulier, tumultueux; matité complète dans tout le poumon droit, souffle bronchique très prononcé, bronchophonie, quelques bulles de râle crépitant.

Après trois jours, pendant lesquels deux fortes saignées furent faites, les symptômes généraux s'amendèrent; le malade revint au même état, en apparence, où il était avant cet accident. Toutefois, ce mieux n'était pas aussi réel qu'on aurait pu le croire; il y avait toujours matité, bronchophonie et souffle bronchique dans les points affectés du poumon, avec gargouillement, gros râle et de véritables borborygmes bronchiques des plus manifestes.

Les crachats, qui avaient été tout-à-fait pneumoniques, perdirent ce caractère, et reprirent ceux de la bronchite chronique. Pendant deux jours, à-peu-près, même état, puis la gêne de la respiration devint plus considérable, et le malade mourut le huitième jour.

Le cœur, ausculté tous les jours avec soin, ne donnait aucun bruit morbide.

Autopsie du cadavre. Rien à noter dans le *crâne.*

Poitrine. Quatre à cinq cuillerées de sérosité dans la plèvre gauche. Le poumon droit, partout recouvert de pseudo-membranes anciennes, a subi tout entier l'hépatisation grise; à son sommet, il y a une petite caverne résultant du ramollissement de son tissu, qui, dans ce point, est en détritus complet, mais sans odeur de gangrène. Un autre point du sommet du poumon est ramolli, mais sans excavation; point de tubercules. Le péricarde, adhérent au cœur en beaucoup de points, est épaissi, recouvert de fausses membranes blanchâtres, molles, non résistantes (l'adhérence explique l'absence de tout bruit anomal); le cœur lui-même généralement hypertrophié est énorme; il a au moins le double de son volume ordinaire; les valvules sont un peu blanchâtres, mais aucune n'est épaissie, ni ossifiée, ni insuffisante.

Les reins sont gros, pesant chacun un peu plus de six onces.

Le droit, en quelques points, a une couleur noirâtre; il est un peu mamelonné, les lobes sont très marqués. Sur sa surface antérieure, existent deux dépressions dont l'une est presque linéaire; l'autre a, à-peu-près, deux pouces en tout sens; c'est une espèce de bassin, à fond blanc jaunâtre, dense, creusé dans la substance même du rein, de deux lignes de profondeur, autour duquel la substance corticale est rougeâtre et comme fongueuse. La couche jaunâtre a environ une ligne d'épaisseur. En résumé, il y a sur la face antérieure du rein une large dépression tapissée par un tissu blanc jaunâtre, plus dur que la substance rénale ordinaire. Point de lésion au bassinet; la membrane fibreuse des reins est plus adhérente qu'à l'ordinaire, et, sur la dépression, ne peut être détachée sans entraîner de la matière jaune.

Le rein gauche n'offre pas de dépression; mais il présente les principaux caractères de la néphrite chronique : augmentation de volume et de poids, induration du tissu hypertrophié, aspect mamelonné avec sillons noirâtres. Le bassinet n'est pas altéré. La vessie, le canal de l'urèthre et la prostate étaient sains.

Obs. III. — Néphrite latente (mamelons et dépressions, points purulens), dans un cas de rhumatisme articulaire général, suivi de péricardite, d'hydropisie générale et de péritonite.

Louis-Pierre Laboire, maçon, âgé de 35 ans, eut une première attaque de rhumatisme articulaire en 1827; depuis, il en a eu trois autres. Vers le 15 mars, s'étant chargé de démolir un four de boulanger encore chaud, il eut les pieds presque brûlés; pour les refroidir, il les mit dans l'eau et il ressentit tout-à-coup un refroidissement général. Depuis, il eut, de temps à autre, des douleurs assez vives dans le côté droit de la poitrine, surtout à la base; à plusieurs reprises, il éprouva des espèces de battemens dans la poitrine, précédés ou accompagnés d'élancemens derrière l'estomac et à la région du cœur. Alors il était obligé de s'asseoir, ou au moins de s'arrêter dans le travail ou la marche; la respiration lui manquait. Il resta près de vingt jours dans cet état, toussant un peu, ne crachant pas, conservant un peu d'appétit et capable encore de surveiller quelques travaux; mais le 5 avril, plusieurs articulations (les genoux, les coudes, etc.) devinrent douloureuses, tuméfiées, et le malade, n'éprouvant pas de soulagement, entra à l'hôpital de la Charité le 15 avril.

Le 16 avril, douleur et gonflement aux articulations du membre supérieur droit; douleur à la base de la poitrine dans le côté droit; respiration naturelle. Le foie ne dépasse pas les fausses côtes; quelquefois il y a de la toux et de la douleur vers l'épigastre. Le teint est pâle et un peu jaune.

Le pouls est assez rapide et très irrégulier. De temps en temps, palpitations avec imminence de suffocation. Le premier bruit du cœur est prolongé, et il a le caractère du bruit de souffle; matité sur le sternum à partir de la deuxième côte, et matité dans la région précordiale presque jusque vers le bord libre des côtes; point d'appétit. Le malade n'accuse pas de douleurs aux reins (*Saignée du bras de douze onces; tisane de bourrache; bouillon*).

Le 19 avril, le malade est un peu soulagé (*Saignée de huit onces; bourrache; bouillon*).

Le 28, la douleur, dans les membres, est bornée à l'articulation tibio-tarsienne du côté gauche; le pouls est toujours irrégulier. A plusieurs reprises dans la journée, le malade a des palpitations; mais, comme il reste immobile au lit, il éprouve peu de gêne dans la respiration; la douleur qu'il ressentait au côté droit de la poitrine a disparu.

Le 29, le malade accuse des douleurs au cœur et entre les épaules, surtout s'il fait un mouvement. Palpitations, anxiété, pouls irrégulier (*Vingt sangsues sur la région du cœur; bourrache; bouillon*).

Le 30, douleurs plus vives. Le premier bruit du cœur est plus prolongé; matité précordiale dans une grande étendue; la main appliquée sur cette région ne sent pas les battemens du cœur.

Le 3 mai, depuis deux jours le coude et le poignet du côté gauche sont redevenus douloureux; la respiration est gênée, le malade ne peut se coucher sur le dos, ni sur les côtés. Il reste assis dans son lit. Le teint est d'un jaune-pâle. Les gencives sont pâles; persistance des autres accidens (*Saignée de douze onces; vésicatoire à la région du cœur*).

Le 7 mai, la gêne de la respiration est moins grande.

Le 10, à la base du cœur, on entend un peu ses battemens. Pas de bruit morbide à la pointe du cœur. Les jambes s'œdématient; un peu de douleur au ventre, pas de diarrhée; en faisant asseoir le malade et en percutant l'abdomen, on reconnaît qu'il y a un peu de liquide dans la cavité du péritoine.

Le 15, dans la nuit, le malade est pris de toux, de douleurs dans le côté droit de la poitrine; teint très jaune, affaissement, pouls toujours irrégulier, raide.

Le 18, l'hydropisie est presque générale, le malade, pour peu qu'il se penche en avant ou en arrière, ne peut plus respirer.

Le 20, imminence de suffocation; cent trente pulsations; œdème de tout le corps, excepté le bras droit et la tête; assoupissement.

Le 22, pendant la nuit, un grand nombre d'évacuations alvines; cent dix pulsations par minute.

Le 23, pouls irrégulier, veines jugulaires gonflées, beaucoup d'agitation, respiration gênée, affaissement, mort dans la nuit du 25 mai.

Autopsie du cadavre vingt-quatre heures après la mort. — *Etat extérieur.* Infiltration des extrémités inférieures, des parois du ventre et de la poitrine, et s'étendant un peu au membre supérieur gauche.

Tête. Sur la région pariétale gauche, on voit un enfoncement où les tégumens sont très adhérens à l'os. Le pariétal gauche paraît moins compacte que l'autre; à la face interne de l'os, point de saillie correspondant à l'enfoncement. Cerveau à l'état naturel; pas d'infiltration de la pie-mère, peu de liquide dans les ventricules latéraux; cervelet sain.

Poitrine. Quelques adhérences assez légères et sous forme de brides, entre le poumon droit et les parois de la poitrine; adhérences plus nombreuses du côté gauche. Les deux poumons, par leur face interne, sont unis, dans toute leur longueur, au médiastin.

La moitié inférieure du lobe inférieur du poumon est engoué; le poumon gauche est sain.

Le péricarde ne contient pas de liquide; il est entièrement rempli par le cœur, auquel il est uni dans toute son étendue par des adhérences celluleuses faciles à déchirer avec le doigt; on parvient ainsi à détacher le cœur entièrement de sa membrane. Le cœur, considérablement distendu par du sang liquide et du sang récemment coagulé, a près de deux fois le volume du poing du sujet. Les oreillettes sont distendues et paraissent avoir une capacité double de l'état ordinaire; il en est de même des ventricules. Les parois de ces cavités n'ont ni augmenté, ni diminué d'épaisseur; les valvules sont à l'état naturel, excepté celle de l'orifice auriculo-ventriculaire gauche, qui, considérablement altérée à son bord libre, de manière à représenter un bourrelet, a près d'une ligne et demie d'épaisseur; l'orifice auriculo-ventriculaire permet seulement le passage du doigt indicateur. Toute la surface interne du cœur est rougeâtre, ainsi que les trois quarts supérieurs de l'aorte; cette coloration n'existe pas dans les autres artères, qui ne contiennent pas de sang; les valvules aortiques sont libres et saines.

Abdomen. Le péritoine contient cinq litres de sérosité roussâtre; dans le petit bassin et les flancs, il y a du pus et des fausses membranes adhérentes aux surfaces séreuses; il n'y a pas de rougeur ni d'injection dans l'estomac et les intestins grêles; la moitié inférieure du gros intestin est d'un rouge presque uniforme, peu intense, jusqu'à sa terminaison.

La rate a le volume et la consistance ordinaires.

Le foie, d'un volume plus petit que dans l'état sain, présente quelques dépressions dont le fond est occupé par des lignes blanchâtres plus ou moins épaisses, de la consistance du tissu cellulaire hypertrophié; le tissu du foie paraît plus vasculaire que dans l'état sain.

Les tuniques des reins se détachent avec assez de facilité; la surface de ces organes, inégale, comme granuleuse, offre de petites saillies et des enfoncemens, des points injectés et d'autres décolorés; elle est, en outre, parsemée de points purulens blancs, solides comme de la lymphe coagulable. A la coupe, la substance corticale offre un mélange d'hyperémie et d'anémie.

Les uretères, la vessie et le canal de l'urèthre, à l'état sain.

OBS. IV. — Rhumatisme articulaire aigu, général, attaquant les membres, les parois thoraciques et abdominales et peut-être les enveloppes de la moelle épinière : symptômes obscurs d'affection rhumatismale de la vessie et des reins (rétention d'urine, urine très acide, douleurs rénales).

Vénout, âgée de quarante-deux ans, Sicilienne, sans profession, entra à la Charité, le 25 juillet 1836.

Cette femme, au teint cuivré, aux cheveux noirs, d'une constitution très robuste, d'un embonpoint assez considérable, a presque toujours été d'une bonne santé. Dans son enfance, elle a eu la petite-vérole ; il y a seize ans, elle a eu un rhumatisme goutteux, qui dura vingt-et-un jours, et qui fut traité par des émissions sanguines ; jamais de dartres, jamais d'urines sanguinolentes ou glaireuses, jamais de rétention d'urine, point de douleur dans les reins, de coliques néphrétiques, ni de graviers.

Il y a cinq jours, sans cause connue, sans s'être exposée au froid, la malade a été prise d'un rhumatisme général. Décubitus dorsal, immobilité complète ; les coudes, les épaules, les genoux sont chauds, gonflés, très douloureux ; douleur dans la poitrine au côté gauche, mais non fixée au cœur, et qui paraît siéger plutôt dans les parois thoraciques ; douleur dans les lombes et les parois abdominales ; la pression sur la région des reins n'est pas plus sensible que sur les autres points de la région lombaire ; fièvre très forte, pouls plein, vibrant (cent trente pulsations) ; point de bruits morbides au cœur ; langue blanche, soif, inappétence, constipation ; sueurs abondantes, souffrance générale, abattement moral (*Trois saignées de quatre palettes, en trois jours*). Un peu d'amélioration dans le rhumatisme articulaire, mais nouveaux symptômes : la respiration, jusqu'alors très pure, donne, à gauche, en arrière, un peu de râle muqueux très fin ; le troisième jour, bruit de souffle au cœur, coïncidant avec le premier temps et dont le maximum d'intensité est vers sa pointe ; pas de matité anomale à la région précordiale; le rhythme des battemens est régulier (*Quatrième saignée; sangsues sur le sternum ; magnésie*).

Le 1er août, pendant la nuit, la malade a eu des rêvasseries ; elle souffre beaucoup dans la région lombaire, et à la pression dans la région du rein ; le frottement de la main sur la colonne vertébrale est un peu douloureux ; raideur du tronc et difficulté de se lever; point de crampes dans les jambes; le mouvement et la sensibilité des membres et du reste du corps sont conservés ; rétention d'urine, la vessie dépasse le pubis. On retire par la sonde une énorme quantité d'urine fortement colorée et très acide; râle muqueux dans la poitrine, pouls à cent vingt pulsations par minute; au cœur, bruit de souffle, ayant à-peu-près le même caractère que lors de son apparition (*Ventouses scarifiées aux lombes ; magnesie*).

Le 3 août, même état, sans les rêvasseries qui ont cessé, et de plus, engourdissement dans les jambes; langue blanche, bouche pâteuse, constipation opiniâtre (*Potion avec trois grains de tartre stibié et ℥ ss. de sirop de diacode, à prendre par cuillerée toutes les heures*).

Le 4. Il y a eu plusieurs selles et vomissemens; soulagement marqué, émission spontanée de l'urine.

Le 11 août, amélioration encore plus franche; les douleurs articulaires, qui avaient beaucoup diminué lorsque la moelle et les reins avaient été pris, ont presque cessé ; il y a seulement un peu de gonflement et de raideur dans les jointures ; respiration pure, selles naturelles, pouls à quatre-vingts ; le bruit de souffle du cœur persiste ; le lumbago a cessé, et la malade peut marcher si on la soutient un peu (*Usage de la magnésie*). Les urines, rendues volontairement, sont alcalines.

Cet état meilleur se soutint jusqu'au 17 août, jour où la malade sortit de l'hôpital. Le bruit de souffle du cœur, au premier temps, existait toujours. Pendant les huit derniers jours de son séjour à l'hôpital, l'émission des urines a été volontaire ; une seule fois on a été obligé de recourir à la sonde; et ce retour momentané de la rétention n'a pas eu de suite.

Obs. V. — Depuis quatre ans, douleur dans la région du rein gauche; gonflement rhumatismal du genou; plusieurs mois après, douleurs dans la région lombaire gauche; urine très acide; sédiment d'urates et d'acide urique cristallisé (saignée, sangsues, laxatifs), prompte guérison.

Godin, baigneuse, âgée de 42 ans, entra, le 8 novembre 1836, à l'hôpital de la Charité. Cette femme, d'une constitution assez forte, n'a point eu une jeunesse maladive; elle est seulement sujette à des douleurs et aux angines; la dernière angine a paru l'année passée et a duré cinq semaines. Dans l'hiver de 1835, G... a eu le genou gauche enflé et douloureux, pendant plus d'un mois.

Mère de cinq enfans, elle est accouchée du dernier il y a quatre ans. Ses trois premières couches furent heureuses, et ne furent suivies ni de cystite, ni de douleurs dans le ventre. Le dernier travail fut plus lent que les autres, et, après l'accouchement, elle eut pendant plusieurs jours une rétention d'urine.

Elle dit n'avoir jamais uriné de sang, ni de glaires, ni de matière d'apparence laiteuse, ni de graviers.

Elle n'avait jamais souffert dans la région du rein gauche, lorsqu'il y a quatre ans, elle éprouva, dans ce côté, des douleurs vagues qui augmentaient lorsqu'elle restait long-temps assise et qui la forçaient, pour se soulager, de porter les mains vers le flanc du même côté; rien du côté droit. Depuis cette époque, les douleurs ont été irrégulièrement intermittentes et accompagnées d'engourdissement dans la jambe gauche, surtout au moment des règles.

Ces douleurs dans la région du rein gauche existent actuellement; elles s'étendent suivant la direction du ligament rond, et sont très exagérées par la pression. Il n'y a pas de déformation du flanc; pas de tumeur appréciable; pas de matité anomale en ce point.

Les urines, transparentes au moment de l'émission et très acides, contiennent une grande quantité d'urates et d'acide urique cristallisé. Les fonctions digestives sont régulières, sauf un peu de constipation, qui a cessé après l'administration d'une bouteille d'eau de Sedlitz artificielle. Rien de morbide à la poitrine; rien de notable au cœur; quelques varices aux jambes.

Une saignée fut pratiquée, des sangsues furent appliquées sur la région du rein gauche; la tisane de raisin d'ours fut prescrite. Non-seulement la douleur a presque totalement disparu dans la région rénale; mais encore il s'est fait un changement très remarquable dans les urines. Elles sont moins foncées en couleur et ne contiennent presque plus d'acide urique cristallisé.

Après avoir pris quelques bains tièdes, la malade est sortie guérie, le 14 novembre de la même année.

§ 499. Dans l'observation suivante, la douleur que le malade a éprouvée dans la région lombaire gauche (après avoir ressenti d'autres douleurs dans divers parties du corps), dépendait peut-être plus d'une inflammation de la fin du gros intestin, que d'une affection du rein. Toutefois, la douleur lombaire a persisté après la cessation de la diarrhée et d'autres accidens intestinaux; l'urine a présenté un dépôt qu'elle offre souvent dans les affections rhumatismales; un abcès s'est formé autour du rein, sans causes extérieures appréciables, à la suite de l'inflammation du tissu cellulaire ambiant et peut-être des membranes extérieures du rein. J'ignore si de telles lésions peuvent être le résultat d'une influence rhumatismale, et je ne rapporte ici ce fait, que comme objet de doute et de recherches ultérieures (Voyez: *Périnéphrite*).

OBS. VI. — Douleurs dans diverses parties du corps, se fixant dans la région lombaire gauche; symptômes passagers d'inflammation du gros intestin; urine acide donnant un sédiment principalement composé d'urates et d'acide urique cristallisé; abcès extra-rénal; guérison.

Le nommé Brame, âgé de 44 ans, journalier, né à Thionville (Moselle), entra à l'hôpital de la Charité le 16 décembre 1836. Il en est sorti le 2 mars 1837.

Cet homme, qui est brun et d'un développement médiocre, sans avoir une constitution robuste, dit jouir habituellement d'une bonne santé.

Vers les premiers jours de décembre, après avoir éprouvé des douleurs assez vives dans le cou, la hanche, les lombes, il les sentit se fixer dans cette dernière région, et bientôt occuper exclusivement le côté gauche; ce n'est que quinze jours après qu'il vint demander des soins à l'hôpital de la Charité. A cette époque la douleur était plus forte que jamais, les urines donnaient un sédiment abondant d'urates et d'acide urique cristallisé. Il y avait de la fièvre; deux saignées, plusieurs applications de ventouses, des cataplasmes, des bains, des boissons adoucissantes, etc., procurèrent un tel soulagement que l'on crut la guérison complète.

Vers la fin de décembre, réapparition de la douleur lombaire et de la fièvre; trois applications de ventouses ne furent pas suivies du même soulagement que les premières, et, peu de temps après cette récrudescence, survint une diarrhée, accompagnée de chaleur à l'anus, avec douleur dans le trajet du colon, s'exaspérant pendant la défécation. La langue était sèche, il y avait de la soif.

Les bains, la diète, quelques lavemens amylacés et laudanisés, les boissons gommeuses font cesser les symptômes de colite, mais la douleur lombaire persiste.

Le 5 janvier, on est frappé de la sensibilité extrême de la région lombaire gauche. La pression du doigt, sur cette région, fait pousser un cri au malade. Du reste la région lombaire n'est pas déformée; comparée à celle du côté opposé, on la trouve parfaitement symétrique. En avant, la région lombaire n'est pas douloureuse à la pression. Les urines sont transparentes, acides et ne se troublent ni par la chaleur, ni par l'acide nitrique. Elles sont rendues sans douleur. Fièvre légère, langue naturelle, peu de diarrhée, toux sans expectoration, légère bronchite *(Tisane de riz édulcorée, cataplasmes laudanisés, bouillon, soupe, lait)*.

Les jours suivans, la douleur persiste au même degré ; puis elle diminue un peu et permet au malade de se lever. Il n'y a plus de diarrhée. Quant aux urines, un jour elles offrent un léger nuage d'urates et de mucus, un autre elles déposent des cristaux d'acide urique.

Le 11 janvier, le malade étant couché sur le ventre, on trouve la région lombaire gauche plus saillante que la droite. Du reste, aucun empâtement, aucun œdème, pas de fluctuation; d'autre part, la douleur a notablement diminué; on peut percuter cette région, avec le doigt, sans faire souffrir le malade. Celui-ci continue à se lever et paraît aller mieux. Les jours suivans, la région lombaire offre toujours cette saillie insolite qui ne paraît pas augmenter.

Les 16 et 17 janvier, la douleur devint plus vive et le malade eut un peu plus de fièvre. Le 18, il existait, au côté malade, une tumeur saillante, large, lisse, dans laquelle on sentait de la fluctuation.

Je fis appeler M. Velpeau, qui plongea un bistouri au centre de la tumeur et le retira après avoir fait une incision d'un pouce. La plaie donna issue, d'abord à du pus sanguinolent, puis à du pus bien lié, sans odeur, et enfin à une petite quantité de sang. Le doigt, introduit dans la plaie, rencontra une bride qui paraissait devoir gêner l'écoulement ultérieur du pus, et qui fut incisée. Le foyer était très vaste, et le doigt ne pouvait en reconnaître les limites. Une demi-heure après cette opération, le pouls devint petit et très fréquent. Le visage s'altéra, une sueur abondante mouilla le corps du malade. Il y eut du délire, et chose remarquable, ce délire était gai quoique le malade fût naturellement mélancolique. Ces accidens firent craindre une hémorrhagie intérieure. Une mèche fixée sur une sonde de femme fut introduite dans la plaie. Aussitôt on vit s'écouler par cet instrument une quantité notable de sang liquide. L'écoulement cessa brusquement comme si un caillot bouchait les yeux de la sonde. Le malade fut pris de toux, et à chaque contraction du diaphragme, une certaine quantité de sang s'échappait par la plaie. M. Velpeau, appelé de nouveau, porta un pronostic grave. La plaie fut recouverte de linge et de charpie maintenus par un bandage de corps. On donna du vin sucré au malade et un peu de bouillon.

Le soir, le pouls avait repris un peu de force, mais il donnait encore cent vingt pulsations. La peau était humide, le malade ne délirait plus; il avait un peu uriné et il avait eu deux heures de sommeil. Décubitus sur le côté droit, les jambes fléchies sur les cuisses et celles-ci sur l'abdomen.

Le 19 janvier, lendemain de l'opération, l'état du malade était devenu moins inquiétant; le pouls, quoique toujours à cent vingt, avait repris plus de force. Un peu de sommeil la nuit précédente; une garde-robe; pas de tuméfaction dans l'abdomen. La région lombaire n'est pas douloureuse; le sang qui sort par la plaie est mêlé de beaucoup de pus (*Bouillon et lait*).

Depuis ce moment, la maladie marcha assez régulièrement vers la guérison, et sans qu'aucun accident vînt la retarder. Le 21, seulement, un point de côté au-dessus de la région malade nous fit redouter l'invasion d'une pleurésie; mais elle n'eut pas lieu. Pendant le pansement, chaque matin, le pus s'écoula d'abord en très grande abondance; le linge et l'appareil en étaient traversés. Vers le 26 janvier, la suppuration commença à devenir moins abondante; mais les bords de la plaie étaient décollés. Le trajet sinueux qu'il fallait suivre pour faire arriver la mèche au fond du foyer, en contournant le bord externe de la portion lombaire des muscles vertébraux, faisait craindre que la cicatrisation ne se fît longtemps attendre; cependant il n'en fut pas ainsi. Au commencement de la seconde quinzaine de février, la plaie était entièrement fermée; une dépression légère, un peu de froncement de la peau indiquaient le lieu de l'incision.

La santé du malade s'améliora promptement; la bronchite guérit complètement; l'embonpoint revint; le malade séjourna encore quinze jours à l'hôpital après sa guérison, et sortit le 2 mars 1837.

§ 500. Je terminerai ce chapitre en rappelant que M. Olivier, médecin vétérinaire, a publié l'observation curieuse (1) d'un mulet atteint d'une affection rhumatismale, et chez lequel on trouva, après la mort, des épanchemens séro-purulens, dans plusieurs gaines de tendons, et une double néphrite.

(1) *Arthritis suivie de colite et de néphrite, sur un mulet* (Journ. de méd. véter. et comparée, 1826, t. iii, p. 599).

Néphrite albumineuse. (1)

§ 501. La néphrite albumineuse est principalement caractérisée, pendant la vie, par la présence d'une quantité notable

(1) On a fait plusieurs objections contre la dénomination de *néphrite albumineuse* que j'ai imposée à cette maladie des reins.

On a dit que le mot *néphrite*, employé comme terme générique, pouvait empêcher de reconnaître la nature de la lésion rénale ; que cette dénomination tranchait une question qui n'était pas complètement résolue ; qu'elle tendait à faire appliquer à cette maladie la médication antiphlogistique, qui ne lui était pas favorable dans un certain nombre de cas et qui lui était contraire dans ses périodes avancées ; enfin, on a ajouté que d'autres lésions inflammatoires des reins étaient également accompagnées d'urines albumineuses. Je me bornerai à remarquer, ici, que l'analogie de cette maladie avec les autres inflammations rénales est frappante lorsqu'on les étudie comparativement dans leurs causes, dans leurs symptômes et leur traitement, et surtout dans les caractères anatomiques de leur première et de leur dernière période ; que le mot *néphrite*, appliqué comme terme générique à la néphrite albumineuse, ne peut empêcher de reconnaître cette maladie, analogue par plusieurs caractères importans, à la néphrite ordinaire ; que, si la méthode antiphlogistique, telle que la comprennent les auteurs des objections (c'est-à-dire l'emploi de saignées locales et générales, la diète, etc.), n'est pas applicable à la néphrite albumineuse chronique, une foule d'inflammations chroniques et en particulier toutes les inflammations chroniques et non fébriles des reins et de la vessie sont dans le même cas ; enfin que, si l'urine contient quelquefois, et d'une manière passagère, de l'albumine mélangée ou non de pus ou de sang, dans d'autres affections rénales ou dans d'autres inflammations des reins (fait que j'ai signalé depuis long-temps), cela ne fait pas que le passage constant d'une quantité notable d'albumine dans l'urine ne soit un phénomène propre à caractériser une espèce particulière de néphrite.

On s'est fait assez généralement une idée peu exacte de la néphrite albumineuse, d'après la seule connaissance de ses formes lentes ou chroniques. Long-temps on a négligé l'étude des cas aigus qui surviennent après la scarlatine et plus rarement sous l'influence du froid et de l'humidité, et les cas plus communs où la maladie, à son début, a un caractère inflammatoire, noté par des médecins d'une époque déjà assez éloignée, qui, dans l'ignorance du siège primitif de la maladie, l'avaient considérée comme une *hydropisie inflammatoire, pléthorique* ou *sthénique*.

En résumé, la dénomination de *néphrite albumineuse* a l'avantage de dond'albumine, avec ou sans globules sanguins dans l'urine, par une moindre proportion des sels et de l'urée dans ce liquide, dont la pesanteur spécifique est presque toujours plus faible

ner une idée générale du caractère nosologique de la maladie, de la rapprocher des lésions rénales avec lesquelles elle a le plus d'analogie; de faire pressentir la nécessité d'arrêter une maladie inflammatoire et désorganisatrice, dès son début, et avant qu'elle ne passe à l'état chronique, où elle est le plus souvent incurable.

J'ajoute que les dénominations qu'on a proposées pour désigner cette maladie sont loin d'être préférables (*Diseased kidney in dropsy*, Bright, 1827; *Renal disease accompanied with secretion of albuminous urine*, Bright, 1836. — *The variety of dropsy which depends on diseased kidney*, Christison. — *The diseased states of the kidney connected during life with albuminous urine*, Gregory); dénominations dont les unes ont l'inconvénient de rattacher la lésion rénale à l'hydropisie, laquelle n'existe pas toujours, et semblent supposer que l'hydropisie ne peut résulter d'autres affections rénales; et dont les autres semblent réunir, dans un même groupe, toutes les lésions rénales accompagnées d'urine albumineuse pendant la vie, ce qui ne serait pas vrai et ce qui ne pourrait être fait sans une confusion fâcheuse.

La dénomination de *dégénérescence granuleuse* (*Granular degeneration of the kidnies*, Christison) a le grave inconvénient de donner à entendre que les granulations sont le caractère anatomique essentiel de la maladie, tandis qu'elles n'en sont réellement qu'une des apparences. Aussi cette dénomination a-t-elle conduit à méconnaître la maladie dans les cas où les granulations de M. Bright n'existaient pas, dans la première, la seconde et la troisième forme, par exemple.

La dénomination de *renal dropsy* (*hydropisie dépendant des reins*) présente l'hydropisie comme la maladie elle-même; et cependant l'hydropisie peut ne pas exister lorsque la lésion rénale existe, et elle peut disparaître complètement lorsque l'affection rénale persiste.

La dénomination d'*albuminurie*, proposée par M. Martin-Solon, est plus défectueuse encore. En employant un même mot (*albuminurie*) pour désigner à-la-fois un phénomène commun à plusieurs maladies, et une affection particulière des reins produisant l'hydropisie, il a été inévitablement conduit à jeter une sorte de confusion dans une étude qui offrait déjà par elle-même de grandes difficultés.

Enfin on a proposé d'appeler cette affection *maladie de Bright*, et j'aurais été très disposé à adopter cette dénomination, qui consacre la découverte de ce médecin célèbre, s'il ne m'eût paru préférable de donner à la maladie un nom pathologique, significatif.

que dans l'état sain ; enfin par la coïncidence ou le développement ultérieur d'une hydropisie particulière du tissu cellulaire et des membranes séreuses.

La néphrite albumineuse peut être *aiguë* ou *chronique*, fébrile ou apyrétique.

§ 502. *Caractères anatomiques.* — Les altérations des reins dans la néphrite albumineuse peuvent être rattachées à *six formes* (1) principales : les deux premières appartiennent à la néphrite albumineuse aiguë; les dernières, à la néphrite albumineuse chronique. Toutefois, elles peuvent se trouver réunies ou mélangées, dans un cas particulier, lorsque la maladie a attaqué, à des époques plus ou moins éloignées, et successivement, diverses portions des deux reins.

Jamais je n'ai vu la maladie n'attaquer qu'un seul rein ; mais quelquefois, surtout dans la forme chronique, les deux reins sont quelquefois inégalement affectés.

Première forme (ATLAS, Pl. VI, fig. 1, et Pl. X, fig. 3). Le volume des reins est augmenté : chez l'adulte, le poids peut s'élever, pour chacun d'eux, à 8 et même à 12 onces, au lieu de 4 onces, leur poids moyen ; leur consistance est assez ferme, sans dureté, à-peu-près comme celle des reins gonflés par une injection aqueuse. Leur surface, d'un rouge morbide, plus ou moins vif, paraît piquetée d'un grand nombre de petits points rouges, plus foncés que la teinte générale de ces organes. A la coupe, on reconnaît que l'augmentation du volume du rein est due au gonflement de la substance corticale ; intérieurement, cette substance présente un grand nombre de petits points rouges, semblables à ceux que l'on observe extérieurement, et qui, d'après mes recherches, correspondent la plupart aux glandules de Malpighi, fortement injectées de sang. La substance tubuleuse,

(1) M. Bright en a décrit trois qui me paraissent correspondre à nos troisième, quatrième et sixième formes, et il en a indiqué une autre (première forme). M. Martin-Solon a adopté mes divisions, seulement il a réuni en une seule la quatrième et la cinquième forme. M. Christison a admis sept formes, mais il en est une qui me paraît tout-à-fait étrangère à la maladie (Voyez : *Historique*).

comprimée entre les prolongemens tuméfiés de la substance corticale, qui s'étend entre les cônes, est d'un rouge plus mat, et ses stries sont moins apparentes, que dans l'état sain. La membrane muqueuse des calices et des bassinets est injectée, et offre des arborisations vasculaires.

On observe rarement ce premier état de la néphrite albumineuse, la mort arrivant, en général, à une époque plus avancée de la maladie. Cette altération doit être distinguée des hypérémies de ces organes qu'on observe quelquefois dans les maladies du cœur, et des néphrites simples dans lesquelles le rein est rouge et plus dur, et présente presque toujours quelques points purulens.

Deuxième forme (ATLAS, Pl. VI, fig. 2 et 3, et Pl. VII, fig. 5). Le volume et le poids des reins sont augmentés, comme dans la forme précédente. La consistance des reins est un peu moins ferme. Les lobules sont souvent plus prononcés que dans l'état sain. Mais ce qui caractérise spécialement cette forme, c'est un mélange d'anémie et d'hypérémie fort remarquable, un aspect marbré de la surface des reins, produit par des taches rouges, disséminées sur un fond d'un blanc jaunâtre. A la coupe, la substance corticale, gonflée, offre une teinte pâle jaunâtre, tachetée de rouge, et se détache fortement de la substance tubuleuse, dont la teinte est d'un rouge brun assez vif.

Troisième forme (ATLAS, Pl. VI, fig. 4). Le volume et le poids des reins sont augmentés comme dans les formes précédentes, mais on ne remarque plus ni taches rouges, ni marbrures; la substance corticale, à la surface du rein et à la coupe, offre une teinte pâle assez uniforme, d'un blanc rosé, légèrement jaunâtre, ou bien une teinte plus pâle encore et analogue à celle de la chair d'anguille (ATLAS, Pl. X, fig. 5). Sur quelques points de ces reins décolorés, on remarque de petits vaisseaux injectés de sang (ATLAS, Pl. VII, fig. 2, 5; Pl. IX, fig. 9; Pl. X, fig. 10), plus rarement de petites taches arboisées ou brunes, ou de grosses granulations blanches, provenant d'un ancien dépôt de lymphe plastique (ATLAS, Pl. VI, fig. 6), ou des dépressions; on observe souvent des endurcissemens rouges des mamelons de la substance tubuleuse, et un léger épaississement de la membrane muqueuse des bassinets et des calices, dont les vaisseaux sont quelquefois injectés. Ces lésions ne sont point caractéristiques et se voient quelquefois aussi dans la néphrite ordinaire.

Quatrième forme. Elle a été désignée par M. Bright, sous le nom de *texture granulée des reins* (*granulated texture*) (ATLAS, Pl. VIII, fig. 1, 2, 3, 4, 5, 6; Pl. IX, fig. 1, 8). Comme dans les formes précédentes, les reins sont plus volumineux et plus pesans que dans l'état sain; leur surface extérieure, le plus souvent d'un jaune pâle, est parsemée et quelquefois couverte de petites taches d'*un blanc laiteux* (1), un peu jaunâtre, de la dimension, en surface, de la tête d'une très petite épingle, souvent allongées et ressemblant assez bien à de légers grumeaux de petit-lait qui seraient répandus irrégulièrement en plus ou moins grand nombre à la surface des reins. En général, ces granulations sont plus nombreuses et plus apparentes aux extrémités des reins. Toutes sont voilées par une lame extrêmement mince, à travers laquelle elles paraissent comme sous un vernis; la surface des reins est parfaitement lisse, d'un blanc laiteux; les *granulations* de M. Bright se retrouvent dans l'épaisseur de la substance corticale. Lorsqu'on divise les reins de leur bord convexe vers leur scissure, cette substance offre, comme dans la seconde et la troisième forme, une teinte générale, pâle et jaunâtre qui contraste fortement avec la couleur rouge de la substance tubuleuse. La substance corticale, gonflée, occupe un espace plus considérable que dans l'état sain, surtout dans ses prolongemens entre les cônes. Les petits points, d'un blanc laiteux (*granulations* de M. Bright), au lieu d'être plus ou moins arrondis et séparés les uns des autres comme cela a lieu le plus ordinairement à la surface extérieure des reins (ATLAS, Pl. IX, fig. 1), apparaissent sous la forme de lignes irrégulières, comme floconneuses, qui semblent se continuer avec les stries divergentes des cônes

(1) La dénomimation de *yellowish granular matter* (*matière granuleuse jaunâtre*), employée par la plupart des médecins anglais, ne donne pas une idée exacte de l'apparence la plus ordinaire de ces granulations.

tubuleux (*idem*, Pl. VIII, fig. 1 et 5); lorsque la coupe est bien faite dans la direction des stries de la substance tubuleuse, cette disposition est très apparente, surtout à la périphérie du rein et à la base des cônes, où l'altération granuleuse est, en général, plus fortement dessinée.

Quelquefois on observe peu ou point de granulations dans l'épaisseur de la substance corticale, tandis qu'elles sont assez nombreuses à sa surface. Dans d'autres cas, au contraire, l'altération granuleuse envahit toute la profondeur de cette substance et jusqu'aux petits prolongemens qui pénètrent dans la base des cônes tubuleux, dont les stries sont refoulées et affaissées sur les côtés à-peu-près comme les extrémités flottantes d'une gerbe de blé (Atlas, Pl. IX, fig. 8).

Quand on fait macérer, dans l'eau, pendant quelque temps, un rein offrant des granulations de Bright, elles deviennent plus apparentes. Leur teinte, d'un blanc mat, se détache plus nettement de la substance corticale qui les entoure (Atlas, Pl. IX, fig. 1).

Deux reins d'enfans morts d'une hydropisie avec urine albumineuse m'ont offert des granulations plus volumineuses (Atlas, Pl. IX, fig. 5), plus régulièrement arrondies que celles que l'on observe ordinairement (Pl. VIII, fig. 2).

Cinquième forme. Plus rare que les précédentes, elle est, comme elles, souvent accompagnée, pendant la vie, d'hydropisie. Les reins sont également plus volumineux, plus pesans, et ont leurs lobules plus marqués que dans l'état sain. Je ne puis donner une image plus exacte de l'aspect particulier qu'ils présentent, qu'en disant qu'il semble qu'un grand nombre de petits grains de semoule sont déposés au-dessous de leur membrane celluleuse propre. Ces petits grains bien distincts des sables jaunes qu'on observe quelquefois dans la substance corticale, le sont aussi des petites granulations de lymphe plastique qu'on rencontre accidentellement dans cette espèce de néphrite et dans quelques autres.

Sixième forme. Elle paraît correspondre à la troisième variété décrite par M. Bright. Les reins quelquefois plus volumineux et souvent plus petits que dans l'état sain (Atlas, Pl. VI, fig. 5; Pl. VII, fig. 6; Pl. X, fig. 8 et 10), sont durs et présentent des inégalités ou des mamelons à leur surface. On distingue peu ou point de taches laiteuses (*granulations* de M. Bright). Mais à la coupe, on en découvre presque toujours un certain nombre dans l'épaisseur de la substance corticale. J'ai même vu un rein dans cet état d'induration et bizarrement déformé (ATLAS, Pl. VII, fig. 6), présenter à sa surface un grand nombre de granulations de Bright.

Cependant, dans des cas tout-à-fait analogues, observés chez des individus qui étaient morts plusieurs mois ou plusieurs années même, après une première attaque de néphrite albumineuse, j'ai vainement cherché, sur ces reins indurés, rugueux ou mamelonnés, de véritables granulations de Bright, car il ne faut pas donner ce nom aux petits mamelons ou aux petites aspérités dont la surface des reins est ordinairement parsemée. Le plus souvent ils sont décolorés d'une manière générale ou partielle, et ils offrent quelquefois, sous le rapport anatomique, une telle ressemblance avec les reins altérés par la néphrite simple chronique, que la distinction de tels cas serait impossible si on ne tenait compte de phénomènes observés pendant la vie.

Dans cette période avancée de la maladie, les membranes extérieures des reins sont presque toujours épaissies, au moins en plusieurs points, et très adhérentes à la surface de ces organes.

Il est quelques lésions que l'on rencontre dans la néphrite albumineuse comme dans d'autres néphrites; je me borne à citer les plus fréquentes.

1° Les glandules de Malpighi, rouges ou noirâtres et plus volumineuses que dans l'état sain (première forme de la néphrite albumineuse : ATLAS, Pl. VI, fig. 1; Pl. X, fig. 5) se décolorent notablement en même temps que l'anémie de la substance corticale se prononce. Dans cet état avancé de la maladie, les glandules rénales ressemblent à de très petites vésicules séreuses (ATLAS, Pl. IX, fig. 6 et 7), entremêlées à d'autres qui sont un peu plus volumineuses, et qui plus tard deviennent de véritables kystes.

2° Les petites taches rouges ecchymotiques ou pétéchiales qu'on observe quelquefois dans la première forme, peuvent être remplacées plus tard par des taches grisâtres ou ardoisées (ATLAS. Pl. VI. fig. 6).

3° Les veines rénales peuvent présenter des concrétions fibrineuses, adhérentes à leurs parois (ATLAS. Pl. VII, fig. 5), et qui s'étendent dans leurs principales ramifications. Dans ce cas, la substance corticale m'a paru plus humide, à la coupe, que dans ceux où cette disposition des veines n'existait pas.

Les ganglions lymphatiques de la scissure rénale sont quelquefois engorgés; mais ce cas est très rare.

4° Les calices et le bassinet m'ont plusieurs fois offert des traces d'inflammation, savoir : à l'état aigu, des arborisations vasculaires ou un pointillé rouge, et à l'état chronique, un aspect blanc mat ou d'un blanc bleuâtre de la membrane muqueuse, qui dans deux cas était parsemée d'ulcérations (ATLAS, Pl. X, fig. 1).

§ 503. Lorsque les lésions propres à la néphrite albumineuse sont accompagnées de maladies de la vessie, de la prostate ou de l'urèthre, ces dernières doivent être considérées comme de simples coïncidences, sans rapport avec l'affection rénale; mais certaines lésions du cœur, des poumons, de l'estomac, de l'intestin, etc., sont tantôt des affections primaires, tantôt des affections secondaires, dont les rapports avec la néphrite albumineuse ne sont point équivoques. L'étude de ces rapports étant un des points les plus importans de l'histoire de la néphrite albumineuse, il en sera traité ultérieurement, avec détail.

Quant à l'hydropisie, il en existe presque toujours des traces soit dans le tissu cellulaire, soit dans la cavité des membranes séreuses; et le plus souvent, la quantité de sérosité déposée est considérable. Au lieu de sérosité, le tissu cellulaire contient quelquefois une matière gélatiniforme.

§ 504. *Symptômes.* — Les symptômes et la marche de la maladie varient dans la forme aiguë et dans la forme chronique.

Souvent, après avoir débuté d'une manière aiguë, la maladie prend, peu-à-peu, les caractères d'une affection lente et apyrétique.

Lorsque la néphrite albumineuse est lente et non fébrile dès son début, rarement on observe, dans son cours, des accès ou des exacerbations qui offrent les caractères de la forme aiguë fébrile ; mais, lorsque la maladie, après avoir débuté d'une manière aiguë, a pris une marche chronique, elle peut présenter, de temps à autre, des *exacerbations fébriles*, plus ou moins marquées.

On observe, dans l'expression symptomatique de la maladie, des différences indépendantes de sa marche, et qui résultent, soit de l'existence de maladies antérieures à son développement, soit d'affections secondaires qu'elle a déterminées ou amenées à sa suite, soit enfin de complications provenant de lésions purement accidentelles.

§ 505. *Néphrite albumineuse aiguë.*— Cette espèce, assez commune chez les enfans après la scarlatine, surtout dans certaines épidémies, peut aussi se développer chez les hommes adultes, lorsqu'ils ont été exposés à des changemens brusques de température, et surtout à l'impression du froid et de l'humidité.

La néphrite albumineuse aiguë a ordinairement, pour caractères anatomiques, les lésions que j'ai décrites sous les noms de première et deuxième formes ; rarement on observe celles qui correspondent à la troisième et à la quatrième, et toujours elles sont peu prononcées ; les cinquième et sixième formes appartiennent exclusivement à la néphrite albumineuse chronique.

La néphrite albumineuse aiguë débute souvent par un frisson, suivi de chaleur à la peau, de soif, de fréquence et de dureté du pouls. Quelquefois le frisson manque, mais l'état fébrile, avec chaleur à la peau, est bien marqué. En même temps qu'on observe ces symptômes, il apparaît d'autres phénomènes plus significatifs. L'urine, rare ou peu abondante, contient une certaine quantité de sang. Elle a une teinte rougeâtre ou d'un brun foncé ; plusieurs observateurs l'ont comparée à la lavure de chair (*lotura sanguinis*). Elle est toujours acide ; sa pesanteur spécifique est souvent au-dessus et rarement au-dessous de celle de l'urine saine. Par le repos, elle dépose des flocons filamenteux, rougeâtres, qui semblent formés par la partie fibrineuse du sang.

La quantité d'urine rendue en vingt-quatre heures est toujours moins considérable que celle des boissons; elle est réduite souvent à une quantité qui varie entre 12 et 6 onces par jour.

L'odeur de l'urine est faiblement urineuse. Au bout de vingt-quatre heures, l'urine a souvent une odeur particulière que j'ai trouvée plusieurs fois analogue à celle du bouillon de bœuf. Si, au moment de l'émission, on examine au microscope cette urine albumineuse et sanguinolente, on reconnaît qu'elle tient en suspension un grand nombre de globules sanguins, parfois des globules muqueux, et toujours de petites lamelles d'épithélium.

Abandonnée à elle-même, cette urine donne un sédiment presque entièrement composé de ces globules et de ces lamelles, et quelquefois de filamens fibrineux. Il est rare d'y observer de petits cristaux d'acide urique, dont la présence dans l'urine est beaucoup plus fréquente dans le cours de la néphrite albumineuse, chronique.

Quoique cette urine rougeâtre et sanguinolente se voie plus souvent au début de la néphrite albumineuse aiguë qui survient à la suite de la scarlatine, que dans les cas où la maladie a été seulement causée par l'impression du froid et de l'humidité; cependant cette apparence de l'urine est un caractère assez constant pour qu'on y attache la plus grande importance.

L'urine peut être sanguinolente pendant deux ou trois jours et plus; mais, par fois aussi, elle ne tarde pas à prendre une teinte citrine, et alors elle ne tient plus de globules sanguins en suspension.

Dans les paroxysmes qu'on observe durant le cours de la néphrite albumineuse aiguë, l'urine reprend souvent l'apparence sanguinolente, qu'elle perd de nouveau complètement dans les rémissions. Toutefois, la proportion des globules sanguins n'est pas toujours en rapport direct avec l'intensité du mouvement fébrile et des douleurs lombaires, et avec la terminaison heureuse ou funeste de la maladie.

La proportion des élémens de ces urines sanguinolentes est assez variable. Non-seulement la quantité d'albumine rendue avec l'urine en vingt-quatre heures, n'est pas la même dans les différens cas, mais encore elle varie chez le même malade, à différens jours et à différentes époques de la journée. La proportion de l'albumine n'est pas, non plus, en rapport direct avec le degré de coloration rouge ou brune de l'urine; par fois, la proportion de l'albumine est beaucoup plus considérable lorsque l'urine a une teinte rose, légère, ou citrine, que lorsqu'elle est d'un rouge brun foncé. J'ajoute que le coagulum albumineux est souvent beaucoup plus prononcé, dans les urines pâles et décolorées d'individus atteints de néphrite albumineuse chronique, que dans les urines rouges, provenant d'individus affectés de néphrite albumineuse aiguë. Au reste, pour calculer la proportion de l'albumine dans l'urine et déterminer la quantité qui est rejetée au dehors en vingt-quatre heures, on a recours à des procédés déjà décrits (§ 211).

Dans la néphrite albumineuse aiguë, les élémens naturels de l'urine éprouvent, en général, dans leur proportion, un changement moins remarquable que dans la néphrite albumineuse chronique. La proportion de l'urée (1) et celle des sels de l'urine sont quelquefois peu ou point diminuées, et, à cet égard, l'urine diffère peu de l'urine à l'état sain. Aussi la pesanteur spécifique de cette urine albumineuse est-elle souvent à-peu-près la même que celle de l'urine dans l'état sain (2), quelquefois au-dessus et rarement au-dessous d'une manière notable.

Les inflammations des plèvres et des poumons ou d'autres organes, qui viennent quelquefois compliquer la néphrite al-

(1) Dans un cas aigu, M. Gregory a constaté que l'urée était en proportion naturelle (*Edinb. med. and. surg. journ.* vol. XXXVII. Obs. LXXIII).

(2) Dans quatre cas, j'ai noté qu'elle était de 1022, 1025, 1026, 1029. M. Bright cite un cas où la malade, après avoir eu plusieurs attaques d'anasarque, mourut d'une affection thoracique avec épanchement, et dans lequel la pesanteur spécifique était de 1032 (*Reports on medical cases*, etc. in-4, Lond., 1827, p. 75). Dans un cas, je l'ai trouvée de 1034. Tout ce qu'on a écrit jusqu'à ce jour sur la diminution de la pesanteur spécifique de l'urine dans la maladie de Bright, n'est applicable qu'à la forme chronique de cette maladie. Ainsi, lorsque M. Martin-Solon dit que la pesanteur spécifique de l'urine est le plus souvent de 1007 et de 1011, *lorsque la maladie est intense*, cela doit s'entendre des formes graves de la néphrite albumineuse chronique, et non des cas graves de la forme aiguë.

bumineuse aiguë, tendent, en général, à augmenter la pesanteur spécifique de l'urine, et non à la diminuer.

Le nombre des émissions d'urine en vingt-quatre heures, varie selon l'abondance des boissons, et quelquefois selon le degré d'excitation de la vessie. Lorsque cette excitation est un peu vive, le nombre des émissions égale souvent celui qu'on observe dans l'état sain. L'émission a lieu sans douleur (1), excepté dans les cas rares où il existe une affection concomitante de la vessie, et dans ceux plus rares encore, où des concrétions fibrineuses passent difficilement de sa cavité dans le canal de l'urèthre.

Les malades éprouvent presque toujours un sentiment de constriction, une douleur sourde ou au moins un malaise aux lombes, quelquefois plus marqué aux régions rénales. Le plus souvent, lorsque la douleur s'étend à la totalité des lombes, les malades, en général, disent qu'ils éprouvent une lourdeur, un sentiment de compression et de faiblesse aux reins. Cette douleur est par fois plus marquée d'un côté que de l'autre; mais elle n'est jamais aussi vive que dans la néphrite simple, aiguë. Je n'ai jamais vu la néphrite albumineuse accompagnée d'élancemens dans la direction des uretères, ni de rétraction des testicules (2). Non-seulement ces phénomènes (qu'on observe quelquefois dans la néphrite simple aiguë, et dans la pyélite calculeuse) manquent dans la néphrite albumineuse aiguë; mais dans les cas d'anasarque aiguë, accom-

(1) M. Christison dit que presque tous les malades éprouvent des douleurs en urinant, des envies fréquentes de rendre l'urine qui ne sort que difficilement (*On granular degeneration of the kidnies*. 8°, p. 26. Lond. 1839.— *Edinb. med. and. surg. journ.* vol. XXXVII. p. 26). Cette opinion, que je ne crois pas exacte, lui a peut-être été suggérée par un petit nombre de cas d'hydropisie avec urine coagulable (Gregory, Obs. LXI), où ce phénomène a été observé, et par quelques autres cas de maladies des voies urinaires, distinctes de la néphrite albumineuse, et qui, à tort, ont été considérées, comme appartenant à cette maladie.

(2) M. Christison dit avoir vu des cas où il y avait une douleur qui s'étendait vers la partie interne de la cuisse ou vers les parties externes de la génération.

pagnée d'épanchement séreux dans la cavité du péritoine, il est souvent difficile de constater le siège réel de la douleur. La distension du tissu cellulaire sous-cutané est une cause de douleur ou de malaise aux lombes, qui, comme la douleur rénale, est augmentée par la pression et certains mouvemens du corps.

Les femmes atteintes d'anasarque aiguë, avec urine coagulable, se plaignent quelquefois de douleurs aux lombes qui se propagent dans les cuisses; mais, dans des hydropisies sans lésions rénales, il existe quelquefois de semblables douleurs. Elles peuvent aussi dépendre de l'état de l'utérus.

A peine l'altération de la sécrétion urinaire s'est-elle déclarée, qu'il se forme, quelquefois avec une rapidité extraordinaire, une *anasarque* (1) ou une hydropisie générale. Cette hydropisie commence par une bouffissure des paupières ou de tout le visage, surtout dans les cas qui surviennent à la suite de la scarlatine. D'autres fois, l'œdème se montre aux membres, puis s'étend rapidement aux autres parties du corps, ou disparaît quelquefois dans l'une d'elles pour se montrer dans une autre. La peau chaude, rénitente, ne se déprime que sous une forte pression du doigt, dont l'impression disparaît promptement.

Le pouls est toujours plus ou moins fébrile; les premiers jours, il y a ordinairement de la chaleur et de la sécheresse à la peau. La langue est piquetée et couverte d'un enduit jaune-blanchâtre; il y a souvent du dégoût ou des envies de vomir, de l'oppression, avec ou sans toux. L'anasarque s'arrête ou se développe de plus en plus; dans ce dernier cas, les membres et le tronc peuvent acquérir un volume énorme, qui rend les mouvemens du corps difficiles ou douloureux.

Le sang extrait de la veine est presque toujours couenneux (2),

(1) M. Christison a eu tort, ce me semble, de classer l'anasarque parmi les *maladies secondaires*; à l'état aigu, cette hydropisie est un des phénomènes les plus constans et les plus caractéristiques de la maladie.

(2) Cet état du sang a frappé les observateurs avant que les lésions rénales eussent été décrites. Blackall avait remarqué plusieurs fois que le sang était aussi couenneux que dans la pleurésie. Comme MM. Bright, Bostock, Christison et Gregory, j'ai souvent noté l'état couenneux du sang.

et souvent à un degré si prononcé, qu'au bout de vingt-quatre heures, le caillot, par la retraite très considérable de la couenne, prend la forme d'un champignon.

Le sérum du sang est quelquefois lactescent. Cet aspect laiteux du sérum, qu'on observe plus fréquemment dans la néphrite albumineuse chronique que dans l'aiguë, est dû à la présence d'une matière grasse qu'on peut isoler par l'éther sulfurique.

Au début de la maladie, le sérum coagulé par la chaleur ou par un acide, a sa consistance naturelle; quelques jours après, le sérum du sang, traité de la même manière, donne un coagulum moins ferme que le sérum sain.

La pesanteur spécifique du sérum du sang est d'autant moindre que l'urine est, depuis plusieurs jours, plus chargée d'albumine; et il suffit que le passage de l'albumine dans l'urine diminue pendant quelque temps, pour que la pesanteur spécifique du sérum augmente.

J'ai vu, quelques jours après une émission sanguine, la pesanteur spécifique du sérum augmenter, lorsque, par l'effet de cette émission, l'urine devenait moins albumineuse.

Par suite du passage de l'albumine du sang dans l'urine, la pesanteur spécifique du sérum est bientôt au-dessous de sa condition normale.

Dans deux analyses que j'ai faites avec M. Guibourt, du sang provenant d'un malade atteint de néphrite albumineuse aiguë, je n'ai pu en extraire d'urée à l'aide des procédés ordinaires (§ 298). Il paraît cependant que, dans quelques cas où la sécrétion urinaire est profondément altérée, le sang ne tarde pas à se charger d'urée; car on l'a vu dès le neuvième jour (1)

(1) En effet, M. Christison rapporte une observation qui prouve que l'urée peut exister de très bonne heure dans le sang des individus atteints de cette maladie. Le neuvième jour d'une anasarque avec urine coagulable, survenue chez un homme qui avait eu antérieurement deux attaques d'hydropisie (l'une vingt ans auparavant, l'autre cinq ans seulement avant l'attaque observée par M. Christison), il y avait déjà une diminution de 35 pour cent dans la proportion de l'albumine dans le sang.

contenir une moindre proportion d'albumine et une certaine quantité d'urée. Au reste, il est probable que le sang s'altère d'autant plus vite et d'autant plus profondément que la sécrétion urinaire est elle-même plus ou moins troublée.

§ 506. La néphrite albumineuse aiguë peut se terminer par la résolution, par la mort, ou bien, ce qui est assez ordinaire lorsqu'elle est abandonnée à elle-même, elle passe à l'état chronique.

Dans des cas survenus après la scarlatine ou dans les derniers mois de la grossesse, j'ai vu la guérison se déclarer d'une manière très rapide. Cette heureuse terminaison est annoncée par une sueur abondante, par des émissions d'urine plus copieuses (1) et supérieures à la quantité des boissons; par une diminution notable et progressive de la proportion de l'albumine dans l'urine, et par une augmentation des sels et de l'urée, dont la proportion devient plus ou moins rapidement ce qu'elle est dans l'état sain; enfin par la cessation du mouvement fébrile, par la diminution ou la disparition de la bouffissure du visage et des épanchemens séreux, thoraciques et abdominaux s'il s'en était formé. J'ai vu de semblables guérisons avoir lieu dans le cours du deuxième, troisième ou quatrième septénaire de la maladie.

Dans un certain nombre de cas, la néphrite albumineuse aiguë, et l'hydropisie générale, qui en est un des principaux phénomènes, se terminent par la mort. Le plus ordinairement cette fatale terminaison est annoncée par le développement rapide de symptômes cérébraux, ou par une dyspnée symptomatique d'une pleurésie, d'une pleuro-pneumonie sur-aiguë ou d'une péricardite (Voyez : *Rapports de la néphrite albumineuse avec les autres maladies*).

Le sang contenait une quantité considérable d'urée, et le sérum était légèrement lactescent (Christison. *ouvr. cité.* Obs. xx).

(1) Cotugno a émis l'opinion que la guérison de l'hydropisie coïncidait avec une urine albumineuse. Je prouverai plus loin (voyez : *Historique*) le peu de fondement de sa théorie, sur le passage de la sérosité des hydropiques dans l'urine.

§ 507. Après avoir débuté et marché comme une maladie aiguë, la néphrite albumineuse peut offrir la physionomie d'une maladie chronique, ou en prendre sourdement le caractère, sous la fausse apparence d'une guérison. Tantôt, et ce cas est le plus simple, après la cessation du mouvement fébrile, après la disparition de l'hydropisie, le retour de l'appétit, du sommeil, etc., et lorsque tout semble annoncer une guérison prochaine, l'altération de la sécrétion urinaire persiste. L'urine, rendue à-peu-près dans la proportion des boissons, comme chez un homme en santé, conserve le caractère albumineux qu'elle avait présenté dans la première période de la maladie. Quelquefois la proportion d'albumine reste à-peu-près la même, mais l'urine ne contient plus de globules sanguins en suspension : plus souvent l'urine est moins coagulable par la chaleur et par l'acide nitrique ; les malades reprennent les apparences de la santé, et presque toujours ils demandent à vaquer à leurs affaires ou à leurs occupations habituelles. Mais au bout d'un certain temps, quelquefois de plusieurs mois ou de plusieurs années, le plus souvent avec des symptômes fébriles, et parfois d'une manière lente et progressive, il se déclare une nouvelle hydropisie; ou bien, les malades sont frappés d'une mort presque subite, dont la cause reste le plus souvent ignorée du médecin, lorsqu'il n'a pas eu connaissance de l'altération de la sécrétion urinaire ou de l'hydropisie qui avait existé plusieurs mois auparavant.

§ 508. La *néphrite albumineuse chronique* est incomparablement plus fréquente que la néphrite albumineuse aiguë. Souvent elle est la suite de cette dernière; mais, bien plus souvent, dès le début, la maladie a le caractère d'une affection chronique.

Lorsque cette espèce grave de la maladie est consécutive à la néphrite albumineuse aiguë, elle est caractérisée anatomiquement par les altérations rénales que j'ai décrites sous le nom de troisième, quatrième, cinquième et sixième forme; mais, lorsqu'elle se déclare d'une manière lente et sans fièvre, surtout dans les scrofules, dans la phthisie, dans les maladies vénériennes invétérées, ou chez des individus atteints de cancer de l'estomac, ou dont la constitution a été, accidentellement, profondément détériorée par des écarts de régime ou par défaut de nourriture suffisante, etc., les lésions rénales qu'on observe dans la première période de cette forme de la maladie ont à-peu-près les mêmes apparences, quoique moins prononcées, que celles qu'on rencontre dans la néphrite albumineuse aiguë, accompagnée de symptômes franchement inflammatoires.

En général, chez les individus bien constitués, une première attaque de néphrite albumineuse a ordinairement un caractère aigu, inflammatoire, bien tranché. Une seconde attaque, survenue à une époque plus ou moins éloignée de la première, se termine rarement par une guérison complète. Aussi la néphrite albumineuse prend-elle quelquefois, dès le début d'une invasion, un caractère chronique, lorsqu'elle se déclare chez des individus qui ont éprouvé antérieurement plusieurs attaques de néphrite albumineuse aiguë. Au reste, que la néphrite albumineuse soit chronique dès son début, ou qu'elle ne prenne que plus tard ce caractère, on la reconnaîtra toujours à sa marche, à une altération particulière de l'urine, devenue albumineuse et d'une faible pesanteur spécifique, à l'hydopisie générale qui l'accompagne ordinairement, et au développement de plusieurs lésions secondaires, suites ou conséquences de l'affection primitive des reins.

§ 509. La forme la plus simple de la néphrite *albumineuse chronique* est la suivante, dont l'unique symptôme est l'altération de la sécrétion urinaire :

Chez des individus d'une constitution scrofuleuse, ou altérée par des maladies antérieures, j'ai vu l'urine (que j'avais examinée comme celles de la plupart des malades confiés à mes soins, et qui n'avait point offert d'altération notable, et, en particulier, de trace d'albumine) prendre, en peu de temps, tous les caractères qu'on observe dans les cas de néphrite albumineuse chronique avec hydropisie générale. Souvent cette altération de la sécrétion urinaire s'est déclarée sous l'impression du froid et de l'humidité, et quelquefois sans cause appréciable. Au moment de l'émission, l'urine, presque toujours légèrement acide, était quelquefois neutre ou alcaline; toujours elle était pâle et souvent un peu trouble, quelquefois même comme du petit-lait dans lequel seraient suspendus de petits flocons blanchâtres. L'odeur de l'urine était fade et bien distincte de celle de l'urine saine; sa pesanteur spécifique était généralement au-dessous de l'état sain, et quelquefois très peu considérable (1004-1005, 1006, etc.). Examinée au microscope, cette urine, louche et décolorée, offrait presque toujours de petites lamelles minces, blanchâtres, très légères, dont la quantité était souvent considérable. Souvent aussi ces lamelles étaient mélangées d'une matière muqueuse, amorphe, ou de globules muqueux.

Le défaut de transparence de l'urine tient quelquefois aussi à la présence d'une matière grasse en suspension, qu'on peut enlever à l'aide de l'éther sulfurique, qui rend l'urine transparente.

Lorsqu'on examine un bocal rempli d'urine albumineuse, on voit presque toujours, à sa surface et contre ses parois, un certain nombre de *bulles*; et, si on insuffle de l'air dans l'urine à l'aide d'un tube ou d'un chalumeau, il se forme à l'instant d'énormes bulles, semblables à celles que les enfans font dans l'eau de savon (§ 218).

Traitées par l'acide nitrique (§ 207) ou par la chaleur (§ 206), ces urines donnent un précipité ou un *coagulum albumineux* (1)

(1) Après avoir précipité, par l'acide nitrique, l'albumine contenue dans une urine, si on y ajoute un excès d'acide, mais en moindre proportion que l'urine, presque toujours les flocons albumineux se crispent, et le précipité paraît moins abondant qu'auparavant. Lorsque la proportion d'albumine est peu considérable, et les flocons albumineux très divisés, si on ajoute un grand excès d'acide nitrique concentré (une partie et demie ou deux parties sur une d'urine), le précipité, formé par quelques gouttes de ce même acide, se dissout complètement ou presque complètement. Si on ajoute une certaine quantité d'eau au mélange, l'urine se trouble de nouveau, et les flocons albumineux reparaissent. Mais, lorsqu'on a d'abord coagulé par la chaleur, l'albumine contenue dans ces urines, elles ne deviennent jamais complètement transparentes par un excès d'acide nitrique.

Après avoir ajouté du sérum du sang à de l'urine, jusqu'à ce que la liqueur précipite assez fortement par l'acide nitrique, si, après avoir obtenu cette précipitation, on ajoute un volume et demi ou deux volumes d'acide plus ou moins considérable, dont la quantité est souvent supérieure à celle qu'on observe dans la néphrite albumineuse aiguë.

nitrique concentré, le mélange redevient presque transparent et s'éclaircit complètement par l'action de la chaleur. Par le refroidissement, la liqueur se trouble et dépose des flocons.

Si l'on soumet à l'action de la chaleur un mélange d'urine et de sérum du sang, le liquide, aux approches de l'ébullition, se trouble et forme des flocons abondans. Ces flocons ne disparaissent pas à froid par un excès d'acide nitrique, qui seulement les colore en jaune; mais, par l'action combinée de la chaleur et de l'acide nitrique, ils se dissolvent avec une grande facilité, et la liqueur devient complètement transparente. Elle se trouble un peu, en se refroidissant.

Si à de l'urine on mêle du blanc d'œuf dissous dans de l'eau et filtré, jusqu'à ce que la liqueur précipite légèrement par l'acide nitrique, et qu'alors on ajoute au mélange deux volumes d'acide nitrique concentré, le mélange reste trouble et, par le repos, offre de petits flocons bien distincts d'albumine coagulée. Par la chaleur, la liqueur devient transparente, et elle se trouble par le refroidissement.

Si l'on soumet à l'action de la chaleur un mélange d'urine et d'une faible proportion de blanc d'œuf filtré, on observe que ce mélange s'épaissit beaucoup plus par la chaleur, qu'un mélange d'urine et de sérum du sang qui donnait un précipité plus abondant par l'action de l'acide nitrique à froid. La solution albumineuse, provenant du blanc d'œuf, tend aussi davantage à se projeter hors du tube; son coagulum, au lieu de se présenter sous la forme de flocons divisés dans la liqueur, apparait sous celle d'un coagulum, à la surface de la liqueur, ou attaché aux parois du tube. Ce coagulum ne se dissout pas à froid dans un excès d'acide nitrique, mais il se colore en jaune. Il se dissout, en très grande partie, dans l'acide nitrique bouillant; toutefois, la liqueur n'est pas parfaitement transparente, et par le repos elle donne un léger précipité blanc.

Les seules différences qu'on observe donc entre le sérum du sang et le blanc d'œuf filtré ajoutés à l'urine (la même chose a lieu dans l'eau) sont : 1° qu'à froid, le sérum du sang se dissout plus facilement que le blanc d'œuf dans un excès d'acide nitrique concentré; 2° que, lorsque les deux matières ont été préalablement coagulées par la chaleur, le sérum se dissout complètement dans l'acide nitrique bouillant, et se trouble seulement en se refroidissant; tandis que la liqueur, rendue albumineuse par le blanc d'œuf, ayant reçu une addition d'acide nitrique, reste opaline pendant l'ébullition, et donne un précipité floconneux par le refroidissement.

J'ai vu l'urine, exposée à la chaleur, se prendre en masse, mais ce cas est rare. Le plus souvent il se forme, dans l'urine, traitée par la chaleur ou l'acide nitrique, de gros flocons blancs, laiteux, qui, après s'être précipités, occupent le quart, la moitié ou les trois quarts du tube ou du vase dans lequel on a fait l'expérience. Par fois les flocons sont plus nuageux et ne forment qu'une légère couche à la partie inférieure de la colonne du liquide; ou bien ce dernier prend un aspect laiteux, ou seulement une teinte louche qui ne s'éclaircit qu'après plusieurs heures de repos, apparence due probablement à la ténuité des flocons albumineux.

L'acide nitrique précipite l'albumine, à-peu-près de la même manière que la chaleur; mais cet acide agit en même temps sur d'autres principes contenus dans l'urine, et lui donne souvent, ainsi qu'au précipité, des apparences particulières. Presque toujours l'urine se fonce, ou prend une teinte rougeâtre ou violette, surtout lorsque, après l'avoir traitée par l'acide nitrique, on la soumet à l'action de la chaleur. Plus rarement le précipité, d'abord blanc, prend insensiblement une teinte rose, laquelle, après avoir persisté pendant quelque temps, se change peu-à-peu en un jaune sale. (1)

Le cyanure jaune de potassium et de fer, ajouté à l'urine albumineuse, préalablement acidulée avec l'acide acétique, y détermine également un précipité analogue, pour le volume, à ceux qui sont produits par la chaleur et l'acide nitrique.

Le sédiment de ces urines albumineuses, ordinairement

(1) Quoique ce phénomène puisse se produire dans des urines très pâles ou qui n'ont point une teinte jaune bien marquée, il est probable (d'après la manière dont se comporte l'acide nitrique avec le principe colorant de la bile) que c'est à ce principe ou à un principe très analogue, qui existe également dans le sérum du sang sain, qu'est dû ce changement de couleur de l'urine par l'action, à froid, de l'acide nitrique, et qui est quelquefois extrêmement remarquable. Lorsque la coloration rouge ou violette de l'urine est produite par l'action combinée de l'acide nitrique et de la chaleur, cette coloration peut être due, au moins en grande partie, à la réaction de l'acide nitrique sur l'acide urique.

peu abondant, est en grande partie composé de petites lamelles d'épithélium, par fois de globules muqueux, mélangés de globules sanguins, et de petits cristaux d'acide urique. On y rencontre bien rarement des urates en poudre amorphe; quelquefois même, ces urines, traitées par l'acide acétique, ne donnent presque aucune trace de ces sels. Les phosphates sont aussi en faible proportion, ainsi que je m'en suis souvent assuré.

§ 510. Dans cet état chronique de l'affection des reins, et avant le développement de l'hydropisie, il y a quelquefois à-peu-près le même rapport entre la quantité des boissons et celle de l'urine que dans l'état sain. La région des reins est rarement douloureuse, ou ne l'est qu'à une forte pression.

J'ai remarqué, dans un assez grand nombre de cas pour en faire mention ici, que le nombre des émissions de l'urine en vingt-quatre heures, était supérieur à celui qu'on observe ordinairement dans l'état sain.

Cette altération de la sécrétion urinaire peut persister pendant plusieurs mois avant qu'il ne se forme des dépôts séreux dans le tissu cellulaire ou les membranes séreuses, et sans autres phénomènes appréciables qu'une diminution des forces musculaires et une moindre activité des fonctions digestives. Mais, si les malades ne sont point enlevés par quelque maladie accidentelle, ou par une des affections secondaires qu'on voit survenir si souvent dans le cours de la néphrite albumineuse chronique, ils deviennent hydropiques.

Il faut rapprocher de ces cas de néphrite albumineuse chronique *sans hydropisie*, ceux assez nombreux dans lesquels la maladie, après avoir été accompagnée d'hydropisie dans sa période d'acuité, se trouve réduite, par un traitement convenable, au seul dérangement des fonctions urinaires; dérangement qui persiste quelquefois fort long-temps après la disparition de l'hydropisie.

§ 511. Plus tôt ou plus tard, cette affection chronique des reins est ordinairement suivie d'une hydropisie et le plus souvent d'une *anasarque*. Le matin, au réveil, les paupières et la face sont plus ou moins bouffies. Lorsque les malades ont passé une partie de la journée debout, les pieds et les malléoles sont tuméfiés le soir; mais la bouffissure du visage ne disparaît pas complètement dans la station, ainsi que cela a lieu ordinairement chez les individus affectés de maladies chroniques. L'œdème des membres inférieurs ne diminue pas, non plus, aussi sensiblement par le repos au lit et par la position horizontale que chez des individus affaiblis ou atteints de maladies du cœur. On observe, au reste, dans le court espace de plusieurs jours, des variations très sensibles dans le siège et l'étendue de l'hydropisie du tissu cellulaire sous-cutané, et dans son développement sur diverses régions.

J'ai vu l'anasarque augmenter considérablement dans l'espace de vingt-quatre heures chez des malades qui, malgré mes recommandations, avaient passé plusieurs heures dans le jardin ou dans la cour de l'hôpital, exposés à des courans d'air ou à l'impression du froid et de l'humidité.

Au début de cette anasarque de la néphrite albumineuse chronique, et quelquefois pendant tout son cours, surtout chez des individus cachectiques, l'infiltration séreuse aux malléoles, aux jambes, à la face, dans le tissu cellulaire des lombes, etc., a toutes les apparences d'une hydropisie *froide*, *passive* ou *asthénique*. Le tissu cellulaire sous-cutané n'est rénitent ou tendu que lorsque l'infiltration séreuse, devenue beaucoup plus considérable dans quelques parties, et le plus souvent aux membres inférieurs, y provoque un travail inflammatoire.

En général, dans la néphrite albumineuse chronique, plus l'hydropisie du tissu cellulaire, des plèvres ou du péritoine est considérable, moins il y a de chances pour la guérison ou plutôt pour l'arrêt ou le ralentissement de la marche de la maladie.

La diminution de l'hydropisie, spontanée ou provoquée par l'art, est en général d'un heureux augure; cependant j'ai vu l'hydropisie du tissu cellulaire diminuer d'une manière bien sensible aux approches de la mort.

§. 512. Dans un grand nombre de cas, indépendamment des dépôts séreux dans le tissu cellulaire sous-cutané, il s'en opère dans la cavité des membranes séreuses. Lorsque le malade est assis, debout ou couché sur l'un ou l'autre côté, on peut quelquefois reconnaître, dans la cavité du *péritoine*, à l'aide de la percussion, de légers épanchemens, dont l'existence ne pourrait être constatée à l'aide du palper, ou de la fluctuation qui est nulle ou douteuse, lorsque la collection est peu abondante ou lorsque l'intestin est distendu par des gaz.

Dans certaines complications de la néphrite albumineuse chronique avec les maladies du cœur, et surtout avec la cirrhose du foie, l'épanchement séreux, dans la cavité du péritoine, peut devenir très abondant et tel qu'on l'observe dans les *ascites* les plus considérables.

Il n'est pas rare, non plus, d'observer des collections séreuses dans les cavités des *plèvres* et dans celle du *péricarde*. Pendant la vie, on les reconnaît surtout à l'aide de la percussion et de l'auscultation.

Enfin, on a quelquefois trouvé, après la mort, des épanchemens plus ou moins considérables dans les ventricules cérébraux et dans le *canal rachidien*.

L'analyse chimique a démontré que la sérosité de ces épanchemens, indépendamment de l'albumine et des sels qui la composent ordinairement, contenait une certaine quantité d'urée (1); au moins, cela est-il prouvé pour la sérosité des épanchemens cérébraux et pour celle qui s'accumule dans la cavité du péritoine.

§ 513. Lorsque la maladie existe depuis long-temps, le sang présente lui-même des altérations remarquables. Les parties du sang qui se coagulent spontanément, lorsqu'il est extrait de la

(1) Dans un mémoire lu à l'Institut, en 1810, Nysten assure avoir constaté la présence de l'urée dans l'ascite (*Journ. de chimie médicale*, 2e série, t. III. p. 268), mais il ne dit pas si l'urine était coagulable ou non. En 1833, M. Guibourt a également constaté la présence de l'urée dans de la sérosité provenant de la cavité du péritoine d'un de mes malades, mort d'une néphrite albumineuse chronique, avec hydropisie. Le docteur Barlow, en 1834, a obtenu de l'urée de la sérosité contenue dans les ventricules cérébraux d'un malade chez lequel M. le docteur Babington avait constaté l'état coagulable de l'urine, et qui mourut après avoir présenté des accidens épileptiformes, mais *sans hydropisie*. Les reins offraient l'altération granuleuse des mieux caractérisée.

veine, sont en moindre proportion que dans l'état sain (1); le sang s'apauvrit, devient séreux; la proportion du sérum est plus considérable que celle du cruor.

(1) M. Christison, qui s'est spécialement occupé de rechercher la proportion relative des élémens organiques du sang des hydropiques dont l'urine est coagulable, indique le procédé suivant, comme celui à l'aide duquel on arrive le plus sûrement à cette détermination. On reçoit le sang, jaillissant de la veine, dans une bouteille qui contient un certain nombre de petits morceaux de plomb. Lorsque la bouteille est complètement remplie, on la bouche avec un bouchon à l'émeri et à rainures. On pèse pour s'assurer de la quantité de sang sur laquelle on opère. On agite ensuite la bouteille; on sépare la fibrine qui s'est rassemblée autour des fragmens de plomb, et, après l'avoir comprimée, lavée et comprimée de nouveau, on la pèse étant encore humide. On la trempe ensuite, à plusieurs reprises, dans l'eau pour la débarrasser du sérum dont elle est encore imprégnée. On la dessèche au bain de vapeur jusqu'à ce qu'elle ne perde plus rien en poids. La différence entre le poids de la fibrine sèche et celui de la fibrine humide, représente le poids du sérum qui l'imprégnait et qui doit être ajouté plus tard au poids de ce dernier. La fibrine étant enlevée, on laisse la matière colorante et le sérum reposer pendant vingt-quatre heures, afin qu'ils se séparent. On décante alors le sérum; on le pèse, et on ajoute à ce poids celui du sérum qui imprégnait la fibrine. On détermine la proportion des matières solides en évaporant à 100 degrés centigrades 200 grains de sérum, jusqu'à ce que la matière ne perde plus rien en poids; un calcul fort simple donne alors la quantité d'albumine et de sels contenus dans le sérum clair. La couche inférieure, formée d'un mélange de sérum et de matière colorante, peut être considérée comme de l'hématosine pure, imbibée de sérum. On évapore 200 grains de ce mélange pour s'assurer de la quantité de substances solides qu'il contient; le résidu est un mélange d'hématosine sèche et de sérum sec. En supposant que toute l'eau appartienne au sérum, on peut estimer la quantité de sérum sec par la perte que le mélange a éprouvée par l'évaporation, puisqu'on sait la proportion des parties solides et de la partie liquide du sérum clair. En soustrayant le poids du sérum sec du poids total du mélange sec, on obtient, par la différence, le poids de l'hématosine.

Ces calculs de M. Christison, sur la proportion de l'hématosine, s'appliquent plus exactement aux globules sanguins.

M. Christison indique un autre procédé qu'il regarde, avec raison, comme beaucoup moins exact, mais auquel on est obligé de recourir, lorsque le sang a été recueilli dans une tasse ou dans une poëlette. On couvre le vase

La proportion de matière solide (sels et albumine), et notamment de l'*albumine* dans le sérum, est sensiblement diminuée. (1)

pour empêcher l'évaporation du liquide; on décante le sérum; on le pèse ainsi que le caillot. On détermine la proportion de l'eau et celle des matières solides dans le sérum, par le procédé indiqué plus haut. On met ensuite le caillot dans un petit morceau de linge; on l'écrase et on le comprime jusqu'à ce qu'il n'en découle plus de matiere colorante; puis, avec de l'eau, on lave les doigts, le linge, et le caillot qu'on exprime de nouveau. On pèse alors la fibrine humide; puis on l'imbibe d'eau, on l'exprime, on la dessèche, et on la pèse. La différence entre le poids total du sang et la fibrine humide et le sérum clair, donne le poids du mélange du sérum et de l'hématosine. Le poids du résidu sec de ce mélange permet de calculer la proportion de l'hématosine et celle du sérum.

(1) Cette diminution de la proportion de l'albumine a d'abord été constatée par MM. Bostock, Christison et Gregory. M. Bright rapporte que dans un cas d'anasarque, avec urine coagulable, dont l'invasion avait eu lieu deux mois et demi auparavant, et qui, depuis quelque temps, s'était compliquée d'ascite, M. Bostock constata que la pesanteur spécifique du sérum du sang était presque la même que celle de l'urine (1013). Exposé à la chaleur de l'eau bouillante, ce sérum se convertit en une masse tellement molle qu'elle ne pouvait être coupée avec le couteau, et que sa consistance était analogue à celle du coagulum de l'urine de la malade. Dans un cas observé par M. Christison, la pesanteur spécifique du sérum était de 1019,2; dans un autre de 1024,8, et dans un troisième, de 1022,5. Dans tous ces cas, la pesanteur spécifique du sérum a été d'autant plus basse que l'urine était plus chargée de sérum. Dans des cas d'hydropisie avec urine coagulable, le docteur Gregory a trouvé que la pesanteur spécifique du sérum variait entre 1018 et 1025. En ajoutant ce cas et celui du docteur Bostock à deux autres de M. Christison, et à un du docteur Babington, la moyenne pour ces onze cas est de 1021 et une fraction.

Plus récemment, M. Christison a émis l'opinion que cette diminution de la densité du sérum était très prononcée au début de la maladie (*in the beginning of the disease*); que la proportion des matières solides du sérum, au lieu d'être de 100 à 102 pour mille, était réduite à 68 ou même à 61; que cette diminution cessait dans le cours de la maladie, et que, dans le milieu de son cours (*in the middle stage*), la pesanteur spécifique du sérum était souvent de 1024 à 1025, lorsque l'urine était très coagulable; que la densité du sérum augmentait en général avec les progrès de la maladie (*as the disease advances*), en même temps que l'albumine diminuait dans l'urine

J'ai vu la densité moyenne du sérum, qui dans l'état sain est de 1028 à 1029 (Gregory), réduite à 1013, 1019, 1020, 1022.

Cette diminution de la densité du sérum paraît être en raison directe du passage de l'albumine dans l'urine.

Lorsqu'on traite ce sérum moins albumineux par l'acide nitrique, l'albumine, au lieu de se prendre en une masse homogène compacte, d'un beau blanc mat, forme souvent une sorte de magma grisâtre, diffluent, gélatiniforme. Par la dessiccation, ce magma perd beaucoup plus de son volume que le coagulum du sérum sain.

Lorsqu'on examine, au microscope, le sang provenant d'individus hydropiques, atteints depuis long-temps de néphrite albumineuse chronique, les globules rouges du sang paraissent moins nombreux que dans le sang sain, et on y remarque en outre un certain nombre de globules blancs plus volumineux que les autres. (1)

(*with the gradual diminution and disappearance of albumen from the urine*). Ces propositions de M. Christison sur la densité du sérum du sang, au début, dans la seconde et la troisième période de la maladie, demandent une explication. En effet, le sérum n'a pas encore perdu sensiblement de sa densité, au début d'une néphrite albumineuse aiguë; sa pesanteur spécifique est très faible au milieu de la maladie ou dans la seconde période; et même aux approches de la mort, dans la troisième, lorsque les malades continuent de perdre beaucoup d'albumine par l'urine. Ces faits, je les ai plusieurs fois constatés. Mais, si, par début de la maladie, M. Christison comprend la fin du premier ou le cours du deuxième mois de la maladie, il est certain qu'alors la diminution de la densité du sérum est quelquefois très considérable; si, par deuxième période, il indique les cas où, la maladie s'amendant, l'albumine, après un certain laps de temps, s'écoule de moins en moins par l'urine, sa remarque est également exacte. Quant à la diminution de l'albumine dans l'urine, durant la troisième et dernière période de la maladie, avec augmentation de densité du sérum, ce fait, que M. Christison donne comme ordinaire, m'a paru tout-à-fait exceptionnel.

(1) Les analyses de M. Christison confirment le fait de la diminution de l'hématosine ou plutôt des globules sanguins dans l'état chronique de la néphrite albumineuse. Pour l'état sain, il a trouvé, sur 10,000 de sang, chez la femme, 1207 parties d'hématosine, et 1537 chez l'homme. Dans l'état aigu de la maladie de Bright, il a trouvé 1111, 1339, 1046; et dans des états plus ou moins chroniques : 955, 916, 755, 721, 728, 564, 491, 427 parties d'hématosine.

§ 514. Plus souvent que dans la néphrite albumineuse aiguë, le sérum du sang a un aspect légèrement laiteux, ou plus ou moins analogue à celui du petit-lait. (1)

Plus souvent aussi que dans la néphrite albumineuse aiguë, on peut obtenir du sang une certaine quantité d'urée (2). La proportion est variable et toujours très peu considérable. Tou-

(1) M. Blackall a observé cet aspect du sérum du sang dans plusieurs cas d'hydropisie avec urine coagulable. MM. Bostock, Bright et Gregory l'ont noté dans plusieurs observations. M. Christison a étudié ce fait d'une manière plus particulière. Je crois avoir remarqué, comme je l'ai déjà dit, que ce phénomène est moins rare dans la néphrite albumineuse chronique que dans l'aiguë.

(2) Aux détails que j'ai déjà donnés relativement à la recherche et à la découverte de l'urée dans le sang, soit dans la néphrite albumineuse, soit dans d'autres maladies (§ 298), j'ajouterai que M. Prout a trouvé une matière analogue à l'urée dans le sang d'un malade dont l'urine était sanguinolente et coagulable, et qui était attaqué d'une inflammation des reins avec suppression incomplète d'urine. Je rappelle, en outre, que c'est à M. Christison qu'on est redevable des recherches les plus exactes et les plus complètes sur ce sujet. En 1832, j'ai moi-même répété les expériences de M. Christison, avec M. Young et M. Tissot, et je les ai continuées depuis avec M. Guibourt (§ 298).

Pour la recherche de l'urée dans le sang, M. Christison a récemment indiqué un procédé plus simple et moins sujet à erreur que celui que j'ai décrit plus haut (§ 298). On évapore le sérum à siccité parfaite, dans un bain de vapeur. On pulvérise le sérum sec, et on le fait bouillir dans l'alcool anhydre (pes. spécif. 796). On filtre et on évapore la dissolution ; on dissout le résidu dans l'eau; on passe à travers un filtre humide pour séparer les matières grasses que la dissolution peut contenir; on concentre la liqueur; ou en met une certaine quantité dans un verre de montre, et on y ajoute la moitié de son volume d'acide nitrique. Quelquefois la liqueur se prend en une masse solide, de nitrate d'urée cristallisé; d'autres fois, une semblable cristallisation, mais moins abondante, se forme au bout de quelques minutes ou d'une heure au plus tard; parfois le seul indice de la présence de l'urée est une effervescence accompagnée de l'odeur particulière qui résulte de l'action de l'acide sur l'urée telle qu'elle existe dans l'urine. Deux ou trois cents grains de sérum suffisent ordinairement pour cette analyse, lorsque la proportion de l'urée dans le sang n'est pas très minime.

tefois, il paraît que la proportion de l'urée dans le sang est d'autant plus considérable que la quantité d'urée dans l'urine est plus faible, et son excrétion moins abondante.

Quant à la proportion de la *fibrine* (1) dans le sang, les recherches faites sur ce sujet n'ont pas encore été assez nombreuses, ni assez variées pour qu'on en puisse rien conclure d'absolu. Dans la néphrite albumineuse chronique, le sang est souvent couenneux, quoique moins fréquemment que dans l'aiguë. Le volume du caillot est ordinairement peu considérable. Je l'ai vu retroussé sur les bords, comme dans le rhumatisme aigu.

L'aspect couenneux du sang peut aussi dépendre des inflammations secondaires ou concomitantes du bas-ventre ou de la poitrine, qui surviennent fréquemment dans les périodes avancées de la maladie.

§ 515. Indépendamment de l'altération de la sécrétion urinaire qui caractérise spécialement la néphrite albumineuse chronique, indépendamment de l'hydropisie qui dans la plupart des cas envahit successivement le tissu cellulaire sous-cutané de la face, des membres et du tronc, et qui s'opère quelquefois dans les cavités des membranes séreuses ; indépendamment des altérations du sang évidemment cônsécutives à l'altération de la sécrétion urinaire; ordinairement on observe, dans une ou plusieurs fonctions importantes, un trouble plus ou moins grave. Les plus constans, parmi ces symptômes, sont : la diminution ou la cessation presque complète de la transpiration cutanée; une dyspnée habituelle, quelquefois accompagnée de vomissemens, et souvent de diarrhée, surtout dans les derniers

(1) Le calcul de la proportion de la fibrine est d'autant moins significatif dans un cas de maladie, qu'on a observé des différences notables dans l'état de santé. M. Christison a trouvé, dans l'état sain, de 25 à 52 parties de fibrine sèche sur 10,000 parties de sang; dans l'affection granuleuse, cette proportion varie de 30 à 82. M. Christison pense que la proportion de la fibrine est en rapport direct avec la proportion de la couenne du sang. Toutefois, je crois devoir rappeler que, dans d'autres maladies, on a constaté que la proportion de la fibrine ne pouvait être calculée d'après celle de la couenne (Denis. *Rech. expérim. sur le sang humain.* p. 283. Paris, in-8°, 1830).

temps de la maladie ; diarrhée, qui, quelle que soit son abondance, n'amène jamais une diminution notable dans l'hydropisie. Presque toujours aussi la respiration est plus ou moins gênée par suite du développement d'une bronchite avec ou sans œdème pulmonaire, ou de la formation d'un épanchement séreux dans les plèvres ; ou bien cette dyspnée est l'effet d'autres lésions pulmonaires ou cardiaques, antérieures ou consécutives à l'affection des reins. Enfin, il survient parfois des accidens cérébraux, dont l'invasion brusque est presque toujours l'indice d'une terminaison fatale de la maladie (Voyez : *Rapports de la néphrite albumineuse avec les appareils digestif, circulatoire, etc.*).

La durée de la néphrite albumineuse chronique peut varier de plusieurs mois à plusieurs années.

Dans un grand nombre de cas, il est difficile de fixer l'époque de l'invasion de la maladie. Généralement les malades se présentent à l'hôpital, lorsqu'ils sont déjà hydropiques et dans l'ignorance complète, non-seulement de l'époque à laquelle s'est déclarée l'altération de la sécrétion urinaire, mais même de cette altération. Aussi, est-il absolument impossible de calculer, même approximativement, l'époque de l'invasion de la maladie, chez les individus atteints de néphrite albumineuse chronique avec ou *sans hydropisie*.

L'altération de la sécrétion urinaire une fois constatée, le médecin peut annoncer que, si les malades vivent un certain temps, ils présenteront, plus tôt ou plus tard, une hydropisie générale ; mais il ne peut dire, même à plusieurs mois près, l'époque à laquelle cette hydropisie apparaîtra. Je l'ai vue survenir quinze jours, un mois, et, dans d'autres cas, trois mois, quatre mois, et même six mois, après l'époque à laquelle j'avais constaté l'existence de l'albumine dans l'urine. Toutefois, lorsque les malades ne sont pas cachectiques avant le développement de l'hydropisie, le plus souvent ils deviennent hydropiques avant que les phénomènes dits de cachexie séreuse se déclarent.

Une fois l'hydropisie déclarée, la durée de la maladie est également incertaine. Il est des cas où l'on voit l'hydropisie disparaître au bout de quelques mois de traitement ; il en est d'autres où elle résiste à toute espèce de médication. Dans la plupart des cas, l'hydropisie persiste jusqu'à la mort, offrant, comme la maladie, des rémissions et des exacerbations à des époques plus ou moins rapprochées, ou des améliorations tout-à-fait passagères ou assez durables pour que les malades puissent, comme les diabétiques, vaquer à leurs affaires ou à leurs occupations habituelles, pendant plusieurs années et jusqu'à ce que la maladie, prenant un caractère aigu, les force de s'aliter, ou, se compliquant de lésions secondaires, graves, se termine plus ou moins rapidement par la mort.

Par sa nature, par l'incertitude de sa marche, et par l'inégale gravité des lésions qui existaient déjà avant son invasion ou qui peuvent survenir dans son cours, cette maladie, sous le rapport de la durée, échappe véritablement à tout calcul.

§ 516. Lorsque la maladie, à l'état aigu, se termine d'une manière favorable, les *rechutes* ou les *récidives* sont assez fréquentes ; cependant, le degré de probabilité de ces rechutes est subordonné, en grande partie, à la nature de la cause qui a produit la maladie. Ainsi, il est rare d'observer des rechutes chez les enfans ou les adultes qui ont été atteints de néphrite albumineuse aiguë, avec hydropisie, à la suite de la scarlatine. Les récidives sont très fréquentes, au contraire, lorsque la maladie s'est développée sous l'influence de certaines causes difficiles à éloigner, telles que l'action prolongée du froid et de l'humidité, chez les gens du peuple nécessiteux, ou de l'abus de liqueurs spiritueuses chez les ivrognes. Ces causes, agissant de nouveau, comme la première fois, sur l'économie, déterminent à-peu-près inévitablement de nouvelles attaques.

A la suite de chaque attaque de la maladie, surtout lorsqu'elle n'a pas été activement combattue dès son début, les reins s'altèrent de plus en plus, et à la suite de ces récidives, le mal finit par devenir incurable.

Les rechutes sont très fréquentes après les guérisons incomplètes. L'hydropisie disparue, et lorsque les principales fonctions semblent régulières, souvent la maladie rénale persiste. Ces cas sont malheureusement beaucoup plus fréquens que ceux dans lesquels le dérangement de la sécrétion urinaire cesse en même temps que l'hydropisie. Souvent alors on prend, pour une nouvelle attaque, des exacerbations d'une maladie simplifiée, mais qui n'avait point été guérie, et qui, quoique moins complexe, n'en est pas moins incurable, lorsque l'altération de la sécrétion urinaire persiste à un haut degré. En résumé, la durée de la néphrite albumineuse chronique peut varier de plusieurs mois à plusieurs années.

Dans les cas rares où la maladie se termine d'une manière favorable, la guérison est quelquefois annoncée par la diminution et par la disparition de l'hydropisie, suivie de la diminution de l'albumine dans l'urine, et accompagnée d'une amélioration sensible de la santé générale. Lorsque avec la diminution de l'hydropisie coïncide une diminution de la proportion de l'albumine dans l'urine, en général la durée de la maladie est moins longue, et son issue favorable plus certaine.

Lorsque la maladie se termine d'une manière fâcheuse, la mort a lieu tantôt d'une manière brusque à la suite d'un trouble profond des fonctions cérébrales, d'une péricardite, d'une pleurésie, d'une pneumonie, d'un érysipèle phlegmoneux et gangréneux, etc.; tantôt, au contraire, les malades meurent épuisés lentement par la diarrhée, les vomissemens, la fièvre et l'insomnie.

§ 517. *Causes.* — L'exposition du corps à un changement brusque de température, et surtout à l'action simultanée du froid et de l'humidité, est la cause la plus fréquente de la néphrite albumineuse aiguë; aussi l'observe-t-on, plus fréquemment que dans d'autres professions, chez les boulangers, les ouvriers des verreries ou des distilleries, et les hommes de peine qui, habituellement exposés à l'action d'une température élevée, le sont accidentellement à un refroidissement subit du corps.

Cette action fâcheuse du froid et de l'humidité, évidente dans une foule de cas, est plus remarquable encore à la suite de la scarlatine.

J'ai nombre de fois constaté, et ce fait a été noté par presque tous les observateurs, que les individus qui, au début de la maladie, avaient éprouvé des frissons suivis d'une forte réaction fébrile; avaient été exposés, peu de temps auparavant, et souvent dans la même journée, à l'action réunie du froid et de l'humidité. Tantôt ils avaient eu le corps complètement trempé par la pluie, dans une saison froide, ou leurs pieds avaient été accidentellement mouillés et refroidis pendant assez long-temps; ou bien ils avaient passé une ou plusieurs nuits dans un lieu froid et humide; ou bien encore ils avaient été saisis par le froid, le corps étant en transpiration, ou ils avaient bu une quantité considérable d'eau très froide, étant fatigués et en sueur.

Depuis long-temps on a noté également que l'anasarque (symptôme de la lésion des reins) se déclarait presque toujours après l'exposition du corps au froid dans la période de la desquamation de la scarlatine, et on a cru pouvoir expliquer le développement de l'hydropisie, en disant que la peau, dépouillée de son épiderme, et revêtue seulement d'une pellicule mince, recevait par cela même plus facilement l'impression du froid et de l'humidité.

L'impression subite du froid et de l'humidité est aussi la cause la plus ordinaire des paroxysmes aigus et des recrudescences de la néphrite albumineuse, lorsque, par suite d'un traitement rationnel, elle semblait marcher vers une heureuse terminaison.

Un plus grand nombre de causes peuvent donner lieu au développement de la néphrite albumineuse chronique.

L'exposition habituelle ou long-temps continuée du corps, à l'*action du froid et de l'humidité*, est, en France, la cause la plus fréquente de cette maladie. La plupart des individus que j'ai traités avaient demeuré, pendant un ou plusieurs mois, dans une habitation froide et humide, et plusieurs étaient journellement exposés par leur état à l'action du froid et de l'humidité. C'étaient des tisserands, des blanchisseuses, des ouvriers imprimeurs occupés à mouiller le papier, des portiers habitant des loges basses, froides et humides; d'autres exerçaient des professions qui les obligeaient à avoir habituellement les pieds dans de l'eau (débardeurs, bateliers, etc.), ou qui les exposaient, pendant la nuit, à l'intempérie des saisons ou à des habitudes d'ivrognerie (chiffonniers, cochers de fiacres, etc).

L'*abus des liqueurs spiritueuses* est une cause très commune de la néphrite albumineuse dans la Grande-Bretagne, où, suivant M. Christison, cet abus produit les trois quarts ou même les quatre cinquièmes des cas de cette maladie; et non-seulement les ivrognes, proprement dits, en sont souvent atteints, mais encore les personnes qui font un usage habituel des boissons alcooliques, sans le porter ordinairement jusqu'à l'ivresse.

Dans certaines professions, la maladie se développe sous l'influence des deux causes dont je viens de parler, l'impression du froid et de l'humidité, et l'abus des liqueurs spiritueuses (chez les chiffonniers, les cochers, les ouvriers des ports, etc.). L'impression du froid et de l'humidité est le plus souvent la cause déterminante de la maladie; car, en général, c'est après un refroidissement plus ou moins prolongé que ces individus se plaignent des premiers symptômes de l'affection, ou bien ils rattachent à cette circonstance le développement de l'hydropisie.

Trois fois l'*onanisme* m'a paru la seule cause appréciable à laquelle on pût attribuer le développement de la néphrite albumineuse chronique. Ces cas sont ceux de deux jeunes enfans et d'une jeune fille qui appartenaient à des familles aisées, et qui étaient bien logés, bien vêtus, bien nourris, et qui n'avaient pas eu la scarlatine.

J'ai vu plusieurs femmes ou filles qui indiquaient l'aménorrhée comme cause de leur maladie; mais, après un examen approfondi de ces cas, il m'a semblé que la diminution ou la cessation du flux menstruel était un accident secondaire de la néphrite albumineuse, et non sa cause. Dans plusieurs cas, au contraire, la *grossesse* m'a paru avoir une influence réelle sur la développement de cette maladie.

J'ai vu plusieurs cas de néphrite albumineuse, lente et chronique, chez de malheureux ouvriers épuisés de fatigue ou affaiblis par une mauvaise nourriture, ou par une nourriture insuffisante.

Plusieurs affections constitutionnelles paraissent prédisposer à cette forme chronique de la maladie. Ce fait sera mis hors de doute lorsque je traiterai des rapports des *scrofules* et de la *syphilis* avec la néphrite albumineuse chronique. J'ai vu plusieurs malades atteints de cette espèce de néphrite qui avaient des ulcères scrofuleux aux jambes, des inflammations chroniques aux articulations du genou, de la hanche, des os des pieds, des doigts, etc.; d'autres offraient des symptômes non équivoques de syphilis ancienne et invétérée, des éruptions vénériennes, des exostoses, des ulcérations à la voûte palatine, etc. Toutefois, tous ces cas n'étaient pas également concluans; car plusieurs de ces malades avaient été exposés à l'influence d'autres causes, dont l'action sur le développement de la néphrite albumineuse n'est pas douteuse, à l'impression du froid et de l'humidité, et à l'abus des liqueurs spiritueuses.

J'établirai plus loin que, si le purpura et le scorbut sont quelquefois accompagnés d'urine coagulable ou sanguinolente, ce fait ne prouve pas que ces maladies puissent déterminer la néphrite albumineuse.

La *phthisie pulmonaire*, dans ses dernières périodes, exerce une influence réelle sur la production d'une forme lente de la néphrite albumineuse. Considérée au point de vue de son origine, l'affection des reins, dans ces cas, a peut-être quelque analogie avec les inflammations ultimes de la bouche, des plèvres, du péritoine, des veines iliaques et crurales, qui se déclarent quelquefois dans l'état très avancé de la phthisie.

On a noté que, chez les goutteux, l'urine était quelquefois albumineuse; mais, si j'en juge d'après mon expérience, chez de tels malades la néphrite albumineuse est très rare. Leur urine peut contenir du sang ou de l'albumine lorsqu'ils souffrent de la gravelle, ce qui arrive fréquemment, ou bien lorsqu'ils sont atteints, dans un âge avancé, d'emphysème pulmonaire et de maladies du cœur, ce qui est très ordinaire.

Les *maladies du cœur* produisent des états morbides des reins qui peuvent être confondus avec la néphrite albumineuse; souvent elles s'accompagnent d'une hydropisie qui ressemble, à plusieurs égards, à celle que détermine la maladie de Bright; mais souvent aussi elles sont évidemment une cause déterminante, non équivoque, de la néphrite albumineuse.

L'influence des *maladies du foie* est plus douteuse; on trouve sans doute, dans des cas de néphrite albumineuse chronique, des lésions du foie, et en particulier des cirrhoses dont l'origine paraît aussi ancienne ou plus ancienne que celle de l'affection des reins; mais, dans ces cas, la lésion des reins et la lésion du foie sont le plus souvent nées d'une même cause, l'abus de liqueurs spiritueuses.

Je ne crois pas que les lésions de la vessie, de la prostate et de l'urèthre aient une influence quelconque sur le développement de la néphrite albumineuse; cependant on a vu cette maladie survenir après une chute sur la région lombaire, et à la suite de l'opération de la taille.

L'influence si remarquable des maladies du cerveau et de la moelle épinière, sur la production de la rétention d'urine et sur le développement de l'inflammation simple ou chronique des reins, est nulle ou complètement ignorée, en ce qui regarde la néphrite albumineuse.

On a accusé les *préparations mercurielles* (1) de produire

(1) Après avoir examiné l'urine de quatre malades atteints de salivation mercurielle, Wells, ayant trouvé que l'urine de trois de ces malades contenait du sérum, observa ensuite l'urine de six autres personnes atteintes de maladies vénériennes, et avant qu'elles eussent pris le mercure. Chez cinq, l'urine ne contenait pas de sérum, celle du sixième en offrait seulement des traces. Après quinze jours de salivation, la quantité du sérum était tellement augmentée dans l'urine de celui chez lequel elle n'en avait offert d'abord que des traces, que la chaleur détermina un coagulum égal au cinquième du volume du mélange. Chez deux autres, dont l'urine n'avait point offert des traces de sérum, elle en contenait alors une quantité peu considérable. Chez un troisième, le coagulum occupait les deux tiers du mélange; l'urine de deux autres n'offrait pas de traces de sérum. Wells ajoute que d'autres malades qui étaient en traitement, dans son service, pour des hydropisies avec urine coagulable, avaient fait antérieurement des traitemens mercuriels; et il conclut de ces faits que le mercure, administré à haute dose, peut déterminer le passage de sérum dans l'urine, et

l'hydropisie avec urine coagulable; mais les cas dans lesquels ce fait a été observé sont en trop petit nombre, pour que je puisse admettre que le mercure, à moins qu'il ne soit porté à une très haute dose, et encore dans des cas exceptionnels, soit une cause de l'affection des reins. Depuis bien des années, j'ai employé une foule de préparations mercurielles dans le traitement des maladies de la peau et des maladies du foie, sans jamais avoir noté le développement d'une hydropisie comme accident de ce remède. Depuis neuf ans, j'ai traité, à l'hôpital de la Charité, un grand nombre de doreurs sur métaux, at-

l'hydropisie. Cependant il ajoute qu'ayant examiné l'urine de quatre autres malades devenus hydropiques peu de temps après avoir pris du mercure à haute dose, il ne trouva pas de sérum dans l'urine. Wells, *On the presence of the red matter and serum of the blood in the urine of dropsy which has not originated in scarlet fever* (Transaction of a society for the improvement of medical and chirurgical knowledge, vol. III).

Blackall rapporte quatre cas d'hydropisie, avec urine coagulable, causée par les mercuriaux, à haute dose; et cinq cas d'œdème peu considérable, avec urine peu coagulable, et qu'il attribue à la même cause (*Observations on the nature and cure of dropsies*, 3e ed. p. 99, 112, etc., in-8, London. 1818).

M. Christison cite un cas (*Ouvr. cité*, Obs. XXIX) qui, suivant lui, tend également à prouver que l'action mercurielle, portée à la salivation, a quelque influence sur le développement de la dégénérescence granuleuse des reins.

En 1835, j'ai examiné avec M. le docteur Desir, à l'Hôpital des Vénériens, l'urine de 133 malades, dont 104 avaient des symptômes vénériens primitifs, et 27 des symptômes consécutifs; 92 étaient soumis à un traitement local (émolliens, cautérisations, excitans, etc.); 41 faisaient usage du mercure (solution de cyanure de mercure, pilules de Sédillot, frictions mercurielles, fumigations de cinnabre, etc.). Toutes ces urines furent traitées comparativement par la chaleur et par l'acide nitrique. Deux seulement donnèrent un léger coagulum : l'une était celle d'une femme grosse, atteinte de leucorrhée, avec ulcération du col de l'utérus; l'autre avait été rendue par un homme affecté d'une blennorrhagie et d'une orchite: or, dans l'un de ces cas, l'albumine provenait probablement de la matière de la leucorrhée, et dans l'autre de celle de la blennorrhagie, qui se mêlaient à l'urine, au moment de son émission.

teints de tremblement mercuriel, parfois avec salivation, et je n'ai pas vu un seul cas d'hydropisie, avec urine coagulable, survenir en même temps que ce tremblement ou à sa suite.

La néphrite albumineuse n'attaque pas tous les âges. J'ignore si elle a été observée chez les fœtus et les enfans nouveau-nés (1). Chez les enfans, on l'observe surtout à la suite de la scarlatine, le plus souvent sous forme aiguë, ou dans les scrofules sous forme chronique. Chez les hommes, elle est plus fréquente que chez les femmes, et les attaque le plus souvent de vingt à quarante ans. Elle est rare dans un âge très avancé.

Elle paraît être plus commune dans les pays froids et humides, où l'usage et l'abus des liqueurs spiritueuses sont plus répandus.

§ 518. *Diagnostic.* — Dans la plupart des cas, on reconnaît la *néphrite albumineuse aiguë*; à la coïncidence d'une urine albumineuse, et le plus souvent sanguinolente, avec le développement plus ou moins rapide d'une anasarque, accompagnée ou non d'épanchemens séreux dans le péritoine, les plèvres, le péricarde, etc. Nulle autre maladie aiguë n'offre la réunion de ces deux caractères.

Quant au très petit nombre de cas où, l'hydropisie n'étant pas encore déclarée, l'urine albumineuse et sanguinolente, accompagnée d'un mouvement fébrile et d'un trouble plus ou moins marqué des principales fonctions, est le seul caractère de la maladie, le diagnostic peut être un moment incertain.

Cependant la principale affection avec laquelle on pourrait confondre la néphrite albumineuse aiguë est l'hématurie. Mais, dans l'hématurie, le sang passe généralement en nature; des concrétions fibrineuses, et quelquefois de véritables caillots de sang sont évacués avec l'urine par l'urèthre, tandis qu'il

(1) En 1832, j'ai dû à l'obligeance du docteur Cazalis, alors interne à l'hôpital des Enfans, de pouvoir examiner les reins d'un grand nombre de nouveau-nés, morts de diverses maladies, et en particulier de l'endurcissement du tissu cellulaire, et je n'ai pas observé un seul cas d'affection granuleuse des reins.

n'en est pas ainsi dans la néphrite albumineuse. Dans l'hématurie aiguë, une des régions rénales est habituellement plus douloureuse ou beaucoup plus sensible que l'autre; il est rare que l'urine coule ou soit expulsée au-dehors, sans douleur, et qu'elle offre à-peu-près la même apparence, à diverses heures du jour, ainsi que cela a lieu souvent dans la néphrite albumineuse. L'hématurie essentielle, et celle qui a quelquefois lieu dans le pourpre hémorrhagique aigu, fébrile, sont, au reste les seules formes d'hématurie qu'on puisse rapprocher de l'urine sanguinolente de la néphrite albumineuse aiguë, sans hydropisie. Les hématuries symptomatiques d'une contusion aux lombes ou des calculs des reins, ont des caractères distinctifs qui ne permettent pas de les confondre avec l'urine sanguinolente de la néphrite albumineuse.

Les hématuries aiguës, très abondantes, avec bouffissure du visage, œdème des pieds, et presque toujours avec bruit de souffle au cœur, au premier temps, ne peuvent pas être confondues, non plus, avec le début de la néphrite albumineuse aiguë, dans laquelle l'urine est albumineuse et sanguinolente, mais sans formation de véritables caillots.

Dans plusieurs autres maladies aiguës, dans la fièvre typhoïde, dans la variole et dans la rougeole hémorrhagiques, l'urine peut contenir, accidentellement et pendant quelques jours, de l'albumine; mais, indépendamment des caractères généraux et distinctifs de ces maladies, l'urine offre, en général, une assez forte proportion d'urates, ce qui n'a pas lieu dans la néphrite albumineuse. Opposez à cela d'autres circonstances qui accompagnent souvent les cas de néphrite albumineuse, l'apparition d'une urine sanguinolente sans concrétions fibrineuses, sans caillots, à la suite de la scarlatine ou de l'impression du froid et de l'humidité, chez une personne bien portante, et l'incertitude du diagnostic n'existe presque plus; que l'hydropisie se déclare quelques jours après, et le doute aura complètement cessé.

D'un autre côté, on voit quelquefois survenir, à la suite de la scarlatine, une anasarque aiguë, sans altération très notable de la sécrétion urinaire, et dans laquelle l'urine ne contient ni globules sanguins, ni albumine. Ces cas sont excessivement rares, et cette espèce d'hydropisie est peu connue; mais, quelle que soit la manière dont elle s'opère, toujours est-il que, pendant la vie, on la distingue de la néphrite albumineuse aiguë ou de l'anasarque avec urine coagulable, par l'absence de l'albumine, et probablement, après la mort, par l'absence des lésions rénales.

J'ai déjà dit (§ 367) que, dans la néphrite simple, aiguë, l'urine contenait quelquefois accidentellement et passagèrement de l'albumine; on a aussi noté, dans quelques cas rares de néphrite albumineuse, que les malades se plaignaient, dans la région des reins, d'une douleur qui se propageait dans la direction des uretères, comme dans la néphrite simple aiguë; mais la marche ultérieure de ces deux maladies, et surtout le développement de l'hydropisie dans l'une d'elles, met à nu leur dissemblance.

§ 519. Le diagnostic de la *néphrite albumineuse chronique* offre beaucoup plus d'incertitudes et de difficultés, soit qu'on compare les cas dans lesquels la maladie est accompagnée d'hydropisie, à ceux où l'hydropisie est produite par d'autres causes; soit qu'on oppose les cas plus rares de néphrite albumineuse chronique sans hydropisie, à certaines maladies des reins ou d'autres organes dans lesquelles l'urine contient habituellement ou accidentellement une quantité plus ou moins considérable d'albumine.

Lorsque, chez un malade, qui éprouve peu ou point de douleur aux régions rénales, l'urine, d'une faible pesanteur spécifique, est en même temps chargée d'une quantité considérable d'albumine, et qu'elle contient peu d'urée et d'urates, l'existence d'une néphrite albumineuse chronique peut être regardée comme certaine, surtout s'il n'existe pas en même temps de maladie du cœur. Dans ce dernier cas même, il n'y a que de faibles chances d'erreur. En effet, si, dans quelques maladies du cœur, du péricarde et des gros vaisseaux, ou des organes de la respiration, les reins, comme la plupart des viscères, éprouvent souvent une hyperémie, une congestion passive, à la suite de laquelle une certaine quantité d'albumine, avec ou sans globules sanguins, passe dans l'urine, sans qu'il existe une véritable néphrite albumineuse, il est certain que, dans la plupart de ces cas, la pesanteur spécifique de l'urine est, en général, voisine de celle de l'état sain, et que l'urée et les sels n'ont pas diminué dans une proportion notable. Il est certain, en outre, qu'en de tels cas, le passage de l'albumine a lieu souvent d'une manière très inégale dans un même jour; qu'il cesse quelquefois par le repos au lit, ce qu'on n'observe pas dans la véritable néphrite albumineuse. Au reste, s'il y a, entre l'hyperémie passive des reins, dans les maladies du cœur, et l'hyperémie de la néphrite albumineuse chronique, un phénomène commun, l'existence d'une certaine quantité d'albumine dans l'urine, il y a ordinairement, dans la composition de l'urine, dans l'origine et dans la marche ultérieure de ces deux maladies, des différences qui les séparent et les distinguent.

Chez les diabétiques, non hydropiques, on trouve quelquefois, dans l'urine, une certaine quantité d'albumine; mais en même temps, l'urine diabétique contient du sucre, ce qui la distingue.

Lorsqu'il se forme du pus ou du mucus dans quelques parties des voies urinaires, l'urine se chargeant de ces matières lorsqu'on la traite par la chaleur ou par l'acide nitrique, on y découvre une certaine quantité d'albumine. Je ne me serais pas cru obligé de rappeler ce fait, si des cas de pyélite et de cystite n'avaient été pris et publiés comme des exemples de néphrite albumineuse, par cela seul qu'il y avait de l'albumine dans l'urine. Pour confondre de tels cas les uns avec les autres, il faut oublier, d'une part, que la présence de l'albumine dans l'urine est un phénomème qui n'appartient pas exclusivement à la néphrite albumineuse (§ 220); et d'autre part, ne tenir aucun compte de la présence du pus ou du mucus dans l'urine, et des autres caractères qui distinguent ces maladies (Voyez : *Pyélite*).

Lorsque après plusieurs jours de malaise, un malade présente des symptômes cérébraux graves ou des vomissemens répétés, sans hydropisie; si l'urine est fortement chargée d'albumine et d'une faible pesanteur spécifique, et si on ne découvre ni lésion du cœur, ni lésion du bassinet, de la vessie ou de l'urèthre, l'existence d'une néphrite albumineuse chronique peut être considérée comme plus probable que celle d'une affection cérébrale primitive. Et, s'il est établi, par les parens du malade ou par le médecin qui l'a soigné, que cet homme a été exposé long-temps au froid et à l'humidité, ou qu'il a abusé de liqueurs spiritueuses, ou qu'il avait eu une hydropisie générale quelques mois auparavant, le diagnostic de l'affection rénale devient de plus en plus certain.

Si, l'urine présentant les caractères déjà indiqués, s'il n'existe ni affection du cœur ou des gros vaisseaux, ni affection du foie, ni état de grossesse pouvant produire l'hydropisie, si cet état est *accompagné d'anasarque*, d'œdème ou d'hydropisie des membranes séreuses, la source du mal et en particulier celle de l'hydropisie ne peuvent être méconnues.

Mais il est des cas complexes dont le diagnostic offre des difficultés qu'il ne faut pas dissimuler. Dans les hypertrophies du cœur, avec ou sans insuffisance de ses valvules, les malades finissent souvent par présenter une hydropisie générale, analogue à l'hydropisie qui suit la néphrite albumineuse chronique. Or, il est certain que, dans un certain nombre de ces cas, l'urine, quelquefois moins pesante que dans l'état sain, contient une proportion plus ou moins considérable d'albumine, et qu'il est souvent difficile de dire si les reins sont simplement congestionnés ou atteints d'une véritable néphrite albumineuse; si l'hydropisie est simplement la conséquence de l'affection du cœur, ou bien si elle dépend d'une affection des reins, ou de ces deux causes à-la-fois. Je reviendrai sur cette question : pour le moment, je me borne à remarquer que, lorsqu'une véritable néphrite albumineuse se déclare dans le cours d'une maladie du cœur, cela a lieu quelquefois sans qu'il survienne, dans cet organe, de nouvelles lésions qui puissent expliquer le développement ultérieur de l'hydropisie; que les hydropisies dépendantes d'une maladie du cœur commencent ordinairement par un œdème des membres inférieurs, qui disparaît par la position horizontale et par le repos au lit, tandis que l'hydropisie rénale débute souvent par un œdème qui se montre sur la face et les membres avant d'envahir les autres parties du corps; qu'il est rare enfin que l'anasarque soit aussi générale dans le cas de simple maladie du cœur que dans le cas ou une affection du cœur est compliquée avec la néphrite albumineuse.

Dans l'hydropisie consécutive à une maladie du foie, l'urine est ordinairement rare, rouge et briquetée, la sérosité est surtout épanchée dans la cavité du péritoine; cette dernière circonstance et surtout l'absence de l'albumine dans l'urine, suffisent pour distinguer ces deux espèces d'hydropisie l'une de l'autre. Quant aux cas dans lesquels il existe à-la-fois une lésion rénale et une maladie du foie, j'ai constaté que, s'il est difficile de faire la part de leur influence individuelle dans la production de l'hydropisie, il est toujours possible, même dans ces cas complexes, de reconnaître l'existence de l'affection des reins, car l'urine est pâle, d'une faible pesanteur spécifique et albumineuse comme dans les cas simples.

Les hydropisies qu'on observe à la suite des *fièvres intermittentes* prolongées, et surtout de la fièvre quarte sont de deux sortes : les unes dépendent réellement de la lésion des reins, et dans ce cas, l'urine est toujours plus ou moins albumineuse; les autres, dont le mode de production n'est pas bien connu, paraissent être plus immédiatement dans la dépendance de la fièvre intermittente; l'urine n'est pas coagulable par la chaleur et par l'acide nitrique, et on les guérit ordinairement par l'action du sulfate du quinine ou d'autres fébrifuges.

Les hydropisies qui surviennent à la fin des *maladies chroniques*, et qu'on attribue généralement à l'appauvrissement du sang, dépendent quelquefois de l'affection des reins, mais aussi elles en sont souvent indépendantes. On distingue ces cas des autres par l'examen comparatif de l'urine, et par l'exploration attentive des principaux organes et des principales fonctions.

En résumé, pour établir le diagnostic de la néphrite albumineuse, accompagnée ou non d'hydropisie, avec les autres maladies, il faut comparer entre eux les symptômes les plus saillans de ces maladies, à leur début et dans leurs diverses périodes, et surtout opposer les uns aux autres, les caractères que présente l'urine dans ces diverses affections, et, en particulier, dans les diverses espèces d'hydropisie ; car, pris isolément, et considéré indépendamment des conditions qui l'accompagnent ou qui l'ont précédé, il n'est peut-être pas un seul symptôme de la néphrite albumineuse aiguë ou chronique, qu'on ne rencontre dans plusieurs autres maladies. L'existence de l'albumine dans l'urine a été constatée dans un grand nombre d'affections (1); la diminution de la pesanteur spécifique de l'urine par suite de la diminution des sels ou d'urée, et dans quelques cas, la présence d'une certaine quantité de matière grasse dans ce liquide (§ 226); l'état couenneux du sang; la diminution du nombre de globules sanguins dans le sang; la diminution de la pesanteur spécifique du sérum et son aspect lactescent (2) ont été observés dans plusieurs autres maladies. L'urée a été trouvée dans le sang, à la suite d'extirpation des reins, de leur atrophie et même après des attaques de néphrite simple aiguë ou chronique (3) ou d'autres maladies (§ 296, 297); les dépôts sé-

(1) Deux de mes élèves, M. Tissot, en 1833 (*De l'hydropisie causée par l'affection granuleuse des reins*), et surtout M. Desir, en 1835 (*De la présence de l'albumine dans l'urine, considérée comme phénomène et comme signe dans les maladies*), ont signalé nettement ce fait, dans leurs thèses, à une époque à laquelle, en France et en Angleterre, il était peu connu ou mal interprété.

(2) Trail a observé cet aspect du sang dans un cas de néphrite simple et dans un cas d'hépatite (*Edinb. med. and surg. journ.*, vol. XVII, p. 235); Hewson l'a observé dans un cas de rhumatisme aigu, dans une épistaxis aiguë, dans un cas d'asthme, etc. (*Edinb. med. and. surg. journ.* t. XXXIII, p. 125). Comparez ces observations avec celles de M. Christison, sur le sang laiteux dans des cas d'hydropisie avec urine coagulable (*On the cause of the milky and whey-like appearance sometimes observed in the blood* (Edinb. med. and surg. journal, vol. XXXIII, p. 274), etc.

(3) Bright : *Reports of medical cases*, p. 84. — Voyez aussi une observation citée par M. Christison, comme un exemple de l'état aigu de la maladie de Bright, et qui, à en juger par les symptômes observés pendant la vie, et d'après l'état de la vessie, après la mort, me paraît être un cas de néphrite simple avec symptômes typhoïdes, avec cystite et passage d'une

reux ou les hydropisies sont un symptôme commun à plusieurs autres affections (maladies du cœur, maladies du foie, maladies des veines, diabète, etc.); mais il est une série de symptômes qui n'appartiennent qu'à la néphrite albumineuse aiguë et à la néphrite albumineuse chronique, et ces maladies ne peuvent être méconnues lorsque ces symptômes existent.

§ 520. *Pronostic.* — En général, dans la *néphrite albumineuse aiguë*, une faible proportion d'albumine et de globules sanguins, dans l'urine, est un signe favorable. Cependant la gravité d'une attaque de néphrite albumineuse aiguë ne peut se mesurer exactement par le degré de l'altération de la sécrétion urinaire ; car, dans des cas où l'albumine n'était comparativement qu'en assez faible proportion dans l'urine, et dans lesquels la proportion des élémens naturels de l'urine était très peu modifiée, la maladie s'est promptement terminée par la mort; et, dans d'autres, la guérison a été prompte, quoique la proportion d'albumine dans l'urine fût très considérable.

Ce sont presque toujours des affections secondaires du cerveau, des poumons, du péricarde, etc., qui déterminent la mort; le pronostic est grave ou favorable, suivant qu'il existe ou non des indices de ces affections.

Dans le pronostic, il faut aussi tenir compte de la cause de la maladie. L'anasarque est moins grave lorsqu'elle survient, dans les derniers mois de la grossesse ou à la suite de la scarlatine, que lorsqu'elle naît dans d'autres conditions. Si, dans le premier cas, des accidens extrêmement graves ne déterminent pas la mort dans les quinze premiers jours, la guérison est presque assurée, car il est rare que la maladie, au moins lorsqu'elle est traitée convenablement, passe à l'état chronique (Voyez : *Néphrite albumineuse, suite de scarlatine; néphrite-albumineuse dans la grossesse*). Il reste, au contraire, souvent beaucoup de doutes et d'incertitudes sur l'issue d'une

certaine quantité de sang dans l'urine (Christison. *Ouvrage cité :* Obs. I. *Sudden coma and convulsions in the early stage of continued fever. Event fatal. Kidnies enlarged and turgid. Much urea in the blood*).

néphrite albumineuse qui s'annonce par des symptômes aigus et inflammatoires, chez des personnes qui ont été long-temps exposées à l'action du froid et de l'humidité, ou qui ont abusé des liqueurs spiritueuses; car la maladie a pu exister sourdement, pendant quelque temps, à l'état chronique, et apparaître ensuite avec tout le cortège d'une maladie aiguë.

Les cas de néphrite albumineuse dans lesquels l'urine reste albumineuse après la disparition de l'hydropisie, sont graves, sans cependant que les accidens qui peuvent survenir soient prochains; car il se passe ordinairement plusieurs mois ou plusieurs années avant qu'il ne se déclare un paroxysme aigu ou une nouvelle attaque inflammatoire avec une nouvelle anasarque, ou bien avant qu'une hydropisie générale ne se forme lentement et sans fièvre, en même temps que l'urine se charge de plus en plus d'albumine, et contient de moins en moins d'urée et de sels.

Lorsque l'albumine diminue d'une manière progressive dans l'urine, en même temps que l'hydropisie devient moins considérable ou disparaît complètement, si les malades ont été soustraits à l'action des causes qui ont produit l'affection des reins, il est rare d'observer une exacerbation passagère, et plus rare encore qu'elle se termine d'une manière fâcheuse. Cependant on a vu des accidens graves et même la mort survenir lorsque rien ne semblait devoir faire présager cette fatale terminaison.

§ 521. La *néphrite albumineuse chronique* se termine presque toujours par la mort. Mais, lorsqu'on peut soustraire les malades à l'action des causes qui ont altéré leur santé, lorsqu'à l'aide de soins convenables, on parvient à diminuer la perte de l'albumine, par l'urine, ou à réparer cette perte par un régime fortifiant; si l'hydropisie n'est pas encore déclarée ou si elle a disparu, les malades peuvent quelquefois vivre dans cet état, avec des alternatives de santé apparente et d'hydropisie, pendant un assez grand nombre d'années. (1)

(1) Le docteur Gregory cite le fait suivant: Daniel Dornan, âgé de 55 ans, *avait été sujet, pendant trente ans, à l'hydropisie*, et pendant un an à des

L'abondance de l'albumine dans l'urine, avec une diminution très notable d'urée, est un phénomène fâcheux. (1)

Une condition opposée de l'urine (lorsqu'elle ne contient que peu d'albumine) ne doit pas donner une sécurité complète; car on a vu, dans de semblables cas, la mort avoir lieu assez rapidement par suite du développement de lésions secondaires du cerveau, des poumons, etc.

Une augmentation notable de l'urine en vingt-quatre heures,

affections de poitrine. Au moment de son admission à l'infirmerie royale d'Edimbourg, vers la fin de février 1831, il était atteint d'un catarrhe, d'un emphysème pulmonaire, d'une légère ascite et d'un œdème assez marqué des jambes et des bras. L'urine était fortement coagulable; sa pesanteur spécifique de 1020; la quantité rendue en vingt-quatre heures était de 12 onces, et sa couleur était naturelle. Avant l'admission du malade à l'hôpital, l'urine avait été d'un rouge de sang foncé. Le traitement consista en une saignée modérée, dans l'usage journalier de la crème de tartre, qui détermina une diarrhée aqueuse, abondante, sans douleur, ni autres accidens, et une légère augmentation de la sécrétion de l'urine. L'hydropisie disparut promptement, et les symptômes thoraciques diminuèrent aussi avec rapidité. Onze jours après l'admission du malade à l'hôpital, la quantité d'urine rendue en vingt-quatre heures était de 44 onces; sa pesanteur spécifique était de 1018, et elle ne contenait plus d'albumine; cinq jours après, la pesanteur spécifique de l'urine était 1020, sa couleur naturelle, et le malade en rendait 60 onces dans les vingt-quatre heures. Il n'y avait plus d'œdème. Quinze jours plus tard, Dornan quitta l'hôpital; le catarrhe pulmonaire avait presque disparu, 80 onces d'urine étaient rendues en vingt-quatre heures. L'urine était légèrement trouble, et sa pesanteur spécifique était de 1016. Dans ce cas, le sang n'était pas couenneux; l'amélioration de la santé du malade, pendant son séjour à l'hôpital, fut des plus frappantes (Gregory, *mém. cité.* Obs. LXII).

(1) J'ai vu un si grand nombre de néphrites albumineuses, chroniques, dans lesquelles l'urine était abondamment chargée d'albumine, que je regarde comme peu fondée l'induction que M. Christison paraît disposé à tirer de l'abondance de l'albumine :

« Les chances de mort, dit M. Christison, ne sont nullement en proportion de la quantité de l'albumine dans l'urine. Le contraire même est vrai jusqu'à un certain point, car, *lorsque l'albumine abonde*, le dérangement organique de la structure des reins est ordinairement dans son premier état (*in its early stage*). » (*Ouv. cité*, p. 186).

eu égard à la quantité des boissons, coïncidant avec la diminution de l'hydropisie et la diminution de l'albumine dans l'urine est, en général, d'un très heureux augure ; toutefois, il n'est pas rare de voir une telle amélioration s'arrêter presque tout-à-coup, au bout de quelques jours, ou être suivie d'une recrudescence plus ou moins grave.

Une diminution très notable de la quantité ordinaire de l'urine est souvent l'indice de l'apparition prochaine de l'hydropisie ou de son aggravation.

Une diminution plus marquée de la sécrétion urinaire ou sa suspension, pendant vingt-quatre ou quarante-huit heures, est quelquefois le symptôme précurseur des accidens cérébraux et d'une terminaison promptement fatale de la maladie.

Un retour de la pesanteur spécifique de l'urine vers l'état normal, par suite d'une augmentation de la proportion de l'urée et des sels contenus naturellement dans l'urine, coïncidant avec la diminution de la proportion de l'albumine, est un signe très favorable qu'on observe bien rarement dans la néphrite albumineuse chronique.

La diminution de la pesanteur spécifique de l'urine est, au contraire, un symptôme commun et d'un fâcheux augure, dans la néphrite albumineuse chronique, surtout si la quantité d'urine excrétée n'est pas augmentée.

La gravité de la néphrite albumineuse doit être calculée, non-seulement d'après la probabilité du degré d'ancienneté de la maladie, mais encore d'après le nombre et la gravité des lésions concomitantes, primitives, secondaires ou accidentelles. Parmi ces affections, les unes (pneumonie, péricardite, affections cérébrales, etc.), sont aiguës et le plus souvent promptement mortelles; d'autres, telles que les scrofules, la phthisie, le cancer de l'estomac, la cachexie vénérienne, les maladies organiques du cœur, etc., impriment à la maladie un caractère d'incurabilité qui ne laisse plus à calculer que les chances d'une mort plus ou moins prochaine.

L'influence que ces diverses affections exercent sur la marche et la terminaison de la néphrite albumineuse chronique sera de nouveau étudiée et mieux appréciée, lorsque je traiterai de ses complications avec les maladies des autres appareils.

§ 522. *Traitement.* — Deux causes principales développent, chez l'homme, la néphrite albumineuse et l'hydropisie qui en est la conséquence : l'abus de liqueurs spiritueuses et l'impression subite ou prolongée du froid et de l'humidité, surtout à la suite de la scarlatine. Si, dans la plupart des cas, le médecin n'est pas appelé à prévenir les effets de semblables causes, s'il n'est souvent consulté que lorsque la maladie, non-seulement est déjà déclarée, mais encore existe depuis assez long-temps ; il est cependant des cas dans lesquels ses recherches et ses soins peuvent prévenir le développement de cette affection. Ainsi, dans le cours et dans la desquamation de la scarlatine, il examinera soigneusement l'urine, afin de combattre l'affection des reins dès son début, si elle se déclare, et avant le développement de l'hydropisie. Dans la convalescence de la scarlatine, il veillera à ce que les enfans soient préservés de l'impression du froid et de l'humidité. S'il a habituellement des rapports avec des ouvriers ou des artisans que leur état expose à l'impression du froid et de l'humidité, il les engagera à prendre toutes les précautions qui seront en leur pouvoir pour s'en préserver autant que possible ; et un léger œdème de la face, survenu chez de tels individus, dans ces circonstances, exigera de sa part une grande attention.

On a beaucoup écrit sur l'abus de liqueurs spiritueuses, mais on n'a pas encore assez signalé, comme un de leurs effets les plus graves et les plus dangereux, le développement de l'affection des reins dont je traite ici. Quand un médecin sera appelé à soigner des personnes qui n'ont pu renoncer à cette funeste habitude, il examinera soigneusement leur urine, quel que soit le dérangement de la santé, dont elles se plaignent. Le médecin doit aller au-devant de l'observation des malades sur l'état de l'urine ; dans ces cas, l'apparition d'un léger œdème ou d'un peu de bouffissure au visage est souvent l'indice d'une maladie grave, qui, à son début, doit être combattue d'une manière très active.

Toutefois, je conviens que, chez de tels sujets, les soins que le médecin a mis, soit à prévenir le développement de la maladie, soit à épier le moment de son invasion, n'aboutit souvent qu'à faire reconnaître le mal à une époque où il est déjà incurable, parce qu'il a débuté et long-temps marché sourdement avant de déterminer un trouble assez marqué dans la santé pour que des hommes, peu soucieux d'eux-mêmes, réclament des conseils. Et s'ils ne renoncent à leur funeste habitude, il est presque inutile d'ajouter qu'il n'existe aucune chance de succès pour le traitement de la maladie.

A d'autres égards, cette triste réflexion de l'incurabilité du mal s'applique aussi à un assez grand nombre de cas de néphrite albumineuse chronique que j'ai surpris à leur début, chez des individus atteints de phthisie pulmonaire, de maladie du cœur, de cachexie vénérienne, etc. En de tels cas, des ventouses, des vésicatoires et des cautères sur la région rénale n'arrêtent pas, dans leur développement et leur progrès, ces espèces de néphrite albumineuse, chronique, qui résistent à tout remède, à-peu-près comme ces stomatites pelliculaires ou ces érysipèles superficiels, lents et ambulans, qu'on voit quelquefois survenir à la fin des maladies chroniques.

Si, dans les cas que je viens d'indiquer, l'observation la plus attentive et la plus sûre n'aboutit qu'à prévoir et à pronostiquer la mort à une époque plus ou moins éloignée, il en est d'autres où un diagnostic positif est la base des plus heureuses applications de la thérapeutique.

Parmi les remèdes salutaires, il faut placer, en première ligne, la saignée générale et l'application de ventouses scarifiées aux lombes. Chez des individus bien constitués, la quantité de sang à évacuer doit être proportionnée à l'intensité du mouvement fébrile et à la rapidité avec laquelle l'hydropisie s'est développée. Et, suivant que le sang extrait de la veine, paraît plus ou moins riche, suivant que le caillot se couvre d'une couenne plus ou moins abondante, la saignée doit être répétée une ou plusieurs fois. En général, dans cette période de la maladie, en pratiquant la saignée, il faut plutôt s'exposer à aller au-delà que de rester en deçà des limites qu'il semble nécessaire d'atteindre.

Lorsque le mouvement fébrile est moins prononcé, la chaleur à la peau moins intense, la constitution moins forte, après une première saignée, il est souvent préférable de recourir à l'application de ventouses scarifiées sur les lombes. Chez les enfans, dans une première application de ventouses, on tire ordinairement de 4 à 6 onces de sang; chez un adulte, de 8 à 10 onces.

L'application des sangsues sur la même région doit être substituée aux ventouses scarifiées chez les personnes qui redoutent l'emploi de ce dernier moyen, lequel, du reste, est beaucoup moins douloureux qu'on ne le pense généralement en France.

Dans des cas, heureusement très rares, de néphrite albumineuse aiguë, où le tissu cellulaire sous-cutané et la peau qui le recouvre sont énormément distendus, la veine du bras est si profondément située qu'il est difficile de pratiquer sûrement une saignée, on est quelquefois obligé d'employer les ventouses scarifiées, aux lombes.

Lorsque, malgré ces circonstances, on croit devoir tenter la phlébotomie, la piqûre assez profonde qu'il est nécessaire de faire pour ouvrir la veine, devient quelquefois l'occasion d'un érysipèle phlegmoneux, fort grave.

Un semblable accident peut survenir, mais plus rarement, après l'application des ventouses ou des sangsues aux régions lombaires. L'emploi de bains locaux, émolliens, et de cataplasmes adoucissans, arrête souvent ces inflammations à leur début.

Si, après une première émission sanguine, la quantité de l'albumine, après avoir diminué dans l'urine, vient à augmenter de nouveau, vers la fin du premier ou du second septenaire; s'il existe en même temps d'autres signes de *recrudescence* de l'inflammation des reins, une nouvelle émission sanguine est nécessaire. En de tels cas, l'application de larges cataplasmes sur la région rénale a paru quelquefois avantageuse.

Les malades ne doivent pas quitter le lit tant que la fièvre persiste. Il y a souvent de l'avantage à favoriser la transpiration par un bain tiède ou par un bain de vapeur, par des boissons tièdes, mucilagineuses et légèrement nitrées.

Lorsque la fièvre a cessé, les malades ne se leveront

d'abord qu'un petit nombre d'heures; et on aura soin d'entretenir, autour du corps, une douce chaleur par des vêtemens convenables.

Si la saison est froide, lors même que l'appartement peut être bien chauffé, un des meilleurs moyens de prévenir une rechute est de couvrir le corps de flanelle.

Après une ou deux saignées, les purgatifs salins sont presque toujours indiqués, surtout lorsqu'il y a constipation.

Des purgatifs plus énergiques, tels que la racine de jalap et la gomme-gutte, doivent être administrés de préférence dans les cas où l'hydropisie est très considérable, et lorsqu'elle n'a été que peu modifiée par la saignée. Ces purgatifs doivent même être administrés en même temps que les émissions sanguines, dans les cas où la maladie s'annonce avec beaucoup de gravité, ou lorsqu'il y a imminence de symptômes cérébraux.

Les malades doivent boire à leur soif.

Lorsque les symptômes gastriques ou intestinaux, et en particulier les vomissemens et la diarrhée, sont très notables, les bains tièdes, des sangsues à l'anus et de petites doses d'opium sont des remèdes salutaires.

Lorsque les malades se plaignent de dyspnée ou d'oppression, après la saignée les purgatifs sont préférables.

Dans nos hôpitaux, comme dans la pratique civile, il faut administrer les bains auprès du lit du malade, afin qu'il ne se refroidisse pas dans le trajet du bain à son lit. Dans les saisons froides surtout, les malades ne doivent jamais être transportés aux salles de bains. Lorsque les bains sont pris par des convalescens ou par des personnes qui se lèvent déjà depuis quelques jours, il est préférable de les administrer, le soir, quelque temps avant l'heure du sommeil.

La diète doit être celle de maladies aiguës inflammatoires. J'ai vu plusieurs malades se trouver bien de l'usage du lait, pour toute nourriture, pendant quelques jours.

§ 523. Autant le traitement de la néphrite albumineuse aiguë est simple, autant celui de la néphrite albumineuse chronique, avec ou sans hydropisie, est complexe et offre de difficultés; autant les secours de l'art sont efficaces contre la première, autant ils sont généralement impuissans contre la seconde. Dans la plupart des cas, l'unique but à se proposer, le seul succès à espérer, c'est l'arrêt ou la suspension de la marche de la maladie, ou le ralentissement de ses progrès.

Le traitement de la néphrite albumineuse chronique, toujours très complexe, doit embrasser une foule d'indications relatives à l'état des reins, à l'hydropisie, aux affections secondaires, à l'état de la constitution et aux maladies antérieures à l'affection rénale.

1° D'après les avantages qu'on retire des émissions sanguines dans la forme aiguë et au début de la maladie, on devait naturellement être conduit à penser, et l'observation l'a confirmé, qu'elles pourraient être utiles au début de certaines néphrites albumineuses chroniques, ou contre les attaques inflammatoires, partielles et successives, auxquelles les reins, déjà profondément altérés en plusieurs points, sont exposés dans cette maladie. Mais, si elles peuvent être employées contre l'hyperémie rénale, qui s'opère lentement ou par attaques successives, elles sont non-seulement inutiles, mais encore nuisibles, dans une foule de cas où les reins sont décolorés, granulés ou indurés.

Or, dans l'impossibilité où l'on est souvent de juger, pendant la vie, du degré et de la forme de l'altération rénale, il faut toutes les fois qu'il y a un mouvement fébrile, recourir à l'application de ventouses scarifiées aux lombes et même à la saignée générale, si l'état des forces du sujet le permet, qu'il existe ou non de la douleur aux régions rénales; les ventouses ne sont de mise qu'autant que l'on ne découvre point de lésion inflammatoire d'organes étrangers à l'appareil urinaire. Si même, dans des cas non fébriles, il est bien constaté que l'apparition d'une hydropisie ou d'un œdème avec urine notablement albumineuse, n'a pas eu lieu à une époque plus éloignée qu'un mois environ, chez un individu assez bien constitué, mais affaibli par une maladie antérieure ou par des privations, il convient encore de commencer le traitement par une saignée ou par plusieurs applications de ventouses scarifiées sur les régions lombaires.

Le traitement des paroxysmes de l'inflammation rénale, est analogue à celui de la forme aiguë de la maladie ; toutefois il doit être en général moins actif. La saignée ne doit pas d'ordinaire être portée au-delà de huit à dix onces ; et souvent il est préférable de recourir à l'application de ventouses sur les reins, à moins qu'il n'existe en même temps quelque inflammation du poumon, de la plèvre, etc. Ces émissions sanguines sont contre-indiquées par la coexistence de maladies anciennes et incurables, telles que la phthisie tuberculeuse, le cancer de l'estomac, les maladies du cœur, avec insuffisance des valvules, etc.

Indépendamment des soins qu'il faut prendre pour éloigner les causes (impression de froid et d'humidité, abus de liqueurs spiritueuses) qui ont occasioné la maladie et qui déterminent ordinairement les nouvelles attaques et les paroxysmes, on retire, pour en prévenir le retour ou en rendre les accidens moins graves, des avantages réels de l'application des cautères, des sétons ou d'autres exutoires aux régions rénales.

J'ai vu plusieurs fois l'urine se modifier d'une manière favorable, et l'hydropisie diminuer ou même disparaître complètement chez des malades auxquels je faisais prendre de quatre à douze gouttes de teinture de cantharides dans une émulsion (1); c'est un remède incertain et qui pourrait être dangereux dans des mains inexpérimentées. Les balsamiques et l'essence de térébenthine ont été essayés sans succès.

J'ai essayé inutilement les frictions avec les pommades mercurielles, iodées et iodurées, sur les lombes, dans la néphrite albumineuse chronique et invétérée.

§ 524. Un assez grand nombre de faits ayant démontré que, dans la néphrite albumineuse chronique, avec hydropisie, celle-

(1) Le docteur Wells a traité cinq cas d'hydropisie avec urine coagulable par la teinture de cantharides à très forte dose : 30, 50 et 60 gouttes de teinture dans les 24 heures. Dans trois cas, il y eut amélioration notable ; dans un même, l'albumine disparut de l'urine. Dans deux autres cas, l'emploi du médicament ne fut point suivi d'amélioration. Blackall a remarqué que la teinture de cantharides augmentait quelquefois la coagulabilité de l'urine.

ci pouvait quelquefois disparaître et la santé des malades s'améliorer, lors même que la lésion rénale et l'altération de la sécrétion urinaire n'éprouvaient aucune ou presque aucune modification ; on a dû recherber, s'il était possible, de favoriser la disparition de l'hydropisie par quelques remèdes particuliers. Non-seulement tous les médecins qui, dans ces derniers temps, avaient une connaissance exacte de la cause de ces dépôts séreux, ont varié et multiplié les essais ; mais antérieurement, cette espèce d'hydropisie avait déjà été l'objet de nombreuses expériences de la part d'autres observateurs qui avaient remarqué qu'une urine coagulable était un de ses principaux caractères.

On obtient quelquefois une diminution notable et parfois une disparition de l'hydropisie, en purgeant les malades, deux fois par semaine, avec l'eau de Sedlitz ou l'eau de Pullna. On a aussi donné, avec avantage, la crême de tartre, à la dose d'une demi-once dans une infusion de séné.

L'hydropisie a quelquefois diminué par l'emploi de purgatifs drastiques, par l'administration de l'elaterium à la dose d'un quart de grain en une seule prise, ou à dose plus élevée, à un grain et même à deux grains en plusieurs prises administrées à quelques heures d'intervalle.

J'ai essayé la coloquinte associée à l'extrait de jusquiame. J'ai aussi employé la gomme-gutte à la dose de cinq à six grains, administrés tous les jours, et quelquefois avec un succès, au moins momentané.

Dans quelques cas, la dose de la scammonée ou de la gomme-gutte peut être portée à douze grains par jour, surtout si l'intestin n'est pas affecté.

Lorsque les malades sont très affaiblis, on associe quelquefois les drastiques aux ferrugineux : la scammonée au sulfate de fer.

La résistance du mal obligeant de varier les essais, on peut quelquefois combiner les purgatifs salins avec les purgatifs drastiques, surtout lorsque les premiers purgent peu ou point, et que les seconds déterminent un trouble fatigant, suivi de malaise et d'abattement.

J'ai plusieurs fois employé la teinture de colchique, à dose vomitive ou purgative, à la dose d'un gros, un gros et demi à deux gros et demi, par jour.

Aux cas assez rares dans lesquels l'hydropisie disparaît sous l'influence des purgatifs, il faut opposer (pour ne pas conduire à un emploi abusif de ces remèdes) ceux dans lesquels ils provoquent des nausées, des vomissemens, des diarrhées rebelles, ou au moins du dégoût, de la faiblesse, de la fatigue et du malaise, le tout en pure perte.

Je décrirai plus loin plusieurs lésions intestinales secondaires qui contr'indiquent l'emploi des drastiques.

§ 525. La même remarque est applicable aux diurétiques.

La multiplicité des essais et la variété des remèdes qui ont été successivement recommandés n'indiquent que trop la fréquence des insuccès et la difficulté d'augmenter, en de tels cas, la sécrétion urinaire.

M. Bright, avec raison, a peu de confiance dans la plupart des diurétiques, dont M. Christison me paraît s'être exagéré les avantages. (1)

(1) M. Christison vante surtout les effets de l'action combinée de la crême de tartre et de la digitale. Il donne d'un à deux grains de poudre de digitale, en pilules, trois fois par jour, ou bien 20 gouttes de teinture de digitale dans une petite quantité d'eau distillée de cannelle, répétées trois fois par jour. Le malade prend, en même temps, une drachme ou une drachme et demie de crême de tartre, dans environ cinq onces d'eau, et cette dose est répétée trois fois par jour. Après trois ou quatre jours de l'emploi simultané de ces deux remèdes, ordinairement, dit M. Christison, la diurèse s'établit. Cette diurèse a été quelquefois favorisée par l'administration d'une pilule mercurielle, tous les soirs pendant quatre ou cinq jours. Quand ces diurétiques ont été administrés pendant quelque temps, continue M. Christison, j'ai vu quelquefois leur action s'établir subitement, après l'administration d'un vomitif, du tartre stibié ou de l'ipécacuanha, et plus souvent après l'emploi d'une seule dose d'un cathartique hydragogue, tel que la gomme-gutte.

Lorsque la digitale et la crême de tartre n'ont pas produit d'effet diurétique, on peut essayer la poudre de scille, l'infusion de sommités de genêt, l'esprit d'éther nitrique, l'eau-de-vie de genièvre étendue d'eau, le carbonate, le

La scille et la digitale augmentent rarement d'une manière sensible la sécrétion urinaire, et, presque toujours, elles finissent par déranger les fonctions de l'estomac. Les teintures de scille et de digitale employées en frictions sur le corps et sur les membres, m'ont paru rarement produire des effets salutaires. Ces teintures salissent la peau; les frictions fatiguent les malades, et sont quelquefois douloureuses, lorsque la peau est fortement distendue.

J'ai vu l'hydropisie diminuer ou même quelquefois disparaître complètement par l'action diurétique de la tisane de raifort sauvage (1). Plusieurs malades ont refusé de continuer cette boisson, parce qu'ils la trouvaient désagréable et qu'elle leur fatiguait l'estomac. J'en ai vu d'autres qui, malgré la persévérance avec laquelle ils en ont fait usage, n'en ont retiré aucun soulagement. Cependant, de tous les diurétiques, c'est encore celui dont l'usage m'a paru offrir généralement le plus de chances de succès.

Les bains de vapeur aqueuse ont été employés avec succès, non-seulement dans la néphrite albumineuse aiguë, mais encore dans la néphrite albumineuse chronique. Lorsque l'hydropisie a acquis un certain développement, les malades ne peuvent être transportés dans l'étuve. Les bains de vapeur, administrés dans le lit avec les précautions convena-

nitrate et l'acétate de potasse. Très souvent, lorsque la diurèse est établie, elle peut continuer presque indéfiniment par l'administration de la teinture de digitale, à la dose de 15 gouttes; quelquefois même, la diurèse continue spontanément, pendant quelque temps, après l'administration de ce remède jusqu'à la guérison complète de l'hydropisie et quelquefois plus tard (Christison, *ouvrage cité*, p. 149).

(1) La dose ordinaire est d'une demi-once pour deux livres de décoction; on peut la porter graduellement à une once et même à une once et demie; lorsqu'on emploie la racine de raifort sèche, la décoction est moins âcre. La racine fraîche doit être employée à une plus faible dose : sans cela, elle provoquera presque inévitablement du dégoût, des nausées, des envies de vomir, et pourrait même occasioner des vomissemens, surtout chez les malades qui y ont quelque prédisposition, comme cela a lieu assez fréquemment dans la néphrite albumineuse chronique.

bles, sont de beaucoup préférables; cependant ils déterminent quelquefois de l'oppression, un malaise voisin de la syncope, ou une douleur à la tête, et des envies de vomir qui persistent plus ou moins long-temps après le bain. La peau, humide pendant le bain de vapeur, puis séchée avec des linges chauds, est ordinairement redevenue sèche, comme auparavant, quelques heures après; et, après huit à dix bains, on est souvent obligé d'en suspendre l'usage ou de l'abandonner complètement.

Quelques succès retirés des bains de vapeur dans le traitement de cette hydropisie ont conduit naturellement à essayer l'action des diaphorétiques (1) et de plusieurs agens qui ont, sur les fonctions de la peau, une influence remarquable. Les rapports bien connus des fonctions de la peau et des fonctions urinaires semblaient fortifier des espérances qui se sont bien rarement réalisées.

Les pathologistes anglais recommandent généralement, à la dose de 5 à 8 grains répétés trois fois par jour, comme un puissant diaphorétique, la poudre de Dower. La poudre de James passe aussi, parmi eux, pour un bon diaphorétique; pour moi, je suis obligé de déclarer que les essais que j'ai faits de ces remèdes dans le traitement de l'hydropisie consécutive à la néphrite albumineuse chronique, ont été presque complètement infructueux; rarement ces poudres ont provoqué une transpiration salutaire, et souvent la poudre de Dower a occasioné un malaise et quelquefois des envies de vomir. La diaphorèse, que ces remèdes ont produite dans

(1) Le docteur Osborne (*On dropsies connected with suppressed perspiration and coagulable urine*, 8°, London, 1835) dit avoir guéri 27 malades sur 36 (résultat très remarquable, si, parmi ces cas, il n'y avait pas beaucoup de cas aigus), d'après une méthode qui n'est en réalité que la réunion des moyens le plus généralement recommandés (saignées, ventouses, purgatifs, bains simples, bains de vapeur, sudorifiques, vésicatoires, etc.), mais dont il se sert dans une vue particulière, celle de rétablir la transpiration cutanée, presque toujours supprimée dans cette maladie. M. Osborne explique les effets salutaires de ces remèdes, de la saignée, des vésicatoires mêmes, par la diaphorèse.

quelques cas, n'a eu aucune ou presque aucune influence avantageuse sur la marche de l'hydropisie.

Chez des individus très faibles, dont la peau était non-seulement sèche, mais froide, la teinture de gayac, administrée dans une tasse d'infusion tonique, a quelquefois produit un soulagement momentané.

J'ai bien, à la vérité, retiré quelque avantage de plusieurs de ces moyens; mais bien souvent aussi, lorsque l'hydropisie existait déjà depuis plusieurs mois, l'insolation, l'habitation d'une chambre au midi, les vêtemens de flanelle et les bains de sable, les bains de vapeur aqueuse ou aromatique, les diaphorétiques, ont échoué comme avaient échoué, dans de semblables cas, les exutoires, les purgatifs et les diurétiques.

§ 526. Comme il n'arrive que trop souvent que, malgré l'emploi des purgatifs, des diurétiques et des sudorifiques, l'hydropisie non-seulement persiste, mais encore fait des progrès; que le scrotum et le pénis deviennent monstrueux; que la peau des membres inférieurs, par suite d'une distension excessive, se fendille, rougit, et que parfois ces parties sont attaquées d'un phlegmon érysipélateux, on a conseillé, pour prévenir ces accidens, de recourir à l'acupuncture, aux mouchetés avec la lancette, et aux scarifications. Je regrette d'être obligé de dire encore que ce sont là de tristes ressources. J'ai vu si souvent des piqûres avec la lancette et l'acupuncture amener, dans cette espèce d'hydropisie, le développement de phlegmons érysipélateux, lorsqu'ils n'existaient pas, que, maintenant, je n'ai jamais recours à ces moyens dans le but de prévenir cette inflammation; et, lorsqu'elle existe, ce n'est le plus souvent qu'à regret que je me décide à pratiquer l'acupuncture dans des points éloignés des parties enflammées. Quant aux scarifications, depuis long-temps j'en ai abandonné l'emploi; car, ou elles donnent lieu à un écoulement très considérable de sérosité dont la déperdition rapide jette les malades dans un profond accablement dont ils ne se relèvent pas; ou bien les incisions s'enflamment, et le phlegmon s'élargit et s'étend à la manière des inflammations diffuses, promptement mortelles. Et, à cette occasion, je remarquerai que ces accidens, occasionés si souvent par l'acupuncture, les piqûres et les scarifications dans l'anasarque, suite de néphrite albumineuse, s'observent assez rarement au contraire dans l'anasarque consécutive aux maladies du cœur, et dans lesquelles l'évacuation de la sérosité, ainsi pratiquée, est souvent salutaire.

Quant aux vésicatoires, qu'on a aussi conseillés pour évacuer la sérosité, c'est un moyen dangereux, qui peut provoquer des inflammations phlegmoneuses et grangréneuses.

§ 527. La néphrite albumineuse chronique n'existe presque jamais à l'état de simplicité. Indépendamment de l'hydropisie qui l'accompagne presque toujours, d'autres lésions plus ou moins graves surviennent dans son cours. Ces *affections secondaires* exigent des soins particuliers, et d'autant plus importans que leur guérison suspend la marche de la maladie, qui, quelquefois alors, n'est de long-temps mortelle.

Par leur nombre, par leur variété et leur gravité, ces affections secondaires m'ayant paru devoir être l'objet d'une étude particulière, je me bornerai ici à quelques remarques sommaires, de plus grands développemens devant être donnés ailleurs sur leur traitement. Ces affections sont aiguës ou chroniques: les premières doivent être combattues très activement dans les premières vingt-quatre heures ; les secondes ne peuvent être que palliées, et sont incurables.

1° Le calomel à dose purgative, les ventouses scarifiées sur les régions mastoïdiennes, un vésicatoire à la nuque sont les remèdes principaux contre les affections cérébrales.

2° Les bronchites, les pleurésies, les pneumonies, les péritonites qui surviennent dans le cours de la néphrite albumineuse chronique doivent être traitées par la méthode ordinaire ; mais l'affaiblissement de la constitution, l'altération du sang, la coexistence de l'hydropisie, et des lésions des reins et quelquefois d'autres organes, diminuent beaucoup les chances du traitement.

3° Les amers, les toniques et la créosote calment plus souvent les vomissemens dépendant du dérangement de la sécrétion urinaire, que la glace, l'opium, les ventouses et les eaux gazeuses.

4° Les préparations opiacées sont le meilleur remède contre la diarrhée habituelle et chronique.

§ 528. Quant aux *maladies antérieures* à l'hydropisie et à l'affection des reins, il en est quelques-unes qu'il suffit de nommer pour exprimer l'insuffisance des secours de l'art réduit aux soins d'une cure palliative : la phthisie pulmonaire, les maladies du cœur avec ou sans altérations des valvules, la cirrhose du foie, le cancer de l'estomac, etc. D'autres, telles que les scrofules, réclament un traitement tonique et un régime analeptique.

§ 529. A l'aide de soins hygiéniques bien entendus, le médecin parviendra, dans quelques cas, à éloigner les affections secondaires et à remédier, en partie, à la détérioration progressive de la constitution. Dans ce but, il recommandera l'habitation dans un lieu sec et tempéré, dans un appartement exposé au midi ; des alimens bien choisis et appropriés aux forces digestives ; l'usage journalier de préparations ferrugineuses, et d'une petite quantité d'un vin blanc généreux. Et, dans le cas où, plus tard, l'hydropisie viendrait à disparaître, où la maladie serait réduite à l'affection des reins et au dérangement de la sécrétion urinaire, les malades pourraient prolonger de beaucoup leur vie, par la continuation du même régime, par l'usage habituel des bains tièdes aromatiques, et par un exercice modéré, si malheureusement la position sociale de la plupart d'entre eux ne les mettait dans l'impossibilité de prendre des soins aussi coûteux et aussi long-temps continués.

Observations particulières.

§ 530. Je vais d'abord rapporter plusieurs exemples où la néphrite albumineuse s'est montrée dans son état de simplicité, ou bien dans lesquels la mort a été déterminée par des lésions accidentelles ou évidemment étrangères à la production directe de l'hydropisie. Ces cas m'ont paru propres à donner une idée exacte, nette et frappante de la maladie des reins, et de son influence sur la production de l'hydropisie.

Je passerai ensuite à d'autres faits qui établissent les rapports plus ou moins intimes de la néphrite albumineuse avec d'autres maladies. Cette dernière partie de l'histoire de la néphrite albumineuse offre le plus grand intérêt; car il est bien rare d'observer cette maladie dans son état de simplicité, et exempte de complications; et de la variété des affections qui peuvent la précéder ou l'accompagner, ou qu'elle peut amener à sa suite, naissent une foule d'expressions symptomatiques, au milieu desquelles n'apparaissent que confusément ses caractères essentiels.

C'est pour n'avoir point eu connaissance des cas simples de néphrite albumineuse et des cas plus ou moins complexes dans lesquels il n'existait cependant pas d'autre cause d'hydropisie; c'est pour n'avoir pas su faire la part que les lésions rénales prennent à la production des phénomènes observés dans les cas complexes, qu'un assez grand nombre de pathologistes français et étrangers ont long-temps contesté, d'abord les lésions rénales, puis leurs caractères distinctifs et leur influence sur le développement de l'hydropisie.

§ 531. *Néphrite albumineuse aiguë.*

On n'a publié, jusqu'à ce jour, qu'un petit nombre d'exemples de néphrite albumineuse aiguë bien caractérisée; nul doute toutefois, que, sous cette forme, la maladie ne soit pas aussi rare qu'on le pense généralement. Ces faits peuvent être rangés en quatre séries : la *première* comprend les cas d'hydropisie aiguë, avec urine coagulable, dans lesquels les reins n'ont pu être examinés, la maladie s'étant heureusement terminée par guérison; on peut y ajouter ceux dans lesquels on a négligé d'examiner les reins après la mort. La *seconde série* comprend des faits, pathologiquement parlant, plus complets, dans lesquels on a constaté non-seulement l'existence d'une hydropisie aiguë avec urine coagulable, mais encore celle des lésions rénales qui la produisent. Dans la *troisième* on peut ranger les cas de néphrite albumineuse aiguë dans lesquels l'hydropisie a disparu spontanément ou sous l'influence du traitement, l'altération de la sécrétion urinaire persistant, la guérison étant incomplète. Enfin, j'ai réuni, dans une *qua-*

trième et dernière, série des cas de néphrite albumineuse, aiguë, anatomiquement bien caractérisés, et qui n'ont été reconnus qu'après la mort, chez des individus non hydropiques.

§ 532. S'il importe de rechercher et de recueillir, avec soin, tous les cas de néphrite albumineuse aiguë, pour éclairer de plus en plus son histoire générale, il ne faut pas mettre moins d'attention à écarter ceux qui lui sont étrangers, quoiqu'ils aient été regardés comme lui appartenant réellement. Ainsi le docteur Gregory a eu tort de rapprocher un cas d'inflammation du bassinet avec sécrétion purulente, d'un cas de véritable néphrite albumineuse aiguë, rapporté par M. Bright. Je crois également que c'est à tort que M. Christison a cité, comme un exemple d'affection granuleuse aiguë (Obs. I), un cas d'inflammation des reins avec coma et convulsions, qui doit être considéré comme un exemple de néphrite simple, avec symptômes typhoïdes. Une autre observation (Obs. XIX) de M. Christison me paraît être un cas d'hématurie, et non un exemple d'affection granuleuse des reins. Deux cas d'albuminurie rapportés par M. Martin-Solon (Obs. VIII) sont évidemment des exemples d'inflammation du bassinet, dont un probablement avec inflammation de la vessie, et non des cas de maladie de Bright.

Je passe aux faits particuliers ; le lecteur pourra les consulter, soit comme des exemples de la forme aiguë de la maladie et du traitement qui lui est généralement applicable, soit comme des pièces à l'appui des remarques que je viens de présenter.

§ 533. *Première série.* — Blackall (1) rapporte un cas d'anasarque aiguë avec urine coagulable, survenu presque tout-à-coup après un traitement mercuriel, chez un homme âgé de 25 ans. Traité par la saignée, la crème de tartre et de larges scarifications, qui déterminèrent une suppuration abondante, le malade prit, plus tard, quelques toniques, et guérit. On lit, dans son ouvrage, un second exemple d'anasarque aiguë avec urine coagulable, chez un homme de 56 ans, qui avait bu

(1) Blackall. *Ouvr. cité*, obs. I, p. 99; obs. I, p. 121; obs. I, p. 124; obs. X, p. 94.

de l'eau froide, ayant chaud et étant très fatigué. Traité par la crême de tartre et le jalap, et plus tard par le quinquina, le malade guérit promptement. Enfin, Blackall cite un troisième cas d'hydropisie aiguë, avec urine coagulable, survenue chez un homme de 60 ans, qui abusait des liqueurs spiritueuses. Cette hydropisie, accompagnée de symptômes pleurétiques, eut une marche très aiguë. Des scarifications qu'on crut devoir pratiquer furent promptement frappées de gangrène.

Blackall rapporte encore deux exemples d'anasarque aiguë, suite de scarlatine; dans l'un, la guérison de l'hydropisie eut lieu, et la malade mourut à la suite d'eschares au sacrum et aux fesses. Dans l'autre, l'hydropisie disparut, mais l'urine resta coagulable.

M. Hamilton (1) cite plusieurs observations d'hydropisie aiguë, avec urine coagulable.

M. Martin-Solon (2) rapporte quatre cas d'hydropisie aiguë avec urine coagulable, déterminés par l'impression du froid et de l'humidité. L'un est celui d'un enfant de 17 mois qui fut guéri par les sangsues et les bains de vapeur. Les autres, observés chez des adultes ou chez des hommes d'un âge plus avancé, prouvent également l'utilité du traitement antiphlogistique dans cette maladie, utilité sur laquelle j'ai tant insisté. On lit aussi, dans M. Christison (3), le cas d'un forgeron âgé de 62 ans, atteint d'une névralgie et d'une hydropisie avec urine coagulable, causées par l'impression du froid et de l'humidité, et qui dut sa guérison à deux saignées et à l'emploi des diurétiques.

Je donnerai plusieurs autres exemples de cette forme de la maladie, avec une heureuse terminaison, pris parmi ceux que j'ai vus causés par l'impression du froid ou de l'humidité, ou que j'ai observés à la suite de la scarlatine, ou dans la grossesse.

(1) Hamilton. *Edinb. med. and surg. journ.* vol. XXXIX, p. 152 et suiv.

(2) Martin-Solon. *De l'albuminurie.* Obs. I. II. III. VII.

(3) Christison. *Ouvr. cité :* Obs. XXI, p. 252.

OBS. I. — Impression du froid et de l'humidité. — Néphrite albumineuse aiguë; urine albumineuse et sanguinolente; anasarque; saignée; tisane de raifort; lait d'ânesse; prompte guérison.

Madame C..., Espagnole, d'une très belle constitution, abondamment réglée (tous les mois elle perd du sang pendant huit jours), après s'être exposée à l'impression du froid et de l'humidité, éprouva, au commencement de février 1833, un engourdissement, une espèce de pesanteur dans les reins et dans les jambes qui rendait la marche pénible. En même temps, ses urines devinrent rougeâtres et formèrent un dépôt abondant; le visage était légèrement bouffi, ce qui fit croire à la malade qu'elle engraissait. Lorsque je la vis pour la première fois, avec M. Littré, le visage, les bras et les jambes étaient œdémateux; les urines contenaient une forte proportion d'albumine. La malade prit pendant deux jours de la tisane de chiendent nitrée; le troisième jour une forte oppression nécessita l'emploi de la saignée. Madame C... fut soulagée; mais, l'œdème restant stationnaire, on commença l'emploi du *raifort* à la dose d'une demi-once par pinte d'eau. Sous l'influence de ce remède et d'un régime doux, au bout d'un septenaire, les urines devinrent beaucoup plus abondantes, progressivement moins troubles, moins sanguinolentes, enfin moins albumineuses, et l'hydropisie et les autres accidens, disparurent bientôt complètement.

Depuis cette époque, madame C... jouit d'une très bonne santé, et se promène sans éprouver la moindre fatigue dans les jambes. Après la guérison de l'anasarque, madame C... a continué pendant quelque temps l'usage du lait d'ânesse.

Depuis cette époque jusqu'aujourd'hui (1er août 1839), madame C... n'a point éprouvé de rechute.

L'observation suivante est un exemple de récidive d'autant plus remarquable qu'une seconde attaque s'est terminée, comme la première, d'une manière favorable.

Obs. II. — Impression du froid et de l'humidité. — Néphrite albumineuse avec hydropisie. Guérison par les saignées, le repos et une légère décoction de raifort.— Récidive en 1839; douleur dans la région rénale; urines troubles, rares et fortement albumineuses; guérison complète après deux mois de traitement (*Saignées ; gomme-gutte ; crême de tartre ; vin de colchique*).

Triqueneaux, âgé de 33 ans, d'une constitution assez robuste, tisserand, marié, père de deux enfans, entra, le 1er mars 1836, à l'hôpital de la Charité. Cet homme ne se rappelle pas avoir eu d'autre maladie que la petite-vérole, et dans son enfance. L'hydropisie dont il est atteint se déclara, pour la première fois, il y a trois ans; il travaillait alors, à Reims, depuis une année, dans une chambre extrêmement humide, dont l'aire, située plus bas que la rue, était en terre; chambre tellement froide que les chaleurs de l'été ne pouvaient chasser l'humidité. Il travaillait dans ce réduit quatorze heures par jour. Devenu hydropique, il entra à l'hôpital et y resta pendant trois semaines; il guérit par l'usage du vin diurétique amer; puis il se remit à travailler, dans cette même chambre, pendant onze mois.

Triqueneaux quitta Reims; il vécut deux ans, à Paris, demeurant au troisième étage, rue Saint-Marc. Il y a environ un an, il eut un ictère. Depuis trois jours seulement, il s'est aperçu qu'il était enflé.

La figure est bouffie; les cuisses, et surtout les jambes, sont enflées et conservent l'impression du doigt.

Le cœur a son volume ordinaire; il ne donne aucun bruit morbide; le malade n'a point de palpitations; il n'est point essoufflé quand il monte vite un escalier, et il peut courir pendant assez long-temps. Du reste, le pouls est assez fort (80 pulsations par minute). Point de chaleur à la peau; sonorité parfaite de la poitrine; langue naturelle, point de soif, assez bon appétit, digestions faciles, selles naturelles, ventre indolent, point de fluctuation. Le foie ne dépasse pas le rebord des fausses côtes. Le malade n'a jamais fait d'excès de liqueurs spiritueuses. Jamais il n'a eu de douleurs dans la région des reins : la pression et les mouvemens du corps n'en déterminent point.

Les urines, pâles et citrines, traitées alternativement par l'acide nitrique et par la chaleur, donnent un précipité considérable d'albumine (*saignée de 12 onces; tisane de chiendent; lait*). La pesanteur spécifique de l'urine est peu considérable (1010). Le 3, le sang est couenneux; le malade assure qu'il se trouve mieux, mais il n'y a aucun changement apparent dans son état (*application de 20 sangsues sur les régions rénales*). Le 4, amélioration manifeste; le pouls ne donne que 72 pulsations par minute.

L'enflure des jambes est diminuée; Triqueneaux assure avoir uriné beaucoup plus que les jours précédens, et cela est vrai, à en juger par le nombre des bocaux qu'il a remplis depuis vingt-quatre heures. Il dit aussi sentir moins de raideur dans les extrémités inférieures : mais à l'hôpital il se repose; chez lui il travaillait, et il a été constamment couché depuis qu'il est à l'hôpital.

Le 9 mars, on prescrit une légère tisane de raifort (un gros de racine seulement par pinte). Couleur des urines à-peu-près naturelle; un des vases contient un dépôt assez considérable de mucus et de graviers d'acide urique. Le 13, la quantité des urines augmente; elles ressemblent, pour la couleur, à du cidre tué, et contiennent beaucoup de mucus et d'albumine.

Le 15, les urines continuent de dépasser en quantité les boissons (10 bocaux pleins). Deux des vases offrent un dépôt rougeâtre, sanguinolent. L'enflure diminue; la langue est naturelle, les selles régulières; 76 pulsations.

Le 19, les urines sont beaucoup moins foncées; elles ont presque leur couleur ordinaire (12 bocaux). L'hydropisie a diminué au moins de moitié; à peine si la face est encore œdémateuse. Il y a une moindre proportion d'albumine; elle ne se prend plus en masse par l'acide nitrique.

Le 24, l'hydropisie a complètement disparu, les urines deviennent moins abondantes. Continuation du raifort, dont l'usage n'a pas été interrompu.

Le 28, les urines étant toujours plus abondantes que les boissons (8 bocaux d'urine, un seul pot de tisane), on cesse le raifort.

Le 29, le malade demande sa sortie, et on la lui accorde.

Ce jour-là, les urines, très acides, avaient la couleur du cidre tué, et contenaient moitié moins d'albumine que lors de l'arrivée du malade à l'hôpital. Ces urines devenaient très violettes par l'addition de l'acide nitrique. Aucune douleur dans la région des reins, même à une forte pression.

L'hydropisie a disparu entièrement; la face n'est nullement bouffie; les jambes sont sans enflure, et la peau ne conserve pas l'impression du doigt; seulement la peau est pâle, et présente ce blanc mat des tissus qui ont été long-temps baignés de sérosité ou qui en sont imprégnés. Les poumons, le cœur, les organes digestifs remplissent leurs fonctions très régulièrement; le malade se sent fort et en état de reprendre ses travaux.

J'ai revu cet homme, le 23 avril 1836; depuis sa sortie de l'hôpital, il avait repris son métier de tisserand. L'hydropisie ne s'était point reproduite; l'urine se troublait encore très légèrement par l'acide nitrique et par la chaleur. Quelques semaines après, l'albumine avait complètement disparu de l'urine.

Depuis cette époque, Triqueneaux a éprouvé parfois un peu d'engourdissement dans les membres inférieurs, suivi d'une légère infiltration, mais il n'a jamais interrompu son travail. Depuis plusieurs années, cet homme a été de nouveau soumis à l'influence de l'humidité; il travaille dans un atelier très humide; souvent tourmenté par la soif, il lui est arrivé plusieurs fois de boire, coup sur coup, une grande quantité d'eau froide.

Le 20 mai 1839, il se présente de nouveau à l'hôpital de la Charité, avec un œdème à la face et aux membres inférieurs. Il y a huit jours, vive douleur à l'épigastre, suivie de l'apparition presque subite d'une enflure des membres supérieurs et inférieurs, et d'une sensation d'engourdissement dans ces parties : il se mit au lit, garda le repos; il prit des tisanes diurétiques, et l'anasarque diminua. Les bruits cardiaques et respiratoires sont naturels, la sonorité de la poitrine est bonne dans toute l'étendue de cette cavité; la langue est blanche, et l'appétit peu développé; la soif est toujours vive; il y a peu de sensibilité épigastrique; légère douleur dans la région des lombes; garde-robes naturelles.

Les urines coulent moins abondamment qu'en santé depuis huit jours (il y a eu hier deux émissions seulement de quatre onces environ chacune); elles sont légèrement troubles, comme une dissolution de gomme non clarifiée. Traitées par l'acide nitrique et par la chaleur, elles précipitent des flocons très abondans d'albumine. La peau est fraîche; le pouls peu développé bat 75 fois à la minute (*Saignée de douze onces, gomme-gutte 6 grains, petit-lait avec crême de tartre 1 gros; 1/4 d'alimens*).

Le 22 mai, trois selles, quelques vomissemens produits probablement par la gomme-gutte; le sang provenant de la saignée offre une couenne assez épaisse, relevée sur les bords en forme de champignon; membres inférieurs moins engourdis; sommeil, la nuit précédente; moiteur de la peau, pouls donnant, comme hier, 75 pulsations (*Petit-lait avec crême de tartre, un demi-gros par pinte; saignée de 12 onces, le quart de la portion des alimens*).

Le 23 mai, le sentiment de gêne à l'épigastre a complètement disparu; trois émissions d'urine dans la nuit; peau naturelle; appétit plus marqué (*Petit-lait avec addition d'un gros de crême de tartre par pinte*).

Le 24, l'œdème du visage et des membres inférieurs a sensiblement diminué; teint pâle; les bras semblent encore tuméfiés, mais ils ne gardent plus l'impression du doigt lorsqu'on les comprime.

Le 25, disparition de la douleur des lombes et de l'engourdissement des membres; urines plus abondantes (la quantité s'élève à une livre et demie dans les vingt-quatre heures); elles sont fort peu acides et contiennent toujours beaucoup d'albumine (*Petit-lait avec crême de tartre un gros, vin de colchique un gros*).

Le 29, trois garde-robes produites par le vin de colchique;

quatre bocaux d'urine contenant chacun environ cinq onces d'urine.

Du 1er au 5 juin, l'usage du vin de colchique est porté à la dose d'un gros et demi; dans les vingt-quatre heures, trois ou quatre garde-robes, et six émissions d'urine dont la totalité est de vingt-deux onces environ. Les urines sont à-peu-près transparentes au moment de l'émission. L'œdème des membres inférieurs persiste à un très faible degré (*Tisane de chiendent, vin de colchique un gros et demi; le quart de la portion d'alimens*).

Le 6 juin, coliques et quatre garde-robes liquides; six émissions d'urine donnant huit bocaux de cinq onces chacun. L'appétit est meilleur; le malade, long-temps privé de sommeil, repose et dort bien. Les variations brusques de température et l'humidité de l'atmosphère, durant le mois de mai et de juin, ont obligé Triqueneaux à garder presque habituellement le lit ou à ne pas sortir de la salle. Il ne pouvait descendre au jardin de l'hôpital sans éprouver, quelques instans après, des frissons suivis d'une augmentation sensible de l'œdème des membres.

Le 8 juin, urines transparentes et très claires, ne contenant plus qu'une faible proportion d'albumine; elles sont acides et se troublent très légèrement par l'acide nitrique sans former de grumeaux (*Tisane de chiendent; vin de colchique deux gros; la demi-portion d'alimens*).

Le 10 juin, envies de vomir produites par le colchique; une seule garde-robe et dix émissions d'urine dans les vingt-quatre heures; peau naturelle.

Le vin de colchique, continué à la dose de deux gros jusqu'au 15 juin, produit chaque jour quatre à cinq garde-robes, et le malade rend huit bocaux d'urine, contenant chacun six onces d'urine environ.

Le 16, douleur à la région du rein gauche (huit onces de sang extrait par des ventouses scarifiées appliquées sur le point douloureux). Le lendemain, disparition complète de la douleur; les jours suivans, le mieux se prononce de plus en plus, et le 27, le malade sort de l'hôpital, guéri de l'hydropisie. Traitée par les réactifs, l'urine ne contenait plus que des traces d'albumine. Dix jours après, Triqueneaux vint me voir pour me remercier des soins que je lui avais donnés; sa santé s'était fortifiée; l'urine ne contenait plus d'albumine.

OBS. III. — Fatigues et exposition au froid et à l'humidité. — Néphrite albumineuse aiguë; anasarque; hydropisie; urine albumineuse. Saignée, bain tiède, tisane de raifort. Guérison.

Claude Constant, journalier, robuste et bien développé, entra à l'hôpital de la Charité, le 19 mai 1833. Habituellement bien portant, il raconte qu'il y a deux ans, il eut des coliques violentes qui disparurent spontanément. La région lombaire a toujours été indolore; il a ressenti parfois, à l'épaule gauche, des douleurs qui semblent rhumatismales. Dans le courant de mai, après plusieurs journées fatigantes, pendant lesquelles il restait debout, exposé au froid et à l'humidité, l'œdème apparut autour des malléoles, accompagné de brisement général et d'anorexie. Constant ne suspendit pas ses travaux; l'œdème gagna rapidement les jambes et les cuisses; la sécrétion urinaire diminua notablement, l'appétit devint presque nul et les forces diminuèrent. A son entrée à l'hôpital, l'œdème occupait, non-seulement les membres abdominaux, mais encore les parois abdominales et thoraciques. Les membres supérieurs, ainsi que la face, n'étaient que très légèrement œdématiés. L'état de la poitrine, à part un peu de râle muqueux à droite, ne présentait rien d'anomal, soit dans les poumons, soit du côté du cœur; le ventre était souple, indolore, et ne contenait point de liquide; langue pâle et blanchâtre, inappétence; selles régulières; pouls peu fréquent (80 pulsations), sans raideur; l'urine peu abondante, médiocrement colorée, trouble, d'une faible pesanteur spécifique, devient blanche, opaline, par l'acide nitrique ou par la chaleur (*Saignée; décoction de racine de raifort sauvage, à la dose d'une demi-once par pinte*). Le 30 mai, la saignée de la veille présente une couenne ferme et épaisse; le caillot est rétracté; urines moins colorées, plus abondantes, pouls un peu faible, donnant 78 pulsations par minute; langue blanchâtre, inappétence; deux garde-robes naturelles (*décoction *de raifort; bain simple; le huitième de la portion d'alimens*). Le 1er juin, urines abondantes; diminution de l'œdème, dont il ne reste plus de trace à la face, ni aux membres thoraciques; l'appétit se développe; le malade se sent mieux. De là au 8 juin, jour de la sortie, la résolution de l'œdème s'est faite avec une grande rapidité, sous l'influence des bains et de la tisane de raifort, dont le malade a fait journellement usage. L'urine, dont la quantité était de cinq à six livres, dans les vingt-quatre heures, a été plusieurs fois traitée par l'acide nitrique; le trouble blanchâtre que l'acide y déterminait, est allé en diminuant et a fini par disparaître complètement. A la sortie du malade, l'œdème n'avait laissé aucune trace de son existence, et la sécrétion urinaire était revenue tout-à-fait à l'état normal.

Trois ans après, en 1836, j'ai revu C. Constant; il n'avait point éprouvé de rechute, ni de maladie de quelque gravité.

Obs. IV. — Impression du froid et de l'humidité. Anasarque, urines fortement coagulables (néphrite albumineuse aiguë). Bains de vapeur. Guérison.

Louise Caritte, âgée de 36 ans, d'une bonne constitution, d'une gaîté remarquable, habitant Paris depuis 17 ans, entra à la Charité pour se faire traiter d'un œdème qui, depuis treize jours, lui était survenu aux cuisses et aux jambes. Elle attribuait cet accident au froid qu'elle avait éprouvé, la nuit, dans un logement mal fermé, situé sous les toits, et à son séjour dans un endroit bas et humide, où son état de tisserand la forçait à passer la journée. Cette fille, pendant quatre ans, avant l'apparition de ses menstrues, fut sujette à des attaques d'épilepsie, dont elle n'a eu aucune atteinte depuis l'âge de 17 ans. Depuis lors, elle a toujours joui d'une très bonne santé. Le 5 septembre, lendemain de son entrée, elle est dans l'état suivant: décubitus facile sur tous les côtés; respiration naturelle; la poitrine, percutée et auscultée, ne présente rien d'anomal; langue naturelle; appétit bon; le ventre n'est douloureux dans aucun point, même à la pression. Les cuisses, les jambes, les bras et les avant-bras sont le siège d'un œdème moins apparent dans ces dernières parties; les urines, presque incolores, mais troubles, se coagulent fortement par la chaleur et précipitent en gros flocons par l'acide nitrique (*Tis. de chiendent nitrée; 1/4 d'alimens et bain de vapeur*). Le 6, l'œdème des membres supérieurs a diminué, et celui des membres inférieurs a augmenté; l'abdomen ne contient point de liquide; soif; urines troubles, plus coagulables (*Chiendent; potion gommeuse avec deux grains d'opium; bain de vapeur*). Les 7, 8 et 9, même état de l'œdème et des urines. Le 10, plus d'œdème dans les membres supérieurs; la malade n'éprouve de douleurs nulle part; même état des urines. Le 11, l'œdème semble diminuer dans les membres inférieurs; urines plus claires, moins albumineuses. Le 12, diminution évidente de l'œdème des cuisses; urines claires, presque incolores, lactescentes par l'acide nitrique. Les 13, 14 et 15, diminution progressive de l'œdème; même état des urines. Les 16 et 17, l'œdème des jambes a presque disparu; les urines, dont la quantité est naturelle, sont toujours très peu colorées. La malade se trouve très bien (1/2 *d'alimens depuis plusieurs jours*). Le 18, il ne reste plus qu'un peu d'empâtement autour des malléoles; même état des urines. Les 19 et 20, on ne voit plus aucune trace d'œdème; les urines se rapprochent de leur état naturel et ne forment plus qu'un léger nuage par l'addition de l'acide nitrique. Le 21, la malade est très bien; urines claires. Le 22, les urines perdent à peine de leur transparence, soit par l'acide nitrique, soit par la chaleur. Du 23 au 26, même état. Le 27, tout est rentré à l'état normal. La malade quitte l'hôpital en promettant de revenir si ses pieds enflent de nouveau. Trois mois s'écoulèrent sans qu'elle reparût; depuis, le hasard nous l'a fait rencontrer plusieurs fois dans les rues de Paris, vendant des fruits et se portant à merveille.

Obs. V. — Hydropisie avec urine albumineuse; symptômes de bronchite et d'emphysème; guérison rapide par la saignée, les purgatifs et le raifort.

Cerisier, âgé de 69 ans, exerçant, depuis son enfance, la profession d'armurier, a toujours mené une vie très régulière, et s'est presque toujours trouvé dans des conditions hygiéniques convenables. Né d'un père affecté d'emphysème et mort dans un accès d'asthme, à l'âge de 63 ans, il est sujet, depuis une vingtaine d'années, à de fréquens accès de dyspnée, survenant surtout pendant l'hiver, époque à laquelle il s'enrhume très facilement. Affecté, depuis six semaines, d'un œdème considérable des extrémités inférieures, il a été obligé de suspendre son travail, et le 6 octobre 1838 il est entré à l'hôpital de la Charité, dans l'état suivant :

Apparence d'une constitution robuste, affaiblie par l'âge et les fatigues d'une vie laborieuse. Embonpoint médiocre ; face exprimant une certaine gêne dans la respiration et la circulation ; lèvres un peu bleuâtres, trait nasal fortement dessiné, orthopnée, voix brisée, poitrine très sonore, râle muqueux à la base des deux poumons, toux légère, suivie d'une expectoration muqueuse, peu abondante ; cœur à l'état normal, pouls régulier (60 pulsations par minute) ; peau fraîche ; appétit médiocre ; langue blanche au centre et pâle au pourtour ; constipation, point de douleur dans aucune des régions abdominales, pas même dans celles des reins ; ascite peu considérable ; l'œdème occupe non-seulement les extrémités inférieures, mais encore la face dorsale des mains. Les urines, dont l'émission a lieu sept à huit fois par jour, sont claires, citrines, acides, légèrement albumineuses, et pèsent 1017.

La foie paraît sain. Le malade porte, depuis dix ans, deux hernies inguinales volumineuses qui rentrent très facilement et n'ont jamais été étranglées. On pratique une saignée le 1er jour, et l'on commence l'administration des purgatifs et des diurétiques.

Le 8 (*une bouteille d'eau de Sedlitz; tisane de raifort; le 1/8 d'alimens*). Six selles. Le malade est moins oppressé.

Le 9, une livre d'émulsion nitrée, et une pinte de tisane de raifort (*Six grains de scammonée, et six grains de resine de jalap*). Cinq selles.

Le 10, même état, même traitement : continuation des évacuations alvines. Urines toujours albumineuses, mais abondantes.

Le 11, deux selles liquides, l'œdème des extrémités a presque entièrement disparu, on ne peut plus constater la présence de sérosité dans le ventre. Il n'y a plus de râle aux poumons; la respiration est facile et la toux de plus en plus rare (*tisane de raifort; émulsion; 1/4 d'alimens*). Le 12, le malade se lève. Le 13, la chaleur trouble à peine les urines; il n'y a plus d'hydropisie; le malade n'urine que deux fois par jour. Il n'a qu'une ou deux selles dans les vingt-quatre heures.

Cet homme reste encore quelques jours à l'hôpital, se nourrissant bien, restant levé pendant presque toute la journée. La guérison se confirmant, il va reprendre ses travaux.

Obs. VI. — Impression du froid et de l'humidité, et abus des boissons spiritueuses. Anasarque, et urine fortement coagulable; douleurs rénales (néphrite albumineuse). Bains de vapeurs, fumigations aromatiques; sangsues; acétate de potasse. Guérison.

Simon Mitotoschi, Polonais, âgé de 45 ans, d'une forte constitution, entra à l'hôpital de la Charité, pour y être traité d'une enflure des jambes et du ventre, dont il était attteint depuis deux mois. Examiné le lendemain de son entrée, le 19 janvier 1832, voici ce qu'il présente : langue naturelle, respiration un peu gênée. La poitrine résonne bien partout à la percussion, excepté à la partie postérieure et inférieure du poumon droit, où l'on entend un léger râle crépitant, joint à du ronchus; toux peu fréquente, sans expectoration. Les battemens du cœur sont réguliers; le pouls donne 72 pulsations; l'abdomen, volumineux, n'est douloureux dans aucun point, même à une forte pression; mais, à l'aide de la percussion, on y reconnaît l'existence d'un liquide, dont le niveau occupe le milieu de l'espace compris entre l'ombilic et le pubis. Les cuisses et les jambes sont œdématiées, la face légèrement bouffie. La quantité de l'urine est naturelle; elle est trouble, jaune-verdâtre, précipite abondamment par l'acide nitrique, et se coagule fortement par la chaleur. Cet homme, adonné aux boissons alcooliques, attribue son enflure au froid et à l'humidité auxquels l'expose son état de charretier-boueur. Dans le courant de l'été, il a éprouvé plusieurs fois des douleurs dans la région des reins; mais ce n'est que depuis un mois que l'œdème a commencé par le scrotum et a gagné successivement les cuisses, les jambes et le ventre (*tis. chiendent nitrée ; pot. gomm. ; 1/8 d'alimens*). Le 20 même état (*même prescription ; plus un bain de vapeur*). Les 21 et 22, le malade, examiné à la sortie du bain de vapeur, se plaint de céphalalgie ; le pouls est plein, sans être accéléré ; même état des urines. Le 23, face moins bouffie ; jambes diminuées de volume ; même état de la poitrine. Le 24, l'œdème a gagné la région des lombes ; les urines sont plus troubles et ressemblent assez à du petit lait non clarifié. Le 25, l'œdème des lombes fait des progrès ; l'urine est toujours fortement coagulable. Le 27, céphalalgie légère ; urines moins troubles. Le 28, persistance de la céphalalgie, l'enflure s'étend le long du dos. Les 29 et 30, il n'y a plus de céphalalgie, l'œdème des jambes a beaucoup diminué ; urines plus abondantes, moins troubles et moins albumineuses. Le 1er février, face moins bouffie ; cuisses moins volumineuses ; les urines, traitées par l'acide nitrique et la chaleur, contiennent évidemment moins d'albumine. Du 2 au 6, l'œdème a diminué sensiblement à la partie postérieure du tronc ; le malade nous dit que, depuis plusieurs jours, il éprouve, après le bain de vapeur, une sueur très abondante aux cuisses et aux jambes. Le 7, le ventre est souple ; la percussion n'y décèle plus la présence que d'une petite quantité de liquide, les urines sont de moins en moins albumineuses. Le 8, urines moins abondantes, plus colorées en jaune ; œdème du dos moindre, mais celui des jambes plus considérable. Les 9 et 10, œdème stationnaire ; urines plus albumineuses. Le 11, lombes et jambes moins œdématiées ; une sueur plus abondante qu'à l'ordinaire s'est manifestée pendant la nuit dans les membres inférieurs ; même état des urines. Le 12, douleurs dans les reins, même état de l'œdème. Du 13 au 15, disparition des douleurs ; les urines sont plus troubles sans être plus albumineuses. Les 17 et 18, le bain de vapeur n'ayant plus d'action sur l'œdème, on le suspend et on prescrit 15 *sangsues* sur chaque région des reins. Après la chute des sangsues, à l'aide de ventouses, on a retiré 4 onces de sang qui, traitées par le procédé de M. Christison, ont donné une matière grenue, d'une odeur urineuse. Le 20, urines peu colorées, beaucoup moins troubles, mais autant albumineuses. Le 21, nul changement dans l'œdème, ni dans les urines (*tis. de chiendent nitrée; bain de vapeur; 1/4 d'alimens*). Du 22 au 25, même état en tout. Le 26, l'urine plus trouble, plus coagulable, est moins abondante. Ce jour-là et les suivans, on continue le bain de vapeur. Le 27, depuis la veille, céphalalgie assez forte; langue blanche; nausées; pouls plein; l'œdème des jambes a disparu, mais tout le tronc en général est plus œdématié; urines brunes, troubles, précipitant en gros flocons par l'acide nitrique. Le 28, la veille, le malade a eu des frissons et à minuit un accès de fièvre, accompagné d'une toux fréquente; urines moins colorées et moins albumineuses. Le 29, pas de frissons, pas de nausées; les urines, revenues à leur couleur ordinaire, ne donnent plus qu'un nuage blanc assez épais, par l'acide nitrique. Le 1er mars, il n'y a plus d'œdème à la partie antérieure du tronc; il est moindre aussi à la partie postérieure. L'acide nitrique blanchit à peine les urines qui sont presque incolores. Le 2, toutes les parties affectées d'œdème en présentent à peine quelques traces aujourd'hui; l'existence d'un liquide dans l'abdomen ne peut plus être constatée; les urines, à peine troubles, contiennent encore une petite quantité d'albumine; tout fait espérer la guérison prochaine du malade. Le 3, en sortant du bain de vapeur, le malade a été pris d'un violent mal de tête, l'œdème a reparu aux jambes et surtout à la cuisse gauche; les urines moins abondantes, plus colorées, sont plus coagulables. Du 4 au 7, aucun changement notable dans l'état du malade. Le 8, les lombes sont de nouveau envahies par l'œdème; les urines, plus troubles, sont évidemment plus albumineuses. Les 9 et 10, urine jaune-paille, précipitant en filamens par l'acide nitrique. Du 11 au 15, même état de l'œdème et des urines (*fumigation de genièvre*). Le 16, depuis la veille les jambes ont encore augmenté de volume, et ce matin l'œdème a encore fait des progrès; les cuisses et le dos sont très œdématiés; la face est aussi un peu bouffie; urines rares, jaunes verdâtres. Le 17, même état de l'œdème, sueurs abondantes après la fumigation de genièvre. Les 18 et 19, diminution de l'œdème des jambes, sueur abondante sur toute la surface du corps. Du 20 au 23, même état de l'œdème et des urines. Le 24, augmentation de l'œdème des cuisses et des jambes, la peau de ces parties est lisse, luisante; face toujours bouffie, urines jaunes, claires, moins albumineuses (*Tis. de chiendent avec acétate de potasse, demi-gros*). Le 25, même état. Le 26, urines plus abondantes, presque limpides, moins coagulables; diminution de l'œdème dans les membres inférieurs. Le 27, la face n'est plus bouffie; l'œdème en général diminue d'une manière marquée. Du 28 mars au 6 avril, jour de la sortie du malade, l'œdème sous l'influence du même traitement a disparu complètement, en même temps que les urines sont revenues à-peu-près à leur état normal.

Obs. VII. — Anasarque légère; urine légèrement albumineuse et neutre; point de fièvre; symptômes gastriques (néphrite albumineuse aiguë et apyrétique). Ipécacuanha, tisane de raisin d'ours. Guérison.

Filiat (Anne), âgée de 55 ans, marchande des quatre-saisons, n'a jamais eu de maladie; quatre couches heureuses. Depuis plus de deux ans, cette femme habite une chambre au sixième étage; il est à croire qu'elle n'a jamais fait d'excès de liqueurs alcooliques; au moins, quelque précaution que l'on prenne pour ne pas la blesser, en la questionnant sur ce point, elle répond toujours négativement et avec humeur. Il y a douze jours que, sans cause connue, et avant tout autre symptôme de maladie, elle s'aperçut qu'elle avait la figure enflée, que ses paupières étaient gênées dans leurs mouvemens; bientôt après elle fut prise d'un malaise général. L'action de monter un escalier la brisant de fatigue, elle regarda ses jambes; elle vit qu'elles s'étaient gonflées; alors elle se mit au lit; aucun autre accident ne s'est manifesté, aucun vomissement, aucune douleur dans les reins. Au bout de neuf jours passés dans le même état, elle entra à la Charité, le 9 novembre 1836.

Le 10 novembre, légère bouffisure de la face; paupières tuméfiées; œdème peu considérable des mains, des pieds et de la moitié inférieure des jambes.

Point de douleur dans les régions des reins ou de la vessie. L'excrétion de l'urine se fait sans douleur et sans trop de fréquence ; l'urine est neutre, pâle, limpide, sans dépôt, d'une faible pesanteur spécifique (1006); l'acide nitrique y produit un trouble très marqué, mais l'albumine ne s'y trouve pas en assez grande quantité pour former des flocons. La chaleur donne le même résultat. Point d'appétit ; peu de soif; point de nausées ni de vomissemens, mais la région épigastrique est si douloureuse que la malade est forcée de se tenir courbée en avant, pour éviter ce qu'elle appelle des tiraillemens d'estomac insupportables. Il n'y a ni diarrhée, ni constipation, ni accidens du côté du foie; point de fièvre ; respiration naturelle (*Ipécacuanha gr.* 24; *tisane de raisin d'ours*). Le 11, le vomitif a produit trois ou quatre évacuations par la bouche et deux ou trois selles. La douleur épigastrique a entièrement disparu ; l'enflure a diminué (*Tisane de raisin d'ours, 1/4 d'alimens*). Le 12, l'œdème est à peine apparent. Les jours suivans, il diminue graduellement; bientôt il n'existe plus ; la malade se trouve parfaitement bien. Le 17, il n'y a plus d'œdème, l'urine est pâle, sans dépôt, limpide, neutre aux papiers réactifs; l'acide nitrique n'y produit pas le plus léger nuage, mais la chaleur trouble un peu sa transparence, au point de lui donner l'aspect de l'eau de Seine, pendant le temps des longues pluies. Ce trouble disparaît par l'addition de l'acide nitrique.

§ 534. *Deuxième série.* — La néphrite albumineuse aiguë se termine le plus souvent par guérison, ou elle passe à l'état chronique. On n'a eu que bien rarement, et presque toujours par le fait d'une complication qui a causé ou décidé la mort, l'occasion de constater les lésions rénales, dans l'hydropisie aiguë, avec urine albumineuse. On doit à M. Bright la première observation complète de ce genre. Le malade, atteint d'une anasarque aiguë, avec urine albumineuse, mourut d'une angine œdémateuse de la glotte. Un de mes élèves, M. Tissot a publié un cas non moins remarquable d'anasarque aiguë, avec urine albumineuse, dans lequel la mort fut déterminée par une pneumonie. Les reins, d'un volume et d'un poids énorme, offraient un piqueté rouge et déjà des granulations. Je rapporterai aussi le cas d'un jeune homme, âgé de 16 ans, atteint d'anasarque aiguë avec urine coagulable, et qui mourut presque tout-à-coup à la suite de convulsions et dans un état comateux; les reins, rouges et piquetés, avaient le double de leur poids naturel.

Obs. VIII.—Habitation dans une chambre très humide; anasarque aiguë avec urine coagulable, saignée, bains de vapeurs; invasion brusque de symptômes cérébraux; mort; néphrite albumineuse au 1er degré (reins très volumineux et très injectés).

Dans les premiers jours d'avril 1833, je fus appelé pour donner des soins à un jeune homme, âgé de 16 ans, d'une bonne constitution, et qui était atteint d'une anasarque. Ce jeune homme était menuisier et habitait un rez-de-chaussée très humide. Les jambes, les cuisses, la partie inférieure du tronc, la face étaient œdémateux. L'urine, rare, rouge, acide, sanguinolente, contenait une proportion considérable d'albumine, et sa pesanteur spécifique était de 1026. Le malade ne se plaignait point de douleurs aux reins; mais la pression provoquait une sensation douloureuse lorsqu'on comprimait les lombes avec les doigts. Quoique la quantité de l'urine fût beaucoup moindre que dans l'état sain, le nombre d'émissions, en vingt-quatre heures, était à-peu-près égal à celui qui a lieu dans l'état de santé. En percutant alternativement le flanc droit et le flanc gauche, lorsque le malade était couché sur l'un ou l'autre côté, ou sur le dos, ou en le faisant mettre sur son séant, je ne pus constater la présence d'un liquide dans la cavité du péritoine. En percutant et auscultant avec soin la poitrine, je ne découvris aucun signe d'épanchement dans la cavité des plèvres. Dans plusieurs points, le bruit respiratoire était accompagné d'un sifflement assez marqué. La soif et l'appétit étaient peu prononcés. Le malade avait eu peu de diarrhée: la peau était chaude, sans sueur; le pouls était fréquent et assez développé. On pratiqua une saignée. Le sang était couenneux. Le malade fut mis à un régime doux et lacté.

L'hydropisie n'existait que depuis environ quinze jours. Je ne pouvais accuser d'autres causes de son développement que l'humidité de l'appartement qu'occupait ce jeune homme. A la suite de la saignée, on remarqua une légère diminution de l'hydropisie; mais ce mieux resta stationnaire pendant cinq à six jours. Je crus alors que c'était le cas de recourir à l'action des bains de vapeur aqueuse. Le malade en prit sept ou huit, sans qu'il survînt de changement appréciable dans son état. L'hydropisie était stationnaire ; les urines continuaient d'être rares, sanguinolentes et fortement albumineuses ; mais rien ne faisait présager une mort prochaine, lorsque ce malade fut pris tout-à-coup, et, je dois le dire à mon grand étonnement, de convulsions peu de temps après l'administration d'un bain de vapeur. On m'assura que le bain n'avait été donné ni trop chaud, ni prolongé ; que sa durée avait été de vingt minutes environ, et que, pendant son administration, ce jeune homme ne s'était pas plaint d'éprouver plus de malaise que dans les bains précédens. Aux convulsions succéda un état comateux, dont le malade ne put être arraché, malgré l'emploi des sangsues derrière les oreilles, des applications froides sur la tête, du calomel à haute dose, des lavemens purgatifs et des vésicatoires aux jambes. Quinze ou seize heures après l'invasion des symptômes cérébraux, ce malheureux jeune homme avait succombé. Je fis l'autopsie du corps avec d'autant plus de soin que c'était la première fois que je voyais une semblable hydropisie se terminer d'une manière aussi brusquement fatale.

Le cerveau était un peu humide, et la pie-mère n'était pas sensiblement infiltrée de sérosité ; les ventricules cérébraux contenaient à peine deux cuillerées à bouche de sérosité limpide ; les sinus n'offraient rien de particulier.

La moelle épinière et ses enveloppes étaient à l'état sain.

Le larynx, la trachée et les poumons n'offraient point d'altération notable. La membrane muqueuse des bronches seulement était un peu injectée. Il y avait environ un demi-verre de sérosité sanguinolente dans chacune des plèvres, à la surface desquelles on ne remarquait ni injection morbide, ni pseudo-membrane. Le cœur et le péricarde étaient sains ; le péritoine contenait un verre de sérosité ; l'estomac, l'intestin, le foie, la rate et la vessie étaient sains ; mais les reins offraient un état pathologique fort remarquable. L'un d'eux, celui du côté droit, pesait sept onces et demie ; celui du côté gauche environ huit onces, le double environ du poids des reins à cet âge. Tous deux étaient d'un rouge animé ; leur surface offrait, en outre, un grand nombre de petits points d'un rouge plus foncé (Pl. VI, fig. 1). A la coupe, il était facile de voir que l'augmentation du volume des reins était due à un gonflement des plus remarquables de la substance corticale : elle était plus rouge que dans l'état sain, et parsemée d'un grand nombre de petits points d'un rouge plus foncé ; la substance tubuleuse était dense et d'un rouge brun uniforme.

Le bassinet était légèrement arborisé. Les vaisseaux qui rampent à l'extérieur des reins étaient très injectés.

Obs. IX. — Exposition au froid et à l'humidité ; anasarque ; urine albumineuse ; œdème de la glotte ; mort un mois après l'invasion de la maladie ; reins volumineux et gorgés de sang (*Reports of medical cases*, by Richard Bright, 1827, in-4, p. 23 et suiv. Obs. XIV).

« Léonard Evans, du comté de Galles, d'une constitution extrêmement robuste, dit qu'il y a dix à douze ans, il était l'homme le plus fort parmi quatorze cents qui étaient employés aux chantiers de marine (Dockyard) de Deptford : il a joui d'une très bonne santé dans les deux dernières années, à l'exception d'une maladie syphilitique, dont il fut complètement guéri. Ses occupations (il était garçon corroyeur) dans ces derniers temps l'ont soumis à de grandes alternatives de chaud et de froid, et il a été souvent exposé au froid pendant qu'il suait abondamment. Ses habitudes ont été, pendant toute sa vie, très sobres et très régulières. Quatre jours avant de tomber malade (environ dix jours avant d'entrer à l'hôpital de Guy), il avait été employé à laver des peaux : ses pieds avaient été très humides. Il s'aperçut d'un gonflement vers six heures du même soir, et il continua à enfler jusqu'au moment où il fut reçu dans l'hôpital et placé sous mes soins le 15 novembre. A cette époque, il était atteint d'une anasarque considérable. Urine rare. Il avait pris très peu de remèdes (*Extrait d'élatérium, un demi-grain toutes les six heures*).

Le 18, le gonflement semble diminuer (*Extrait d'élatérium, un grain deux fois par jour*).

Le 19, les pilules l'ont purgé très souvent, lui causant beaucoup de douleur avant d'agir, et beaucoup d'envies de vomir. Pouls plein, 80. L'urine semble accrue. Aujourd'hui il observe, pour la première fois, une teinte d'un brun foncé dans l'urine, teinte qui est maintenant très sensible, attendu que ce liquide est mélangé de particules rouges. L'urine coagule par la chaleur (*Extrait d'élatérium tous les matins*).

Le 20, trois pintes et demie d'urine dans douze heures, ce qui est une quantité presque sextuple de ce qu'il rendait auparavant : elle est légèrement coagulable, trouble, avec des particules rouges. Le malade se sent très soulagé ; une selle aqueuse très abondante (*A prendre : infusion de spartium scoparium, deux livres chaque jour ; poudre de jalap et de surtartrate de potasse d'un matin à l'autre*).

Le 21, le gonflement a beaucoup diminué. Six pintes et demie d'urine en seize heures, d'une couleur d'eau-de-vie foncée : elle ne coagule pas (*Mêmes médicamens*).

Le 24, six pintes d'urine depuis huit heures hier au soir jusqu'à huit heures ce matin, d'une coloration moins foncée, coagulant à peine.

Le 27, l'urine contient encore quelques particules rouges : elle est abondante ; mais elle ne coagule pas. Le gonflement diminue journellement (*Extrait de ciguë, cinq grains trois fois par jour. Mêmes médicamens du reste*).

Le 1er décembre, le malade se plaint d'une douleur sous la mâchoire ; mais le gonflement œdémateux a presque disparu, excepté un peu sur le dos du pied. Quatre pintes d'urine : elle est coagulable ; elle contient beaucoup de sang, car elle est tout-à-fait rouge. Trois selles hier par l'effet de la poudre. Pouls 84, d'une bonne force (*Saignée de dix onces ; infusion et poudre ordinaires*).

Le 2, le sang n'est pas couenneux : il présente un caillot considérable et solide, tout-à-fait élastique, comme de la gelée, et d'un rouge vif. Quatre pintes environ d'urine très rouge, avec une grande quantité de mucosité filante, déposée au fond. OEdème très diminué. La poudre n'a pas encore produit d'évacuation alvine (*Saignée de dix onces ; antimoine tartarisé, demi-grain ; opium purifié, deux grains ; thériaque q. s. Faites deux pilules, en prendre deux par jour. Cessez l'infusion du spartium; que le malade prenne une potion de séné, suivant que besoin sera).*

Le 3, le sang a une couenne mince; douleur à la gorge. Le malade dit que l'urine qu'il a rendue est de la même couleur que la veille. Il se promène et paraît, en somme, être beaucoup mieux (*Liniment ammoniacal pour frictionner le cou. Mêmes médicamens du reste*).

Le 4, l'urine est décidément moins rouge, mais moins abondante: environ deux pintes. La matière muqueuse qui se dépose au fond a diminué: elle coagule beaucoup moins. La gorge est soulagée; la face est un peu pâle; la langue est humide et nette; le pouls modéré.

Le 5, pendant toute la soirée de la veille, le malade parut bien: il se promenait dans la salle; il semblait à son aise; il dormit paisiblement; mais, ce matin, à sept heures, il se plaignit d'une grande difficulté à avaler et à respirer, et de constriction dans la gorge et la poitrine. On pratiqua une saignée de 14 onces; seize sangsues furent appliquées au cou; un émétique fut administré; mais tout cela fut inutile, et le malade expira à environ onze heures. Le sang était très couenneux. J'appris que l'urine rendue depuis que je l'avais vu avait une apparence un peu meilleure.

J'étais assuré que c'était là un cas où, ni la circulation générale par l'intermédiaire d'une maladie du cœur, ni la sécrétion biliaire par l'intermédiaire d'une maladie du foie, n'avaient eu une influence directe sur la production de l'anasarque, et je ne doutais pas que le rein ne fût le siège immédiat du dérangement. Je desirais donc obtenir l'examen du corps, pour voir si cet organe avait subi quelque changement visible à l'œil. Cela me fut enfin accordé, à la dernière résidence du malade, environ soixante heures après la mort.

Autopsie. Aucune trace de sérosité dans la membrane celluleuse des tégumens; les muscles sont d'une force extraordinaire; raideur des membres. Les poumons sont un peu gorgés de sang, du reste parfaitement sains. Le cœur et le péricarde sont à l'état normal. Environ quatre onces de liquide dans la cavité de la poitrine des deux côtés. Dans la cavité droite, cette sérosité est d'une couleur rouge. En avant le poumon adhère aux parois par d'anciennes adhérences. Beaucoup de sang occupait la partie postérieure de cet organe, par congestion cadavérique.

Le foie était un peu gorgé de sang, mais parfaitement sain dans sa structure. La rate était si molle, que, quand la tunique en fut déchirée, la substance de ce viscère s'écoula semblable à une matière couleur de chocolat. L'estomac et les intestins étaient sains. Point de sérosité dans le péritoine. La vessie contenait environ trois quarts de pinte d'une urine claire et jaune, qui n'était pas coagulable, ou qui, du moins, ne donnait que le plus léger coagulum floconneux; mais quelques mucosités s'étaient déposées au fond. Les reins présentaient une apparence très curieuse. On en détachait facilement la membrane enveloppante : ils étaient gros, moins fermes qu'ils ne sont ordinairement, de la couleur chocolat la plus foncée, parsemée de quelques points blancs, et d'un grand nombre de points presque noirs, et cela avec une légère teinte de rouge par places, ce qui lui donnait l'apparence d'un porphyre à fins grains. Une section longitudinale montra que cette structure et que ces couleurs pénétraient toute la substance corticale; mais l'apparence striée, naturelle, n'était pas perdue, et la partie externe de chaque masse de *tubuli* était particulièrement foncée; tous les mamelons étaient aussi d'une couleur foncée. Coupé et abandonné pendant quelque temps, le rein laissait sourdre une très grande quantité de sang, ce qui montrait une accumulation extraordinaire de liquide dans l'organe, et c'était de cette cause que semblaient provenir l'apparence et la coloration particulières qu'il présentait. Les taches très foncées étaient le résultat, soit de l'extravasation du sang, soit de l'extrême engorgement des vaisseaux par ce liquide. J'eus l'occasion de me procurer un dessin très exact du rein (Planche v). Nous examinâmes ensuite l'épiglotte, et nous la trouvâmes épaissie par un épanchement œdémateux sous la membrane qui revêt sa face supérieure. Elle était pliée comme un auvent à angle aigu; la face inférieure était épaissie aussi, et présentait une apparence douteuse d'ulcération. L'épiglotte ayant été coupée, une quantité considérable d'un liquide séreux en fut aisément exprimée. En somme, l'ouverture de la glotte était très resserrée, et l'épiglotte avait complètement perdu le pouvoir d'accomplir ses fonctions valvulaires.

Il ne pouvait rester aucun doute sur la nature de l'attaque qui avait emporté si rapidement le malade. L'inflammation de l'épiglotte avait été suivie de l'œdème de cette partie, œdème qui avait produit la suffocation.

Dans ce cas, nous avons la preuve la moins équivoque de la connexion de l'affection du rein avec une anasarque soudaine et étendue. Du moment que j'eus vu le malade, il ne me resta aucun doute à ce sujet. L'urine coagulable et non-seulement coagulable, mais encore contenant des particules rouges du sang en grande abondance, me conduisit, dès l'abord, à me former cette opinion sur le siège du mal. De plus, l'autopsie ne montra aucune cause suffisante de l'hydropisie; et si, durant la vie, on ne put soupçonner aucune affection soit du foie, soit des intestins, soit du cœur, soit des poumons, l'examen du corps montra qu'en effet tous ces organes étaient dans un état d'intégrité parfaite. Je comprends qu'on peut se demander jusqu'à quel point l'emploi des diurétiques pendant une pareille tendance morbide, a coopéré à la production de l'apparence particulière des symptômes; mais il faut se souvenir que le symptôme particulier, l'hématurie, qui paraît si immédiatement lié avec cet état pathologique, a été observé plus ou moins sous tous les modes de traitement, et même avant qu'aucun traitement n'eût été adopté, dans l'anasarque subite. Par conséquent, nous ne pouvons pas, en conscience, attribuer l'apparence morbide du rein aux remèdes; ou, en tout cas, nous devons admettre qu'il existait, dès avant le début des symptômes, une certaine altération déjà portée à un haut degré. Mais cette altération allait-elle jusqu'au point où nous l'avons trouvée après la mort? c'est ce que nous ne pouvons pas déterminer. Le symptôme de l'hématurie était certainement sur son déclin, quand survint l'accident qui amena une terminaison fatale. C'était mon intention dans ce cas, ainsi que dans le cas de Fish, de recourir à des saignées locales, par l'application de ventouses aux lombes, aussitôt que l'excès de la réaction générale aurait été suffisamment réduit. Et il est très possible que, si l'affection soudaine de l'épiglotte n'était pas survenue, la maladie aurait cédé, pour un temps du moins, puisque le symptôme de l'anasarque avait déjà complètement disparu sous l'influence du traitement adopté. »

Obs. X. — Impression du froid et de l'humidité; œdème; douleurs rénales; urine très albumineuse et sanguinolente; signes d'une pneumonie au côté droit. Mort après environ deux mois de maladie. Hépatisation grise du lobe supérieur et hépatisation rouge des lobes moyen et inférieur; reins énormément gonflés et pesans, rouges, offrant un piqueté pétéchial, et déjà granulés (Tissot. *De l'hydropisie causée par l'affection granuleuse des reins*, Paris. 1833. p. 10).

Gaiffe (Antoine-Alexis), charpentier, âgé de 36 ans, d'un tempérament sanguin, d'une forte constitution, s'était fort mal nourri pendant quatorze mois, privé qu'il était de ressources, lorsque, au mois de novembre 1831, il fut employé à la machine de Marly. Là, au bout de quelques jours d'un travail qui l'obligeait de se tenir dans l'eau ou de se mouiller continuellement, il s'aperçoit que ses jambes sont enflées; c'est le 24 novembre. Le lendemain, respiration gênée, toux assez forte sans expectoration, violent mal de tête. Une saignée, pratiquée le jour même, dissipe ces accidens, qui reparaissent après quelques heures, et exigent une nouvelle émission sanguine dont le malade se trouve bien; mais l'épanchement séreux des extrémités s'étend davantage, les urines sont plus rares, très colorées. Gaiffe entre à la Charité le 3 décembre 1831, avec un œdème qui occupe la face, les avant-bras, les parois de l'abdomen, les cuisses et les jambes; respiration plus gênée; ces symptômes s'accroissent malgré les boissons et les frictions diurétiques; la céphalalgie reparaît et nécessite, à peu de jours de distance, des sangsues au fondement et derrière les apophyses mastoïdes. Ce n'est que le 13 décembre, dix jours après son entrée, que nous pouvons examiner ce malade confié aux soins de M. Lerminier; il est dans l'état suivant : violente céphalalgie qui empêche le malade de dormir; langue sale, sèche ; soif vive depuis trois jours ; selles naturelles ; la poitrine, percutée et auscultée, ne présente rien d'anomal à sa partie antérieure ; la respiration s'entend moins bien en arrière, à cause l'épaisseur des tégumens œdématiés ; battemens du cœur forts, mais réguliers ; pouls plein, vif ; le ventre est douloureux par la pression, surtout sur les côtés ; le malade dit avoir éprouvé et éprouve encore des douleurs sourdes, parfois vives, dans la région des reins ; les urines sont rares, rougeâtres, ressemblent à de la lavure de chair ; elles précipitent abondamment par l'acide nitrique et se coagulent fortement par la chaleur. Par l'acide nitrique, l'albumine se précipite en filamens (*chiendent, frictions avec la scille et la digitale, une fumigation de genièvre, bouillon, soupe*). Le 14, soif très vive, langue sèche, urines plus foncées en couleur, d'ailleurs même état (*même prescription*). Le 15, douleur vive dans la région des reins, soif toujours vive, scrotum distendu par une assez grande quantité de liquide, cuisses moins volumineuses, même état (*même prescription*). Le 16, le malade se trouve mieux ; sueur abondante pendant la nuit (*même prescription, même régime, de plus une tasse de vin blanc*). Le 17, sueur nocturne, avant-bras moins œdématiés, même état des urines (*même prescription, avec addition d'une potion, avec acétate d'ammoniaque ℥ Ss.*). Le 18 même état (*même prescription*). Le 20, soif moins vive, langue humide, toux fréquente, expectoration difficile, pouls 80, membres inférieurs plus œdématiés, urines un peu plus abondantes, moins colorées, aussi albumineuses (*même prescription, plus une bouteille d'eau de Vichy*). Le 21, même état en tout (*même prescription*). Le 22, décubitus horizontal, respiration gênée, toux fréquente, ventre plus volumineux, urines rares, jaunâtres et troubles. (*Bourrache miellée, frictions scillitiques, fumigations de genièvre, bouillon, soupe*). Le 23, même état (*même prescription*). Le 24 et 25, toux moins fréquente, selles naturelles, le ventre augmente encore de volume, même état des urines (*même prescription*). Le 26, le malade est abattu, pouls 94, deux selles liquides pendant la nuit, urines plus colorées (*même prescription*). Le 27, selles naturelles, soif peu vive, œdème stationnaire, urines moins colorées que la veille, le scrotum, très volumineux, s'est gercé assez profondément, et a donné issue à une assez grande quantité de sérosité, pouls plein, dur, 80. (*Petit houx nitré, frictions scillitiques, eau de Vichy*). Le 28 et 29, aucun changement; malgré l'anasarque considérable, le malade se remue très facilement dans son lit; la fissure du scrotum laisse écouler beaucoup de sérosité; urines toujours rares, troubles, mais moins albumineuses; l'albumine ne se précipite plus en filamens (*même prescription, potion avec digitale 2 grains, bouillon, soupe*). Le scrotum diminue de volume, même état d'ailleurs (*même prescription*). Le 31, œdème du bras et de l'avant-bras plus considérable (*même prescription*). Le 1er janvier, céphalalgie légère, face bouffie, urines toujours rares. Les 2, 3 et 4, aucun changement. Le 5, toux, respiration un peu gênée, langue blanche, humide; même état de l'œdème (*même prescription, plus, vin chalybé, 4 onces*). Le 6, céphalalgie intense, pouls plein, fort, 80, urines rares, rougeâtres, albumineuses. La veille, à dix heures du matin, le malade éprouva des étouffemens, des palpitations, des étourdissemens jusqu'à quatre heures du soir; le cœur, examiné de nouveau, présente des impulsions un peu fortes; pas de devoiement; urines rougeâtres, très coagulables (*même prescription*). Le 7, persistance de la céphalalgie; le malade ne peut supporter la lumière; soif un peu vive, même état de l'œdème et des urines (*même prescription*). Le 8, céphalalgie moindre, vue moins sensible; en vingt-quatre heures, dix onces d'urine trouble, très colorée en rouge et très coagulable (*même prescription, compresse d'eau vinaigrée sur la tête*). Le 9, 10 et 11, mieux général; une sueur abondante a eu lieu pendant la nuit, soif moindre, ventre plus souple, six onces d'urine en vingt-quatre heures (*tisane de petit houx avec oxymel scillitique, frictions scillitiques, fumigations de genièvre, potion avec eau de tilleul 4 onces, esprit de nitre dulcifié 1 gros, laudanum de Sydenham un demi-gros, sirop des 5 racines 1 once, 1/8 d'alimens*). Le 12, les extrémités, en général, sont moins œdématiées, l'urine plus abondante, moins rouge (une livre et demie en vingt-quatre heures) (*même *prescription*). Le 13, sueur abondante ; le malade se trouve bien (*même prescription*). Le 14, urines moins abondantes (12 onces en vingt-quatre heures), plus albumineuses ; précipitant comme le sérum du sang étendu de quatre fois son poids d'eau (*même prescription*). Le 15, abattement; langue sèche, jaunâtre ; douleurs dans la tête ; les urines, très rares, n'ont pu être gardées ; à quatre heures du matin, le malade a eu des frissons, de la fièvre et des étourdissemens (*même prescription*). Le 16, rêvasseries, délire pendant la nuit, céphalalgie intense; pupilles légèrement contractées ; sueur moins abondante ; œdématie générale; pouls plein, accéléré, 96 (*tis. de chiendent nitrée, frictions scillitiques, deux bouillons*). Le 17, agitation, toux fréquente ; expectoration rouillée, visqueuse ; respiration gênée, courte ; râle crépitant, assez marqué au sommet du poumon droit; langue sèche ; soif vive; urines très rares (*tis. de chiendent nitrée, potion gommée; diète*). Le 18, délire continuel pendant la nuit ; râle crépitant, plus marqué et plus étendu ; dévoiement ; les urines n'ont pu être examinées ; aucun changement dans l'œdème (*eau de gomme et potion gommée, looch avec kermès, 4 grains*). Le 19, même état (*même prescription*). Le 20, agitation très grande ; souffle bronchique dans les lobes supérieur et moyen du poumon droit, et râle crépitant dans le lobe inférieur (*même prescription*). Le 21, abattement; pouls petit, misérable ; point d'urine. Le malade meurt à six heures du soir. Le corps fut ouvert le lendemain à neuf heures du matin.

État extérieur. Infiltration générale.

Tête. Sérosité entre la pie-mère et dans les ventricules ; cerveau ferme, cervelet sain.

Poitrine. Poumon droit adhérent au sommet de la plèvre costale et hépatisé en gris dans son lobe supérieur, et en rouge dans les deux autres. A gauche et inférieurement, la plèvre est recouverte d'une fausse membrane récente, et contient dans sa cavité quatre onces de sérosité floconneuse. Le poumon du même côté est sain ; cœur un peu volumineux, mais plus petit que le poing du sujet, et d'ailleurs sain.

Abdomen. Huit pintes de sérosité jaune, limpide ; estomac et intestins sains ; foie ferme mais sain ; veine cave et veine porte libres ; rate et vessie saines.

Les reins sont extrêmement volumineux. L'un a 5 pouces 3 lignes de long, et les autres dimensions en proportion ; son poids est de 13 onces 1/2. L'autre est moins volumineux et moins lourd. Ils ne sont pas lobulés, mais ils sont pâteux au toucher ; leur surface extérieure, rouge et lisse, présente des plaques et des marbrures d'un blanc jaunâtre, formées par des assemblages de points blancs, que l'on rencontre aussi disséminés sur cette même surface. En examinant ces points avec plus d'attention, on voit, d'après leur forme contournée et leur continuité avec les circonvolutions corticales voisines, que ces granulations ne sont autre chose que ces mêmes circonvolutions (1), augmentées de volume, et distinctes par leur couleur mate. Ces plaques et ces granulations sont entourées et légèrement voilées par un tissu rose, comme transparent. On observe en outre un piqueté très abondant en quelques endroits, ressemblant à des ecchymoses, mais qui, examiné à la loupe, se trouve renfermer des intervalles irréguliers bordés par une ligne rouge. A la coupe du rein, la substance corticale, un peu jaunâtre, est beaucoup plus pâle qu'à l'extérieur, et paraît boursoufflée dans ses prolongemens intérieurs. Les granulations, au lieu d'être sous la forme de taches, sont ici en stries irrégulières et comme floconneuses. Mais, en coupant le rein transversalement, on retrouve la forme de granulations. Les taches rouges observées à l'extérieur n'existent pas à l'intérieur. Dans l'épaisseur de la substance corticale, on voit un grand nombre de glandules, arrondies, incolores et transparentes, de volume à-peu-près égal, placés quelquefois sur deux rangées, et quelquefois sous forme de festons. Vue à la loupe, la surface de la coupe paraît comme criblée d'une foule de pores transparens. La substance tubuleuse contraste fortement, par sa couleur foncée, avec la substance corticale, et semble être resserrée, comme refoulée sur elle-même. Le bassinet et les gros vaisseaux des reins ne présentent rien de notable.

(1) Cette opinion sur le siège et la nature des granulations et tout-à-fait hypothétique.

§ 335. *Troisième série.* — A une époque récente, où l'étude de l'urine était trop négligée dans nos hôpitaux, une foule de malades atteints d'hydropisie étaient renvoyés comme guéris de leur maladie, lorsqu'ils n'étaient réellement débarrassés que du principal symptôme, de l'hydropisie. Dans l'anasarque aiguë avec urine coagulable, comme dans l'anasarque chronique, on voit quelquefois l'hydropisie complètement disparaître, lorsque la lésion rénale et l'altération de la sécrétion urinaire persistent. MM. Bright, Gregory, Christison, Martin-Solon citent des exemples de ces guérisons incomplètes, et j'en rapporterai plusieurs autres.

Obs. XI. — Léger œdème de la face et des membres inférieurs; urine albumineuse (néphrite albumineuse aiguë); guérison de l'hydropisie par le repos et les bains tièdes; persistance de l'albumine dans l'urine.

Moreau (Jean), âgé de 32 ans, entra à la Charité le 19 septembre 1836. Cet homme habite, depuis quatre ans, dans une boutique au rez-de-chaussée, extrêmement humide, sans papier sur les murs, sans cheminée, sans feu, avec une femme et des enfans, que ce séjour a rendus rhumatisans. D'une constitution forte, bien que d'apparence assez chétive, il se rappelle deux maladies seulement; une fièvre qu'il eut, il y a cinq ans, et qui dura quinze jours; puis une fièvre intermittente, qu'il gagna au régiment, sur les bords du Rhin (sur vingt-deux soldats du même cantonnement, dix-huit avaient la fièvre intermittente). Jamais il n'a souffert des reins; jamais ses urines n'ont rien présenté de remarquable; jamais il n'a eu antérieurement d'hydropisie. Il y a quinze jours, il fut pris de coliques et de dévoiement. Une application de sangsues à l'anus le soulagea. Il y a cinq jours, il s'aperçut que ses pieds étaient enflés.

Aujourd'hui 20, pâleur de la face, qui est un peu bouffie; œdème peu prononcé des extrémités inférieures, un peu d'ascite, pas de douleur à la pression dans la région des reins, ni à la vessie; excrétion de l'urine non douloureuse; quantité de l'urine à-peu-près comme dans l'état sain; urines acides, légèrement louches (pesant. spécif. 1023). L'acide nitrique et la chaleur y font reconnaître une proportion considérable d'albumine, qui se coagule en flocons. Il y a à peine de la fièvre; peu de chaleur à la peau. On n'entend pas de bruits morbides : la respiration est pure dans toute l'étendue de la poitrine; à part un peu de coliques et de diarrhée, les fonctions digestives s'exécutent bien; le foie ne dépasse pas le rebord des fausses côtes. Il n'est pas, non plus, trop petit.

Le repos, le régime lacté, des bains tièdes, firent disparaître l'hydropisie en quelques jours. Dès le 23 septembre, le malade paraissait complètement guéri, et, si ce n'était la présence de l'albumine, qui n'avait pas diminué dans l'urine, on aurait pu le croire parfaitement rétabli.

Il sortit le 25 septembre, après avoir continué l'usage du lait et des bains tièdes, n'offrant plus la moindre trace d'hydropisie, et dans un état apparent d'excellente santé; mais la proportion d'albumine dans l'urine était restée absolument la même.

On l'avertit que sa guérison n'était qu'apparente et que sa maladie s'aggraverait inévitablement s'il s'exposait de nouveau à l'influence du froid et de l'humidité.

Obs. XII. — Exposition du corps au froid et à l'humidité; fièvre, œdème urine albumineuse. Utilité des purgatifs répétés; disparition de l'hydropisie; persistance de l'albumine dans l'urine.

Piperand, âgé de 46 ans, maçon, a eu le choléra en 1832. Quelques années auparavant, il avait eu un abcès à la marge de l'anus, suivi d'une fistule, dont on le guérit par l'opération. Il porte, du côté droit, une hernie inguinale, qui est maintenue par un bandage. Ce malade, d'une taille moyenne, fortement constitué, se livre habituellement à un travail dur et fatigant. Dans les premiers jours du mois de mars 1835, il fut exposé à l'action continue du froid et à l'humidité, et il se sentit indisposé. Vers le 8 de mars, il fut pris de fièvre, avec sentiment de lassitude et perte d'appétit. S'il buvait ou s'il prenait des alimens, son ventre restait dur pendant long-temps.

Le 21 mars, il fut obligé de se mettre au lit et de n'en plus sortir. Il avait toujours de la fièvre et de l'œdème à la face et aux membres supérieurs.

Le 1er avril 1835, il entra à l'hôpital de la Charité.

Le 2, le pouls était un peu accéléré, et la langue sale. Perte d'appétit, œdème des membres inférieurs et de la face, léger épanchement dans le ventre, un peu d'œdème à la main droite. Les urines sont peu abondantes; les bruits du cœur sont réguliers; la respiration est pure; l'urine, traitée par l'acide nitrique, donna un précipité blanc très abondant d'albumine coagulée; pesanteur spécifique, 1019.

Le malade dit que, depuis le 21 mars, les urines étaient très peu abondantes et rougeâtres; qu'il était souvent pris de froid et ne pouvait se réchauffer, qu'il avait souffert dans le ventre, et que l'œdème avait à plusieurs reprises augmenté et diminué, mais qu'il n'avait pas eu de douleur dans la région des reins. (*Tisane de raifort, demi-portion d'alimens; un quart de vin.*)

Le 3 avril, l'hydropisie augmentant et le pouls étant fort, on prescrit pour le lendemain une *saignée du bras*.

Le 5, l'urine un peu louche précipite abondamment par l'acide nitrique; l'appétit est presque nul. Le malade a, pour toute nourriture des bouillons et des soupes.

Le 6, les urines ne sont pas plus abondantes: le scrotum est très distendu par de la sérosité; l'ascite augmente (*deux pilules d'opium d'un grain, scille un demi-grain*).

Les 7 et 8, même état (*tis. de chiendent nitrée; eau de Sedlitz*).

Le 10, *eau de Sedlitz*, plusieurs garde-robes. Il n'y a plus de fièvre, et l'appétit revient. Les urines presque limpides et mousseuses donnent encore beaucoup d'albumine par l'acide nitrique.

Le 12, *eau de Sedlitz*.

Le 13 et le 14, on revient à l'emploi des *pilules d'opium et de scille*.

Le 15, *eau de Sedlitz*.

Le 17, *eau de Sedlitz*.

Le 18, *eau de Sedlitz*.

Le 19, *eau de Sedlitz*.

Le 20, l'urine donne, par l'acide nitrique, un précipité albumineux beaucoup moins considérable, et l'œdème a diminué. Il y a à peine du liquide dans le ventre: le scrotum est presque revenu à son volume naturel, et les jambes sont peu enflées. Les purgatifs et les pilules de scille ont agi favorablement; l'appétit est assez bon; le malade n'a plus de fièvre et mange la demi-portion d'alimens.

Le 22, urines claires et mousseuses; l'œdème n'augmente pas.

Le 24, l'urine donne un précipité albumineux plus abondant par l'acide nitrique. Le malade, qui ne souffre pas, sort, le 26, guéri de l'hydropisie; mais l'urine contenait toujours de l'albumine.

Obs. XIII. — Néphrite albumineuse aiguë (hydropisie, urine albumineuse) guérison rapide de l'hydropisie par la saignée, l'urine continuant d'être albumineuse.

Dilly (Antoine), âgé de 33 ans, marié, cordonnier, entra à la Charité le 16 juillet 1836.

Cet homme, brun et assez grand, est d'une bonne constitution; il habite Paris depuis 14 ans, et a presque toujours joui d'une bonne santé. Cependant, il s'est alité, il y a sept ans, pour un érysipèle de la face. Il se rappelle aussi avoir eu, il y a trois ans, un rhumatisme articulaire aigu, et, dans le mois dernier, une angine avec un peu de fièvre. Il n'a jamais observé de sang, de glaires ni de graviers, dans ses urines; jamais il n'a éprouvé d'ictère, ni de douleurs au foie; jamais d'étouffemens ni de palpitations; jamais de vives douleurs au ventre; jamais antérieurement d'hydropisie. Sobre, il n'a point fait d'excès de table, ni de vin, ni de liqueurs. Il n'est point exposé habituellement à l'action du froid, ni de l'humidité.

Le malade, après un mouvement de fièvre, s'est aperçu, il y a trois semaines seulement, que son ventre et ses jambes enflaient. Aujourd'hui, 19 juillet, hydropisie générale, surtout aux extrémités inférieures, moins prononcée à la face et moins encore aux bras; petite quantité de liquide dans le péritoine; couleur blanc mat de la face; les urines colorées, acides, contiennent peu de mucus et une proportion considérable d'albumine; du reste, rien de remarquable dans la quantité des urines, ni dans leur émission. Point de douleur à l'hypogastre. La pression est un peu douloureuse en arrière, sur le rein droit. Le cœur a son volume normal; pas d'irrégularité ni dans le rhythme des battemens, ni dans les bruits du cœur. Le pouls est assez fort et bat 75 fois par minute; la sonorité de la poitrine est parfaite, et la respiration se fait bien dans tous les points. Le foie ne dépasse pas le bord des fausses côtes; il paraît n'être ni trop volumineux, ni trop petit. Chaleur à la peau; langue légèrement blanche; point de nausées, de vomissemens, de douleur à l'estomac, pas de coliques; on peut passer la main, avec assez de force, sur tout le ventre, sans occasionner de douleurs. Faiblesse générale; fatigue; pas de sueurs.

On voit, par l'énoncé de ces symptômes, que la maladie avait débuté probablement depuis peu, qu'elle était simple et dégagée de toutes les complications qui en rendent la guérison difficile. Aussi l'amélioration fut-elle remarquablement prompte. Deux saignées de douze onces furent faites en quatre jours; le sang était couenneux, à bords rétroussés; et dès le quatrième jour, l'hydropisie avait diminué au moins de moitié. Le onzième jour, époque où le malade sortit de l'hôpital, elle avait complètement disparu. La douleur du rein droit avait cessé également; mais l'albumine restait dans l'urine en même quantité. Dans le mois suivant, le malade revint deux fois à la consultation, et deux fois on constata la guérison de l'hydropisie, mais l'urine continuait d'être chargée d'albumine.

Obs. XIV.—Coïncidence d'une colique de plomb avec une néphrite albumineuse (urine coagulable et hydropisie); guérison complète en apparence, mais persistance d'une petite quantité d'albumine dans l'urine.

Jacques Mousel, âgé de 58 ans, broyeur de couleurs, n'avait jamais eu la colique de plomb ni aucune autre maladie: il n'a jamais eu de rétention d'urine, ni rendu de graviers; seulement il éprouve, depuis très long-temps, douze ou quinze ans, et lorsqu'il est couché, des douleurs au bas du dos, sur la ligne médiane. Il habite un lieu qui n'est pas humide. Il y a environ trois semaines, il se sentit fatigué et comme courbaturé; quelque temps avant, il s'était mis les pieds nus sur le carreau pendant qu'il avait chaud, et il s'était couché avec un peu de frisson: c'est à cette circonstance qu'il attribue sa maladie; en même temps il était constipé et sans appétit. Il vint prendre un bain de vapeur à la Charité. Depuis ce temps, il ressentit de l'oppression, et, pour peu qu'il restât sans aller à la garde-robe, son ventre se gonflait. L'appétit était nul; il n'y eut ni fièvre ni frisson. Le soir, il survenait un léger œdème des malléoles; peu-à-peu, cet œdème augmenta et envahit la totalité des membres inférieurs, les aines, le scrotum et la verge. Néanmoins, il urinait très bien et ne ressentait aucune palpitation au cœur. Le 12 octobre, il consulta un médecin qui lui pratiqua une saignée et lui administra, le lendemain, une potion à prendre de trois heures en trois heures, qui lui causa de vives coliques, mais sans selles; il n'en prit que deux cuillerées. On y substitua deux onces d'huile de ricin, qui procurèrent plusieurs selles liquides et quelques vomissemens. Malgré cela, depuis ce temps les coliques ont persisté avec une constipation opiniâtre. C'est ce qui le décida à se présenter à l'hôpital, où il fut admis le 16 octobre 1834. Le lendemain à la visite, il était dans l'état suivant: face pâle; langue un peu blanche; oppression avec douleur épigastrique, augmentant par la pression; l'auscultation et la percussion ne dénotent aucun état pathologique des poumons ni du cœur; le ventre est gros, peu tendu, un peu douloureux à la pression, mais ne contient pas sensiblement de liquide. Coliques continuelles avec quelques borborygmes; elles augmentent chaque fois que le malade prend quelque aliment; le scrotum, la verge et les jambes sont œdématiés, et l'acide nitrique dénote la présence d'albumine dans les urines (*Tisane de raifort; une pilule d'un grain d'opium et de deux grains de scille*).

Le 17, coliques très vives, accompagnées de douleur dans les jambes, et qui paraissent avoir été occasionées par la pilule d'opium et de scille. Pourtant, comme il y a eu en même temps constipation depuis plusieurs jours, on pense qu'elles peuvent être produites par le plomb; on administre deux gouttes de croton tiglium dans une quantité suffisante de rob de sureau, et le soir un lavement purgatif des peintres.

Le 18 octobre. Les purgatifs d'hier ont procuré trois selles liquides, avec très notable diminution des coliques, au point que le malade a dormi cinq heures; mais elles ont reparu vers minuit et sont encore assez fortes ce matin. En même temps subsiste toujours la douleur habituelle de la région lombaire, qui le force à rester couché sur le côté, le bassin et les cuisses fortement fléchis sur le ventre. La langue est blanche; le pouls naturel; l'œdème est sensiblement diminué, surtout au scrotum et à la verge.

Le 19. Un purgatif a procuré hier des selles liquides très abondantes; les coliques sont diminuées, mais l'épigastre est toujours sensible; la langue est blanche; l'œdème des extrémités inférieures a un peu diminué, mais les bras sont atteints.

Le 20, le malade a eu une indigestion causée par un vermicelle; en général, la présence de la plus petite quantité d'alimens solides ou liquides provoque des coliques (*Un grain d'opium; une goutte d'huile de croton*).

Le 21, légères coliques, borborygme, langue un peu rouge; vives douleurs musculaires dans le dos, les jambes, les bras; l'œdème des extrémités supérieures a augmenté, celui des membres inférieurs a diminué (*Un grain d'opium; eau de Sedlitz; tis. de raifort*).

Le 22, mieux; cessation de coliques; sommeil (*Un grain d'opium; tis. de raifort*).

Le 24, les coliques ont reparu cette nuit; plus de douleurs dans les membres; pas de selles depuis trois jours; le ventre est sensible à la pression et un peu ballonné de soif vive; la langue et le pouls sont naturels. L'œdème persiste aux extrémités supérieures, et les veines sous-cutanées sont développées; il est moindre aux extrémités inférieures (*Tisane de raifort*).

Le 26, l'usage quotidien de l'eau de Sedlitz fait disparaître les coliques et l'oppression, qui reviennent chaque fois que le ventre n'est pas libre. Il y a du sommeil, et la digestion est assez bonne; l'œdème diminue sensiblement (*Tisane de raifort*).

Le 28, il y a, tous les jours, une ou deux selles liquides produites par l'eau de Sedlitz et le raifort. Les coliques et l'oppression ont complètement disparu. La langue est naturelle; l'appétit est assez prononcé; l'œdème diminue sensiblement quand le malade est au lit; il peut rester couché dans toutes les positions et même dans le décubitus dorsal. Urines moins albumineuses.

Le 29, notable diminution de l'œdème.

Le 30, le nuage que forme l'acide nitrique dans l'urine est plus léger (*Eau de Sedlitz*, *tisane de raifort*).

Le 3 décembre, l'œdème a complètement disparu. Le malade a toujours continué l'usage de l'eau de Sedlitz et du raifort. Il n'y a plus de diarrhée, de douleur, ni d'étouffement; la langue, qui était décolorée, est un peu rose aux bords et à la pointe; la quantité d'urine n'a pas augmenté, et elle est moins albumineuse.

§ 536. Beaucoup de cas appartenant à la *quatrième série* sont sans contredit passés inaperçus; car je les ai vus devenir moins rares, sous mes yeux, au fur et à mesure que je les ai recherchés avec plus de soin. C'est surtout dans les cas de mort rapide, inexplicable en apparence, survenue chez des individus non hydropiques, qu'il importe d'examiner les reins et l'urine, après la mort, avec un grand soin. Je rapporterai plusieurs faits dans lesquels les lésions des reins étaient tellement caractérisées qu'elles ne pouvaient être méconnues (Obs. XII et XIII).

Quant à l'existence d'une urine albumineuse dans la vessie après la mort, ce fait doit être examiné avec le plus grand soin, pour n'être pas faussement interprété. Non-seulement après la mort, une certaine quantité de sérum peut transsuder et se mêler à l'urine dans la vessie, mais encore des lésions particulières de ce viscère, une inflammation de sa membrane muqueuse ou de celle de l'uretère ou du bassinet, peuvent être l'occasion du mélange d'une certaine quantité d'albumine avec l'urine. Mais dans le premier cas, l'urine ne donne pas un coagulum aussi notable que dans la néphrite albumineuse, et, dans le second, l'urine contient du pus et des globules purulens, visibles au microscope.

Toutefois, je répète que les faits qui appartiennent à cette dernière série sont du nombre de ceux dont il faut analyser attentivement toutes les circonstances, car il ne suffit pas d'avoir constaté que l'urine trouvée dans la vessie après la mort, est plus ou moins chargée d'albumine, en même temps que les reins sont rouges et injectés; il ne suffit pas même d'avoir antérieurement noté, pendant la vie et durant plusieurs jours, que l'urine était albumineuse ou sanguinolente, et de trouver, après la mort, les reins injectés et plus volumineux que dans l'état sain, pour pouvoir en conclure que cette altération des reins et de l'urine doit être rattachée à une néphrite albumineuse aiguë. En effet, il est bien démontré aujourd'hui que plusieurs espèces d'hyperémie rénale peuvent être accompagnées du passage d'une certaine quantité d'albumine dans l'urine. Mais, lorsque, chez les phthisiques, la mort a lieu brusquement après une diminution notable ou une suppression presque complète de la sécrétion urinaire, ou bien encore, lorsqu'on trouve les reins injectés volumineux, piquetés de rouge ou marbrés (les reins étant le plus souvent pâles et peu volumineux dans la consomption), la nature de l'altération me paraît peu douteuse. C'est, au reste, un sujet de recherches, que je me borne à signaler et qu'il faudra poursuivre.

Obs. XV. — Néphrite albumineuse aiguë (urine albumineuse; point d'hydropisie), développée dans la période ultime d'un cas de phthisie pulmonaire; mort; reins gros et marbrés, sans granulations; cavernes pulmonaires; rate volumineuse et granulée; tous les autres organes sains.

Anatole Cerveau, âgé de 21 ans, peintre, d'une constitution qu'ont affaiblie plusieurs maladies vénériennes survenues successivement entre quatorze et dix-neuf ans, atteint d'une phthisie pulmonaire au dernier degré, pour laquelle il est resté un mois et demi à la Charité, y rentra le 16 janvier 1832. Etat le 17: amaigrissement général, facultés intellectuelles affaiblies; appétit nul; langue sale; dévoiement abondant depuis trois semaines; respiration gênée, courte; souffle bronchique, et gargouillement au sommet des deux poumons; toux fréquente; crachats nummulaires; battemens du cœur réguliers; ventre souple, un peu douloureux à la pression dans la région ombilicale; point d'œdème; jamais de douleur dans les reins, ni aucun changement de couleur dans les urines, qui aujourd'hui sont peu abondantes et brunes; l'acide nitrique y précipite l'albumine, en grumeaux très apparens. Lors du premier séjour de ce malade à l'hôpital, ses urines, examinées plusieurs fois, ne présentaient rien de particulier (*eau de gomme, potion gommeuse avec sirop diacode une once*).

Le 19, même état.

Le 20, sommeil agité, toux plus fréquente, expectoration difficile, langue rouge, sèche, pouls petit, accéléré, 90 pulsations; urines rares, très albumineuses.

Le 21 et le 22, dérangement dans les idées, faiblesse extrême.

Mort le 23 et ouvert le 24.

Autopsie. Cerveau sain ainsi que ses enveloppes; poumons adhérens avec cavernes au sommet et tubercules disséminés dans le reste de leur parenchyme; cœur sain; estomac et intestins sains; foie un peu volumineux, d'un jaune pâle. La rate, volumineuse, présente dans son intérieur une foule de granulations grisâtres, très molles.

Reins très gros et lourds : leur longueur est de quatre pouces dix lignes, et leur pesanteur de sept onces : ils sont fermes et comme gonflés; bosselés d'une manière assez marquée; leur surface extérieure, surtout le long des scissures, est marbrée par le développement irrégulier des vaisseaux superficiels; les petits polygones extérieurs des reins sont bien prononcés, mais ne présentent aucune granulation; l'intérieur des reins, où les globules de Malpighi sont peu visibles, est aussi exempt de granulations; les vaisseaux sanguins sont libres; le bassinet, l'uretère et la vessie à l'état normal.

OBS. XVI. — Etat des reins semblable à celui qu'on observe dans la deuxième forme de la néphrite albumineuse aiguë, chez un phthisique, dont l'urine trouvée après la mort dans la vessie, était très coagulable, et qui n'était point hydropique.

Teissier (Pierre), cloutier, âgé de 38 ans, entra le 23 février 1837, à l'hôpital de la Charité. Cet homme, phthisique à un degré très avancé, offrit, peu de temps après son arrivée, à différentes reprises, des symptômes gastriques qui furent calmés par plusieurs applications d'un petit nombre de sangsues, et, plus tard, par l'usage habituel de l'eau de Seltz. Après cinq ou six semaines de séjour à l'hôpital, la maladie fit des progrès de plus en plus alarmans. La diarrhée devint continue et abondante, et Vernier mourut presque subitement le 2 avril 1837, sans qu'on soupçonnât une affection des reins; par hasard on avait omis d'examiner l'urine.

L'autopsie du corps fut faite le 3 avril, 24 heures après la mort.

État extérieur. Marasme assez avancé. Pas d'œdème.

Tête. Aucune altération appréciable dans le cerveau, dont la consistance est naturelle.

Poitrine. Épaississement des parois du ventricule gauche du cœur, dont la cavité n'est pas dilatée. Tissu du cœur ferme; rien d'altéré aux valvules. Engouement des lobes moyen et inférieur du poumon droit. Le lobe supérieur contient plusieurs tubercules crus; un ou deux sont ramollis. Une petite caverne au sommet du poumon gauche; tubercules crus; injection des bronches.

Abdomen. Les deux reins étaient beaucoup plus volumineux que dans l'état sain; l'un d'eux pesait 7 onces 1/2, et l'autre près de 8 onces; leur surface paraissait marbrée. Cet aspect résultait de la disposition de petites taches blanches, proéminentes, la plupart de la dimension d'une pièce de deux sous, et qui étaient séparées les unes des autres par des portions de substance corticale, un peu plus rouges que dans l'état normal. Sur les surfaces hyperémiées, on distinguait un très petit nombre de points rouges, mais on y remarquait un plus grand nombre d'arborisations vasculaires. Je n'ai pu découvrir, soit sur les taches décolorées, lisses et légèrement proéminentes, soit sur les autres parties de la surface de ce rein, de granulations de Bright, ni de granulations plus volumineuses. A la coupe, la substance corticale paraissait évidemment gonflée, et la substance tubuleuse plus compacte que dans l'état sain. Les stries de la base des cônes, plus rapprochées les unes des autres, étaient moins distinctes. Du reste, la substance corticale, surtout dans les parties comprises entre la base des cônes et la surface extérieure du rein, offrait le même aspect (mélange d'anémie et d'hyperémie) qu'à la surface extérieure. Point de caillot dans les troncs principaux des veines et des artères. La membrane muqueuse du bassinet était injectée, comme dans les pyélites récentes, et sans épaississement notable.

Après avoir mis un de ces reins à macérer dans l'eau, nous l'avons examiné de nouveau, et sans pouvoir découvrir de granulations.

L'urine contenue dans la vessie, était très albumineuse.

Toute la moitié inférieure de l'intestin grêle était injectée et offrait plusieurs petites ulcérations. Injection bien plus prononcée du gros intestin, avec ulcérations dans le cœcum. Estomac sain.

Le tissu du foie est dense; coupé par tranches, on y voit plusieurs plaques brunes, circonscrites. Les veines hépatiques sont remplies de caillots de sang, et leurs parois semblent plus denses qu'elles ne devaient l'être. La face inférieure du foie adhère avec les parties voisines. Rate saine.

§ 537. *Néphrite albumineuse chronique.*

Il n'est peut-être pas un seul médecin des hôpitaux de Paris qui n'ait aujourd'hui observé plusieurs cas de cette forme de la néphrite albumineuse. D'ailleurs, un assez grand nombre d'exemples en ont été déjà publiés, soit dans les ouvrages *ex professo* sur l'affection granuleuse des reins, soit dans les recueils périodiques. Ce qu'il importe aujourd'hui le plus, c'est de montrer les rapports de ces lésions avec une foule d'autres lésions antérieures ou secondaires, qui compliquent singulièrement l'expression symptomatique de la maladie des reins. Pour cela, c'est une nécessité de classer les faits observés par moi ou par d'autres; de rapprocher les uns des autres les cas les plus simples, pour donner une idée de la forme chronique de la maladie; et de distribuer dans autant de catégories les cas complexes, suivant les symptômes prédominans ou les appareils d'organes principalement affectés.

Un des caractères principaux de la néphrite albumineuse chronique étant d'amener une altération du sang à la suite de laquelle se développent des lésions secondaires très variées, on comprend que les cas simples de la néphrite albumineuse soient très rares.

Considérés sous un autre point de vue et indépendamment de leurs complications, les cas de néphrite albumineuse chronique peuvent être rangés dans quatre groupes principaux.

Au *premier* correspondent les cas dans lesquels la maladie appartient aux affections chroniques par sa durée qui est toujours de plusieurs mois, tandis que, par le caractère aigu ou fébrile de son début et de ses attaques successives, par son expression symptomatique, enfin, elle se rapproche évidemment des affections aiguës.

Une *seconde série* se compose des cas dans lesquels les altérations des reins propres à la néphrite albumineuse chronique ont été accompagnées, pendant la vie, d'une urine albumineuse et d'une faible pesanteur spécifique, mais sans hydropisie.

Dans la *troisième série*, on peut réunir les cas beaucoup plus frappans dans lesquels ces mêmes lésions ont été non-seulement accompagnées, pendant la vie, d'urine albumineuse, mais encore d'une hydropisie plus ou moins considérable.

La *quatrième série* comprend les cas dans lesquels la maladie, après avoir débuté par des urines albumineuses avec ou sans hydropisie, a été ensuite accompagnée d'une hydropisie qui a disparu plus tard, quoique l'altération de la sécrétion urinaire ait persisté.

Je rapporterai plusieurs exemples de ces quatre formes, en décrivant les rapports de la néphrite albumineuse chronique avec les autres affections. Je me bornerai, ici, à donner un exemple de chacune de ces variétés et quelques cas de guérison de néphrite albumineuse chronique (Obs. XVII. XIX. XX).

§ 538. *Première série.* — Je commencerai par un cas dans lequel la maladie a eu, dans ses attaques, tout-à-fait la physionomie d'une maladie aiguë.

OBS. XVII. — Néphrite albumineuse chronique (hydropisie et urine albumineuse), caractérisée par des attaques successives; douleurs lombaires très rebelles; œdème des membres inférieurs et supérieurs, de la face, du cuir chevelu; urines albumineuses et sanguinolentes (quatre saignées, deux applications de ventouses). Guérison au bout de trois mois environ.

Jouanne, âgé de 21 ans, charbonnier, né dans le département de l'Aveyron, demeurant à Paris, rue des Moineaux, entra, le 23 mars 1837, à l'hôpital de la Charité. Cheveux châtains, peau pâle, teint rosé, et autres caractères extérieurs du tempérament lymphatique. La santé de ce jeune homme avait été bonne jusqu'à ces derniers temps. Il couche dans la soupente d'une boutique. Le jour, il est occupé à scier du bois et à porter de petites charges de charbon en ville. Il se nourrit bien.

Il y a vingt-quatre jours, sans avoir souffert, il s'aperçut qu'il était enflé. Il y a dix jours, il éprouva quelques douleurs dans la fosse iliaque gauche et dans la région lombaire du même côté, sans dérangement des fonctions urinaires ou intestinales.

Le 24 mars, paupières tuméfiées, conjonctives humides infiltrées; visage bouffi; cuir chevelu œdémateux; œdème aux membres inférieurs, aux bourses, aux avant-bras; point d'épanchement appréciable dans la cavité du péritoine. Les douleurs lombaires, surtout du côté gauche, augmentent par la pression, le toucher et la percussion, qui n'indiquent pas d'augmentation dans le volume des reins. L'urine, acide, rougeâtre, sanguinolente, ressemble assez bien à un mélange de la matière colorante du sang avec du sérum; la quantité d'urine rendue en vingt-quatre heures est à-peu-près égale à celle des boissons; sa pesanteur spécifique varie de 1011 à 1013, dans l'espace de vingt-quatre heures. La chaleur et l'acide nitrique donnent un précipité abondant. Peu de douleurs en urinant. La vessie est légèrement douloureuse à la pression.

Langue sale, inappétence, mais point de dévoiement. Respiration naturelle; pouls régulier, donnant 60 pulsations par minute. L'impulsion du cœur est énergique, sans bruits morbides (*Saignée, petit lait; potages gras et au lait*). Le sang est couenneux; la pesanteur spécifique du sérum est faible, 1022.

Le 26 mars, l'urine est toujours sanguinolente; acide; la quantité rendue depuis hier paraît considérable. Pesanteur spécifique, 1013 (*Saignée de douze onces*). Pour la première fois on remarque des vésicules de gale entre les doigts (*Bains sulfureux, tisane de mauve avec acétate de potasse, deux gros*).

Le 30 mars, l'urine ne contient plus de globules de sang ; la douleur de la vessie et de la région lombaire du côté gauche a diminué. Disparition complète de l'hydropisie, langue humide, selles naturelles (*Le quart de la portion d'alimens*).

Le 3 avril, les urines, traitées par la chaleur, sont moins albumineuses; la douleur aux reins persiste (*Saignée de douze onces*).

Le 4 avril, le sang est couenneux; le caillot est retroussé, serré; la pesanteur spécifique du sérum est de 1024; le sérum du sang d'un pneumonique, saigné le même jour, n'était pas beaucoup plus riche (eu égard au nombre de saignées pratiquées), et pesait 1028.

Le 5 avril, la douleur dans la région lombaire gauche et dans la partie correspondante de l'abdomen persiste. Il y a aussi un peu de douleur à droite: les urines sont abondantes (*Dix onces de sang extraites par des ventouses scarifiées*, loco dolenti).

Le 8 avril, diminution de la douleur lombaire du côté gauche. L'hydropisie ne reparaît plus. Trois selles en diarrhée.

Le 10 avril, deux selles dans la journée, quatre dans la nuit; un peu de douleur dans les lombes, principalement du côté gauche.

Le 11 avril, douleurs dans le ventre, coliques, plusieurs selles liquides; toux suivie de crachats muqueux assez abondans; faible ronchus (*on suspend l'acétate de potasse; lavement amylacé et laudanisé; tisane de gomme édulcorée*).

Le 13 avril, cessation de la diarrhée; urines moins albumineuses (*le quart de la portion d'alimens*).

Le 18 avril, le malade est sensiblement mieux à tous égards (*trois quarts d'alimens*).

Le 22 avril, exacerbation de la douleur lombaire; urines sanguinolentes sans retour de l'œdème (*saignée de douze onces, lait, la demie d'alimens*).

Le 23, la pesanteur spécifique du sérum est de 1027; celle de l'urine de 1013.

Le 24, persistance de la douleur lombaire; urines sanguinolentes; expectoration muqueuse peu abondante; soif, 84 pulsations par minute.

Le 25, mieux marqué; cependant l'urine est toujours sanguinolente.

Le 26, réapparition du point douloureux aux lombes (*ventouses scarifiées*).

Le 29 avril, disparition presque complète de la douleur lombaire; le malade continue de tousser; l'urine ne contient qu'une petite quantité d'albumine; aucune trace d'œdème; état général assez satisfaisant; le malade est pâle, parce qu'il a été saigné souvent; l'appétit est bon.

Le 12 mai, la toux est rare, sans expectoration: langue humide; bon appétit. La région lombaire gauche est à peine douloureuse.

Le 22 mai, un peu d'œdème aux malléoles; la face est légèrement bouffie; il semble qu'il y a un peu plus d'albumine dans l'urine.

Le 1er juin, l'œdème de la face et des malléoles a disparu. Toutes les fonctions en bon état.

Le 12 juin, le malade quitte l'hôpital guéri de son hydropisie. L'urine ne contenait plus que très peu d'albumine, et il n'en existait plus de traces, quelques jours après.

§ 539. *Deuxième série.* J'ai rapporté deux cas de néphrite albumineuse aiguë, sans hydropisie: les cas analogues de néphrite albumineuse chronique sans hydropisie ne sont pas rares. Cette absence d'hydropisie peut tenir à ce que les dépôts séreux dans le tissu cellulaire ou les membranes séreuses ne se sont pas encore formés (*deuxième série*), ou bien à ce qu'ils ont momentanément disparu (*quatrième série*). Je me bornerai à rapporter, ici, un seul cas de néphrite albumineuse chronique (troisième forme anatomique) sans hydropisie. D'autres exemples sont consignés dans d'autres paragraphes, consacrés à l'étude des rapports de la néphrite albumineuse avec les maladies vénériennes, la phthisie, etc.

OBS. XVIII.—Néphrite albumineuse latente (anémie jaunâtre de la substance corticale, reins mamelonnés); urine examinée après la mort, fortement albumineuses. Point d'hydropisie. Mort rapide. Accès épileptiformes après hémoptysie; asphyxie bronchique; état particulier des poumons.

Un garçon maçon, âgé de 32 ans, non marié, d'une forte constitution, entra à l'hôpital de la Charité, le 28 février 1836.

Malade depuis deux jours seulement, il crachait du sang; en 24 heures, il a rempli son crachoir d'un sang presque pur, mêlé à très peu de mucosités.

Ni la veille, ni les jours précédens, il n'avait eu de crachemens de sang, ni de vomissemens.

Dyspnée très intense; cependant la sonorité de la poitrine semble bonne en avant et en arrière. En auscultant, on entend du râle muqueux, surtout du côté gauche. Chaleur à la peau; fièvre; le pouls, de force moyenne, est très fréquent; point de bruits morbides au cœur. Les autres fonctions ne présentent rien de notable. On a de la peine à tirer des réponses précises du malade: il dit ne point souffrir dans la région des reins (*saignée d'une livre*). A la visite du soir, l'hémoptysie a cessé; mais la dyspnée et la fièvre persistent. Le sommet du poumon gauche est légèrement mat. On entend, dans ce point, un râle crépitant humide; les bulles sont extrêmement nombreuses et petites.

Le 1er mars, même état.

Le 2, le malade dit qu'il a faim, et dit qu'il sortira de l'hôpital, si on lui refuse à manger; mais il y a, dans sa manière exaltée de demander des alimens, quelque chose qui approche du délire. On nous dit que, la veille, il a eu une attaque d'épilepsie; la fièvre persiste (*bouillon*).

Le 3, à la visite du matin, agonie par asphyxie bronchique. En appliquant la main sur la poitrine, on sent, dans les deux poumons, et dans toute leur étendue, un râle muqueux très bruyant, qui produit un frémissement très remarquable. La région des reins est percutée et comprimée, et le malade ne donne aucun signe de souffrance; au reste, il est presque sans connaissance. Mort six heures après.

Autopsie du cadavre. — *Tête.* Rien de remarquable.

Poitrine. Adhérences du poumon gauche aux parois de la poitrine ; de fausses membranes le recouvrent dans toute son étendue. Le lobe supérieur présente à la coupe une altération qui se rapproche beaucoup de l'apparence ordinaire de l'apoplexie pulmonaire. Ce sont de petits noyaux, semi-ecchymosés, d'une à quatre lignes de diamètre; situés au milieu d'un noyau de substance pulmonaire fortement engoué. Le sang paraît plutôt infiltré qu'épanché en foyer. Le tissu du poumon est moins compacte, moins homogène, dans toutes ses parties que dans l'apoplexie ordinaire. Lorsqu'on presse ce lobe, il sort, en abondance, des petites bronches, un liquide spumeux, roussâtre ou rougi par son mélange avec du sang. Tout le reste du poumon est engoué et laisse écouler, à la pression, une quantité énorme d'écume bronchique. L'autre poumon, sans adhérence, et ne présentant point les noyaux observés dans le poumon gauche, est, comme lui, gorgé d'écume. Les bronches sont remplies de cette écume, qui a certainement asphyxié le malade. Le ventricule gauche du cœur, dilaté, offre un épaississement notable de ses parois. La valvule mitrale est la seule qui soit un peu altérée; elle présente, à son entrée, de petits noyaux d'induration ; du reste, elle paraît suffisante. Point d'autres lésions au cœur, dont le volume est augmenté d'un tiers.

Abdomen. Le foie, de couleur bistre, a son volume ordinaire. Il est dense, et offre, à la coupe, très peu de granulations. La rate est saine. La membrane muqueuse présente, dans le grand cul-de-sac de l'estomac, une rougeur assez intense, noirâtre; les mêmes rougeurs existent dans les intestins, en plusieurs points et surtout au sommet des valvules conniventes. Les intestins contiennent une assez grande quantité de bile verdâtre.

Le canal de l'urèthre présente, le long de son raphé, plus de follicules béans qu'il n'est ordinaire d'en voir. Dans sa portion membraneuse, il y a un rétrécissement, avec deux petites brides qui partent de ce raphé pour se porter transversalement (la sonde avait pénétré avec quelque difficulté). La portion prostatique présente un triangle fort allongé, dont le sommet, aboutissant à ce rétrécissement, est très aigu. La prostate est d'un blanc mat, d'un tissu dur et serré. Les parois de la vessie n'offrent point une épaisseur plus considérable que dans l'état sain; mais, sur la membrane muqueuse, aux environs du col, se trouvent une vingtaine de petites élevures rougeâtres, arrondies, assez semblables à des aphthes. L'urine contenue dans la vessie, d'une faible pesanteur spécifique (1013), traitée par l'acide nitrique et la chaleur, donne de gros flocons albumineux et un énorme coagulum.

Les deux reins, déformés (Pl. IX, fig. 9, 10 et 11), aplatis et bosselés, d'un petit volume, d'un blanc sale très légèrement jaunâtre et bleuâtre sur quelques points, offrent des dentelures mousses et arrondies sur leur bord convexe. Leur surface offre de gros mamelons séparés par des sillons assez larges, rougeâtres, et dans lesquels, à l'œil nu et plus facilement à la loupe, on aperçoit de petites arborisations polygonales, au centre desquelles on distingue un petit point pâle et circonscrit par de petits vaisseaux. Les deux tiers de la surface d'un de ces reins sont occupés par un gros mamelon, et, dans quelques autres points, par de petits kystes. La substance corticale, incisée suivant son épaisseur, offre la même apparence qu'à l'extérieur. Les substances corticale et tubuleuse sont déformées. La substance corticale n'est pas, dans l'ensemble de l'organe, pour plus d'un tiers du volume. Elle est blanche comme de la chair d'anguille. Dans les enfoncemens qui séparent les dentelures, la substance corticale est atrophiée, au point que la base des cônes touche l'extérieur du rein. Les *tubuli* sont disposés fort irrégulièrement en gerbe à leur bord, comme s'ils eussent été écartés par des prolongemens de la substance corticale augmentés de volume; leur tissu est ferme et d'un blanc mat. Point de trace de pyélite. Des bassinets, l'un présente une ecchymose large comme une pièce de dix sous; l'autre offre plusieurs petites pétéchies à-peu-près de la diminution de la tête d'une épingle. Les artères rénales et leurs divisions sont très développées.

§ 540. La *troisième série* comprend les cas de néphrite albumineuse chronique nettement caractérisée par ses deux principaux symptômes, l'altération de l'urine et l'hydropisie.

La guérison complète de tels cas est rare; j'en citerai trois exemples (Obs. xvii, xix, xx). Puis viendront deux autres observations (Obs. xxi, xxii) qui démontrent les rapports de ces symptômes avec les lésions rénales.

Obs. XIX. — Impression du froid et de l'humidité; douleurs rhumatismales; forme chronique de la néphrite albumineuse, chez un homme tombé dans un état cachectique, par suite de privations et de chagrins domestiques. Disparition complète de l'hydropisie et de l'albumine dans l'urine.

Fournier, âgé de 40 ans, découpeur de peignes métalliques, entra à l'hôpital de la Charité, le 30 septembre 1837. Taille moyenne; cheveux châtains; embonpoint médiocre; tempérament lymphatique; vie régulière et sobre; travail actif. Cet homme a fait successivement plusieurs états; jusqu'en 1830, il a travaillé l'acier fin, et souvent à la forge; plus tard, il s'est fait restaurateur, s'est exposé fréquemment au froid de la cave et à la chaleur des fourneaux. Enfin, il a fini par se mettre découpeur de peignes métalliques. Il habitait un quatrième étage, où il était habituellement exposé à des courans d'air. En outre, il était en proie à des chagrins domestiques, et il a souffert beaucoup de privations. Jamais il n'a été adonné à l'usage des boissons alcooliques.

Cet homme avait eu une fluxion de poitrine à l'âge de 25 ans, mais, depuis lors, il s'était assez bien porté jusqu'à ce dernier temps, où il a souffert de douleurs rhumatismales, dont il a été soulagé par les bains de vapeur. Il y a environ quinze jours que cet homme s'est aperçu que ses jambes enflaient. L'œdème a augmenté les jours suivans. L'hydropisie s'est étendue aux autres parties du corps; les parois du ventre sont infiltrées; la face est devenue bouffie.

La seule maladie des voies urinaires qu'il ait eue, est une blennorrhagie, qui a duré environ six semaines, à l'âge de 20 ans.

Le visage est un peu bouffi; la peau du corps pâle, anémique; œdème considérable des parois de l'abdomen, des tégumens du dos, et plus prononcé encore aux bourses, à la verge et aux membres inférieurs. Le péritoine ne contient pas sensiblement de liquide.

Langue humide, soif peu vive, dégoût pour les alimens ; deux selles par jour, plus molles que dans l'état de santé. Respiration libre et régulière ; le malade ne tousse pas, et n'a jamais été sujet à s'enrhumer ; il n'a jamais craché le sang, ni jamais ressenti de douleurs thoraciques. A la percussion, son naturel dans toute l'étendue de la poitrine ; râle muqueux à la partie postérieure et inférieure des deux poumons. Bruits du cœur naturels ; pouls faible, donnant 60 pulsations par minute ; sensibilité très grande au froid, surtout aux extrémités inférieures ; qui, de temps en temps, sont douloureuses.

Le foie et la rate ont leur volume ordinaire.

Le malade rend, en quatre ou cinq fois, dans la journée, 30 onces environ d'urine, quantité à-peu-près égale à celle des boissons. Aucune douleur n'est provoquée, par la pression, dans la région lombaire ou dans le flanc. L'urine peu colorée, d'une faible pesanteur spécifique, 1006, un peu louche au moment de l'émission, faiblement acide, laisse déposer un léger sédiment coloré en rouge par le sang. La chaleur et l'acide nitrique font reconnaître une petite quantité d'albumine dans l'urine.

Le sédiment, examiné au microscope, est formé par des globules sanguins et des cristaux octaédriques (*Tisane de raisin d'ours ; saignée de dix onces ; lait ; le quart d'alimens*).

Le caillot de la saignée n'était que médiocrement ferme et sans couenne. Le sérum pesait, à l'aréomètre de Baumé, 1020. Les jours suivans, l'œdème diminua un peu, et il y avait encore de l'albumine dans l'urine.

Le 9 octobre, il n'y a point eu de nouvelle diminution de l'œdème ; mais l'acide nitrique et la chaleur révèlent à peine l'existence de l'albumine dans l'urine, dont la pesanteur spécifique a augmenté (1014). Le sédiment a toujours l'apparence muqueuse et sanguinolente (*bains de vapeur*).

Le 17 octobre, point d'augmentation, ni de diminution appréciable de l'hydropisie ; état plus satisfaisant des voies digestives ; un peu plus d'appétit ; pas de toux ; un peu de douleur de tête, le matin au réveil ; bourdonnemens d'oreilles ; le malade croit s'apercevoir qu'il devient un peu sourd. L'amaigrissement fait peu de progrès. L'urine, légèrement acide, offre toujours la même couleur; pesanteur spécifique 100 ; par l'addition de l'acide nitrique et par la chaleur, elle prend une teinte opaline, sans grumeaux. Il existe toujours un peu de râle muqueux à la partie inférieure et postérieure de la poitrine, surtout du côté gauche. Dans la dernière quinzaine d'octobre, les jambes et les autres parties du corps désenflèrent complètement. Le malade était levé toute la journée. L'urine déposait toujours un léger nuage, d'apparence muqueuse, coloré par quelques globules rouges de sang, reconnaissables au microscope. L'acide nitrique et la chaleur ne déterminent point la formation d'un coagulum ou de grumeaux albumineux. La pesanteur spécifique de l'urine est toujours de 1008.

Depuis plusieurs jours, le malade prend le carbonate de fer à la dose de 24, 36 et 48 grains.

Le malade quitte l'hôpital le 2 décembre, encore faible; mais le dérangement de la sécrétion urinaire avait cessé. La pesanteur spécifique de l'urine était de 1017.

Obs. XX. — Néphrite albumineuse chronique (hydropisie et urine coagulable), traitée avec succès par la teinture de cantharides à très haute dose (Wells. *On the presence of the red matter and serum of the blood in the urine of dropsy*).

« Henry Morton, âgé de 50 ans, matelot, adonné aux liqueurs fortes, fut reçu à l'hôpital de Saint-Thomas, six semaines après avoir été attaqué d'hydropisie. Ses jambes, peu après son admission, devinrent enflées, s'excorièrent et laissaient couler une grande quantité de sérosité. Il était pâle, respirait avec difficulté et urinait peu. Il prit, à l'hôpital, pendant trois semaines, la teinture de digitale et de scille; pendant leur emploi, il urina un peu plus qu'auparavant, et l'enflure diminua. Sa guérison néanmoins était très lente, et son urine, exposée à la chaleur, se prenait presque entièrement en une masse solide. Je lui ordonnai la teinture de cantharides, d'abord, à la dose de 50 gouttes par jour, en trois doses, puis à celle de 60, et de nouveau à 50, car il ne pouvait pas supporter le médicament sans éprouver beaucoup de douleur dans les voies urinaires, et je desirais qu'il n'en eût pas. Il continua l'usage du médicament, de cette manière, pendant onze semaines, à la fin desquelles l'enflure avait disparu et l'urine ne contenait plus d'albumine. »

Obs. XXI. — Néphrite albumineuse chronique (hydropisie et urine coagulable) chez un sujet très bien constitué, habituellement exposé à l'influence de l'humidité, et adonné aux boissons spiritueuses; mort environ treize mois après le début de l'hydropisie; reins granulés (4e forme anatomique).

Lengy, journalier, âgé de 27 ans, entra à l'hôpital de la Charité, le 29 mai 1837.

Cet homme, d'une constitution robuste, a joui, jusqu'à ces derniers temps, d'une santé parfaite, dont le cours n'a été interrompu que par une pneumonie, dont il a été attaqué à l'âge de 20 ans. Il a d'abord fabriqué du noir animal, puis il a préparé l'indigo pour les teinturiers. Les opérations qu'il avait à faire subir à cette substance le forçaient à avoir constamment les mains dans l'eau, et les ateliers dans lesquels il travaillait étaient très humides. Vers le mois de décembre de l'année dernière, sans avoir ressenti de malaise, il remarqua que ses jambes enflaient, surtout le soir. Il n'interrompit pas son travail; et, dans le cours du mois de janvier 1837, son ventre commença aussi à se tuméfier. En même temps, sensibilité extrême à l'impression du froid. Le malade se repose pendant trois mois. Le mal fait des progrès, les jambes et les bourses se gonflent considérablement. Vers la fin de janvier, il entre à l'hôpital de la Pitié, et il y reste pendant quatre mois; l'hydropisie, après des alternatives d'augmentation et de diminution, finit par augmenter. En même temps, et à diverses époques, sans qu'il puisse les préciser, il éprouve de la diarrhée et quelquefois des coliques. Il n'avait jamais eu de rhumes, et il tousse d'abord le matin, puis quelquefois dans la journée. Cependant les autres fonctions n'étaient pas ou ne paraissaient pas dérangées. Il n'avait pas de fièvre, dormait assez bien, avait bon appétit, et ne maigrissait pas d'une manière sensible. Il n'a jamais remarqué de sang, ni de dépôt particulier dans son urine ; jamais il n'a éprouvé de douleur dans aucune partie du corps. Le traitement consista principalement en purgatifs ; on essaya, mais inutilement, de provoquer la sueur. Lengy n'a jamais eu de maladies vénériennes, ni de maladies de l'appareil urinaire. Il avoue avoir fait abus des boissons spiritueuses, surtout en 1834, où il était obligé de travailler la nuit.

Le 30 mai, les pieds, les jambes, les malléoles, les cuisses sont œdématiés ; la peau du scrotum est infiltrée et tendue. Les parois de l'abdomen sont très œdématiées. Le péritoine contient de la sérosité jusqu'à deux travers de doigt au-dessous de l'ombilic. Le tissu cellulaire du thorax n'est pas infiltré, non plus que celui des membres supérieurs. La face est bouffie, et le cuir chevelu, un peu empâté.

L'urine, assez abondante, tient en suspension de petits grumeaux blancs, qui troublent sa transparence. Elle n'a pas d'odeur ; sa pesanteur spécifique est de 1010 ; filtrée, elle devient parfaitement transparente. Quand on la traite par la chaleur ou par l'acide nitrique, elle donne un coagulum albumineux, considérable.

Pouls et bruits du cœur, naturels ; toux sans dyspnée, crachats muqueux, assez abondans, un peu de râle sous-crépitant à la partie postérieure et inférieure du poumon droit. La percussion donne un son un peu moins clair que dans l'état sain, à la partie antérieure et inférieure du côté gauche, là où le malade a eu autrefois un point de côté. Le foie est petit ; langue naturelle ; digestions assez bonnes ; selles redevenues naturelles ; sommeil la nuit (*tisane d'asperges, bains de vapeur, la demi-portion d'alimens*).

Ce traitement fut suivi du 30 mai au 13 juin, sans produire de changement remarquable. L'œdème n'avait augmenté, ni diminué, bien que le malade eût des sueurs abondantes après le bain de vapeur. Un peu de diminution dans la toux et l'expectoration.

Le 13 juin, le malade ayant eu un peu de fièvre, on pratiqua une saignée. Le sang était couenneux ; le sérum ne pesait que 1012, tandis que celui d'un malade pléthorique, pesé le même jour, donnait 1030. Le lendemain, huit onces de sang furent retirées par des ventouses appliquées à la région lombaire. A la suite de ces émissions sanguines, la quantité d'albumine dans l'urine ne diminua pas; mais, chose remarquable, la pesanteur spécifique de ce liquide augmenta un peu (1012 et 1013 après les ventouses).

Le 17 juin, l'hydropisie parut faire des progrès; l'urine ne changeait pas; on ne pouvait plus provoquer la sueur par les bains de vapeur, comme dans les premiers temps, bien qu'en sortant du bain le malade se couchât entre deux couvertures. Hier, il a eu un peu de mal de tête et des évacuations alvines abondantes. L'état du malade est un peu empiré.

Le 19 juin, la diarrhée continue (17 à 18 selles en vingt-quatre heures); toux plus fréquente et expectoration de plus en plus abondante; diminution dans la quantité de l'urine, qui conserve les mêmes caractères (pesanteur spécifique 1015); (*julep gommeux; lavemens laudanisés; bains de vapeur; deux cautères aux lombes*).

Le 20 juin, cessation de la diarrhée.

Le 25, état stationnaire. On suspend les bains de vapeur, qui ne provoquent pas la sueur et fatiguent le malade.

Le 26 juin, l'hydropisie des membres inférieurs et du ventre augmente; un peu plus de bouffissure au visage, dont la peau a une couleur légèrement jaune. Digestions assez bonnes, mais tendance aux coliques et à la diarrhée. De temps en temps, douleur de tête; pas de fièvre, ni de sueurs (*insolation*).

Diarrhée pendant les huit premiers jours du mois de juillet. Puis état stationnaire; l'urine conserve les mêmes caractères, et l'hydropisie du tissu cellulaire et de péritoine augmente, en même temps que l'amaigrissement devient plus sensible (*tisane de raifort.*)

Pendant la dernière quinzaine de juillet, quelques alternatives d'augmentation et de diminution de l'hydropisie; pas de changemens appréciables dans l'urine, toujours très albumineuse. Amaigrissement lent et progressif.

État stationnaire pendant le mois d'août.

Dans le mois de septembre, le malade maigrit de plus en plus (*tisane de baies de genièvre; bains de vapeur aromatique*).

Pendant le mois d'octobre, la diarrhée est continue. L'hydropisie n'augmenta pas beaucoup, mais l'amaigrissement et l'affaiblissement devinrent plus sensibles que jamais.

Dans le mois de novembre, les symptômes devinrent beaucoup plus graves; l'hydropisie augmenta considérablement et s'étendit aux membres supérieurs. La peau était extrêmement distendue et douloureuse; la figure prit une teinte cachectique. Le malade ne pouvait plus sortir de son lit. Il y avait de la fièvre; l'urine, toujours très albumineuse, devint parfois sanguinolente, et n'avait qu'une bien faible densité (de 1005 à 1007). Telle était cependant la forte constitution du malade qu'il lutta encore jusqu'au mois de janvier suivant. Son état était désespéré depuis long-temps; mais il mangeait toujours avec assez d'appétit, et ne perdait pas courage. Dans les premiers jours de décembre, à la suite de piqûres faites à la cuisse, pour donner issue à la sérosité, il eut un érythème grave. La bronchite augmenta beaucoup dans les derniers temps; à sa mort, l'hydropisie était des plus considérables.

Il mourut le 30 décembre 1837. — *Autopsie du cadavre*, 25 heures après la mort.

Le volume du rein droit était augmenté; ce rein, plus arrondi que dans l'état naturel, semblait uniformément gonflé, et pesait six onces; son gonflement faisait paraître la scissure beaucoup plus profonde que dans l'état sain. Sa surface, parfaitement lisse, n'offrait ni bosselures ni dépressions; sa couleur était d'un jaune clair assez uniforme, sur lequel se dessinaient des arborisations très fines, en forme d'étoiles, un ponctué, comme ecchymotique, et surtout un grand nombre de petites granulations blanches, semblables à des grains de semoule, qui semblaient voilées par une couche épaisse de vernis. Ces petits points blancs étaient disséminés, même aux deux extrémités des reins, où ils étaient le plus abondans. A la coupe, la substance corticale, d'une teinte jaune, gonflée surtout dans les intervalles des cônes, offrait de petites granulations blanches, laiteuses, disposées en stries longitudinales de la base des cônes à la surface des reins. On n'en découvrait point dans la substance tubuleuse. La substance corticale avait moins de consistance que dans l'état naturel et se déchirait assez facilement. Le bassinet était sain et sans injection.

Le rein gauche, également augmenté de poids et de volume, offrait absolument la même altération. La vessie était saine.

Le tissu cellulaire sous-cutané était infiltré de sérosité; plusieurs pintes de sérosité étaient épanchées dans la cavité du péritoine. Les viscères abdominaux étaient sains; seulement, la membrane muqueuse de l'intestin était pâle et décolorée.

Il y avait seize onces environ de sérosité dans les plèvres Les bronches étaient injectées; les poumons et le cœur étaient sains.

Le cerveau, le cervelet et leurs membranes n'offraient rien de particulier.

§ 541. *Quatrième série.*— On n'obtient que bien rarement la guérison complète de la néphrite albumineuse chronique; aussi les faits de solution imparfaite que j'ai rattachés à cette quatrième série, sont-ils fréquemment observés. Dans cette affection chronique des reins, la disparition de l'hydropisie (l'affection rénale persistant plus ou moins), ne doit pas plus surprendre que la guérison passagère de certaines hydropisies dépendantes d'affections incurables du cœur ou des gros vaisseaux. Dans ces cas, la persistance des signes appartenant aux affections du cœur ou à l'affection des reins démontre assez la source du mal et le caractère secondaire de l'hydropisie.

Obs. XXII. — Néphrite albumineuse chronique (hématurie, urines albumineuses et œdème). Utilité de la saignée, même à une époque avancée de la maladie. Disparition de l'hydropisie.

Henri Lebourgeois, serrurier, âgé de 50 ans, demeurant qua Napoléon, n. 15, entra le 20 décembre 1835 à l'hôpital de la Charité. Cet homme a eu la variole à l'âge de neuf ans, et, depuis, il n'a plus été malade. Il attribue sa maladie actuelle à l'impression du froid et de l'humidité. Depuis huit ans, il travaille aux bains Vigier sur un bateau et dans un atelier à fleur d'eau; et, quand son corps est échauffé par le travail, ses pieds sont souvent plongés dans l'eau froide. Vers le milieu d'avril

1835, après un excès de travail, il urina, en deux fois, dans un jour, un grand verre de sang, sans douleur aux reins ou à la vessie. Le jour suivant, les urines lui parurent encore rouges.

Vers le milieu de juin, tous les soirs, enflure des pieds, qui disparaissait par le repos de la nuit. Le mois suivant, l'enflure ne disparut plus tout-à-fait pendant la nuit, mais une légère compression avec des linges trempés d'eau végéto-minérale et quelques jours de repos la firent de nouveau cesser. Lebourgeois reprend son travail, et aussitôt l'œdème aux pieds et aux jambes se reproduit. Il entre à la clinique de l'École de Médecine, le 22 septembre. L'urine est rare, semblable à de la bière (frictions avec la teinture de digitale camphrée). Vers le 1er octobre, M. Duplay constata qu'elle était albumineuse.

Le malade, s'ennuyant à l'hôpital, retourna chez lui; mais il ne put y rester et entra à l'hôpital de la Charité.

Cet homme n'a jamais eu de palpitations; les bruits du cœur sont naturels. L'appétit est bon; parfois de la diarrhée. La poitrine résonne bien. Respiration naturelle. Œdème des extrémités inférieures jusqu'aux genoux; point d'œdème des bras ou de la face. Le matin, au réveil, le cou est gonflé. L'urine, claire, citrine, transparente, bleuit le papier de tournesol rougi par un acide. Si on y ajoute une goutte d'acide, il se fait, par l'action de la chaleur, un coagulum floconneux, peu abondant. L'acide nitrique détermine un coagulum blanc, qui, déposé, n'occupe pas la sixième partie de la hauteur de la colonne du liquide (*la demi-portion d'alimens; repos; tisane de chiendent nitrée*).

Le 24, l'œdème ne diminue pas par le repos : quoique le malade n'accuse pas de douleurs aux reins, on fait une saignée du bras. Le sang est couenneux. L'œdème diminue considérablement. Dans la nuit suivante, le malade urine beaucoup.

Le 27, une seconde saignée fait disparaître complètement l'œdème.

Le 29, le malade reste levé et debout pendant quatre heures sans que les pieds soient gonflés le soir.

Le malade sort dans les premiers jours de novembre, guéri

de l'hydropisie, mais l'urine contient encore une certaine quantité d'albumine.

Obs. XXIII. — Néphrite albumineuse chronique; anasarque survenue, sans cause appréciable, chez une femme de 26 ans, urines albumineuses; bruit de souffle au premier temps (saignée locale, crème de tartre). Guérison de l'hydropisie; persistance de l'albumine dans l'urine, mais en moindre proportion.

Roux (Marie), âgée de 26 ans, entra à l'hôpital de la Charité le 22 mai 1839. Cette jeune femme, d'une forte constitution, ayant les cheveux noirs et la peau brune, s'est mariée à l'âge de 20 ans, et n'a point eu d'enfans. Elle ne se rappelle pas avoir fait de maladie sérieuse, n'a jamais eu de troubles dans la menstruation. Elle a assez fréquemment éprouvé de légères douleurs abdominales, qui ne l'empêchaient pas de se livrer à son travail habituel, lequel consiste à coudre des gilets et à faire divers ouvrages à l'aiguille. Antérieurement Roux a été demoiselle de comptoir dans un café, puis chez un coiffeur : elle habite maintenant une chambre située au cinquième étage. Elle assure qu'elle a été autrefois soumise à l'influence du froid et de l'humidité, mais qu'elle habite, depuis cinq ans, dans une chambre saine.

Il y a un an, elle a commencé à éprouver des lassitudes accompagnées d'un léger œdème dans les membres inférieurs. Depuis quelques mois, elle se nourrissait assez mal de pain et de légumes. Dans l'hiver de 1838, elle a eu un rhume opiniâtre, qui s'est renouvelé l'hiver dernier. Toutefois sa constitution n'est point altérée : elle a de l'appétit, dort bien. Les garde-robes ont lieu tous les trois ou quatre jours; les règles viennent un peu plus souvent que tous les mois. Elle n'éprouve de douleur dans aucune partie du corps, si ce n'est à la région des reins, qui est sensible à la pression. Depuis un an, l'œdème des jambes a toujours persisté; depuis un mois, il a augmenté : il est survenu un peu de gêne dans la respiration et aux lombes, quelques douleurs qui ont cédé en partie à une application de sangsues.

Le 22 mai, les deux jambes étaient œdématiées jusqu'aux

genoux; les deux bras étaient légèrement tuméfiés; la face et surtout les paupières étaient œdématiées; les gencives et les ongles étaient un peu pâles; la teinte de la peau était assez naturelle. Le premier bruit du cœur est prolongé; la respiration régulière, l'émission de l'urine peu fréquente; l'urine, louche, légèrement acide, contient une quantité notable d'albumine et pèse 1012.

Le lendemain, 23, la malade avait ses règles: elles ont duré trois jours, après lesquels la présence de l'albumine a été de nouveau constatée dans l'urine (*tisane de chiendent, réglisse; crème de tartre deux gros; trois quarts de la portion d'alimens*).

Le 25, il y a quelques douleurs aux lombes; les règles ont peu coulé (*douze sangsues à la partie interne et supérieure des cuisses*).

Du 25 au 30, l'état de la malade est à-peu-près le même (*bains simples*).

Le 1er juin, les émissions d'urine ne sont pas plus fréquentes que dans l'état de santé; l'urine est toujours louche, et précipite assez abondamment par l'acide nitrique et par la chaleur; la douleur dans les lombes a disparu; l'œdème des membres inférieurs a un peu diminué. Dans les premiers jours du mois de juin, la malade se lève, mange les trois quarts de la portion d'alimens; l'œdème des paupières, du visage et des membres inférieurs disparaît insensiblement. Le 8 juin, il ne reste plus aucune trace d'hydropisie: les urines contiennent toujours de l'albumine, mais en moindre proportion; la chaleur et l'acide nitrique n'y forment plus de grumeaux; mais l'urine, ainsi traitée, se trouble et devient d'un blanc laiteux.

La malade sort le 8 juin, seize jours après avoir été admise à l'hôpital, guérie de son hydropisie.

Obs. XXIV. — A l'âge de 16 ans, dysménorrhée et aménorrhée; hydropisie; onze ans après, dysménorrhée et aménorrhée; hydropisie avec urine coagulable (néphrite albumineuse chronique), saignées, sangsues à la vulve aux époques menstruelles; purgations avec l'eau de Sedlitz; guérison de l'hydropisie, persistance de l'albumine dans l'urine.

Demay, couturière, âgée de 28 ans, fille, née à Clermont-

Ferrand (Puy-de-Dôme), mais habitant depuis long-temps à Paris, entra à l'hôpital de la Charité le 17 novembre 1836, pour y être traitée d'une hydropisie de l'abdomen et des membres inférieurs.

Cette femme, brune et bien développée, est très intelligente. Jusqu'à l'âge de 16 ans, elle n'avait jamais été malade. A cette époque la menstruation s'établit d'abord assez régulièrement, mais elle devint bientôt irrégulière ou nulle ; en même temps le ventre et les membres inférieurs enflèrent. Aucune douleur ni aucun autre dérangement n'accompagnaient cette hydropisie, qui guérit au bout de onze mois : les règles reparurent. Depuis lors et pendant onze années, la malade n'a jamais eu de dérangement dans sa santé, excepté aux époques menstruelles, pendant lesquelles elle éprouvait des symptômes de congestion vers divers organes.

Dans le courant du mois d'octobre 1836, cette fille fut prise de fièvre, sans cause connue. Ses règles ne parurent point; le ventre et les jambes enflèrent pour la seconde fois; bientôt il se déclare des douleurs à l'épigastre et dans la région du foie. Elle vomit les alimens et les boissons, peu de temps après les avoir pris. Voyant cet état devenir plus grave, elle entra à l'hôpital, le 17 novembre.

L'urine, légèrement rose, limpide, donnait, par la chaleur et par l'acide nitrique, un coagulum considérable d'albumine; les fonctions digestives étaient en assez bon état; les viandes étaient mieux digérées que les légumes. Il n'y avait aucun trouble dans la respiration. Une saignée, des sangsues à la vulve, des ventouses aux reins, des bains, des tisanes émulsives furent successivement employés. La constipation était habituelle : de temps en temps de l'eau de Sedlitz fut donnée. Des douleurs lombaires revenaient assez régulièrement à chaque époque menstruelle; mais les règles ne reparaissaient pas, et chaque fois on faisait une application de sangsues à la vulve.

Au mois de janvier 1837, les membres inférieurs et les parties génitales étaient fortement œdématiés. Dans la position horizontale, le niveau du liquide dans l'abdomen s'élevait à l'ombilic; de plus il y avait un léger épanchement dans chacune des plèvres, surtout dans la gauche. Point de toux, ni d'expectoration. Les urines limpides, d'une couleur à-peu-près naturelle, peu abondantes, donnaient 1011 pour pesanteur spécifique, et offraient de gros flocons albumineux quand on les traitait par l'acide nitrique.

L'épanchement dans les plèvres fut résorbé dans le cours de mois de janvier; l'hydropisie du ventre et des membres inférieurs commença à diminuer vers la fin du même mois. L'ascite était moindre; le niveau du liquide était à un travers de doigt au-dessous de l'ombilic. En février, la maladie sembla rester stationnaire; cependant les urines étaient un peu moins albumineuses.

Le 6 et le 27 janvier, et le 4 mars, on appliqua des sangsues à la vulve, et on donna tous les douze jours une bouteille d'eau de Sedlitz.

En mars, l'hydropisie se dissipa complètement. Dans le cours de ce mois, la malade prit de l'embonpoint, et fut parfaitement débarrassée de son hydropisie, mais les urines restèrent notablement albumineuses.

§ 542. *Rapports de la néphrite albumineuse avec les autres maladies des voies urinaires.*

J'ai déjà eu l'occasion de faire remarquer plusieurs analogies frappantes entre la néphrite simple et la néphrite albumineuse. L'impression du froid et de l'humidité produit l'une et l'autre de ces maladies. A l'état aigu (à part le dépôt de pus, qu'on n'observe point ou au moins très rarement dans la néphrite albumineuse), tout est commun : l'injection des reins, l'augmentation de leur volume, leur décoloration jaune, etc. A l'état chronique le plus avancé, les lésions sont tellement semblables que, sans diverses circonstances tirées de la marche de ces maladies, de l'absence ou de l'existence de l'hydropisie, et de la présence constante ou de l'absence del'albumine dans l'urine, il serait impossible de distinguer ces deux espèces l'une l'autre. Mais, d'un autre côté, de fortes dissemblances séparent ces deux maladies; et une des plus frappantes, sans contredit, est la grande influence des maladies de l'urèthre, de la prostate, de la vessie, des uretères et du bassinet sur le développement de la néphrite simple, et l'action nulle ou fort douteuse qu'elles exercent sur celui de la néphrite albumineuse. Or, cette circonstance indique une différence profonde dans la nature de ces deux affections rénales.

Toutefois, plusieurs observateurs semblent avoir admis une sorte d'influence des maladies des voies urinaires sur la production de la néphrite albumineuse. Le docteur Gregory (1) cite un cas de maladie des reins survenue après l'opération de la taille, et qu'il paraît regarder comme un exemple de maladie rénale avec urine coagulable, et de même nature que la maladie décrite par M. Bright. Voici le fait : « John Hay, âgé de 52 ans, d'une constitution robuste, laboureur, subit l'opération de la lithotomie, le 21 mars 1831, et on lui fit l'extraction d'un calcul volumineux. Bientôt après, il se plaignit de douleurs au dos, et d'une sensation de plénitude et de constriction à l'épigastre, suivie d'éructations fréquentes. Le 22 mars au soir, l'urine, qui jusque alors s'était écoulée abondamment par la plaie, devint rare; la respiration était précipitée, difficile et accompagnée de beaucoup d'anxiété; le pouls était petit et faible. Le 23, il s'était écoulé peu ou point d'urine. Les extrémités étaient froides, et l'abdomen était légèrement sensible. Le malade mourut dans l'après-midi du même jour, et sans offrir d'hydropisie. *Autopsie du cadavre*. Il n'y avait point de trace évidente d'inflammation dans le canal alimentaire, dont quelques portions étaient plus pâles que dans l'état sain. Les parties qui avoisinaient la plaie, considérablement infiltrées en plusieurs points, avaient pris une apparence gangréneuse. Les deux reins étaient plus volumineux et plus mous que dans l'état naturel; leur surface extérieure était marbrée. Intérieurement, ils offraient une quantité considérable d'un dépôt granuleux jaune dans la substance corticale, qui empiétait considérablement sur la substance

(1) Gregory. *Edinb. med. and surg. journ.* 1831, vol. XXXVI, page 359. Obs. XLIV.

tubuleuse. Il n'y avait pas d'urine dant la vessie (1), dont les membranes étaient épaissies et vasculaires. Le foie, les poumons et le cœur étaient sains. »

Si ce fait eût été cité comme un exemple de néphrite simple, survenue à la suite de l'opération de la taille, je crois qu'on eût dit vrai, et de tels cas se produisent si fréquemment dans la pratique qu'il eût suffi d'en indiquer aussi sommairement les principales circonstances; mais le développement d'une maladie de Bright à la suite d'une semblable opération est un fait d'une telle portée et d'une telle rareté, s'il a jamais été bien observé, que je regrette, malgré la confiance que m'inspirent les travaux du D^r^. Gregory, qu'il n'ait pas donné de plus longs détails. Cela est d'autant plus regrettable que l'aspect marbré des reins s'observe dans la néphrite simple comme dans la néphrite albumineuse. Et, bien qu'en parlant d'un dépôt de matière granuleuse jaune dans la substance corticale, le docteur Gregory semble indiquer les granulations laiteuses qu'on observe dans la maladie de Bright, il se peut qu'il ait pris pour telles de petits grains de pus ou de lymphe plastique, qu'on observe quelquefois dans les reins après l'opération de la taille. Toutefois, ce fait établit au moins, de la manière la plus frappante, l'analogie des caractères anatomiques de certaines néphrites simples qui surviennent après l'opération de la taille, avec les apparences des reins dans la néphrite albumineuse, et la difficulté de distinguer, dans certains cas, les unes des autres les lésions anatomiques de ces deux maladies.

Pour moi, dans les recherches nombreuses que j'ai faites sur les rapports des maladies des uretères, de la vessie, de la prostate, de l'urèthre avec les maladies des reins (§ 408-409-412-414), je n'ai pas encore observé des cas nets et bien tranchés de néphrite albumineuse produite par ces maladies; et je ne sache pas qu'aucun autre observateur que le docteur Gregory en ait cité d'exemple. Mais j'ai mainte fois constaté la présence de l'albumine, le plus souvent avec des globules sanguins, dans

(1) Dans l'observation, il n'est pas dit si on avait ou non constaté, pendant la vie, l'existence de l'albumine dans l'urine.

des cas de néphrite simple et de cystite, survenues après l'opération de la taille; la dyspnée et la promptitude de la mort s'observent dans la néphrite simple, comme dans la néphrite albumineuse, et ces circonstances peuvent aussi être une source d'erreur.

M. Christison (1) cite, comme des exemples de dégénérescence granuleuse des reins (maladie de Bright), des cas dans lesquels l'urine contenait bien une certaine quantité d'albumine, mais qui, suivant moi, différaient de la néphrite albumineuse par les caractères des lésions rénales et les principaux symptômes observés pendant la vie. Ainsi sa première observation me paraît être un cas d'inflammation simple des reins, très aiguë, et consécutive à une dysurie et à une rétention d'urine. Dans la troisième, on voit tous les symptômes et les principales lésions d'une inflammation chronique de la vessie et des reins : pendant la vie, faiblesse, stupeur, refroidissement du membre inférieur droit, envies d'uriner fréquentes et douloureuses, urine chargée de mucus et légèrement coagulable ; après la mort, vessie très contractée et offrant à sa face interne un petit nombre de taches rouges, altération profonde des deux reins, envahissement de la substance corticale et d'une grande partie de la substance tubuleuse par une matière jaunâtre et granuleuse, reins inégaux extérieurement et plus petits qu'à l'ordinaire.

Un autre cas (Obs. XVIII), rapporté par M. Christison comme un exemple d'affection granuleuse des reins sans affections secondaires, est encore un cas de maladie de la vessie et des reins, bien distincte de la maladie de Bright. Dans ce cas, comme dans plusieurs autres, M. Christison me paraît inférer trop facilement l'existence de l'affection granuleuse des reins, de la présence de l'albumine dans l'urine, quoiqu'il n'ignore pas que ce soit un phénomène commun à plusieurs autres maladies des voies urinaires.

Enfin un autre cas, cité par M. Christison (Obs. XIX), est bien un cas d'hématurie, quoiqu'il s'efforce de prouver le

(1) Christison, *ouvr. cité*, pages 167—177.

contraire, et non un exemple d'affection granuleuse. En effet, la malade avait éprouvé des douleurs aiguës dans les lombes, et rendu par l'urèthre une quantité considérable de sang, quelquefois en caillots. M. Christison se trompe encore, ce me semble, quand il avance que, dans la véritable hématurie, l'albumine disparaît toujours en même temps que le cruor. Plusieurs fois j'ai constaté (dans l'hématurie endémique, dans des hématuries, survenues dans le purpura, par exemple), que l'urine restait quelquefois albumineuse pendant un certain temps, lorsqu'elle n'offrait que peu ou point de globules sanguins en suspension ou dans son sédiment.

§ 543. De même que, dans l'inflammation simple du rein, les calices et le bassinet participent souvent plus ou moins à l'inflammation de la substance rénale, de même aussi les bassinets peuvent être plus ou moins enflammés dans la néphrite albumineuse; et si, dans cette dernière, la coïncidence de la pyélite est plus rare, c'est probablement parce que l'inflammation siège spécialement et presque exclusivement dans la substance corticale.

Cette inflammation des bassinets se décèle, pendant la vie, par une sécrétion morbide de mucus, lequel, en se mêlant à l'urine, en trouble la transparence. En examinant le dépôt ou le nuage de l'urine au microscope, on y reconnaît un mélange de globules muqueux et de débris d'épithélium.

Après la mort, dans la néphrite albumineuse aiguë, le bassinet offre souvent des arborisations vasculaires plus ou moins nombreuses, et, lorsqu'elle est passée à l'état chronique, un épaississement partiel ou général, d'un blanc mat. Il est rare qu'on observe d'autres lésions du bassinet ou des calices; cependant j'ai fait dessiner un cas dans lequel le bassinet offrait de petites ulcérations (ATLAS, Pl. X, fig. 1), et contenait plusieurs graviers d'acide urique.

A cette occasion, je crois devoir faire remarquer de nouveau que, dans la néphrite albumineuse, il n'est pas très rare d'observer des cristaux d'acide urique dans l'urine, lors même que le dépôt est très peu considérable, et que l'urine n'est que très légèrement acide.

Au reste, l'inflammation des calices et du bassinet, qu'on a observée dans quelques cas de néphrite albumineuse, doit être considérée comme une simple extension de la maladie principale ou comme une complication ; je ne connais pas un seul exemple de néphrite albumineuse qu'on puisse regarder comme ayant été la conséquence d'une pyélite primitive.

Quoique le fait rapporté dans l'observation suivante laisse beaucoup de détails à desirer, et qu'il soit douteux que les reins fussent atteints d'une néphrite albumineuse, avec inflammation du bassinet, la coïncidence d'une hydropisie, m'a décidé à en faire mention ici :

Un soldat, âgé de 47 ans, qui mourut hydropique, et dans l'urine duquel existait une quantité considérable de sérum, éprouva, peu de temps avant sa mort, des symptômes d'inflammation de poitrine. A l'ouverture du corps, on trouva le lobe du poumon droit très enflammé ; ses cellules étaient remplies par un liquide, mêlé d'un peu de sang. La partie supérieure du diaphragme était aussi enflammée. Il y avait à-peu-près une pinte de liquide séreux dans la cavité de la poitrine. Les reins étaient beaucoup plus durs qu'à l'ordinaire, et leur substance corticale, épaissie, avait changé d'aspect par suite d'un dépôt de lymphe coagulable. Dans le bassinet d'un des reins, il y avait une petite quantité de pus (*Transact. of a society for the improvement of med. and chirurg. knowledge*, vol. III, p. 219).

§ 544. Si les lésions matérielles de la vessie, de la prostate et de l'urèthre ne paraissent avoir presque aucune influence sur le développement de la néphrite albumineuse ; si dans celle-ci l'inflammation s'étend rarement aux bassinets et plus rarement encore aux uretères et à la vessie (cas dans lesquels l'émission de l'urine est très fréquente et suivie d'un dépôt considérable de mucus), il est une maladie dans laquelle les fonctions rénales sont profondément modifiées, le diabète, à la suite de laquelle on a vu plusieurs fois survenir une hydropisie avec urine coagulable.

Les malades gagneraient peu à la transformation d'un diabète sucré en une hydropisie chronique avec urine coagulable ;

mais il n'est pas démontré que les reins soient altérés dans tous les cas d'urine albumineuse, survenue pendant le cours du diabète; plusieurs auteurs ont même pensé, et l'observation suivante paraît le dire aussi, que la transformation d'une urine sucrée en une urine sanguinolente ou albumineuse est, quelquefois au moins, un signe favorable. Je reviendrai sur ce sujet qui soulève plus d'une question difficile (Voyez: *Diabète*).

Obs. XXV. — Abus du régime végétal et lacté; diabète sucré (soif excessive et sucre dans l'urine), régime animal (urine albumineuse, sans sucre; guérison apparente; œdème).

Reliaque, âgée de 33 ans, journalière, entra à l'hôpital de la Charité, le 9 décembre 1837.

La face est pâle et a une expression d'imbécillité, due au volume considérable des mâchoires. Cette femme boit, dans la journée, sans pouvoir parvenir à se désaltérer, 6 à 7 litres de tisane, qu'elle rend presque aussitôt par les urines. Les urines sont pâles, très pesantes (1037), et contiennent un principe sucré, fermentescible, que l'on obtient en grande quantité par l'évaporation. Tourmentée sans cesse par le besoin de boire, la malade est continuellement occupée à apaiser sa soif, mais elle ne peut y réussir. Elle mange avec appétit; les trois quarts de la portion d'aliment suffisent à peine pour la rassasier; elle est habituellement constipée.

Cette femme, d'un tempérament lymphatique, d'une taille ordinaire, a le buste, la tête et les extrémités thoraciques proportionnellement beaucoup plus développés que les extrémités abdominales, dont le volume est ordinaire. Ce développement extraordinaire des membres supérieurs est comparable à celui d'un homme de forte stature.

Jusqu'à l'âge de 21 ans, Reliaque a habité la Lorraine, où elle est née. Dans son pays, elle travaillait à la terre, se nourrissait bien, et jouissait d'une santé parfaite. Mariée, elle n'a jamais eu d'enfans. Elle a cessé d'être réglée à l'âge de 25 ans, dans la quatrième année de son séjour à Paris; et c'est, dit-elle, depuis cette époque que les os de toutes les parties situées au-dessus de la ceinture ont commencé à augmenter considérablement de volume, et qu'elle est sujette à une petite toux sèche, le matin. A 26 ans, elle a fait une maladie grave, principalement caractérisée par des symptômes cérébraux, et qui l'a obligée à garder le lit pendant quatre mois, et lui a laissé un peu de surdité. Les divers travaux auxquels elle s'est livrée lui ont toujours fourni le moyen de subvenir à ses besoins. Elle a mené une vie régulière, et n'a jamais habité de lieux malsains. Pendant les mois de juillet, août et septembre, son mari ayant été affecté d'un catarrhe très intense, et mis à un régime végétal et lacté, cette femme, par raison d'économie, s'est nourrie, comme son mari malade, de légumes accommodés au lait. Elle mangeait, en outre, une livre et demie de pain par jour. Bientôt, sous l'influence de cette alimentation, les symptômes du diabète se sont manifestés; peu-à-peu, la sécrétion urinaire est devenue de plus en plus abondante; et, en même temps, cette femme a été tourmentée par une soif ardente, d'abord pendant la nuit seulement, puis la nuit et le jour. Les urines, habituellement claires et transparentes comme de l'eau, étaient très pesantes (1035-1037). Ces accidens s'aggravèrent tellement dans le mois d'octobre que la malade, effrayée de son état, se décida à consulter un médecin. A cette époque, elle buvait jusqu'à 10 litres de tisane par jour, urinait autant de liquide qu'elle en prenait, et quelquefois en plus grande quantité, et elle avait la vue très affaiblie (*saignée du bras ; application de sangsues à l'anus*).

A la suite de ce traitement, la vue ne s'améliora pas plus que l'affection diabétique, et il survint un affaiblissement général, surtout des extrémités inférieures.

Toux légère, sans crachats; point de côté à droite, sans fièvre. Point de signes de tubercules, ni d'épanchement pleurétique; point de douleur, ni de tumeur, dans la région des reins (*Traitement tonique; régime animal, vin pour boisson pendant les repas, et réduction progressive de la quantité des autres boissons*).

Le 4 janvier, un vésicatoire volant fut appliqué sur la poitrine où la malade avait ressenti, pendant quelques jours, un point douloureux. Elle a mangé, chaque jour, les trois quarts de portion ou la portion entière, hier elle n'a uriné guère plus qu'elle n'a bu, et un pot de tisane lui a suffi pour toute la journée. Les forces sont revenues peu-à-peu. La malade ne peut rester levée que 5 à 6 heures par jour. L'urine pèse 1037 (*Portion d'alimens; limonade; vin*).

Le 8 janvier. Point douloureux au côté gauche de la poitrine, augmentation de la toux habituelle, crachats de bronchite; râles muqueux et sous-crépitant à la partie postérieure des deux poumons, plus marqués au niveau de l'omoplate droite et au-dessous de la clavicule du même côté. La malade, questionnée de nouveau sous le point de vue de l'affection tuberculeuse, nous a répété que, depuis la cessation de ses règles, elle avait toujours un peu toussé le matin, et a ajouté à ce renseignement qu'avant d'être affectée de diabète, elle transpirait beaucoup et avec une grande facilité; enfin, que, depuis qu'elle a cette maladie, elle ne transpire que rarement, et surtout à la tête et au-dessous des seins (*potion gommeuse; gomme sucrée; bains de pieds; demi-portion; lavemens émolliens*).

Le 13 janvier. Le ventre est dur et gonflé, mais ne contient pas sensiblement de sérosité. La face est devenue œdémateuse. Les urines sont acides (pesanteur spécifique 1028), d'une teinte jaune paille et offrent un léger dépôt de mucus. Traitées par la chaleur et l'acide nitrique, elles donnent un dépôt considérable d'albumine. Point de douleur aux reins.

Le 31 janvier. Dans la nuit, le malade a rempli son crachoir de crachats spumeux, jaunes et teints de sang. Les signes stéthoscopiques n'ont point changé (*continuation du même traitement; bains de pieds sinapisés*).

Le 7 février. Les urines sont très rouges; examinées au microscope, elles présentent un grand nombre de globules sanguins. On en précipite toujours une grande quantité d'albumine au moyen de la chaleur et de l'acide nitrique. Une goutte de sang, extraite du doigt par une piqûre, et examinée au microscope, n'offre rien de particulier. Continuation de la toux, et de l'expectoration catarrhale.

Le 13 février. Les urines sont moins sanguinolentes, et toujours très albumineuses; mises avec du ferment, elles ne donnent point d'alcool; leur pesanteur spécifique a diminué (1024).

Il n'y a plus qu'un peu de râle ronflant dans différens points de la poitrine et surtout à la partie supérieure des poumons, au niveau des omoplates; sous les clavicules, la respiration est forte et mêlée de quelques grosses bulles de râle muqueux.

Le 14 février, la malade, guérie de son catarrhe pulmonaire, voyant que ses urines n'étaient plus colorées en rouge par le sang, comme les jours précédens, et s'inquiétant peu de l'albumine qui a remplacé le sucre, demande sa sortie.

Depuis lors, à mon grand regret, cette femme ne s'est point représentée à l'hôpital dans mon service. J'ai fait passer chez elle, et j'ai appris qu'elle était morte d'une affection pulmonaire, le 25 juin de la même année.

§ 545. J'ai rapporté ailleurs (§ 383) plusieurs exemples de néphrite simple, survenue chez des individus qui n'avaient qu'un seul rein, et dans lesquels la maladie a eu toute la gravité d'une double néphrite. L'observation suivante est encore plus rare en ce qu'il s'agit d'un homme qui n'avait qu'un seul rein, et qui, ayant été atteint de néphrite albumineuse, devint hydropique, et mourut assez rapidement. Je noterai en outre, comme une particularité assez remarquable de ce fait, que le malade accusa, pendant la vie, des douleurs aux reins, et qu'après la mort il fut constaté qu'il n'en avait qu'un, et du côté droit; ce qui, indépendamment de ce que j'ai déjà dit, prouve combien il est difficile de distinguer les douleurs rénales des douleurs lombaires.

Obs. XXVI. — Exposition au froid et à l'humidité; œdème de la face; urine coagulable; dyspnée. — Dilatation des ventricules du cœur; rein unique, atrophié, d'un jaune pâle et rugueux (Sixième forme anatomique).

Lefèvre, âgé de 25 ans, cordonnier, entre, le 27 janvier 1834, à l'hôpital de la Charité. Cet homme est un peu lymphatique; sa peau est blanche, sa taille et sa force moyennes. Il n'a jamais eu de maladie un peu grave, ni d'enflure aux jambes; seulement, dans ces dernières années, il ne pouvait courir ni monter rapidement un escalier, sans être essoufflé. Depuis deux ans, il a demeuré à Chartres, et couché, la nuit, dans une chambre basse, obscure et humide, au-dessous de laquelle existait une vaste citerne. Vers la fin de la deuxième année de son séjour en ce pays, Lefèvre commença à ressentir des douleurs sourdes dans les reins; ces douleurs augmentèrent et s'accompagnèrent de vomissemens. Peu après, il ressentit des battemens de cœur : ses urines, dès le début de la maladie, étaient incolores, blanches, et ni plus ni moins abondantes qu'à l'ordinaire. Bientôt il survint de la bouffissure au visage, mais au visage seulement. Le malade se rendit à Paris; la bouffissure du visage augmenta encore; il fut envoyé à l'hôpital de la Charité par le bureau central des hôpitaux. Le premier jour où il fut examiné, on crut avoir affaire seulement à une affection légère du cœur.

Le 29, on prescrivit une saignée du bras et la digitale en poudre (deux grains). Cependant les battemens du cœur n'étant pas fort énergiques, les jambes non enflées, et le visage seul étant bouffi, on soupçonna une affection concomitante des reins comme cause probable de l'œdème de la face. Les antécédens du malade étaient favorables à cette supposition, et l'examen de l'urine la justifia. L'urine, en effet, précipitait abondamment par l'acide nitrique. On donna au malade la décoction de racine de raifort sauvage et un lavement purgatif.

Le 6, les urines sont complètement décolorées, semblables à du petit lait légèrement trouble, sans aucune odeur et sans aucun dépôt au fond du vase. L'acide nitrique y détermine un précipité blanc très abondant. Ce précipité occupe près des deux tiers inférieurs du vase, et prend peu-à-peu une belle couleur rose. Le lendemain et les jours suivans, nous observâmes le même phénomène, qui s'est répété constamment toutes les fois que nous avons examiné les urines de ce malade; seulement, la teinte rose est devenue un peu moins foncéedans les derniers temps. Le malade continue l'usage du raifort; l'œdème de la face reste stationnaire. Les urines augmentent peu en quantité. Le 16 février, deuxième saignée du bras; le malade en obtient du soulagement; il n'éprouve plus de battemens de cœur; les douleurs de reins n'ont jamais été accusées bien vivement; il n'en ressent aucune aujourd'hui;

l'œdème de la face diminue. Les jours suivans, quelques douleurs d'estomac s'étant manifestées, on cesse le raifort, qu'on remplace par l'eau de gomme et la limonade tartarique. Le malade accuse le soir, quand il est resté levé quelques heures, de la douleur et de l'engourdissement dans les reins. Il a de fréquens cauchemars pendant la nuit; son appétit est peu vif; la soif peu marquée; il urine à-peu-près autant qu'il boit. Le 5 mars, les urines étant toujours aussi abondamment chargées d'albumine, on applique deux ventouses scarifiées au niveau de chaque région rénale. Les jours suivans, le malade accuse des envies de vomir et le retour de battemens de cœur; l'impulsion de ce dernier est peu forte. Aucun bruit de soufflet ou de râpe, et pas d'accélération du pouls. Le 12 mars, tous les accidens sont dissipés; les urines restent dans le même état. Du 13 au 15, nous observons une diminution assez notable dans la quantité d'albumine que contient l'urine.

Le 15, 16 et 17 mars, la diminution graduelle de l'albumine est de nouveau constatée; le précipité albumineux, de moins en moins abondant, prend toujours, après un certain temps, une teinte rose. Le 18, le malade sent de l'oppression, la respiration s'accélère, il perd de l'appétit et le sommeil. Le 19, ces symptômes persistent.

Le 20, la gêne de la respiration est plus manifeste; fréquence du pouls, anxiété précordiale. On fit, le 21, une application de sangsues à la région précordiale; elle n'amena point de soulagement. Le 22, même état.

Le 23, altération profonde et pâleur extrême du visage. Respiration très pénible et fréquente; obscurité des battemens du cœur. On prescrivit une saignée de trois palettes, qui n'eut aucun résultat favorable. L'état du malade empira encore dans le courant de la journée. Il expira dans la nuit du 23 au 24 mars.

Ouverture du corps faite le 25. Le cadavre est pâle; il n'y a d'infiltration nulle part. A l'examen de la tête, on trouve le cerveau et ses membranes tout-à-fait pâles et décolorées, et dans un état complet d'anémie; un peu de sérosité existe dans les ventricules. La consistance du cerveau est à-peu-près celle de l'état normal. A part l'anémie, il n'offre aucune lésion appréciable.

Poitrine. Dans chaque cavité pleurale, on trouve environ trois verres de sérosité sanguinolente, une adhérence ancienne et peu considérable à droite et vers le lobe supérieur du poumon; du reste, pas de pleurésie, pas de pneumonie; le poumon sain, exempt de tubercules, est seulement un peu engoué et œdémateux en arrière. Aucune fausse membrane, aucune adhérence récente des plèvres. Le péricarde offre une blancheur uniforme à sa surface interne, et il contient très peu de sérosité. Le cœur, notablement, plus gros qu'à l'état naturel, offre une dilatation du ventricule gauche sans amincissement des parois; le ventricule droit est dilaté également et un peu aminci. Les colonnes charnues des ventricules sont pâles; en général le tissu musculaire du cœur est pâle, le doigt y pénètre sans trop d'effort.

Le tube digestif n'offre rien à remarquer.

Le foie est un peu mou et d'un volume ordinaire; sa coupe ne laisse suinter aucune goutte de sang.

La rate, complètement ramollie, ne peut mieux être comparée, lorsqu'on a enlevé sa membrane propre, qu'à de la lie de vin épaisse; elle est, pour ainsi dire, liquéfiée; son volume est d'ailleurs un peu moindre qu'à l'ordinaire.

Le rein gauche manque totalement; on ne trouve que la capsule surrénale de ce côté dans un état d'atrophie. L'artère rénale gauche manque également; on ne trouve pas, non plus, trace de l'uretère de ce côté. Le rein droit, loin de suppléer par son volume à l'absence de son congénère, est, au contraire, réduit à la moitié du volume ordinaire d'un rein d'adulte. Cette atrophie semble, au reste, être plutôt le résultat d'une maladie que d'une disposition congénitale. Dépouillé de sa membrane, ce rein est dans l'état suivant: décoloration de la substance corticale; injection capillaire très ténue à la surface externe de l'organe; disposition grenue et comme mamelonnée de cette surface, et non lisse et unie comme dans l'état ordinaire. Incisé suivant sa longueur, ce rein offre une complète confusion des substances corticale et tubuleuse. Toutefois, la disposition des cônes tubuleux se peut encore reconnaître dans certains points à des stries convergentes rougeâtres. Les mamelons, de couleur rosée, laissent suinter, par la pression, un liquide lactescent. Le parenchyme de l'organe est plus mou que dans l'état sain ; à l'intérieur comme à l'extérieur, au reste, il est d'un jaune pâle. On ne trouve pas de granulations disséminées à l'extérieur, ni en stries à l'intérieur, quelque soin qu'on apporte à cette recherche.

La vessie contient une urine trouble ; sa membrane muqueuse, d'un blanc de lait, est recouverte de stries floconneuses blanches, ressemblant à des flocons albumineux.

§ 546. Je n'ai trouvé que sur un très petit nombre de cas, des grains de pus dans les reins qui offraient des granulations de Bright; toujours le dépôt de ces grains purulens m'a paru un phénomène inflammatoire accidentel. Je dis accidentel, car, s'il en était autrement, ce fait se serait produit plus souvent à mon observation, vu le grand nombre de cas de néphrite albumineuse que j'ai observés. Je n'ai pas besoin de dire que, dans ces cas, les lésions rénales ont été étudiées avec d'autant plus de soin que la présence du pus formait une exception très rare et très remarquable, et que très certainement je n'ai pas pris de très petits points purulens pour des granulations de Bright; ni des granulations de Bright, disséminées ou agglomérées, pour des points ou des dépôts purulens.

L'observation suivante est remarquable, en outre, par les symptômes cérébraux qui ont précédé la mort; symptômes qu'on a observés dans d'autres cas soit de néphrite simple, soit de néphrite albumineuse grave. Les lésions des poumons, des plèvres et du péricarde que, nous rencontrâmes à l'ouverture du corps, montrent aussi que, dans ces cas, les inflammations se multiplient, comme à la suite de l'infection de l'économie par certains poisons morbides (§ 465).

Obs. XXVII. — *Pleurésie et pneumonie lobulaire; péricardite; granulations de Bright et points purulens dans les reins. Pendant la vie, urine albumineuse, sans hydropisie; dyspnée et symptômes cérébraux.*

Conseil (Charles), cordonnier, âgé de 28 ans, pâle et maigre, se présenta à la consultation de l'hôpital de la Charité le 16 février 1835. Il avait quelque gêne dans la respiration; les battemens du cœur paraissaient assez forts ; il toussait un peu ; le bruit respiratoire était presque naturel ; mais la poitrine n'était pas très sonore à la percussion. Le lendemain, Conseil fut admis à l'hôpital ; on fit une petite saignée, qui procura du soulagement ; le malade resta au lit, assez content de son état, jusqu'au 25 février.

Le malade continuait à tousser un peu, et la poitrine avait toujours peu de résonnance à la percussion. Les battemens du cœur étaient forts, réguliers ; les fonctions digestives étaient en assez bon état.

Le 22, Conseil se plaignit d'une forte fièvre, avec douleur et raideur des membres, surtout dans le bras droit ; à cette occasion, il nous raconta, qu'à l'âge de douze ans, il avait eu la figure paralysée du côté droit. Ce renseignement me fit penser que peut-être la raideur douloureuse des membres tenait à quelque lésion cérébrale. On fit une saignée de douze onces.

Le 23, le pouls était fréquent et fort, la raideur des membres persistait ; on pratiqua une seconde saignée du bras.

Le 24, soulagement marqué.

Le 26, la fièvre continua ; le malade accusa une douleur à la fesse droite ; on y reconnut un petit anthrax (*cataplasme ; tisane des cinq racines diurétiques ; diète*).

Le 28 février, le 1 et 2 mars, même état.

Le 3, la fièvre n'a pas cessé. Le malade a eu, à plusieurs reprises, du frisson. Le lendemain, l'infirmier nous raconta que cet homme avait eu une attaque, avec agitation des membres, grande gêne de la respiration, faiblesse et presque perte de connaissance.

Le 6, dans l'après-midi, après avoir vu des personnes de sa famille, Conseil tomba dans une grande agitation ; mouvemens involontaires des bras ; anxiété ; gêne considérable de la respiration ; crainte de la mort ; le malade demande un prêtre.

Cette agitation continua, et le malade mourut vers sept heures du soir.

Autopsie du cadavre, vingt-huit heures après la mort. — Tête et rachis. Au sommet de la tête et sur les côtés du sinus longitudinal supérieur, l'arachnoïde cérébrale est adhérente avec l'arachnoïde crânienne. Les petits corps appelés glandes de Pacchioni sont plus nombreux et plus développés qu'à l'ordinaire. On voit, en outre, sur l'arachnoïde, sept ou huit petites plaques de deux à quatre lignes de diamètre, peu épaisses, blanches et comme cartilagineuses, semblables pour l'aspect et la consistance, aux plaques que l'on rencontre assez souvent sur le cœur, ou sur la rate. Les membranes du cerveau sont autrement saines. Les substances du cerveau et du cervelet, et de la moelle épinière, ont une bonne consistance; après les avoir coupées en tranches très minces, nous n'avons trouvé ni tubercules, ni ramollissement.

Poitrine. La plèvre pulmonaire et la plèvre costale adhèrent entre elles par des brides celluleuses, minces, anciennes. Dans la partie supérieure de la cavité de la plèvre droite, des brides et de fausses membranes plus récentes forment des cloisons séparées par un liquide purulent. Beaucoup de sérosité spumeuse s'écoule des poumons, quand on incise leur base et leur bord postérieur. Dans toute leur étendue, on trouve six à huit petits noyaux hépatisés; quelques-uns au second degré et d'autres au troisième. On sent, à travers la substance des poumons, ces petites tumeurs; deux sont infiltrées de pus, et peuvent être comparées aux petits abcès qu'on rencontre après les grandes opérations.

Le péricarde contient environ six onces d'une sérosité un peu verdâtre, dans laquelle nagent quelques flocons albumineux. Sur le feuillet du cœur et sur le feuillet fibreux, sont déposés de petits grains pseudo-membraneux qui, comme la langue du chat, donnent une sensation âpre et rude quand on les touche avec le doigt. Quelques grains plus rapprochés et plus abondans forment des plaques membraneuses peu adhérentes; si on racle avec l'ongle les matières déposées, le feuillet séreux paraît au-dessous avec ses caractères ordinaires. Le tissu cellulaire sous-séreux est très injecté et offre des arborisations vasculaires. Le cœur, à parois épaisses, est volumineux, pesant, contracté sur lui-même; orifices à l'état normal; cavités contenant quelques caillots.

Abdomen. Péritoine sain. Membrane muqueuse de l'estomac

un peu ardoisée, sans injection ni rougeur. L'intestin grêle ne présente ni rougeurs, ni follicules développés d'une manière anomale. A quatre pouces au-dessous du cœcum, la membrane muqueuse du gros intestin, dans une étendue à-peu-près égale à celle de la main, présente une rougeur intense dans quelques points et violacée dans quelques autres ; le tissu de la membrane muqueuse est ramolli. Le reste de l'intestin ne présente pas d'altération. Le foie est sain. Trois plaques cartilagineuses sur la rate.

Les reins, d'un petit volume, sont décolorés en quelques points et plus rouges que dans l'état sain en quelques autres. Il est facile de reconnaître, çà et là, à la superficie de la substance corticale, de petits points blancs, allongés, irréguliers, comme des virgules, tous moins gros que la tête d'une épingle (granulations de Bright). Le rein gauche, vers son extrémité inférieure, présente une petite portion rouge, enflammée, avec un peu de pus infiltré et une injection considérable du tissu voisin. L'urine retirée de la vessie par l'urèthre, est mousseuse, d'une couleur jaune verdâtre; traitée par l'acide, elle donne un précipité blanc et abondant d'albumine. Vessie saine.

§ 547. *Rapports de la néphrite albumineuse avec les maladies du cœur, du péricarde et des gros vaisseaux.*

Il n'est pas rare de rencontrer des lésions, soit fonctionnelles, soit matérielles, des organes de la circulation, dans la néphrite albumineuse. Dans le cinquième environ des cas que j'ai observés, j'ai constaté, pendant la vie ou après la mort, des altérations notables du péricarde, du cœur ou de ses valvules. Ces lésions sont primitives, secondaires ou purement accidentelles.

Les pathologistes anglais, même ceux qui ont étudié avec le plus de soin l'affection granuleuse des reins, me paraissent avoir beaucoup exagéré l'influence de cette affection sur le développement des maladies du cœur (1). M. Bright ayant trouvé

(1) M. Martin-Solon, en parlant de la complication des maladies du cœur avec la néphrite albumineuse, et des opinions qui ont été émises sur ce sujet par MM. Bright, Christison, Anderson, etc., a commis une erreur.

le cœur malade à un degré plus ou moins considérable, 65 fois sur 100, et notablement altéré dans la moitié des cas, ou environ, a cru à une connexion intime entre les lésions de cet organe et l'affection granuleuse des reins. J'ai vu moi-même un nombre considérable de cas de coïncidence de ces affections, mais non dans la proportion observée par M. Bright. Et il m'a semblé que, si on déduisait tous les cas où les affections du cœur avaient été évidemment antérieures à la néphrite albumineuse chronique, il n'en resterait qu'un fort petit nombre qu'on pût considérer comme des affections véritablement *secondaires*, ou devant leur origine à une lésion des reins.

Regardant les affections cardiaques comme un effet *secondaire* de l'affection granuleuse, M. Bright a attribué la fréquence de ces lésions à une excitation du cœur, produite par le sang altéré, par suite de la lésion rénale, et à la gêne qu'éprouve la circulation capillaire. Me croyant en droit de contester le fait principal, savoir l'influence fréquente de la maladie rénale sur la production des maladies du tissu du cœur, je ne discuterai point l'explication.

M. Christison a reconnu que les maladies du cœur étaient quelquefois antérieures à l'affection du rein; mais il a pensé, comme M. Bright, que, dans d'autres cas, les maladies du tissu du cœur étaient consécutives à l'affection rénale. Cependant il paraît admettre l'influence de l'affection granuleuse sur la production des maladies du cœur, plutôt d'après l'autorité de M. Bright que par suite de ses observations personnelles. « Si la désorganisation granuleuse des reins, dit-il, agit véritablement comme cause prédisposante à l'augmentation du volume du cœur, il est probable, comme le docteur Bright l'a indiqué, que cette influence a lieu par suite de changemens opérés dans le sang qui devient alors un stimulus trop énergique des contractions du cœur. »

Il suppose que ces auteurs ont cherché à établir l'influence des maladies cardiaques sur le développement de l'affection rénale, tandis qu'en réalité le but qu'ils se sont proposé a été de démontrer l'influence de la maladie des reins sur la production des affections cardiaques.

§ 548. Les maladies du cœur, antérieures à l'affection rénale, contribuent puissamment, pour leur part, au développement de l'hydropisie, et surtout à celui de l'œdème des parties inférieures du corps; elles aggravent notablement les accidens, et elles ont une grande influence sur l'expression symptomatique de la maladie.

Parfois, dans les maladies du cœur, les reins, hypérémiés, laissent passer une certaine quantité d'albumine avec l'urine, ou subissent une véritable inflammation simple, subaiguë. Alors, d'acide qu'elle était, l'urine devient souvent légèrement alcaline; il y a malaise dans la région rénale; enfin, il se développe quelquefois d'autres signes d'une néphrite simple.

On voit quelquefois aussi, dans les maladies du cœur ou de ses valvules, le signe principal de l'altération granuleuse des reins, l'albumine dans l'urine, se montrer d'abord à un faible degré, puis augmenter de plus en plus jusqu'à ce que la néphrite albumineuse se présente avec ses caractères les plus tranchés.

Si j'en juge d'après mes propres observations, la néphrite albumineuse vient, le plus souvent, s'ajouter aux affections cardiaques, dont alors elle est un effet secondaire.

En résumé, les élèves et les médecins qui suivent mes visites à l'hôpital de la Charité, savent que j'ai remarqué depuis long-temps que la présence de l'albumine dans l'urine d'individus atteints de maladie de cœur ou de gros vaisseaux (avec ou sans hydropisie), n'était pas un signe absolu et pathognomonique de la néphrite albumineuse, et que l'urine pouvait être plus ou moins chargée d'albumine chez des individus atteints de maladie du cœur dans différentes conditions des reins, savoir :

1° Dans le cas de véritable complication avec la néphrite albumineuse;

2° Dans des cas de simple hypérémie des reins;

3° Enfin, dans d'autres conditions pathologiques, sans lésion rénale bien apparente.

L'existence de la néphrite albumineuse est à-peu-près certaine, lorsque, dans une affection du cœur, l'urine, d'une couleur pâle, citrine, est fortement coagulable et d'une faible pesanteur spécifique. Je dois ajouter que, dans cette complication, comme dans des cas simples, la proportion de l'albumine, après avoir été considérable, peut varier chez un même malade, et que je l'ai vue quelquefois diminuer d'une manière notable aux approches de la mort.

§ 549. *Néphrite albumineuse et lésions du péricarde.*

Souvent, à la suite de la néphrite albumineuse, le péricarde contient une quantité notable de sérosité limpide, de quatre à cinq onces; mais il est rare que le dépôt de sérosité soit assez considérable pour constituer une véritable hydropéricarde dont les symptômes attirent l'attention du médecin pendant la vie.

On a plusieurs fois observé la complication de la néphrite albumineuse avec la péricardite. Blackall rapporte le cas d'un matelot affecté d'anasarque avec urine albumineuse, et à l'ouverture du corps duquel il trouva une double pleurésie et une péricardite aiguë; d'autres exemples de cette coïncidence ont été publiés par MM. Bright, Gregory, etc.

Dans ces coïncidences, le développement de la péricardite paraît être quelquefois tout-à-fait indépendant de l'affection rénale. Ainsi, dans l'observation XXII du docteur Bright (1), le péricarde offrait les caractères anatomiques de l'inflammation : il contenait une très petite quantité de sérosité; ses deux surfaces étaient doublées d'une fausse membrane, à-peu-près de l'épaisseur d'une pièce d'un shilling, assez ferme, rugueuse à sa surface, qui ressemblait à celle d'une langue de bœuf; entre les deux surfaces, il y avait aussi des brides minces et rugueuses, d'un pouce environ en longueur. Le cœur était volumineux, ses valvules étaient saines, et ses parois avaient leur épaisseur ordinaire. Les reins étaient des exemples frappans de la dégénérescence marbrée, blanchâtre; et il y avait des granulations dans la substance corticale. Or, M. Bright ajoute :

(1) Bright. *Reports of medical cases*, p. 60. in-4. London. 1827.

ce garçon, âgé de 14 ans environ, était pâle, avait l'air maladif et présentait les signes d'une maladie chronique du cœur, dont l'origine pouvait être attribuée à un rhumatisme, dont il avait eu une attaque très intense et de longue durée à l'âge de dix ans.

Dans d'autres cas de péricardite avec néphrite albumineuse, et dans lesquels une inflammation ancienne du péricarde, a été suivie d'une inflammation plus récente; la cause qui avait déterminé la première péricardite a pu aussi donner lieu à la seconde. Quant aux cas où des maladies organiques du cœur ou de ses valvules, ont préexisté à la péricardite, on sait que la péricardite s'ajoute souvent aux diverses maladies du cœur, sans qu'il existe de lésions rénales. Le cas XXXVIII (1), communiqué au docteur Gregory par M. Duncan, est un exemple de péricardite, survenue chez une femme qui avait déjà une maladie du cœur ; il y avait de la lymphe épanchée sur le péricarde et à la surface du cœur et des adhérences partielles. Les valvules mitrale et aortiques étaient très altérées; et il y avait en outre une hypertrophie du ventricule gauche et un large anévrysme de l'aorte thoracique. L'urine, trouvée après la mort dans la vessie, était fortement albumineuse. Les reins étaient marbrés de jaune et de rouge à l'extérieur; et à l'intérieur, la structure fibreuse de la substance corticale, dit M. Duncan, était oblitérée par le dépôt d'une matière granuleuse, d'un jaune pâle, qui avait aussi envahi la substance tubuleuse; quelques *tubuli* étaient presque oblitérés. Or, il est très problable que cette péricardite s'est développée sous l'influence de lésions anciennes des organes de la circulation, et non par suite de l'affection des reins.

§ 550. Mais, dans certain nombre de cas, on ne peut attribuer la péricardite qui survient dans le cours de la néphrite albumineuse, qu'à l'influence de cette dernière affection ellemême (OBS. XXVIII). De même, dans le cas XV de M. Bright (2),

(1) Gregory. *On diseased states of the kidney connected during life with albuminous urine* (Edinb. med. and surg. journ., vol. XXXVI, p. 356).

(2) Bright. *Reports of med. cases, etc.* p. 65.

les lésions du cœur paraissent avoir été bien légères, et ne rendent pas compte du développement de la péricardite, qui était bien tranchée, et évidemment plus récente que l'affection des reins. Le péricarde contenait environ quatre onces de sérosité limpide; ses surfaces viscérale et pariétale étaient complètement couvertes par une couche fibrineuse, rugueuse, ayant, par place, l'aspect d'une ruche d'abeilles, offrant, dans d'autres, des pointes saillantes et des espèces de crêtes ou d'arêtes. Dans quelques endroits cette fausse membrane était fortement adhérente; dans d'autres, on pouvait facilement la détacher avec le dos du scalpel : il n'y avait pas d'adhérence entre les deux surfaces du péricarde. Le cœur était un peu volumineux; ses valvules étaient parfaitement saines; la membrane interne de l'aorte offrait quelques plaques d'ossification commençante. Le rein gauche, gros et d'une couleur jaunâtre, pâle et complètement désorganisé, n'était pas très granulé, mais on y voyait quelques taches d'un jaune plus opaque que les autres parties du rein. Le rein droit était déformé; la membrane fibreuse, très épaissie, adhérait tellement qu'il était extrêmement difficile de la détacher de l'organe, dont la surface offrait des éminences plus pâles que les autres parties du rein.

Cette péricardite avait été latente; le malade, à qui on demandait journellement s'il souffrait, avait constamment répondu que non.

Le cas XXIII de M. Bright (1) est moins concluant, quoique l'inflammation du péricarde paraisse avoir été postérieure à l'affection rénale. Les altérations organiques du cœur concomitantes de la péricardite étaient peu prononcées; le cœur et les parois du ventricule gauche étaient fermes, et les parois de ce dernier épaissies; ses colonnes charnues étaient aussi épaissies et dures. Les valvules étaient parfaitement saines. L'aorte était large. La quantité de sérosité contenue dans le péricarde n'a pu être exactement appréciée; mais il y en avait évidemment plus que la quantité naturelle; le tissu cellulaire sous-

(1) Bright. *Reports of med. cases, etc.* p. 62.

séreux, vers la pointe du cœur, était infiltré de sérosité, et les deux feuillets du péricarde étaient entièrement couverts d'une couche légère de matière coagulable, facile à détacher. Les deux reins étaient altérés; toute leur substance corticale offrait la dégénérescence granuleuse, mais à un degré peu avancé. Dans le bassinet du rein droit, il n'y avait pas moins de deux cents graviers comme des grains de millet et d'une couleur jaune.

Dans un autre cas (1), l'influence des lésions rénales sur le développement de la péricardite est plus douteuse; la péricardite était aiguë, mais le cœur était antérieurement hypertrophié. Le péricarde contenait quatre onces et demie d'une sérosité claire, qui devint gélatineuse quelques minutes après qu'on l'eût extraite. Les deux feuillets du péricarde offraient un grand nombre de plaques fibrineuses, villeuses, récentes, peu adhérentes dans quelques endroits et plus dans d'autres. Cette couche fibrineuse, sous forme de pellicule mince, couvrait, d'une manière continue, plusieurs pouces de la partie postérieure et inférieure du feuillet pariétal du péricarde; elle s'attachait aussi d'une manière évidente au cœur, le long des vaisseaux coronaires, où elle était épaisse. Ailleurs on la voyait sous forme de plaques, de la largeur d'une pièce de douze sous, non adhérentes, mais offrant une surface rude et villeuse. Le cœur était gros et ferme, et la seule altération des valvules était un dépôt osseux, solide et triangulaire de la grosseur d'un pois, développé à l'angle des deux valvules sigmoïdes de l'aorte. Les reins étaient granulés; leur surface extérieure était inégale, et toute trace de leur organisation naturelle avait à-peu-près disparu, excepté dans la substance tubuleuse, laquelle avait une couleur rose plus pâle qu'à l'ordinaire.

Enfin, dans un cas communiqué au docteur Gregory (2) par M. Alison, les reins étaient beaucoup plus petits et plus

(1) Bright. *Ibidem*. p. 8.

(2) Gregory (J.-C.). *On diseased states of the kidney connected during life with albuminous urine* (Edinb. med. and surg. journ., vol. XXXVI, p. 362. Case V).

durs qu'à l'état naturel; leur surface était pâle avec des veines variqueuses; la substance corticale, dure, pâle et d'une structure granuleuse; la portion tubuleuse, désorganisée, avait perdu sa texture fibreuse, par suite du dépôt d'une matière jaune qui ressemblait à de la matière tuberculeuse. Le péricarde adhérait légèrement au cœur, et contenait plusieurs onces de liquide. Il y avait un dépôt de lymphe sur les oreillettes et sur les ventricules, mais il est à noter que le ventricule gauche était très épaissi, et sa cavité élargie. Le commencement de l'aorte était un peu plus étroit qu'à l'ordinaire.

On a trouvé, dans d'autres cas, des adhérences anciennes entre le péricarde et le cœur, et quelquefois aussi des plaques laiteuses sur la surface de ce dernier organe; ces altérations anciennes paraissent avoir été accidentelles, ou au moins rien ne prouve qu'elles aient été consécutives à l'affection rénale.

§ 551. La péricardite me paraît avoir été une affection véritablement secondaire dans le cas suivant :

Obs. XXVIII. — Néphrite albumineuse chronique (aspect mamelonné et granulations); hydropisie. — Péricardite secondaire, latente, mais récente (point de bruits morbides à la région du cœur).

Marguerite Richard, couturière, âgée de 48 ans, entra à l'hôpital de la Charité, le 22 février 1836. Cette femme, d'une taille moyenne, d'une constitution affaiblie, dit n'avoir jamais eu d'affections graves. Il y a trois mois, elle fut atteinte d'une anasarque générale; l'enflure occupait également les bras et la figure; elle disparut pour revenir il y a environ un mois.

Marguerite Richard n'est à Paris que depuis huit mois; elle habite une chambre au cinquième étage; cette chambre est froide, la porte ferme mal, les carreaux cassés laissent entrer le vent et la pluie; Marguerite a passé tout l'hiver sans feu.

Teint d'un jaune pâle; la peau a partout cette même décoloration; œdème peu prononcé à la face et aux membres supérieurs, plus marqué aux membres inférieurs; ascite. A la partie antérieure de la jambe gauche, près du pied, la peau présente un point gangréneux de la largeur d'une pièce de cinq francs.

Râle muqueux en arrière de la poitrine, surtout à la base du poumon gauche. Pouls petit, fréquent (108 pulsations), le rhythme en est régulier; le tic-tac du cœur est assez fort, sans irrégularité, sans bruits morbides (à l'autopsie, péricardite aiguë). Point d'appétit; diarrhée depuis huit jours (deux selles liquides hier). Lors de son premier séjour à l'hôpital, elle avait aussi le dévoiement. Le foie ne dépasse point le rebord des fausses côtes. La malade n'a jamais eu de jaunisse; elle accuse des douleurs aux lombes; cependant la pression sur la région des reins n'est point douloureuse. Jamais cette femme n'a uriné de sang, jamais il n'y a eu rétention complète ou passagère des urines; seulement il y a diminution notable dans leur quantité.

L'urine, traitée par la chaleur et l'acide nitrique, contient une quantité remarquable d'albumine, elle a une faible pesanteur spécifique (1015) (*Saignée de trois palettes*).

Le lendemain, 24 février, le pouls, toujours petit, est tombé à 84 pulsations. La malade n'a uriné qu'une fois en vingt-quatre heures, et n'a pas rendu deux onces d'urine. Rien dans les symptômes généraux ne semble encore très alarmant.

Le 25, la malade n'a rendu que 12 onces d'urine, et elle a bu environ deux livres de tisane (*1 gr. de scille, 20 sangsues sur la région des reins, 10 de chaque côté*).

Le 26, les piqûres des sangsues ont beaucoup trop saigné; faiblesse extrême, vomissemens, diarrhée. La malade a uriné involontairement sous elle. Le pouls est très petit.

Le 28, point d'urine dans les vingt-quatre heures; refus de boire pendant tout ce temps. La prostartion qui est survenue rapidement est encore augmentée.

Le 29, agonie; mort.

Autopsie du cadavre, trente-six heures après la mort. *Etat extérieur*. Pâleur et infiltration générale des tissus.

Tête. Rien de remarquable dans les membranes du cerveau, ni dans les sinus cérébraux. La substance cérébrale est partout d'une anémie, d'une pâleur notable; à peine si l'on aperçoit les orifices des vaisseaux dans le centre ovale de Vieussens, qui est complètement blanc. Point de sérosité dans les ventricules; la substance cérébrale, généralement assez humide, a une bonne consistance.

La glande thyroïde, doublée de volume, présente, à la coupe, un tissu hétérogène, mou, contenant de petits kystes d'où s'écoulent plusieurs matières différentes, semblables à de la gomme, à de la gelée de pomme ou de groseille.

Poitrine. Poumon gauche uni par de nombreuses et anciennes adhérences à la plèvre costale et diaphragmatique. Le tissu du poumon, assez fortement engorgé, ne surnage point dans l'eau; mais il a conservé sa consistance, et on le déchire difficilement; à la coupe, il s'en écoule une quantité notable de sérosité; les bronches, remplies de mucosités, sont d'un rose pâle. Quelques ganglions bronchiques renferment de la matière crétacée, environnée d'une substance ramollie; dans le poumon droit, mêmes lésions, à part les adhérences pleurales qui n'existent point.

Les deux feuillets du péricarde sont épaissis, couverts de fausses membranes, blanches, minces, et réunies à la pointe du cœur (la péricardite est évidemment très récente), les fausses membranes sont plus molles, et fortement injectées de sang (pendant la vie, point de signes de péricardite). Cœur de volume ordinaire; oreillettes très pâles; point d'altération aux valvules, si ce n'est à la valvule auriculo-ventriculaire gauche, qui présente quelques points de cartiliginification; du reste, elle est suffisante.

Abdomen. Environ deux pintes d'un liquide roussâtre dans la cavité du péritoine: intestins pâles. Estomac offrant intérieurement un piqueté rouge noir, très abondant; sa membrane muqueuse a une bonne consistance. Intestins grêles assez généralement pâles; en quelques points seulement, rougeur lie de vin intense; ni follicules développés d'une manière morbide, ni plaques altérées, ni ulcérations. Rougeur également très prononcée dans le cœcum et le gros intestin; foie très petit et dur; couleur de son tissu, assez semblable à celle de la bile jaune foncée. Vésicule biliaire volumineuse; utérus et rate à l'état sain.

La tunique fibreuse des reins est plus adhérente à ces organes que dans l'état sain. Les reins, augmentés de volume, surtout dans le sens antéro-postérieur, sont arrondis et bombés, au lieu d'être aplatis. Leur poids est doublé; leur surface, inégale et mamelonnée, offre des arborisations rouges, disséminées sur la substance corticale, qui est jaunâtre, couleur abricot. Partout ailleurs sur cette substance, devenue jaune, se montrent de petits points d'un blanc mat, arrondis, ou ayant plus souvent la forme d'une virgule. Plusieurs de ces points d'un blanc mat, sont en plaques, ou en petits groupes, les uns en forme de traînée, les autres irrégulièrement triangulaires. Examinées à la loupe, les plaques blanches paraissent évidemment formées par une réunion de granulations blanches.

A la coupe, la substance corticale paraît beaucoup plus développée que dans l'état sain; elle comprime la substance tubuleuse, qu'elle a envahie et déformée. Les *tubuli* sont écartés les uns des autres, irrégulièrement déformés; leur couleur, d'un blanc presque mat, assez semblable au cartilage, ressort davantage sur la couleur jaune de la substance corticale gonflée. Volume et épaisseur naturels des parois de la vessie; point de traces de cystite.

§ 552. Ce petit nombre de remarques sur la coïncidence de la péricardite et de la néphrite albumineuse prouve qu'il n'est pas toujours facile de distinguer les cas dans lesquels l'inflammation du péricarde, constatée pendant la vie ou seulement après la mort, doit être considérée comme une suite de la néphrite albumineuse, de ceux où la péricardite est une dernière conséquence d'autres lésions cardiaques plus anciennes existant en même temps que ces deux affections; et de ceux enfin dans lesquels les inflammations des reins et du péricarde peuvent être l'effet d'une même cause, de l'impression du froid et de l'humidité, par exemple.

Toujours est-il que la possibilité du développement de la péricardite dans un cas de néphrite albumineuse chronique doit être connue du médecin, afin qu'il étudie soigneusement l'état du cœur dans le cours de l'affection rénale, surtout si le cœur présente déjà une hypertrophie ou d'autres dispositions anomales.

La péricardite, maladie toujours grave, l'est encore plus lorsqu'elle survient dans des conditions aussi fâcheuses. Plusieurs applications de ventouses scarifiées, et, immédiatement après, un ou plusieurs vésicatoires volans sur la région précordiale, sont à-peu-près les seuls remèdes actifs qu'il soit possible d'employer au début de la péricardite, chez de tels malades, hydropiques et déjà épuisés par de longues souffrances.

§ 553. Je regrette de ne pouvoir donner, ici, l'histoire de deux malades devenus hydropiques à la suite d'une péricardite chronique, et chez lesquels, dans les derniers temps de la maladie, l'urine, traitée par la chaleur et par l'acide nitrique, offrait des grumeaux d'albumine. Après la mort, je trouvai les reins hypérémiés.

§ 554. *Néphrite albumineuse et endocardite.*

J'ai vu plusieurs cas de néphrite albumineuse chronique chez des individus atteints d'*endocardite*, simple ou compliquée de péricardite ou d'autres affections du cœur. Il ne m'a pas toujours été possible de reconnaître laquelle de ces deux affections avait été primitive ou secondaire. Dans un petit nombre de cas, les deux maladies ont paru se développer à-peu-près simultanément; dans d'autres, et c'est le cas le plus ordinaire, on avait observé depuis long-temps les symptômes d'une endocardite chronique (1), lorsqu'on a noté la présence d'une quantité considérable d'albumine dans l'urine; enfin, quoique l'opinion contraire ait été professée par des médecins anglais d'un grand mérite, il n'existe peut-être pas trois ou quatre faits bien avérés d'endocardite consécutive à la né-

(1) M. Christison (Obs. VI) cite le cas d'une femme qui, après des rhumatismes graves, fut atteinte d'une maladie du cœur, devint hydropique, et dont l'urine contenait une petite quantité d'albumine. Après la mort, on trouva une altération des reins que M. Christison désigne sous le nom de *granulation*, une lésion des valvules mitrales et une affection du foie. La petite quantité d'albumine dans l'urine, en un tel cas où il existait une altération des valvules du cœur, rend très incertaine l'influence de l'affection rénale sur la production de l'hydropisie.

phrite albumineuse, aiguë ou chronique, et indépendante d'autres lésions du cœur ou de toute autre cause.

Le trouble de la circulation qui résulte des lésions produites par l'endocardite, peut aussi donner lieu au passage de l'albumine sans qu'il y ait réellement un état inflammatoire des reins.

Obs. XXIX.— Néphrite albumineuse chronique (gonflement jaunâtre des reins et granulations dans la substance corticale). — Endopéricardite chronique, concomitante. — Pneumonie latente, ultime.

Roupon entra à l'hôpital de la Charité, le 4 mars 1838.

Cette femme, âgée de 42 ans, d'un tempérament lymphatique, d'une constitution affaiblie, n'est plus réglée depuis le mois de janvier 1838. Restée fille, elle n'a jamais eu d'enfans. Domestique à Paris, depuis l'âge de 15 ans, elle a mené une vie régulière, n'a jamais fait d'écarts de régime, et a toujours joui d'une bonne santé. Pendant les trois dernières années qui viennent de s'écouler, elle a fait un service très pénible, s'est beaucoup fatiguée à frotter les parquets, et a habité une mansarde humide et froide. Il y a 6 mois, qu'éprouvant de la gêne dans la respiration et étant dans l'impossibilité de marcher vite, sans être essoufilée, et sans ressentir de la pesanteur dans la région précordiale et des palpitations, elle a quitté son service. Pendant trois mois, elle s'est logée dans une chambre plus humide encore que sa mansarde; et ce n'est que depuis le 1er janvier de cette année qu'elle a occupé, chez son frère, une chambre plus saine. Elle n'a jamais eu de douleurs rhumatismales dans les jointures ni dans les muscles, ni de souffrances dans la région des reins. Depuis un mois seulement, elle a commencé à avoir les jambes enflées. Ces divers accidens n'ont point été traités d'une manière active.

Face pâle, lèvres décolorées, narines se dilatant largement à chaque inspiration. Maigreur et affaiblissement général. Résonnance naturelle des régions pulmonaires, à la percussion. Râle muqueux et ronflant dans toute l'étendue du poumon droit et au sommet du poumon gauche; quelques crachats spumeux; toux légère. Cette femme reste assise dans son lit pendant toute la journée, et ne peut goûter quelques instans de sommeil que lorsqu'elle a la tête et la poitrine relevées par deux coussins. Les jambes sont œdémateuses, et cet œdème augmente beaucoup par la station.

Les battemens du cœur sont réguliers, forts et accompagnés, au premier temps, d'un bruit de souffle, qui s'entend fortement au niveau du quart inférieur du sternum, et ne se prolonge ni dans l'aorte, ni dans les carotides. L'impulsion du cœur est forte et sensible depuis le tiers inférieur du sternum jusqu'à la région épigastrique, et au-dessous du sein gauche. Le pouls, qui est régulier, sec et vibrant, donne 106 pulsations par minute. Peau naturelle. Le foie et la rate ne sont pas anomalement développés. Inappétence, constipation habituelle, flueurs blanches, abondantes. Aucune disposition morbide des autres organes contenus dans la cavité abdominale.

Les urines sont jaunes, troubles, acides au moment de l'émission, et contiennent une grande quantité d'albumine, rendue sensible par la chaleur et l'acide nitrique.

Pendant le séjour de cette femme à l'hôpital, on lui a habituellement prescrit : *Une pilule de scille d'un grain ; un scrupule de carbonate de fer ; de la tisane de chiendent nitrée ; un julep le soir, et une petite quantité d'alimens.*

Le 23, l'œdème a envahi les cuisses et les parois abdominales (*Mouchetures aux jambes ; frictions avec la teinture de scille et de digitale ; continuation des autres remèdes*).

Le 26, œdème de la main et de l'avant-bras gauches, et de la joue droite. Les urines, d'une faible pesanteur spécifique (1008), sont toujours très chargées d'albumine. Le papier dont on s'était servi pour constater l'acidité de l'urine, le lendemain, était épaissi et cassant, comme si on l'avait trempé dans du blanc d'œuf. La malade dit qu'elle n'a point eu de douleurs dans les reins, ni dans la région hypogastrique, et qu'elle n'a jamais éprouvé de chaleur, de cuisson, etc., en urinant. La pression et la percussion aux lombes, n'y éveillent aucune sensation douloureuse.

La malade se plaint plus fortement aujourd'hui d'un sentiment de gêne et de pesanteur dans la région précordiale, sentiment dont elle a commencé à s'apercevoir depuis qu'elle est à l'hôpital, il y a une huitaine de jours. L'impulsion du cœur est très forte. Matité précordiale dans l'étendue de trois pouces carrés environ. Au niveau des cartilages des cinquième et sixième côtes gauches, on entend un bruit de souffle dans l'intervalle du premier au deuxième temps. Ce dernier temps est remplacé par un bruit de souffle beaucoup plus marqué, et qui ne se prolonge ni dans l'aorte, ni dans les carotides. Au niveau de la pointe du cœur, on n'entend qu'un bruit très fort qui masque tous les autres. A la base du cœur, et dans le tiers inférieur du sternum, on entend, mais avec moins d'intensité, les bruits de souffle, dont j'ai parlé. Point d'irrégularité dans le rhythme des bruits du cœur, ni dans le pouls radial, qui donne 100 pulsations par minute. Le pouls est sec et d'une petitesse qui n'est point en rapport avec la force des battemens du cœur. Matité à la partie postérieure et inférieure du côté gauche de la poitrine (*Application d'un vésicatoire au-dessous du sein gauche; quatre mouchetures aux extrémités abdominales; continuation des autres prescriptions*).

Le 29, au soir, apparition des règles, dont le sang est rose et séreux. Cette évacuation dure jusqu'au 2 avril et apporte quelque amélioration; dyspnée moins considérable; diminution de l'œdème et de la coloration de la face.

Le 7 avril, ascite et augmentation de l'œdème des extrémités inférieures et supérieures; bouffissure de la face; gêne plus considérable dans la région précordiale. Persistance des signes d'endocardite décrits plus haut; augmentation de l'épanchement pleurétique.

Le 8, les urines, d'un jaune pâle et acides, étaient troubles au moment de l'émission. Le 9, après avoir été abandonnées à elles-mêmes, elles sont encore acides, mais elles sont devenues transparentes par suite de la formation d'un dépôt de matière blanche et grenue. La couche supérieure de ce dépôt, vue au microscope, offre une foule innombrable de globules grenus, muqueux ou purulens. La couche inférieure, qui a une teinte jaunâtre, est composée de cristaux d'acide urique isolés ou en groupes. La malade n'a pas éprouvé antérieurement de symptômes de gravelle.

Le 13, l'œdème est encore plus prononcé au tronc et aux membres supérieurs; la dyspnée n'a pas augmenté; le pouls est à 112, toujours petit, sec et régulier. La matité précordiale est la même. On entend toujours un bruit de souffle au deuxième temps, et dans l'intervalle du premier au deuxième. L'impulsion du cœur, toujours forte, est accompagnée d'une espèce de bruissement qui se rapproche du frémissement cataire. Point de bruit de souffle dans l'aorte, ni dans les carotides. Les mouvemens d'inspiration et d'expiration s'exécutent faiblement. Le murmure respiratoire ne s'entend pas à la base des deux poumons. La faiblesse est telle, que la malade ne peut se remuer dans son lit, ni faire usage de ses membres. Elle éprouve une sensation pénible de refroidissement général. Mort dans la matinée du 13 avril, le quarantième jour de son admission à l'hôpital.

Autopsie du cadavre, vingt-huit heures après la mort, le 14 avril 1838. OEdème de la face et des extrémités, surtout des inférieures; ascite. Les membres ont conservé leur flexibilité.

Abdomen. Le péritoine contient, au moins, quatre litres d'une sérosité citrine, transparente, sans fausses membranes. L'estomac et les intestins sont pâles, contractés, et n'offrent aucune altération. Le foie, d'une couleur brun clair, a son volume normal; sa consistance est molle, et le doigt pénètre facilement dans son parenchyme. La rate, une fois plus volumineuse que dans l'état normal, est parfaitement saine d'ailleurs.

Les reins sont volumineux; la membrane celluleuse, qui les entoure, est infiltrée de sérosité. Il n'existe pas de ganglions engorgés dans la scissure rénale, ni dans le mésentère. Les reins pèsent environ six onces chacun. La membrane fibreuse, dont la teinte est opaline et dont l'épaisseur est augmentée, ne peut être séparée des reins sans qu'on n'enlève une partie du tissu ramolli de ces organes. La substance corticale est jaune et anémique. Dans les points où la substance corticale n'a pas subi de déchirure, on voit des dépressions lenticulaires et quelques pétéchies. En examinant de très près, on découvre quelques granulations miliaires, disséminées dans cette substance. La substance corticale, gonflée, s'insinue dans la base des cônes et dans les interstices des *tubuli*, en les comprimant et en diminuant leur volume. Les fibres de la substance tubuleuse ont généralement une légère teinte rosée, et les cônes offrent, en quelques points, à leur centre ou aux mamelons, du sable jaunâtre. Ces fibres sont ramollies comme celles de la substance corticale, mais à un moindre degré. Les bassinets sont injectés; leur membrane interne n'offre ni ramollissement, ni épaississement. Les uretères et la vessie sont sains.

Poitrine. Le péricarde contient quatre à cinq onces de sérosité citrine. La portion pariétale de cette membrane est saine; la portion viscérale offre, sur le ventricule droit, une plaque blanche, d'ancienne formation, de la largeur d'une pièce de quarante sous, parfaitement lisse et polie, saillante d'un quart de ligne au-dessus de la membrane séreuse. Le cœur est augmenté de volume. Ses quatre cavités sont distendues par des caillots fibrineux, dont quelques-uns (ceux des cavités droites surtout) adhèrent intimement aux colonnes charnues. Tous ces caillots sont d'une couleur blanc-jaunâtre et consistans. L'endocarde est épaissi au voisinage des valvules auriculo-ventriculaires droites, qui sont très rouges sur leurs bords. Les bords libres des valvules aortiques sont peu flexibles et tendus de manière à se rapprocher difficilement les uns des autres. Un grand nombre de petites végétations miliaires et pédiculées existent à la face ventriculaire du bord de ces valvules.

Les deux poumons offrent une hépatisation rouge à leur partie postérieure. Cette altération se prolonge dans toute la portion du poumon droit située contre la colonne vertébrale. Partout ailleurs, le tissu pulmonaire est crépitant; mais, au sommet de chaque poumon, le parenchyme a une teinte grise cendrée, et une densité plus grande que dans l'état normal. Les bronches sont saines. Il n'y a point de tubercules isolés, distincts. Point de tubercules dans les ganglions bronchiques.

Tête. Tout est dans l'état sain.

§ 555. Dans l'observation suivante, l'affection du cœur a

évidemment précédé l'affection des reins; l'urine ne contenait d'abord qu'une assez faible petite portion d'albumine; la proportion des sels était peu considérable, mais celle de l'urée différait peu de celle qu'on observe dans l'état sain; ce n'est que dans les derniers temps de la maladie que l'urine a pris tous les caractères qu'elle offre dans la néphrite albumineuse chronique.

Obs. XXX. — Abus du vin et des liqueurs spiritueuses, et excès vénériens; palpitations; accès de suffocation, bruit de rape et de souffle à la région du cœur et dans l'aorte; bruit de souffle dans les carotides. — Œdème du visage et des membres, urines albumineuses. — Endocardite chronique; néphrite albumineuse chronique, dont les caractères anatomiques ont la plus grande ressemblance avec ceux de la néphrite simple chronique; très petits points purulens.

Desru (Achille), âgé de 37 ans, bijoutier, est entré à l'hôpital de la Charité, le 6 mai 1839. Tempérament lymphatique, peau pâle, cheveux rouges, membres grêles, aspect anémique. Depuis plusieurs années, Desru a laissé la profession de bijoutier, pour exercer celle de marchand de contre-marques à la porte des théâtres, et il a commis beaucoup d'excès et fait des abus du vin, du café, des liqueurs spiritueuses et des plaisirs vénériens. Il y a trois mois, il a eu une maladie aiguë, guérie au bout de trois semaines, par des applications de sangsues à l'épigastre, par des bains, le repos, la diète et les boissons délayantes. A la suite de cette maladie : débilité prononcée, et, le quinzième jour d'une convalescence apparente, palpitations très fortes. Nouvelle application de sangsues à la région précordiale; soulagement; mais les palpitations reparaissent à l'occasion du plus léger exercice, et deviennent permanentes ainsi que la gène de la respiration.

Teint excessivement pâle; peau décolorée sur toute la surface du corps; un peu d'enflure à la face, autour des paupières; coliques de temps à autre (hernie inguinale très volumineuse du côté gauche). La gène de la respiration et les palpitations sont parfois très fortes; elles reviennent par crises, durant lesquelles le malade est obligé de garder la position assise dans son lit. Ces crises sort fréquemment suivies de vomissemens de bile, ou de matières glaireuses et alimentaires.

Les battemens du cœur sont forts, tumultueux et irréguliers; le premier temps est sourd et fort; le second plus éclatant et suivi d'un bruit semblable à un coup d'archet. Ce bruit a son maximum d'intensité à la base du cœur, mais il se fait entendre dans toute l'étendue de la paroi antérieure de la poitrine. Le bruit varie, du reste, en intensité comme les pulsations cardiaques, de manière à simuler, et à de courts intervalles, un bruit de souffle très fort, se prolongeant dans la direction de la crosse de l'aorte et des bruits plus faibles. La main, appliquée sur la région du cœur, éprouve une sensation dont le malade a lui-même la conscience. Double bruit dans les carotides, le premier bruit est net, le second un peu prolongé et soufflant. Les deux veines jugulaires gonflées, présentent le volume du doigt auriculaire. Le pouls est irrégulier et dur, tantôt fort et vibrant, et tantôt faible et facile à déprimer, sans fréquence (de 75 à 80 pulsations par minute). La respiration ne présente aucun bruit morbide.

Ce malade n'a jamais eu d'affections rhumatismales. La langue est humide et un peu blanche; l'appétit est assez bon, peu de soif, un peu de constipation; une selle tous les trois ou quatre jours seulement.

La quantité de l'urine et le nombre d'émissions, en vingt-quatre heures, sont à-peu-près comme dans l'état sain; les urines sont pâles, aqueuses, quelquefois alcalines. Traitées par l'acide nitrique et par la chaleur, elles se troublent et deviennent opaques, sans former de coagulum, ni de grumeaux albumineux abondans. Le malade accuse une douleur vague dans la région des reins, mais sans lui assigner de limites bien précises; il n'a jamais éprouvé d'engourdissemens dans les cuisses, ni de rétraction des testicules; des vomissemens ont eu lieu assez fréquemment, mais surtout après le repas et après les crises de suffocation.

Dans le mois de mars, les symptômes prédominans furent les suivans : palpitations, accès de dyspnée qui durent pendant douze ou vingt-quatre heures, pendant lesquelles le malade est en proie à une gêne extrême de la respiration; il est obligé de se tenir, sur son séant, toute la nuit et tout le jour. Les bruits morbides du cœur et les pulsations cardiaques sont alors à leur summum d'intensité. Le malade, plus pâle, plus anémique, a une teinte légère jaune-paille; il éprouve des coliques qui doivent être attribuées, en partie, à une hernie volumineuse mal maintenue. Les selles sont rares; la bouffissure du visage, l'œdème des paupières et des membres inférieurs font des progrès; appétit diminué; peu de sommeil.

Les urines coulent toujours en quantité à-peu-près naturelle (quatre ou cinq bocaux de six onces en vingt-quatre heures); elles sont, tantôt d'un jaune citrin opalin, et légèrement alcalines; plus souvent pâles, aqueuses et d'une faible pesanteur spécifique (1015), ayant une faible réaction acide sur le papier de tournesol; elles contiennent toujours une assez faible proportion d'albumine. Abandonnées à elles-mêmes, elles ne forment point de dépôt salin à la partie inférieure du vase; il existe seulement une opacité mal circonscrite qui donne à cette portion du liquide un aspect plus dense qu'à la partie supérieure de la colonne. (1)

Le 8 mai, les urines étaient très pâles, acides, sans dépôt appréciable à l'œil; toute la colonne du liquide est très légèrement trouble; au microscope, on y voit de petites masses muqueuses et un grand nombre de petites lamelles de forme irrégulière : cette urine, traitée par la chaleur, donne de petits flocons blancs albumineux; l'acide nitrique lui communique une couleur rose, opaline, et y détermine la formation de petits flocons albumineux. Le précipité paraît un peu moindre que celui qui est produit par la chaleur. Le prussiate de potasse acidulé y détermine également un précipité.

Le 10 mai, urine presque incolore légèrement acide, d'une

(1) J'ai plusieurs fois recherché, dans divers échantillons de cette urine, si l'urée était diminuée sensiblement, et j'ai toujours vu se produire dans ces échantillons, convenablement traités par l'acide nitrique, une belle cristallisation, à-peu-près incolore, de nitrate d'urée (il y avait fort peu de matière colorante de l'urine).

faible pesanteur spécifique (1016), laissant déposer un très petit nuage qui n'est pas le quarantième de la masse. Cette urine est sensiblement albumineuse. Abandonnée à elle-même, le dépôt qu'elle fournit, vu au microscope, offre des squames et un petit nombre de globules muqueux.

Le 11 mai, urines très aqueuses, légèrement acides, ne présentant presque pas de dépôt, et notablement albumineuses.

Le 16 mai, l'urine contient du mucus, des squames, une quantité notable d'albumine et quelques cristaux d'acide urique.

Le 18 mai, urine jaune, légèrement acide, laissant un dépôt d'un dixième environ de la hauteur du liquide; la couche inférieure du dépôt de l'urine est composée de matières muqueuses; la supérieure est amorphe; et l'acide acétique développe quelques cristaux réguliers d'acide urique.

Le 19 mai, urine légèrement acide, très pâle et offrant un dépôt floconneux peu abondant, contenant des matières muqueuses et un certain nombre de cristaux octogones, très petits.

Le 20 mai, urine très légèrement acide, semblable à de l'eau, pour la couleur, ne laissant rien déposer d'appréciable à l'œil, se troublant légèrement par la chaleur et devenant tout-à-fait laiteuse par l'acide nitrique (*Gomme édulcorée; potion gommeuse avec l'eau de fleurs d'oranger; lavemens émolliens; le quart de portion d'alimens*).

Le 21 mai, saignée de huit onces, suivie d'un peu de diminution de la dyspnée et de sommeil durant la nuit.

Le 24, une bouteille d'eau de Sedlitz procure quatre selles; le malade éprouve un peu plus de calme, les jours suivans. L'œdème, limité aux membres inférieurs, persiste sans faire de progrès; le malade garde constamment le repos au lit; il ne peut faire le plus léger exercice sans renouveler ses palpitations, qui ne lui laissent pas un instant de calme.

Le 30 mai, les accidens semblent s'amender; le malade a plus d'appétit; les accès de dyspnée se répètent moins fréquemment et avec moins d'intensité; amélioration sensible jusqu'à la fin du mois; l'œdème est moins prononcé; le bruit de rape est remplacé par un bruit de soufle; l'eau de fleurs d'oranger, prise largement, semble calmer les palpitations.

Le 3 juin, les accès reparaissent avec une nouvelle intensité; l'impulsion du cœur est très forte; son choc soulève les vêtemens et les couvertures du malade; les battemens sont tumultueux; douleur vive dans tout le côté gauche; langue blanche; soif assez vive; vomissemens après le repas, et envies de vomir qui se répètent durant les accès de dyspnée; fièvre continue, pouls développé, donnant 95 pulsations par minute.

Le 5 juin, les caractères physiques et chimiques de l'urine sont les mêmes que les jours précédens; seulement la quantité de l'albumine semble avoir un peu diminué, l'urine bleuit légèrement le papier bleu rougi (*Gom. édulc.; potion avec eau de fleurs d'oranger; un vésicatoire de quatre pouces sur la poitrine; le 1/8e de la portion d'alimens*).

Le 6 et le 8 juin, le malade se trouve, dit-il (1), soulagé par le vésicatoire; mais l'œdème se prononce davantage à la face et aux membres inférieurs; la teinte jaune paille de la peau est plus prononcée; le bruit de souffle des carotides est plus marqué; expectoration catarrhale assez abondante.

Le 20 juin, l'hydropisie s'étend; les urines sont fortement albumineuses (*Vin de colchique, d'abord à un gros, puis à un gros et demi, puis à deux gros par jour*). Sous l'influence de ce médicament, la sécrétion urinaire est augmentée; elle s'élève successivement, en 24 heures, de quatre à six, à huit et à dix bocaux, contenant chacun six onces d'urine. En outre, ce médicament, chaque jour, détermine quatre, six ou huit garde-robes. On continue l'usage du vin de colchique pendant tout le mois de juin, et pendant la première quinzaine du mois du juillet. On suspend ce remède un ou deux jours, lorsque les selles sont trop fréquentes.

Le 25 juin, douleur de côté (*nouveau vésicatoire*); le malade se dit très soulagé. Trois jours après, le malade demande un troisième vésicatoire.

Le 28 juin, un quatrième vésicatoire est appliqué sur le

(1) J'ai fait appliquer successivement plusieurs vésicatoires volans sur la poitrine, le malade ayant une très grande confiance dans ce moyen, que je croyais exempt d'inconvéniens.

côté gauche. Urine fortement albumineuse et contenant moins d'urée.

Le 30 juin, le malade est excessivement pâle et très affaibli; la respiration est très anxieuse, sans bruit morbide. La dyspnée cesse à de courts intervalles pour se manifester avec plus d'intensité.

Le 10 juillet, l'état du malade s'aggrave chaque jour; l'appétit est presque nul; la peau chaude; la fièvre continue; les envies de vomir sont fréquentes; la gêne de la respiration et les palpitations augmentent; l'urine est beaucoup plus chargée d'albumine et d'une faible pesanteur spécifique (1010).

Le 12 juillet, on met un cinquième vésicatoire sur la poitrine (le malade demandait ce remède avec les plus vives instances).

Le 15 juillet, l'anasarque augmente, et avec elle les troubles de la circulation et de la respiration. Le malade, en proie, depuis plusieurs jours, à une suffocation imminente, meurt le 26 juillet, trois mois après son admission à l'hôpital.

Autopsie du cadavre. — Tête. Le cerveau ne présente rien de particulier. La pie-mère est parcourue, dans toute sa surface, par des veines très dilatées. Il existe à peine de la sérosité dans l'arachnoïde et les ventricules.

Poitrine. A l'ouverture de cette cavité, les poumons ne s'affaissent que très légèrement; leur couleur est bleu noirâtre. Quelques adhérences entre la face externe du poumon droit et la plèvre costale : ces adhérences paraissent anciennes. Dans la cavité des plèvres, il existe une petite quantité de sérosité roussâtre. Les poumons offrent, dans quelques points, des traces d'emphysème, et ne présentent de remarquable qu'une congestion veineuse qui leur est commune avec celle des principaux viscères. Le sang s'écoule abondamment par les diverses incisions qu'on fait dans leur épaisseur. Il n'y a ni tubercules, ni dilatation des bronches, ni traces de pneumonie.

Le péricarde, d'une teinte blanchâtre, contient quelques cuillerées de sérosité sanguinolente et n'offre point de rougeur, ni de fausses membranes. Le cœur a un volume plus considérable que dans l'état sain ; cette augmentation, à-peu-près d'un tiers en sus de son volume ordinaire, est due presque en entier à l'accroissement du volume du ventricule gauche, dont les parois ont huit à neuf lignes d'épaisseur. L'intérieur de ce ventricule contient un caillot peu volumineux, qui se continue dans l'oreillette gauche. L'orifice auriculo-ventriculaire n'offre rien de bien remarquable ; la face de la valvule mitrale, qui regarde du côté de l'oreillette, ainsi que la membrane de cette même cavité, est d'un blanc laiteux, mêlé çà et là d'une teinte faiblement roussâtre. Cette membrane est épaissie, et peut être enlevée dans une certaine étendue. Les valvules sigmoïdes de l'aorte ne ferment pas complètement l'origine de cette artère ; elles ne présentent cependant pas d'épaisseur notable ; l'une d'elles paraît comme échancrée à son bord libre. L'aorte offre çà et là, depuis son origine jusque vers sa crosse, des inégalités formées par des plaques jaunâtres, d'une demi-ligne à-peu-près d'épaisseur, qui soulèvent la membrane externe de ce vaisseau. Le ventricule droit contient un caillot peu volumineux, noirâtre ; du reste, il n'a, non plus que l'oreillette du même côté, rien de remarquable. Les valvules auriculo-ventriculaires et les valvules sigmoïdes de l'artère pulmonaire n'offrent ni épaississement, ni insuffisance.

Abdomen. Le ventre contient une assez grande quantité de sérosité verdâtre, dans laquelle on ne trouve point de flocons albumineux. Il y a des adhérences très anciennes, dans différens points, entre quelques anses intestinales.

Le foie, qui ne déborde pas les côtes, laisse écouler par la section une assez grande quantité d'un sang noirâtre ; les deux substances n'y sont pas très distinctes.

La rate est gorgée de sang et n'offre rien de particulier.

Le rein gauche, un peu plus petit que le droit, avait trois pouces de longueur sur deux pouces en travers, à sa partie la plus large. L'extrémité supérieure, plus mince que l'inférieure, avait une teinte légèrement grisâtre ; les trois quarts inférieurs avaient une teinte rouge-violette générale, produite par une foule de très petits vaisseaux ramifiés à la surface du rein et dans l'intérieur de la substance corticale. Sur ce fond rouge, on voyait une foule d'éminences assez larges, un peu irrégulières, aplaties, plus pâles que les parties environnantes, très fermes au toucher. Dans leurs intervalles, la rougeur vasculaire était plus prononcée qu'ailleurs. Après avoir essuyé le rein, si on passait le doigt sur sa surface, on sentait qu'elle était rude. Cette sensation était produite, non par les éminences larges dont j'ai parlé, mais par une foule de très petites aspérités qu'on ne pouvait bien voir qu'à l'aide d'une loupe, quoique à l'œil nu on pût distinguer un aspect grenu bien différent de l'aspect lisse et poli d'un rein sain. Ces très petits grains, arrondis, étaient situés principalement dans les intervalles des éminences larges et aplaties. Sur plusieurs parties de la surface du rein, on voyait des points blancs, plus petits que la tête de la plus petite épingle, et dont il s'écoulait une gouttelette d'un liquide terne et lactescent, lorsqu'on les incisait. Trois de ces petits points blancs, placés les uns à côté des autres, étaient entourés d'un petit cercle rouge; autour des autres il n'y avait point de rougeur. Sur la face postérieure de ce rein, et vers le milieu de son bord convexe, existait une éminence blanchâtre, semblable aux corps cartilagineux qu'on rencontre quelquefois dans la substance tubuleuse, et qui probablement était produite par un petit dépôt, déjà ancien, de lymphe plastique dans la substance corticale. A la coupe, le tissu de ce rein était très ferme; la substance tubuleuse paraissait à l'état sain, à l'exception de quelques très petits grains d'un blanc opaque qu'elle contenait, et qui au microscope paraissaient amorphes, ne se dissolvaient pas dans l'acide nitrique faible, et restaient avec la même apparence. Dans le champ du microscope, on voyait se former, au bout d'un certain temps, quelques lamelles blanches irrégulières, probablement de nitrate d'urée et d'albumine. La substance corticale, très amincie, était un peu plus pâle aux endroits qui correspondaient aux petites plaques gris jaunâtre de la surface du rein. Vers la base des cônes de la substance tubuleuse et dans les prolongemens de la substance corticale entre les cônes, la teinte de la substance corticale était à-peu-près ce qu'elle est dans un rein sain. On n'y apercevait, pas plus qu'à la surface du rein, des granulations de Bright, caractéristiques d'une des formes les plus fréquentes de la néphrite albumineuse chronique. Le bassinet avait un aspect nacré. Ce rein, avec ses membranes et le bassinet, pesait seulement deux onces et deux gros. La membrane fibreuse n'était pas notablement altérée, mais on était extrêmement adhérente au rein; en la détachant, elle avait entraîné avec elle une légère couche de la substance corticale.

Le rein droit, un peu plus gros que le gauche, pesait deux onces et quatre gros, et avait trois pouces un quart de longueur. Sa partie supérieure avait une teinte grisâtre; le reste de sa surface, un peu moins rouge que celle de son congénère, offrait les mêmes altérations et quelques petits kystes séreux, disséminés çà et là dans la substance corticale.

Les vaisseaux rénaux de l'un et de l'autre rein n'offraient pas d'altération.

§ 556. *Néphrite albumineuse et lésions du coeur proprement dites.*

Les exemples d'hypertrophie du cœur, sans autre altération cardiaque ou pulmonaire, coïncidant avec la néphrite albumineuse, sont assez rares. Cette hypertrophie peut être partielle, comme dans l'Obs. LXX du docteur Bright (1), ou générale, comme dans l'Obs. XXXVI du même auteur.

Je rapporterai un cas d'hypertrophie concentrique du ventricule gauche avec néphrite albumineuse. Le docteur Christison en rapporte deux exemples. (2)

Presque toujours il existe, avec cette hypertrophie, d'autres

(1) Bright. *Tabular view of the morbid appearances in 100 cases connected with albuminous urine* (Guy's Hospital reports. n° 11, April 1836 p. 390-392).

(2) Christison. *Observations on the variety of dropsy which depend on diseased kidney* (Edinb. med. and surg. journ., vol. XXXII, p. 270 et 280.)

lésions du cœur (1), des gros vaisseaux ou des poumons. (2)

En somme, on a vu une foule d'altérations du cœur coïn-

(1) L'hypertrophie accompagnée d'autres lésions du cœur ou de ses valvules, coïncide plus fréquemment avec la néphrite albumineuse. M. Christison rapporte le cas d'une malade (Obs. xv) atteinte d'une hypertrophie du cœur avec altération des valvules aortiques, et dont l'urine était fortement coagulable; cette malade avait souffert de rhumatismes. Dans l'Obs. VIII du même auteur, le ventricule gauche était hypertrophié, l'aorte et ses valvules altérées. Les reins étaient malades et l'urine était modérément coagulable par la chaleur. L'hydropisie était peut-être entièrement dépendante de l'affection du cœur. Dans l'Obs. XXXII du docteur Gregory, le ventricule gauche était hypertrophié et les valvules aortiques étaient également altérées; l'urine recueillie après la mort dans la vessie était fortement albumineuse, et les reins étaient granulés. Les Obs. XXXIV et LXXXIV de M. Bright (*Tabular view*, etc., pag. 386 et 392) sont aussi des exemples d'hypertrophie du ventricule gauche, avec lésion des valvules aortiques, coïncidant avec la néphrite albumineuse. L'hypertrophie du cœur avec altération de la valvule mitrale est indiquée dans les Obs. XXXI et XLIV du docteur Bright (*Tabular view*, pag. 384 et 386). Enfin la valvule tricuspide (LXVIII) ou plusieurs valvules ensemble peuvent être altérées (Bright. Obs. XXIV, LVI et XCI) dans de semblables cas.

C'est presque toujours le côté gauche du cœur qui est affecté. Dans l'Obs. XXIV l'hypertrophie siégeait dans les cavités droites du cœur.

(2) J'ai plusieurs fois observé la complication des maladies pulmonaires et de l'hypertrophie du cœur; M. Bright l'a mentionnée dans plusieurs cas; dans l'Obs. LVI le poumon était carnifié et œdémateux; dans les Obs. XIX, XXI, XXII et XCV, il y avait une pneumonie et bronchite avec hypertrophie partielle ou générale de cœur; dans le dernier cas, la pneumonie était lobulaire. Je rapporterai un exemple de cette complication, dans lequel la mort fut déterminée par une pneumonie avant le développement de l'hydropisie. Je citerai plusieurs cas de phthisie avec hypertrophie du cœur et hydropisie; des exemples analogues ont été observés par M. Bright (XVII). J'ai vu les poumons ecchymosés dans un cas où il existait en même temps une hypertrophie du cœur. Un cas analogue a été publié par M. Bright (L), qui cite aussi un cas (XLIX) d'une véritable apoplexie pulmonaire avec hypertrophie du ventricule gauche; sorte de coïncidence depuis longtemps notée.

Dans plusieurs autres cas de néphrite albumineuse, on a trouvé les poumons œdémateux et des épanchemens séreux dans les plèvres, avec des hypertrophies générales ou partielles du cœur.

cider avec l'urine albumineuse, et dans un plus petit nombre de cas avec la néphrite albumineuse.

On a quelquefois trouvé le cœur remarquablement petit; plusieurs observations, recueillies dans mon service, et l'Obs. LXXXVII du docteur Bright sont des exemples de cette coïncidence.

§ 557. On a vu, dans des cas de néphrite albumineuse, les parois du cœur très fermes, sans que leur épaisseur fût notablement augmentée.

Un autre état du tissu du cœur, la flaccidité, a été également noté dans des cas de la néphrite albumineuse, soit que le volume de cet organe ne fût pas notablement modifié (Obs. XXIII Gregory, v Bright), soit qu'il fût augmenté (Obs. XVIII et XXII Bright), soit qu'au contraire cet organe fût plus petit (Obs. LXXVII Bright) que d'ordinaire.

Enfin, on a trouvé le cœur flasque et en même temps qu'il offrait d'autres altérations. Ainsi on l'a vu flasque dans un cas d'hypertrophie du ventricule gauche et de maladie des valvules aortiques avec dégénérescence granuleuse des reins (Obs. XXXIV Bright); et dans un autre cas (Obs. X Bright), il était flasque et pâle.

Une fois M. Bright a trouvé le cœur ecchymosé (Obs. LX) et d'un petit volume.

§ 5[illegible]. On a vu plusieurs fois l'affection granuleuse des reins coïncider avec la dilatation d'une ou de plusieurs cavités du cœur.

M. Bright indique (1) trois cas de coïncidence de l'affection granuleuse des reins avec l'hypertrophie ou d'autres lésions du cœur et dilatation des cavités de cet organe. Dans le premier (Obs. LXXVI), le cœur, surtout le ventricule gauche, était très élargi, flasque et mou. Dans le second (Obs. LXXXIX), il y avait une hypertrophie et une dilatation générale du cœur. Enfin, dans le dernier (Obs. XCIV), il y avait également hypertrophie avec dilatation, et la substance du cœur était molle.

(1) Bright. *Tabular view*, etc. (Guy's hospital Reports. April 1836, p. 390).

Dans un cas rapporté par M. Christison (1), les reins étaient considérablement plus petits que dans l'état sain (un d'eux n'avait pas la moitié de son volume ordinaire); leur surface présentait plusieurs dépressions semblables à des cicatrices. Ces organes étaient granulés, rugueux, et grisâtres à l'extérieur. A la coupe, la substance corticale, très amincie, avait perdu son apparence naturelle, et paraissait entièrement composée d'une matière gris jaunâtre, obscurément granuleuse. La même matière occupait les intervalles des *tubuli*, et paraissait avoir comprimé ces derniers de manière à les rendre plus fins et plus déliés que dans l'état de santé. Dans le milieu des reins, cette matière granuleuse occupait une surface égale à celle d'une pièce de trois francs. Les cavités du cœur étaient très élargies, surtout celle du ventricule droit, ainsi que l'ouverture auriculo-ventriculaire droite. A l'exception d'un petit nombre de végétations, d'un rouge grisâtre, qui se trouvaient à la jonction d'une des valvules sigmoïdes avec l'aorte, et qui étaient incapables de déranger les fonctions de ces valvules, elles étaient tout-à-fait saines. Les parois du cœur n'étaient pas épaissies; la tunique interne de l'aorte présentait de nombreuses plaques jaunâtres. Pendant la vie, l'urine avait été albumineuse.

Presque toujours la dilatation partielle ou générale du cœur est accompagnée d'une hypertrophie et quelquefois d'altérations des valvules. Les cas de dilatation des cavités droites du cœur, comme dans le cas cité par M. Christison, sont fort rares.

Obs. XXXI. — Dilatation avec hypertrophie des deux ventricules du cœur, surtout du gauche; pneumonie du lobe inférieur; double bronchite; emphysème d'une partie du poumon gauche; néphrite albumineuse (urine fortement coagulable), granulations; absence d'hydropisie, et points purulens; mort rapide.

Bosquet, âgé de 57 ans, employé, d'une constitution sèche et maigre, d'un teint légèrement jaune, entra à l'hôpital de la Charité, le 6 janvier 1836.

(1) Christison. *On granular degeneration of the kidnees*, p. 236.

Cet homme avait joui, jusque dans ces derniers temps, d'une bonne santé. Seulement, de temps à autre, il était tourmenté de palpitations et de dyspnée; symptômes qui ont singulièrement augmenté d'intensité depuis deux mois. Il est alité depuis six jours. Jamais d'ictère; aucun souvenir de maladies des voies urinaires. Dyspnée qui force le malade à se tenir dans son lit, la tête élevée; sonorité à-peu-près naturelle de la poitrine en arrière et en avant; râle muqueux, en arrière, plus marqué dans l'inspiration que dans l'expiration. En avant et en haut de la poitrine, du côté gauche, la respiration est bronchique. Point de bruit anomal au cœur, dont les battemens sont très forts et s'entendent très distinctement en arrière de la poitrine. La main, appliquée à la région du cœur, est soulevée par ses battemens. Langue sale, bouche mauvaise, peu d'appétit, constipation; point de douleurs abdominales. Le foie dépasse les fausses côtes d'environ deux pouces; son lobe moyen, circonscrit par la percussion, se prolonge jusqu'au nombril.

L'urine est fortement coagulable.

Le 9 janvier, le malade mourut presque tout-à-coup. Les deux derniers jours de sa vie, l'orthopnée et l'oppression avaient été de plus en plus prononcées.

Autopsie du cadavre. — Tête. Point de liquide infiltré entre l'arachnoïde et la pie-mère. Ces membranes se détachent aisément des anfractuosités du cerveau, dont les circonvolutions n'offrent rien de notable, soit dans leur nombre, soit dans leur volume, soit dans leur consistance. La substance cérébrale est partout ferme et sans injection; les ventricules sont à peine humides; le plexus choroïde présente un petit chapelet de kystes séreux.

Poitrine. Adhérences anciennes à la partie postérieure et supérieure du poumon droit; tissu du poumon sain; bronches rouges et gorgées de mucus. Deux ou trois tubercules de la grosseur d'un pois, au sommet du poumon gauche, un peu d'emphysème à la partie supérieure et antérieure; hépatisation grise de tout le lobe inférieur, dont le tissu dur, gris, friable, laisse écouler, à la pression, une sérosité grisâtre. La pneumonie est exclusivement bornée à ce lobe; la plèvre qui le recouvre a plus du double de son épaisseur ordinaire. Le poumon adhérait, en ce point, à la poitrine, ainsi qu'à la face supérieure du diaphragme. Cœur volumineux (*cor bovinum*) généralement dilaté. Cette dilatation porte principalement sur les ventricules, et surtout sur le ventricule gauche, dont les parois ont six lignes d'épaisseur; ses colonnes charnues sont fortement prononcées, et sa cavité logerait un œuf de poule. Les valvules artérielles sont saines; les valvules auriculo-ventriculaires présentent un petit point blanchâtre. Elles sont du reste tout-à-fait libres. La face externe de l'oreillette gauche offre quelques pseudo-membranes dessinées comme en réseau.

Abdomen. La rate a un volume et une consistance ordinaires. Le foie est volumineux; son tissu est ferme et dense; les granulations jaunes sont très apparentes. L'estomac est sain; l'intestin est un peu rosé, mais ne présente ni ulcérations, ni aucune autre altération.

Les deux reins, d'un volume ordinaire, offrent extérieurement une teinte rouge assez vive. En examinant avec soin leur surface, on y aperçoit: 1° un assez grand nombre de petits points vésiculeux, peu saillans, du volume de la tête d'une très petite épingle; 2° un certain nombre d'autres points, également très petits, et qui contiennent une gouttelette de pus, presque concret; 3° des granulations de Bright, si petites, qu'elles apparaissent comme de petits grains de sable blanc. Il y avait, en outre, quelques points rouges, disséminés, produits par l'injection des glandules de Malpighi.

Les petits polygones vasculaires de la surface du rein, très apparens, forment un réseau très fin, superficiel. L'aspect de la substance corticale, à la coupe, est encore plus remarquable. Au premier coup-d'œil, cette substance a une assez grande analogie avec la coupe d'un foie à teinte rose. On remarque un assez grand nombre de granulations, d'un blanc jaunâtre, dont la circonférence est en partie circonscrite par des points d'un gris bleuâtre, comme semi-transparens. De petits points rouges sont disséminés sous forme de pointillé, sur cette surface; sur trois ou quatre points, on trouve une petite gouttelette de pus. La portion de la substance corticale qui s'enfonce entre les cônes, est gonflée. Le bassinet est très petit, et plusieurs cônes sont déformés, de manière que leur base se détache en deux faisceaux principaux, refoulés vers les bassinets. Les mamelons sont d'un rouge vineux très prononcé. Le bassinet est légèrement injecté. Les veines et les artères n'offraient aucune altération (ATLAS, Pl. IX, fig. 8). La vessie est saine.

OBS. XXXII. — Hypertrophie du ventricule gauche du cœur, et insuffisance des valvules aortiques; catarrhe pulmonaire chronique; néphrite albumineuse chronique (Hydropisie; urine coagulable; variations dans la proportion de l'albumine).

Aubry, imprimeur en caractères, âgé de 61 ans, entra le 17 janvier 1837, à l'hôpital de la Charité, pour s'y faire traiter d'une hydropisie du ventre et des membres inférieurs.

Cet homme, d'un beau développement physique, paraît moins âgé qu'il ne l'est réellement. Il a toujours joui d'une bonne santé jusqu'à cette dernière année. Il s'est marié, et a eu plusieurs enfans, tous bien portans. Il a toujours vécu dans l'aisance et la sobriété. Depuis plusieurs années sa profession a exigé qu'il travaillât, la nuit, habituellement debout, et souvent dans des endroits humides. Son dernier atelier était surtout très humide.

Il y a environ un an, il commença à s'apercevoir que, lorsqu'il était long-temps debout, il avait un peu d'enflure autour des malléoles. Mais le repos de la nuit faisait disparaître l'œdème, dont il n'existait plus de traces le lendemain matin. Plus tard, cet œdème persista, mais à un degré assez léger pour ne pas inquiéter le malade.

Il y a six semaines environ, le ventre étant devenu plus volumineux, cette hydropisie attira son attention d'une manière plus sérieuse. La respiration était plus courte; Aubry ne pouvait faire une longue course, sans être essoufflé. Il garda la chambre et fut saigné du bras : ne voyant pas son état s'améliorer, il se décida à entrer à l'hôpital.

Le malade dit n'avoir point éprouvé de douleurs dans le dos ou les reins, et ses urines ne lui ont jamais paru modifiées sous le rapport de leur quantité ou sous celui de leurs qualités physiques.

Le 18 janvier, bouffissure de la face, surtout des paupières; teinte pâle de la peau de toute la surface du corps. Œdème très prononcé des membres inférieurs; légère infiltration des bourses. Le tissu cellulaire des bras et des parois thoraciques contient peu de sérosité; pas de collection séreuse manifeste dans la cavité péritonéale; peau sèche. Urines peu abondantes, citrines, légèrement acides, donnant un coagulum par l'acide nitrique et par la chaleur; peu ou point de sédiment. L'émission de l'urine se fait facilement; aucune douleur spontanée ou provoquée par la pression, à la région des reins ou à la vessie; aucune maladie antérieure de l'appareil urinaire. Langue humide, appétit assez bien conservé. Depuis quelques jours, légère diarrhée; abdomen un peu distendu par des gaz, et rendant un son humorique à la percussion. Un peu plus de matité dans la région splénique que dans l'état sain; pas de fièvre intermittente antérieure; pas de douleur dans les hypochondres.

Toux, avec expectoration abondante de crachats blancs, écumeux, un peu visqueux; résonnance à-peu-près naturelle de la poitrine, excepté à la partie supérieure, où elle devient un peu obscure; ronchus avec râle sous-crépitant, surtout aux parties inférieure et postérieure des poumons. Point de douleurs dans l'attitude horizontale.

Volume considérable du cœur, impulsion énergique; point de bruits morbides; pulsation de l'artère radiale, large, développée. Le malade, naturellement d'un embonpoint médiocre, n'a pas sensiblement maigri. Il ne paraît concevoir aucune inquiétude sur l'issue de sa maladie (*Repos au lit; infusion de fleurs de mauve avec acétate de potasse, un gros; lait; potion gommeuse, julep*).

L'infiltration des membres, qui d'abord avait paru diminuer, ne tarda pas à augmenter; le scrotum, la verge et les cuisses devinrent énormes. Le volume de l'abdomen n'augmenta pas dans la même proportion. La face devint œdémateuse. Tous ces symptômes étaient très prononcés, un mois après l'admission du malade à l'hôpital. Puis le scrotum et la verge désenflèrent complètement; les membres inférieurs et la face diminuèrent, mais ils enflèrent de nouveau. Pendant tout ce temps, l'urine, examinée presque tous les jours, fut trouvée toujours fortement albumineuse et d'une faible pesanteur spécifique, si ce n'est au moment où l'hydropisie était portée au plus haut degré, et où elle parut donner par l'acide nitrique un précipité moins abondant. Mais quelques jours après, l'urine était tout aussi fortement chargée d'albumine que les premiers jours. Le jour où les urines étaient moins albumineuses, indépendamment des signes de l'hypertrophie du ventricule gauche, on nota, au second temps, un léger bruit de souffle qui se prolongeait dans l'aorte; le pouls était assez fort. Il était visible à l'œil dans les artères radiales et cubitales. L'attention que nous avions apportée à l'examen du cœur le premier jour, ne me permet pas de croire que le souffle eût pu nous échapper; il est probable que l'altération de la valvule sigmoïde n'existait pas encore à cette époque, ou du moins qu'elle était encore trop légère pour donner lieu au phénomène de l'insuffisance.

Ce malade fit un séjour de plus de deux mois à l'hôpital, et sortit, le 20 mars 1837, dans un état peu différent de celui dans lequel il était entré. La diarrhée qu'il avait eue à son arrivée cessa promptement. Depuis lors, il a gardé à-peu-près constamment le lit; cependant il a conservé de l'appétit.

La bronchite n'a pas passé à l'état aigu, malgré la grippe qui régnait épidémiquement (1). L'expectoration n'a pas changé de caractère, la respiration, à aucune époque, n'a été notablement gênée. Les râles ont toujours été ceux des catarrhes muqueux.

§ 559. *Néphrite albumineuse et lésions des vaisseaux.*

On a remarqué, dans quelques cas de néphrite albumineuse

(1) Vigla. *Résumé des observations faites dans le service de M. Rayer sur l'épidémie de grippe* (Arch. gén. de méd., 3e série, tom. II, 1837, p. 226).

où il y avait presque toujours coexistence de maladies du cœur, des plaques athéromateuses (Obs. xxv, xli, xcii Bright) ou des ossifications (Obs. xxix Bright), *dans l'intérieur de l'aorte.* Quelquefois ce vaisseau a paru large ou dilaté (Obs. lxxvi Bright). M. Duncan (Obs. v Gregory) a vu le commencement de l'aorte resserré. Enfin M. Alison (Obs. xxxviii Gregory) a observé, avec une néphrite albumineuse, un cas de large anévrisme de l'aorte thoracique, fortement adhérente au poumon gauche et à la colonne vertébrale, et qui avait déterminé l'usure de plusieurs vertèbres.

En résumé, ces lésions de l'aorte ne peuvent être évidemment considérées comme des effets secondaires de la néphrite albumineuse ; ce sont de simples coïncidences ou des dépendances de lésions de l'organe central de la circulation, qui peuvent exister avec ou sans urine albumineuse.

§ 560. Dans la néphrite albumineuse, on n'a point noté de lésions particulières des principales veines du tronc et des membres. Mais on a vu plusieurs fois les vaisseaux du rein offrir des lésions qui paraissent être, au moins dans le plus grand nombre des cas, l'effet de l'extension de l'inflammation de la substance corticale. Ainsi, on a trouvé plusieurs fois les veines rénales épaissies, et leur cavité remplie d'un caillot fibrineux, solide. Le tronc et les principales divisions de l'artère rénale ne m'ont offert rien de particulier ; mais j'ai constaté, ce que M. Bright avait fait avant moi, que les petites divisions de cette artère se laissaient moins facilement pénétrer par une injection que l'artère d'un rein sain, différence qui tient peut-être autant à l'état du rein qu'à de celui des ramifications artérielles elles-mêmes.

Le cas suivant est un exemple de lésion de la veine rénale, coïncidant avec une néphrite albumineuse. J'en ai fait figurer un autre exemple observé chez une fille publique, morte d'une anasarque aiguë, avec urine très fortement coagulable (Atlas, Pl. vii, fig. 2 et 3).

Obs. XXXIII. — Impression du froid et de l'humidité; œdème des malléoles, qui gagne les jambes, les cuisses, les parois du ventre, etc.; urine albumineuse; symptômes de phthisie; granulations dans les reins et caillot dans la veine rénale droite.

Janin, âgé de 57 ans, journalier, d'une faible constitution, habitant un appartement froid et humide, et usant d'une nourriture peu substantielle, éprouva, il y a un an, des douleurs lombaires rendues plus vives par la pression et la flexion du tronc en avant; point de vomissemens, aucune coloration anomale des urines. Huit jours de repos soulagent assez le malade pour lui permettre de reprendre ses occupations, qu'il est de nouveau obligé de suspendre quelques mois plus tard, à cause d'une enflure survenue au pourtour des malléoles, et qui gagne peu-à-peu les jambes et les cuisses. Janin entre à l'Hôtel-Dieu; disparition de l'œdème au bout de quinze jours; reprise de ses travaux et réapparition de l'enflure; nouveau séjour à l'hôpital, d'où le malade sort non complètement guéri. Faible et souffrant, il passe deux ou trois mois chez lui, avec des intervalles de mieux-être, et se borne à l'usage de la tisane de bourrache, de chiendent, etc. Enfin il entre à la Charité, le 17 décembre 1832, dans l'état suivant: infiltration séreuse des membres abdominaux et de la partie inférieure des parois du ventre; le tissu cellulaire du reste du corps, notamment de la face et des membres thoraciques, n'est point infiltré; ces parties sont dans un état de flaccidité remarquable. Faiblesse générale, matité à droite et en avant de la poitrine, respiration pure dans tout le côté gauche, un peu soufflante à droite, expectoration rare de crachats jaunes opaques; rien de notable du côté du cœur; abdomen indolore, souple, ne contenant point sensiblement de sérosité, ni de tumeur appréciable au toucher; langue blanchâtre, humide; inappétence; selles régulières. Douleurs vagues dans la région lombaire; urine assez abondante, trouble jaunâtre, donnant des flocons par l'acide nitrique.

Pendant le mois de décembre, le malade ne fut point soumis à une médication active, vu son état de faiblesse; on se contenta de lui faire prendre de la tisane de chiendent, et de le mettre au régime lacté. La quantité d'urine rendue chaque jour, était en rapport avec celle des liquides ingérés; sa couleur était variable d'un jour à l'autre, mais le précipité albumineux était tout aussi abondant; la pesanteur spécifique était de 1017. Dans les premiers jours de janvier, des pilules de scille et d'opium furent administrées; la dose de scille fut successivement portée à 5 grains sans produire aucun changement dans l'œdème, ni d'augmentation notable de la sécrétion urinaire. Le 18 janvier, on essaya les bains de vapeur, qui furent continués jusqu'au 26, sans résultat autre qu'un affaiblissement assez prononcé. Du 1er au 15 février, le tartrate acide de potasse, donné progressivement jusqu'à la dose d'une demi-once et associé à la scille, augmenta la quantité de l'urine, qui devint plus aqueuse et plus transparente, mais non moins albumineuse; les selles furent aussi plus fréquentes, de trois à six par jour; l'œdème sembla diminuer. Vers le 15 février, le malade prit la décoction de racine de raifort à la dose élevée de deux onces par pinte. Le premier jour de ce nouveau traitement, le malade urina une douzaine de fois, eut quatre garde-robes et autant de vomissemens; la quantité de raifort fut réduite à une demi-once par pinte et continuée jusqu'au 25 mars. Les garde-robes, nombreuses les premiers jours, allèrent peu-à-peu en diminuant, et les urines, toujours abondantes, restèrent à-peu-près aussi albumineuses. L'œdème avait, pendant quelques jours, sensiblement diminué à la cuisse gauche, mais cette amélioration ne fut que momentanée. Le dégoût que la malade avait pour le raifort força de le suspendre.

Depuis quelques jours, le malade avait de l'oppression, et les crachats épais, jaunâtres, devenaient plus abondans. Le soir, le pouls était plus fréquent. Au raifort on substitua l'acétate de potasse à la dose de deux gros : ce nouveau remède ne fut pas suivi de plus de succès; les urines, moins abondantes, plus foncées en couleur, étaient plus albumineuses; l'œdème, loin de diminuer, augmenta et gagna les parois abdominales, ainsi que les extrémités des membres supérieurs.

A la fin d'avril, la phthisie avait fait des progrès; le gargouillement était manifeste au sommet du poumon droit. L'expectoration était purulente et fétide, l'affaiblissement plus prononcé. Le 28 avril, le malade fut pris d'une diarrhée abondante, sans douleurs abdominales, ni réaction fébrile; des lavemens opiacés la modérèrent sans la faire disparaître. Depuis cette époque, le malade fut mis à l'usage de la décoction blanche: le dévoiement persista, l'expectoration devint d'une fétidité repoussante. Les urines étaient très coagulables. Le 10 mai, affaiblissement extrême, pouls à peine perceptible, agonie, mort.

Autopsie du cadavre. Le 11 mai 1833, à neuf heures du matin, vingt-quatre heures après la mort.

Etat extérieur. Infiltration des membres abdominaux, des parois du ventre, des mains et des avant-bras.

Poitrine. Poumon gauche libre d'adhérences, et offrant un assez grand nombre de tubercules crus et d'autres à demi ramollis, à son sommet, mais sain dans le reste de son étendue; deux onces de sérosité dans la cavité pleurale. A droite, adhérences anciennes du poumon à la plèvre costale. Au sommet du poumon, caverne anfractueuse qui contiendrait un œuf de poule, et à moitié remplie d'une matière purulente fétide; le tissu pulmonaire environnant est dur, d'un bleu noirâtre.

Très peu de sérosité dans le péricarde; cœur du volume du poing du sujet, flasque et pâle; disposition normale de ses cavités, ainsi que des orifices auriculo-ventriculaires et artériels.

Abdomen. Epanchement d'une pinte de sérosité transparente dans le péritoine. Aspect blanchâtre de l'intestin dont la membrane muqueuse est saine dans ses trois quarts supérieurs; les trois derniers pieds de l'iléon offrent un assez grand nombre de follicules isolés très apparens; les plaques de Peyer sont peu développées; injection, par plaques brunâtres, de la membrane muqueuse du gros intestin, notamment du colon transverse; rien de notable dans la veine-porte, ni dans les veines caves; foie d'un volume normal, pâle, d'ailleurs sain; rate petite et saine.

Le volume et le poids des reins sont beaucoup augmentés; le droit pèse dix onces, le gauche huit; la longueur du premier de cinq pouces trois quarts, et celle du second de cinq pouces; leur épaisseur au niveau du bassinet est pour le droit de deux pouces trois quarts, et dans sa partie la plus large de trois pouces et demi; celle du gauche est de trois pouces. Dépouillés de leur enveloppe fibreuse, ils offrent une surface lobulée, notamment à leur bord convexe; ces lobules, irrégulièrement arrondis, d'un blanc jaunâtre, sont séparés par des sillons d'un rose bleuâtre; à leur surface, ils présentent un très grand nombre de petits points irréguliers, isolés ou confluens, d'un blanc jaunâtre (granulations de Bright), entremêlés de points transparens comme vésiculeux, d'un diamètre variable entre celui d'une pointe d'aiguille et celui d'une forte tête d'épingle. Ces derniers semblent être autant de petits kystes; en effet, quand on les perce, il s'en écoule un gouttelette de sérosité. La consistance des reins, surtout celle du rein gauche où les granulations sont plus développées, est moindre que dans l'état normal. Dans le rein gauche, les substances corticale et tubuleuse sont parfaitement distinctes; la première est pénétrée en tous sens de petits grains jaunâtres; les intervalles des faisceaux tubuleux en sont remplis, et de la base des cônes ces grains s'élèvent, en forme de stries, jusqu'à la superficie du rein. Les faisceaux de la substance tubuleuse sont pâles, sans autre altération.

Le rein droit présente les mêmes altérations que le rein gauche, et une injection vasculaire qui modifie la couleur jaunâtre de la substance corticale. La veine rénale est remplie par un caillot, formé de plusieurs couches concentriques superposées, qui pénètre dans quelques-unes de ses branches, et paraît d'ancienne date; l'intérieur de ce caillot est canaliculé. Rien de notable dans le bassinet, les uretères et la vessie.

§ 561. *Maladies du cœur, hypérémie rénale et urine albumineuse.*

Dans certaines maladies du cœur, les reins, comme les autres organes, peuvent offrir une hypérémie plus ou moins considérable, et alors l'urine est souvent albumineuse. Ces organes, d'un rouge foncé, ou d'une couleur de porphyre, donnent un aspect brun ou noirâtre à leurs enveloppes extérieures, à travers lesquelles ils apparaissent. Parfois, leur capsule fibreuse, et même la couche graisseuse qui l'entoure, sont sillonnées par de belles arborisations vasculaires fortement injectées de sang. La substance corticale offre toujours une turgescence sanguine bien prononcée et quelquefois des étoiles vasculaires. Les reins peuvent avoir leur grandeur naturelle ou être notablement gonflés; leur consistance est ordinairement plus ferme qu'à l'état normal; quelquefois même, ils ont une grande dureté; mais on les a vus plus mous que dans l'état sain.

A la coupe, les deux substances du rein sont gorgées de sang. De ces substances, et surtout des bases des cônes, qui sont quelquefois tout-à-fait noires, il suinte une quantité considérable de sang noir. Les glandules de Malpighi sont souvent plus visibles et plus rouges que dans les reins sains, et les membranes du bassinet, arborisées par des vaisseaux d'un rouge bleuâtre foncé, ont une teinte sombre.

En même temps que les reins éprouvent ces modifications, l'urine, pendant la vie, variable pour la couleur, mais souvent claire et citrine, ne chariant point de globules sanguins, peut contenir une quantité plus ou moins considérable d'albumine. Sa pesanteur spécifique diffère souvent peu de celle de l'urine saine, et les autres caractères qu'elle présente, surtout la présence des urates et la quantité à-peu-près normale d'urée contenue dans son extrait, témoignent d'une différence notable entre cette urine et celle que les malades rendent dans la néphrite albumineuse chronique, bien caractérisée.

Obs. XXXIV. — Hypertrophie du cœur; concrétions fibrineuses très adhérentes à l'endocarde; hypérémie des reins; urines légèrement albumineuses; anasarque.

Drouin (J.), corroyeur, âgé de 56 ans, entra à l'hôpital de la Charité, le 30 juin 1838.

Depuis plusieurs années, Drouin était sujet aux palpitations et éprouvait une anhélation très fatigante, lorsqu'il se livrait à quelque exercice pénible. Depuis une année, ces symptômes ont augmenté d'intensité. Il y a cinq mois, un œdème a commencé à se manifester aux extrémités inférieures, et l'accroissement progressif de ce symptôme a engagé le malade à entrer dans le service de mon collègue M. Bailly, où il est resté trois mois. Pendant la durée de ce premier séjour à l'hôpital de la Charité, on a constaté plusieurs fois l'existence des trois bruits du cœur dont je parlerai plus loin. Drouin a toujours mené une vie régulière et a été à même de se nourrir sainement. La chambre qu'il a habitée pendant une année avant d'entrer à l'hôpital, était sous les toits, et, par les temps de pluie, le papier, dont elle était tapissée, était souvent humide.

Cet homme, d'une taille élevée, d'une constitution robuste, a la face pâle et bouffie, et les extrémités inférieures œdématiées. Sa respiration est courte et pressée; son pouls est petit, fréquent (90 pulsations), irrégulier. Sa poitrine, large et bien conformée, a la résonnance naturelle dans les régions pulmonaires. La région précordiale donne un son mat, dans l'étendue de quatre pouces carrés environ. Les battemens du cœur sont forts et soulèvent la paroi thoracique et la région épigastrique. Les bruits cardiaques sont sourds, tumultueux, irréguliers; cependant, lorsqu'on s'étudie à les analyser, on en entend trois assez distinctement, surtout lorsqu'on applique le stéthoscope sur les cavités gauches. Le deuxième bruit paraît double. Le premier bruit est sec, tandis que les deux autres sont filés. Le pouls radial correspond à la fin du deuxième bruit.

Tel a été le résultat de l'examen du cœur pendant les quatre ou cinq premiers jours, temps durant lequel la dyspnée a été considérable. Le malade ne pouvait rester couché et passait les nuits, assis sur son lit, sans goûter un instant de sommeil. Les bruits respiratoires étaient à-peu-près naturels.

Les urines acides, et d'une couleur jaune-caramel, claires au moment de l'émission, contenaient une petite quantité d'albumine, que l'on précipitait par la chaleur, ou par l'acide nitrique, ou par ces deux agens combinés.

Par sa pesanteur spécifique, l'urine différait peu de l'urine saine, et elle donnait un léger dépôt par le refroidissement.

Le malade accuse un endolorissement profond dans la région des reins. Peut-être cette sensation est-elle due à la fatigue musculaire qui résulte de l'orthopnée.

Inappétence; cependant la petite quantité d'alimens et de boissons, prise, chaque jour, est bien digérée (*Potion gommeuse avec demi-once de sirop diacode, pour le soir. Potion avec 18 gouttes de teinture de digitale. Tisane de chiendent nitrée; le quart d'alimens*).

Sous l'influence de ce traitement, du repos, et d'autres causes peut-être qui nous ont échappé, la respiration est devenue plus facile, les bruits du cœur se sont régularisés, bien qu'ils soient restés sourds et que les battemens n'aient presque pas perdu de leur force d'impulsion. Le pouls, toujours très petit, filiforme, est devenu régulier (90 pulsat.); mais la marche de l'hydropisie n'a pas été entravée. Les extrémités inférieures et les parties génitales ont acquis, peu-à-peu, un volume énorme. Les parois abdominales et les membres thoraciques se sont infiltrées; puis la sérosité s'est épanchée dans le péritoine, et le ventre est devenu bientôt assez volumineux pour rendre impossible la position assise dans le lit.

L'urine a été examinée à différentes époques; et chaque fois elle a présenté de l'albumine; les autres caractères physiques et chimiques de ce liquide étaient à-peu-près ceux de l'état sain.

Le 28 juillet, la dyspnée et l'oppression ont augmenté sensiblement; on entend à la base des deux poumons du râle sous-crépitant. La matité précordiale a beaucoup augmenté. L'impulsion du cœur est moins forte et les bruits sont tellement obscurs qu'il faut une grande attention pour les percevoir.

Le 31 juillet, on voit apparaître, sur la cuisse et la jambe gauches, de larges plaques ecchymotiques.

Le 1er août, le malade, qui ne toussait que rarement les jours précédens, est pris, dans la soirée, d'une toux presque continue, suivie de l'expectoration de crachats muqueux, d'abord striés de sang, puis complètement colorés en rouge. La face et les lèvres surtout ont une teinte bleuâtre; pouls insensible, dyspnée excessive, fréquentes éructations, anxiété, angoisses, syncopes (*plusieurs piqûres aux cuisses et aux ajmbes*); écoulement pendant la nuit d'une grande quantité de sérosité.

Le 2, dans la matinée, le malade est assoupi; cet état persiste jusqu'à la mort, qui a lieu à midi.

Autopsie du cadavre. — Habitude extérieure. Anasarque générale; teinte violacée de toute la surface du corps, plus foncée aux parties déclives et autour des points ecchymosés. Quelques incisions donnent lieu à l'écoulement d'une grande quantité de sérosité sanguinolente.

Poitrine. Le péricarde contient au moins six onces d'une sérosité trouble et jaunâtre, sans fausses membranes. Le cœur est énorme; son volume est dû surtout au développement des ventricules et notamment du ventricule gauche, et aussi à la grande quantité du sang coagulé que contiennent ses quatre cavités. Les caillots des oreillettes et du ventricule droit sont rouges, noirs, peu consistans, et ressemblent à du résiné. Mais ceux du ventricule gauche sont fermes, décolorés et et d'une formation déja ancienne. La pointe de ce ventricule est remplie de masses fibrineuses, rosées, tellement adhérentes aux colonnes charnues qu'en voulant les séparer on arrache quelques fibres du cœur. Le cœur, vidé aussi complètement que possible de ces concrétions, et placé sur un plan horizontal dans un état complet d'affaissement de ses parois, a seize centimètres d'étendue en travers, et autant en longueur, depuis le milieu de la rainure qui sépare les ventricules des oreillettes jusqu'à sa pointe. L'épaisseur des parois du ventricule gauche, près de sa base, est de deux centimètres, tandis que celle du ventricule droit, au même niveau, n'est que de 3/4 de centimètre. La cavité gauche du cœur est une fois et demie au moins, plus grande que la cavité droite. Il n'y a aucune altération des valvules.

Les poumons sont infiltrés d'une grande quantité de sang et de sérosité; leur base semble comme splénisée; cependant elle est encore crépitante. La membrane muqueuse des bronches est d'un rouge vif.

Abdomen. Les reins ont leur volume et leur consistance normales; seulement ils sont congestionnés comme tous les organes contenus dans la cavité abdominale, et présentent tous deux, à leur face antérieure, une cicatrice grise, déprimée. Il n'y a aucune autre altération dans les voies urinaires, ni ailleurs,

§ 562. *Maladies du cœur, urine albumineuse, sans lésions rénales.*

S'il est bien constaté que, dans quelques cas de maladies du cœur avec passage d'albumine dans l'urine, l'hypérémie des reins a été observée, il paraît aussi que d'autres états des reins, ou même des reins tout-à-fait sains en apparence, ont été trouvés dans des cas de lésions graves du cœur ou des gros vaisseaux, avec urine albumineuse.

Chez un homme atteint d'hydropisie avec urine albumineuse, le docteur Darwall (1) dit que les reins, examinés avec soin après la mort, offraient leur structure et leur apparence naturelles, à l'exception de la pâleur de la substance corticale. Le foie était peu volumineux et adhérait au diaphragme. Le cœur était remarquablement petit; les parois des cavités droites étaient très minces, tandis que celles des cavités gauches avaient comparativement une énorme épaisseur. Cet homme avait été adonné, pendant sa vie, aux liqueurs fortes.

M. Forget (2), dans une lettre qu'il me fit l'honneur de m'adresser, en 1837, rapporte deux cas très intéressans de maladie du cœur avec passage d'albumine dans l'urine, sans que les reins présentassent aucune des lésions de la néphrite albumineuse. Dans un des cas (Obs. VII), il y avait maladie du cœur et surtout altération des valvules mitrales; les urines, traitées par l'acide nitrique, fournissaient un précipité blanc, caillebоté, qui formait la moitié de la colonne du liquide. Les reins, de volume normal, non déformés, de couleur naturelle, mais un peu mous, offraient, à la coupe, un tissu parfaitement sain, sans anémie, ni granulations. Dans l'autre cas (Obs. VIII), le cœur était volumineux, et les valvules mitrales un peu altérées; les reins avaient leur volume naturel et une couleur un peu livide; leur consistance était molle, mais ils n'offraient aucune autre altération appréciable de texture.

(1) Darwall. *Cyclopædia of practical medecine.* Art. Dropsy, vol. 1, p. 641.

(2) Forget. *Lettre sur l'albuminurie (Maladie de Bright), adressée à M. le docteur Rayer* (Gaz. méd. de Paris, 1837, p. 609).

Peut-être ce dernier cas pourrait-il être rapproché de ceux où les reins sont hypérémiés. J'ai vu moi-même plusieurs faits analogues, et dans lesquels les incertitudes du diagnostic ne sont pas aussi grandes qu'on le pense généralement; car jamais, dans ces cas, l'urine n'offre la constitution des cas bien caractérisés de néphrite albumineuse. Parmi ces exemples, je citerai le suivant, plus complexe que tous les autres, et dans lequel une erreur de diagnostic aurait pu être d'autant plus facilement commise que la malade avait été exposée à l'impression du froid et de l'humidité, qu'elle était atteinte de phthisie pulmonaire; double circonstance qui aurait pu conduire à admettre l'existence d'une néphrite albumineuse, si la constitution de l'urine n'avait repoussé cette induction.

Obs. XXXV. — Impression du froid et de l'humidité. Phthisie pulmonaire; hydropisie générale; bruits du cœur très sourds, très irréguliers; urines très légèrement albumineuses, donnant un dépôt d'urates. — Mort; endocardite limitée aux deux cavités gauches du cœur; absence de toute lésion dans le tissu des reins.

Cerbui (Geneviève), âgée de 39 ans, entra à l'hôpital de la Charité, le 6 mars 1839.

Sa santé est profondément altérée par les progrès d'une phthisie tuberculeuse qui a débuté il y a quatre ans. Depuis cette époque, cette femme a eu, chaque année, des rhumes très opiniâtres, qui duraient tout l'hiver, et elle a été constamment souffrante. Elle éprouvait de l'oppression, un toux fréquente, avec expectoration très abondante, et, de temps à autre, de légères hémoptysies.

Pendant 20 ans, Cerbui a travaillé, dans des caves, à la fabrique de mouchoirs de calicot; depuis cinq ans elle a quitté cette profession, qui avait épuisé ses forces, et elle a travaillé à l'aiguille dans une chambre saine. Cette femme, réglée à l'âge de 16 ans, depuis cette époque n'a pas éprouvé de troubles dans la menstruation. A l'âge de 20 ans, elle a eu une grossesse, qui s'est terminée très heureusement. Cependant elle assure avoir éprouvé depuis, de temps à autre, des envies très fréquentes d'uriner, qui se répétaient d'une manière si impérieuse qu'elle avait à peine le temps de quitter son métier pour satisfaire ce besoin. Cet état durait vingt-quatre heures seulement, ou deux ou trois jours au plus. Cerbui n'a jamais eu d'affection rhumatismale, ni d'hydropisie avant d'entrer à l'hôpital de la Charité.

Maigreur et affaiblissement extrêmes ; dévoiement colliquatif; sueurs nocturnes; expectoration abondante de crachats nummulaires et purulens, nageant dans une grande proportion de mucosités claires et mousseuses. Au sommet des deux poumons et dans une grande étendue, on entend du gargouillement et du souffle caverneux; matité au niveau des fosses sus-épineuses (*Gomme édulcorée; potion gommeuse; julep; diascordium un demi-gros; bouillon, soupe*). La malade lutta pendant deux mois contre les progrès d'un mal incurable. La dyspnée devint extrême, et une douleur vive se manifesta à plusieurs reprises dans l'un ou l'autre côté de la poitrine. Cette femme, privée complètement de sommeil, était obligée de garder presque constamment la position assise dans son lit, le dos soutenu par des oreillers, pour respirer.

Dans les premiers jours du mois du mai, un œdème se manifesta aux pieds, puis aux jambes et aux mains; puis il s'étendit à la totalité des membres inférieurs et supérieurs, au tronc, au visage, comme dans l'hydropisie générale. Obscurité et confusion des bruits cardiaques qui ne permettent point de distinguer les deux temps, lesquels semblent se confondre en un bruit confus ; irrégularité et petitesse du pouls.

Les urines, légèrement acides, donnent, par le refroidissement, un dépôt assez considérable d'un blanc jaunâtre, composé principalement d'urates; par l'acide nitrique et par la chaleur, elles fournissent un précipité blanc, assez abondant d'albumine (l'albumine persiste dans l'urine jusqu'à la mort). L'anasarque fit des progrès et se compliqua d'ascite; l'épanchement s'élevait jusqu'à deux pouces au-dessous de l'ombilic ; l'œdème des membres inférieurs et des parois abdominales était assez prononcé pour rendre tous les mouvemens difficiles et douloureux. La malade était obligée d'avoir le tronc soutenu par plusieurs oreillers. Les parties génitales externes étaient très tuméfiées; les plis des aines enflammés et excoriés par le frottement (*Tisane gommeuse; décoction blanche; julep calmant; bouillon, soupe*).

Jusqu'alors nous n'avions pas noté de changemens très remarquables dans la quantité des urines, ni dans le nombre des émissions, en vingt-quatre heures. Cette femme urinait trois à quatre fois par jour; mais, à dater du 5 mai, les urines furent rendues involontairement, goutte à goutte et par regorgement; (la malade ne sentait point le besoin d'uriner). Elle était plongée dans une somnolence presque continuelle. Les matières fécales étaient aussi rendues involontairement. Le 8, on sonda la malade, et on ne retira que trois ou quatre onces d'urine. Jusqu'au 12, on répéta, chaque jour, le cathétérisme, mais l'urine coulait toujours involontairement, en petite quantité. Retirée par la sonde, elle donne toujours le même précipité albumineux par l'acide nitrique et la chaleur, et un sédiment assez considérable d'urates lorsqu'on l'abandonne à elle-même. La pesanteur spécifique est de 1023. A aucune époque, la malade n'a éprouvé de douleur, ni de sensibilité à la pression, dans la région des reins; aujourd'hui, et depuis quelques jours, elle ressent, dans les cuisses, des engourdissemens et des tiraillemens qui peuvent dépendre de la distension énorme de ces parties par l'infiltration séreuse.

Du 15 au 20 mai, il y eut quelques vomissemens bilieux, verdâtres; la fièvre hectique continua et fut augmentée par le développement d'eschares au sacrum. La dyspnée devint plus prononcée; les garde-robes étaient toujours liquides, et involontaires. Les battemens du cœur étaient à peine sensibles et les bruits cardiaques peu distincts; le pouls déprimé, faible et très irrégulier; point de matité à la région précordiale. L'expectoration était fétide et moins abondante; la malade mourut le 21 mai.

Autopsie du cadavre. — *Tête.* Rien de remarquable.

Poitrine. Les deux poumons présentent de vastes cavernes dans les deux lobes supérieurs; dans le lobe moyen du poumon droit, il y a aussi quelques petites cavités qui contiennent de la matière tuberculeuse, ramollie, et des tubercules infiltrés à leur pourtour; les lobes inférieurs, dans toute leur épaisseur, sont également infiltrés de tubercules. Le poumon droit est uni intimement avec la plèvre pariétale; la plèvre gauche contient cinq à six onces de sérosité.

Le péricarde est pâle, et ne contient qu'une once et demie à deux onces de sérosité. Le cœur est mou et flasque; les parois des cavités des ventricules et des oreillettes sont minces, et le volume du cœur est peu considérable. Les cavités ventriculaires contiennent des caillots mous, noirâtres. Dans les cavités droites, la membrane interne du cœur a son aspect naturel. La membrane interne de l'oreillette et du ventricule gauches est blanche, nacrée, d'une demi-ligne d'épaisseur et assez résistante; on peut enlever facilement des lambeaux de cette membrane, manifestement épaissie et opaque. Elle est plus blanche, plus épaisse au niveau des valvules auriculo-ventriculaires que dans tout autre point; entre les feuillets valvulaires de cette membrane, il existe de petites plaques cartilagineuses, molles et minces.

Abdomen. Les reins sont peu développés, peu colorés; leur consistance est un peu molle; du reste, on ne trouve aucune trace de lésion dans les substances corticale et tubuleuse, ni dans la membrane interne des bassinets; en un mot, aucune lésion qui puisse être rattachée à la néphrite albumineuse et même à l'hypérémie rénale.

La vessie est contractée et saine; elle ne contient qu'une once d'urine.

Il y a deux pintes environ de sérosité dans la cavité abdominale. Le péritoine est lisse, sans adhérences, et n'offre aucune altération; les intestins présentent, autour de la valvule iléo-cœcale, de nombreuses ulcérations, telles qu'on les observe ordinairement chez les phthisiques.

§ 565. M. Morrisson (1) cite le cas d'un malade qui offrait l'ensemble des symptômes qui caractérisent ordinairement la néphrite simple (douleur dans la région rénale gauche, engourdissement de la cuisse et rétraction du testicule du même côté,

(1) Morrisson (J.). *The Dublin journal of medical science*, n° 36. 1838. — *L'Expérience*, 24 janvier 1839, p. 52.

avec micturition fréquente et vomissemens), et de plus, présence d'une quantité très considérable d'albumine dans l'urine. Après la mort, les reins étaient un peu pâles, mais autrement sains : M. Morrisson s'attendait à trouver la maladie de Bright; mais il n'y avait qu'un anévrysme de l'aorte, dont la rupture avait déterminé la mort du malade.

Soit que, tenant compte des symptômes rénaux observés pendant la vie, on considère ou non ce cas comme une néphralgie (j'en ai vu plusieurs exemples coïncidant avec des anévrysmes de l'aorte), toujours est-il que c'est un exemple remarquable de l'influence du trouble de la circulation sur le passage de l'albumine dans l'urine, et de l'analogie de quelques-uns des accidens de l'anévrysme de l'aorte avec ceux des affections néphrétiques.

§ 564. *Rapports de la néphrite albumineuse avec les maladies des organes de la respiration.*

Lorsque la néphrite albumineuse se déclare après la scarlatine, elle est quelquefois compliquée d'une inflammation de la gorge et du larynx qui a existé dans le cours de la maladie, et qui persiste après la disparition de l'exanthème.

MM. Baudeloque et Bright citent, chacun, un cas d'hydropisie avec urine coagulable, rendu mortel par une angine œdémateuse. Dans l'un, l'hydropisie était survenue après une scarlatine; dans l'autre, sous l'influence du froid et de l'humidité. Une semblable complication réclame le traitement le plus actif.

On a vu des ulcérations dans le larynx et les bronches dans des cas de néphrite albumineuse chronique survenue chez des individus atteints de phthisie pulmonaire ; mais l'affection du larynx était évidemment liée à l'ulcération tuberculeuse, et non à la lésion rénale. Dans d'autres cas d'hydropisie avec urine coagulable compliquée d'angine pharyngienne, on a vu l'inflammation s'étendre au larynx et à la trachée.

J'ai rapporté (§ 447) plusieurs exemples de coïncidence de maladies pulmonaires avec la néphrite simple. Cette complication est beaucoup plus fréquente dans la néphrite albumineuse; et cette fréquence est telle qu'il est impossible de méconnaître l'influence de la néphrite albumineuse sur le développement de certaines lésions des poumons et des plèvres, et celle non moins remarquable de maladies chroniques des poumons sur l'affection des reins.

Dans la plupart des cas de néphrite albumineuse chronique, les bronches sont atteïntes, plus tôt ou plus tard, d'une inflammation qui donne quelquefois lieu à une sécrétion de mucus très abondante. Quoique plus rare que la bronchite, la pneumonie est cependant une des affections consécutives les plus ordinaires de la néphrite albumineuse.

Une maladie plus rare, l'apoplexie pulmonaire, paraît être aussi, dans quelques cas, une affection secondaire de l'affection rénale, quoique dans plusieurs autres cas elle ait été évidemment liée à une affection du cœur concomitante.

La phthisie pulmonaire est très rarement la suite de l'altération de la constitution produite par la néphrite albumineuse chronique, parvenue à sa dernière période. Une foule de faits témoignent que la néphrite albumineuse peut, au contraire, être une affection secondaire de la phthisie pulmonaire.

§ 565. *Néphrite albumineuse et bronchite.*

La bronchite est une des affections secondaires les plus fréquentes de la néphrite albumineuse : elle a été notée dans les sept huitièmes de mes observations de néphrite albumineuse chronique.

La forme aiguë de la bronchite avec fièvre, dyspnée, obscurité du son de la poitrine à la percussion surtout vers les parties inférieures et postérieures des poumons, râles divers, expectoration muqueuse, est assez rare.

Dans la néphrite albumineuse chronique, presque toujours la bronchite a une marche chronique ; parfois elle détermine si peu de gêne dans la respiration que les malades n'y font que peu ou point d'attention ; d'autres fois, au contraire, la respiration est accélérée et la dyspnée considérable, surtout dans les derniers temps de la maladie. La matière de l'expectoration est un mucus tantôt épais et jaunâtre, d'autresfois ténu et glaireux ;

enfin la matière de l'expectoration peut devenir extrêmement abondante, et constituer une véritable *bronchorrhée*. Plusieurs malades sont morts dans un accès de suffocation.

La bronchite, quelle que soit son intensité, aggrave toujours la maladie, et, dans plusieurs cas, elle a été la cause de la mort. Lors de l'autopsie, on a souvent trouvé la membrane muqueuse des bronches des deux poumons, rouge dans une grande étendue. Cette membrane, surtout dans les cas aigus, était quelquefois notablement épaissie, et les bronches contenaient une quantité plus ou moins considérable de matière muqueuse, le plus souvent sous forme d'écume. (1)

Lorsqu'on compare cette espèce de bronchite avec les inflammations des bronches produites par l'impression du froid et de l'humidité, on est surtout frappé des circonstances suivantes. D'abord elle survient dans le cours de la maladie sans cause apparente: elle s'étend et se propage dans les bronches, souvent malgré l'emploi des émissions sanguines, des purgatifs et des émétiques, employés dès le début: elle est peu calmée par les boissons pectorales et béchiques. Lorsqu'elle est chronique, elle tend à amener à sa suite la bronchorrhée ou l'engouement du poumon; et, lorsqu'elle est aiguë, il n'est pas rare de la voir suivie de pneumonie lobulaire; enfin elle n'a jamais ou presque jamais de solution favorable, tant que l'affection rénale persiste. Cette espèce de bronchite est bien distincte d'autres inflammations des bronches qu'on peut rencontrer dans des cas particuliers de néphrite albumineuse aiguë ou chronique; par exemple, de l'inflammation des bronches qui se rendent vers une caverne tuberculeuse, ou dans des parties du poumon affectées d'hépatisation, ou dans le voisinage d'un corps étranger (2). J'ai vu, dans un cas, la mem-

(1) M. Piorry a publié un travail très intéressant sur l'asphyxie, produite par l'écume bronchique: *Du procédé opératoire à suivre dans l'exploration des organes par la percussion médiate, et collection de Mémoires*, etc., in-8. Paris 1831, p. 323 et suiv.

(2) Le docteur Gregory rapporte le cas extrêmement curieux d'une femme dont l'urine était fortement coagulable, et chez laquelle on trouva après

brane muqueuse des bronches offrir de petites ulcérations, et plusieurs fois j'ai rencontré d'autres lésions, des dilatations des bronches, de l'emphysème pulmonaire, etc.

Obs. XXXVI. — Néphrite albumineuse (anasarque et urine albumineuse); bronchorrhée; asphyxie par écume bronchique, anémie des reins et granulations de Bright.

Veuillet, âgé de 14 ans, d'un tempérament lymphatique, né de parens sains, n'a jamais eu d'engorgement glanduleux, ni d'abcès, mais il a eu beaucoup de maladies dans sa première enfance. Dès l'âge de 3 ans, il eut des douleurs en urinant; les années suivantes, quatre à cinq fois par an, à des époques irrégulières, il a éprouvé de la fièvre et de la douleur à l'extrémité du gland, en urinant. Ces accidens duraient deux ou trois jours; les urines étaient fréquemment muqueuses, d'une teinte citrine pâle, et laissaient au fond du vase, un dépôt grisâtre ou rougeâtre. Jamais ni avant, ni dans l'intervalle de ces crises, il ne se manifesta de douleurs dans la région des reins. Il y a deux ans, ce jeune garçon fut mis en apprentissage chez un fabricant de couleur; il lui survint, aux pieds et aux mains, de l'engorgement qui n'eut qu'une courte durée et ne s'accompagna d'aucun accident. Il quitta ce genre d'occupation et entra chez un carrossier. Un jour il descendit dans un puits, et en sortit très mouillé; un mois et demi après, le gonflement des mains et des pieds se reproduisit, mais dura également très peu de temps. A cette époque, le jeune Veuillet était très porté à la masturbation, qu'il poussa plusieurs fois jusqu'à produire des hématuries.

Depuis trois mois, le gonflement des pieds et des mains a reparu, et bientôt il a été accompagné de bouffissure de la face et d'infiltration de tout le tissu cellulaire sous-cutané, principalement des bourses. En même temps, il est survenu des bat-

la mort, les reins granulés, et, dans une des grosses bronches du poumon droit, un morceau d'os; la membrane muqueuse, dans le voisinage du corps étranger, était épaissie et injectée (*Edinb. med. and surg. journ.* vol. XXXVI, p. 354. Obs. XXXV.)

temens de cœur, de l'oppression, des vertiges et de l'embarras dans la langue. Le pouls était serré et peu fréquent; l'appétit était bon, mais le malade éprouvait, en avalant, de la douleur à la gorge, et, bientôt après, de la douleur à l'estomac; il avait des vomissemens, non d'alimens, mais d'une humeur visqueuse un peu jaunâtre. Ensuite il se déclara du dévoiement. La peau était habituellement froide, la langue était pâle, le ventre n'était pas tuméfié; le cœur et le poumon ne présentèrent rien de particulier à M. le docteur Sorlin, qui nous a donné ces détails. Le traitement a consisté, au début de la maladie, dans l'usage de la tisane de chiendent nitrée; plus tard, dans l'emploi de l'eau de Sedlitz et des anthelmintiques, et dans une application de sangsues au siége, laquelle diminua l'œdème des bourses et des membres inférieurs. On pratiqua ensuite une saignée au bras; on fit prendre la digitale en pilules et en frictions, et le sirop des cinq racines : les urines devinrent un peu plus abondantes. Leur émission n'était pas douloureuse, leur couleur était pâle; la mère de l'enfant remarqua plusieurs fois qu'elles contenaient de petits grumeaux blanchâtres. Le jeune Veuillet entra à l'hôpital de la Charité, le 24 juillet 1834. Il nous rapporta que, depuis deux mois, il buvait, tous les matins, un petit verre de cassis. Il n'avait pas eu la scarlatine; du reste il était dans l'état suivant :

Infiltration générale du tissu cellulaire sous-cutané; les bourses surtout sont très œdématiées; la langue est naturelle, il y a de l'appétit, pas de dévoiement, pas de douleurs en respirant. Les battemens du cœur sont réguliers, le pouls est naturel, l'enfant dort bien, la pression de la région lombaire ne déterminer aucune douleur; l'émission des urines n'est pas douloureuse; leur couleur est claire, opaline, comme celle du petit lait; par l'acide nitrique et par la chaleur, elles donnent un précipité blanc d'albumine, très épais. L'enfant fut mis à l'usage de la tisane de raifort sauvage (*cochlearia armoracia*), et on lui fit donner, tous les jours, un bain de vapeur. L'œdème des bourses se dissipa; l'enfant était très gai; le 30 juillet, il se trouvait bien; cependant on remarqua que la bouffissure du visage avait un peu augmenté.

Le 31, il ne se plaignait de rien; il alla, comme les jours précédens, prendre son bain de vapeur. La bouffissure était alors assez marquée; après le bain, il revint dans son lit; il y était depuis une heure, lorsqu'il fut pris d'une dyspnée très forte avec respiration accélérée et bruyante; le pouls était fréquent; l'interne de garde, appelé près de lui, lui pratiqua une saignée du bras, qui ne produisit que très peu de soulagement; l'enfant avait presque perdu connaissance; il passa une mauvaise nuit. Le 1er août, nous le trouvâmes étendu sur le dos, respirant très péniblement; les mouvemens respiratoires étaient bruyans, très précipités, avec râle. Le pouls donnait 104 pulsations par minute, la peau était froide, l'infiltration était la même que la veille; l'auscultation fit entendre un râle muqueux à grosses bulles dans les poumons, les bronches et la trachée-artère. On pratiqua une *nouvelle saignée*, on appliqua un vésicatoire ammoniacal sur le sternum; on mit des sinapismes aux pieds; il ne s'opéra aucune amélioration dans l'état de ce jeune garçon, qui succomba, le 1er août à cinq heures du soir, dans un état de dyspnée très remarquable.

L'autopsie cadavérique fut faite vingt-quatre heures après la mort. Tout le corps était infiltré, pâle, décoloré; les bourses n'étaient pas œdématiées. Il sortait de l'écume de la bouche; le péritoine renfermait quelques verres de sérosité citrine, limpide; le canal intestinal était sain, la plèvre contenait aussi un peu de sérosité, le péricarde était humide; le cœur était un peu volumineux; le ventricule gauche était surtout un peu hypertrophié. Les ouvertures cardiaques étaient sans rétrécissement, sans rugosités; les gros vaisseaux étaient sains, les poumons résistans, engoués de sang et de sérosité. Les bronches renfermaient beaucoup de liquide spumeux; on retrouvait ce liquide spumeux dans la trachée-artère et la bouche. Le cerveau était humide, à sa surface; il n'y avait pas de collection séreuse dans l'arachnoïde; il n'y en avait pas dans les ventricules cérébraux en quantité extraordinaire.

Un des reins avait son volume naturel, tandis que l'autre était plus volumineux, et pesait sept onces; tous les deux étaient décolorés et parsemés de granulations blanchâtres ne faisant aucune saillie à la surface des reins, du volume d'une tête d'épingle, paraissant comme voilées par un vernis transparent. Le tissu des reins était pâle et résistant. On voyait, dans la substance corticale, de petites traînées de granulations blanchâtres, semblables à celles que l'on remarquait à la surface des reins. La substance tubuleuse, moins rouge que dans l'état sain, n'offrait point de granulations ; les uretères étaient sains ; la vessie était pleine d'urine ; le canal de l'urèthre était sain.

Obs. XXXVII. — Néphrite albumineuse ; vives douleurs au côté gauche de la face et du cuir chevelu ; anasarque, urine albumineuse ; bronchorrhée.— Asphyxie par écume bronchique ; reins décolorés et granulés.

Kiffer (Agathe), âgée de 58 ans, domestique, veuve, née à Genlis, département de l'Aisne, demeurant rue de Lille, n. 24, entra à l'hôpital de la Charité, le 15 septembre 1834.

Cette malade a eu, vers l'âge de 15 ans, une fièvre intermittente ; fièvre dont elle ne peut dire la durée. A 18 ans, elle a été réglée ; mais elle a perdu très peu de sang aux époques menstruelles ; elle n'est jamai. devenue enceinte. Il y a deux ans, elle a éprouvé des douleurs dans la région des reins, et puis des douleurs vagues dans d'autres parties du corps. Au mois de février 1834, pour la première fois, elle a eu les jambes et les cuisses enflées. Elle n'a point eu de fièvre alors, et n'a pas été obligée de se mettre au lit. Deux mois après, cette hydropisie a disparu en grande partie ; mais les jambes sont toujours restées enflées, surtout le soir ; elle n'avait pas de palpitations, ni d'étouffement, ni d'autres accidens qui pussent faire croire à une maladie du cœur. Vers le 15 août dernier, en se promenant par un grand vent sur les quais, elle fut prise instantanément d'une douleur intolérable dans les dents ; le lendemain elle alla se faire extraire une dent qui, après l'extraction, fut trouvée saine. Cette douleur persista pendant quinze jours, et vers le 1er septembre elle s'étendit à tout le côté gauche de la tête. La mâchoire surtout était très sensible, au point que la malade n'osait toucher à ses cheveux, et qu'elle est restée un mois sans les peigner. A la fin de nove bre, la douleur avait considérablement diminué, et le 15 octobre, elle avait tout-à-fait disparu.

L'hydropisie avait reparu, et très considérable, quelques jours avant le mois de septembre : les jambes, les cuisses, le ventre et les membres supérieurs étaient enflés. La malade fut reçue à la Charité, le 5 septembre. On constata, dans l'urine, la présence d'une quantité considérable d'albumine, en la traitant par l'acide nitrique et la chaleur.

La malade habitait un premier étage, froid et humide ; dernièrement elle avait passé dix jours auprès d'une malade, dans un rez-de-chaussée (*Tisane de chiendent avec nitre, deux gros ; pilules de scille et d'opium ; le quart d'alimens ; vin blanc*).

Le 5 janvier, l'appétit se conserve ; chaque jour il y a quatre à cinq selles liquides, sans coliques. Toux et expectoration de crachats plus ou moins spumeux ; ronchus pulmonaire surtout dans l'expiration ; les battemens du cœur sont réguliers ; l'impulsion n'est pas forte. L'hydropisie est générale, la face est peu bouffie, mais le péritoine contient de la sérosité. La malade étant couchée horizontalement, le bas-ventre percuté rend un son mat jusqu'à l'ombilic. L'urine est peu abondante (*Tis. de chiendent et reglisse avec nitre, un demi-gros ; scille deux grains ; opium, un grain ; le quart d'alimens ; vin blanc*).

Le 6, elle se plaint que la partie supérieure et interne des cuisses est couverte de petits boutons, qui donnent beaucoup de sérosité. La malade reste encore levée une grande partie de la journée.

Le 7, la respiration est gênée. Le soir, cette femme se plaint que ses cuisses et ses bras sont plus enflés ; cependant elle reste levée jusqu'à six heures du soir.

Le 8 au matin, la malade est dans un état très alarmant ; ses membres sont considérablement enflés, la respiration est extrêmement gênée. La malade, assise dans son lit, peut à peine répondre aux questions qu'on lui adresse ; on ne sent pas le pouls. Matité en avant de la poitrine et derrière le sternum ; la malade n'a pas uriné depuis hier (*Une bouteille d'eau de Sedlitz ; vésicatoire sur le sternum ; tisane de tamarin*) ; mort à midi.

Autopsie du cadavre, le 10 janvier.

Tête. Dans un point qui correspond à la partie postérieure du lobe postérieur du cerveau du côté gauche, il y avait, entre les deux feuillets de l'arachnoïde, une couche épaisse d'une ligne et demie de lymphe plastique, ayant la consistance des cartilages accidentels qu'on observe souvent sur les plèvres, sur la rate, sur le feuillet interne de la membrane séreuse du péricarde. Le feuillet séreux qui tapisse la dure-mère, adhère à celui qui revêt la pie-mère; la dure-mère ne paraît pas épaissie, ni autrement altérée. La pie-mère, dans l'espace qui correspond à cette altération, a subi quelques changemens. La portion qui pénètre entre les circonvolutions cérébrales est plus opaque et a augmenté sensiblement d'épaisseur. La substance corticale correspondante a diminué de consistance; et, si on veut détacher la couche plastique, on enlève une partie de la substance cérébrale: de plus, cette substance a changé presque complètement de couleur, surtout par suite de quelques petits épanchemens de sang sous forme de gouttelettes. Point d'épanchemens séreux dans les ventricules du cerveau et du cervelet.

Poitrine. Epanchement séreux dans les deux plèvres, sans fausses membranes, plus abondant du côté gauche que du côté droit. Les deux poumons sont sans tubercules, sans engorgement; la membrane muqueuse des bronches est très rouge dans toute son étendue, et remplie d'une matière spumeuse. Le péricarde contient un peu de liquide séreux. Le cœur est petit; hypertrophie concentrique du ventricule gauche; pas d'altération des valvules.

Abdomen. Le péritoine contient une certaine quantité de sérosité limpide, sans flocons; les intestins et les autres organes du ventre sont libres d'adhérences. L'estomac et le gros intestin offrent quelques rougeurs. La rate est grosse et consistante; à la section, le sang qui la remplit ne s'écoule pas. Sur sa membrane péritonéale, on voit une plaque blanche, opaque. Le foie, d'un volume moindre que d'ordinaire, présente un grand nombre de mamelons et de dépressions. Dans les points les plus déprimés, au-dessous du péritoine ou dans la substance du foie, on trouve des espèces de tubercules ou de petits dépôts d'une matière blanchâtre, semi-transparente comme de la cire, consistante comme du suif. A la section, l'aspect de cette matière est aussi assez analogue à celui d'un marron vert. Ces dépôts, au nombre de dix à douze, d'un volume d'une petite amande, et enkystés, sont tous situés près de la périphérie de l'organe. La substance rouge et la substance jaune sont très distinctes. La vésicule biliaire est saine. Le péritoine et la capsule cellulaire du foie, au niveau des dépressions dont il a été parlé, sont opaques et ont un peu augmenté d'épaisseur. La veine-cave, les veines iliaques et la veine-porte sont sans altération.

Les reins sont plus volumineux que dans l'état sain. Le rein droit est presque complètement décoloré; sa surface est lisse, semée de petits grains blancs, laiteux (granulations). On remarque quelques vaisseaux sanguins sur la substance corticale, généralement décolorée. Les granulations sont irrégulières, allongées comme des virgules et comme jetées dans la substance corticale. Sur quelques points, plusieurs de ces granulations sont réunies et forment une petite tache blanche, qui se détache nettement de la substance corticale, qui est grisâtre. Le rein gauche est, comme le droit, lobulé et plus volumineux que dans l'état sain; presque toute la substance corticale est décolorée. Dans trois portions seulement de quatre à cinq lignes d'étendue, le tissu du rein a sa couleur naturelle; la substance corticale est semée de petites granulations blanches; la membrane fibreuse n'est pas plus adhérente que dans l'état ordinaire. La surface des reins est restée lisse: leur tissu est mou, sans être plus friable. Les uretères sont sains. La vessie est saine et contient peu d'urine.

§ 566. *Néphrite albumineuse et pneumonie.*

La pneumonie se déclare assez souvent comme affection secondaire ou comme phénomène ultime dans la néphrite albumineuse. J'ai déjà dit qu'une semblable complication avait été plusieurs fois observée dans la néphrite simple (§ 447 et suiv.), et j'établirai plus tard qu'elle n'est pas rare dans le diabète. J'ai observé l'inflammation des poumons dans le douzième environ des cas de néphrite albumineuse que j'ai soignés. Dans ce calcul, je n'ai point tenu compte d'autres cas moins positifs et dans lesquels plusieurs symptômes avaient semblé indiquer une inflammation ou un engouement du poumon, la guérison des malades, ou le défaut de recherches après la mort, ayant laissé quelque incertitude sur le caractère de la lésion pulmonaire.

Au reste, ces pneumonies secondaires peuvent être plus ou moins étendues et plus ou moins graves. L'inflammation envahit tantôt plusieurs lobes, tantôt tout ou partie d'un lobe; tantôt elle se développe dans plusieurs lobules des poumons. Dans ce dernier cas, les points enflammés, disséminés et isolés les uns des autres dans la substance pulmonaire, forment des noyaux, dont les uns sont à l'état d'hépatisation rouge, les autres à l'état d'hépatisation grise et en tout analogues aux pneumonies lobulaires que j'ai vues survenir dans quelques cas de néphrite simple, et presque constamment dans les maladies produites par des poisons morbides ou qui se déclarent quelquefois après les grandes opérations chirurgicales.

Les symptômes de ces pneumonies peuvent être plus ou moins masqués par ceux de l'hydropisie ou par les symptômes de maladies du cœur ou d'autres lésions pulmonaires concomitantes. Je rapporterai, ici, plusieurs exemples de cette complication; d'autres sont cités dans divers paragraphes de cet ouvrage. Rarement il y sera fait mention de tous les caractères de la pneumonie; les signes stéthoscopiques ont été difficiles à constater ou ont manqué dans plusieurs cas. Les crachats ont présenté plusieurs fois les caractères de l'inflammation catarrhale concomitante et non ceux de l'inflammation du tissu du poumon. Plusieurs fois la pneumonie a été latente ou au moins méconnue pendant la vie, à cause de la difficulté qu'eût présentée un examen complet de la poitrine. Dans un cas (Obs. xxxi), on nota, pendant la vie, de la dyspnée avec respiration bronchique et râle muqueux; le lobe inférieur du poumon gauche était enflammé; les bronches étaient rouges, il existait plusieurs petites masses tuberculeuses aux sommets de deux poumons. Dans un autre cas (§ 541), les signes caractéristiques de la maladie avaient été notés pendant la vie, et, après la mort, on trouva la partie inférieure du poumon droit enflammée; le diaphragme participait à cette inflammation. Dans deux autres cas, la pneumonie était double. Dans l'un, la malade, obligée de rester constamment assise dans son lit, avait une grande oppression; l'hépatisation était bornée à la base des deux poumons. Dans l'autre, les deux poumons étaient hépatisés dans leurs deux tiers inférieurs et engoués dans leur tiers supérieur; pendant la vie, obscurité du son produit par la percussion de la poitrine, absence de bruit respiratoire à la base des poumons, râle sous-crépitant à leur sommet, et souffle à leur partie moyenne. Chez un malade, qui présenta les symptômes ordinaires de la maladie, tout le lobe supérieur du poumon droit offrait une hépatisation grise; les bronches étaient rouges et remplies de mucus, et il y avait environ deux verres de sérosité dans les plèvres. Dans l'Obs. x, la pneumonie se présenta également avec ses caractères ordinaires: toux fréquente, expectoration rouillée et visqueuse, râle crépitant, et plus tard souffle bronchique.

Cette espèce de pneumonie est grave, non-seulement parce qu'elle semble emprunter quelque chose de particulier des conditions dans lesquelles elle se développe, mais encore parce qu'elle est souvent méconnue à son début, et parce que l'état d'épuisement de la constitution rend les saignées souvent inefficaces ou tout-à-fait inapplicables. Les résultats de quelques essais que j'ai faits avec le tartre stibié à haute dose, seul ou combiné avec des émissions sanguines, m'ont paru plus favorables; toutefois, dans la plupart des cas, cette espèce de pneumonie est mortelle.

Plusieurs observations de pneumonie survenue dans le cours de la néphrite albumineuse ont déjà été publiées. Dans un cas rapporté par M. Bright, la pneumonie était lobulaire (Obs. xxiii, *Tabular view*); dans un autre, elle a été indiquée sous le nom de pneumonie chronique (Obs. lxxxvi), et, dans un troisième cas, comme principalement caractérisée par l'endurcissement du tissu pulmonaire (Obs. xix). Au reste, il ne paraît pas que M. Bright ait observé cette complication aussi fréquemment que moi.

Le docteur Gregory a rapporté plusieurs exemples de pneumonie latente ou accompagnée de ses symptômes ordinaires. L'exemple le plus marqué de cette dernière forme est l'Obs. xxiv du même auteur. M. Christison a cité deux cas dans lesquels la pneumonie fut latente, et deux autres, qui furent reconnus pendant la vie, et dont un était accompagné de pleurésie. M. Forget a aussi rapporté deux exemples bien caractérisés de cette complication (Obs. v et vi).

Sabatier(1) a rapporté une observation de pneumonie développée chez un enfant de huit ans, atteint d'une hydropisie avec urine albumineuse : cette pneumonie paraît avoir été complètement latente.

Obs. XXXVIII.—Néphrite albumineuse aiguë (urines albumineuses et hydropisie générale) traitée avec succès par des saignées abondantes et des purgatifs. — Nouvelle attaque de néphrite albumineuse aiguë et de pneumonie; mort. — Reins rouges, piquetés, augmentés de poids et de volume; hépatisation grise du lobe supérieur du poumon droit.

Briffer, âgé de 46 ans, Savoyard, homme de peine, d'une constitution athlétique, entra à l'hôpital de la Charité, le 26 mai 1836.

Il y a six ans, il était palfrenier. Un an après, il se fit lamineur d'or et d'argent, profession dans laquelle il était habituellement exposé à l'humidité. L'hiver dernier, il a travaillé comme homme de peine, exposé à toutes les vicissitudes atmosphériques, étant souvent en sueur et laissant son linge mouillé sécher sur lui. Souvent il travaillait dans des magasins de charbon, toujours humides : la chambre où il dormait était saine et assez aérée. Tous les matins, il prenait pour deux sous d'eau-de-vie, parce que, dit-il, il travaillait fort, et non parce qu'il aimait le vin ou les liqueurs. Il se rappelle avoir eu un point douloureux au côté droit en 1827 : il resta cinq semaines à l'hôpital Beaujon. Cette maladie fut presque immédiatement suivie d'un érysipèle à la face. Il a eu aussi quelques rhumes pendant l'hiver; jamais de dartres, jamais de chaude-pisse. Il a toujours uriné aisément, et n'a observé ni sang, ni glaires, ni pus, ni graviers dans ses urines. Jamais

(1) *Archives générales de médecine*, 2e série t. v. 1834, p. 369. Obs. ii.

il n'a souffert dans la région des reins ; jamais il n'a été hydropique ; jamais d'ictère ni d'accidens du côté du cœur.

Depuis cinq jours, malaise, point douloureux au côté droit, un peu de fièvre (deux saignées, l'une le second jour de sa maladie, l'autre la veille de son entrée à l'hôpital) ; un peu de matité à la partie inférieure du poumon droit ; respiration faible dans les autres points de la poitrine. Cinq ou six jours se passèrent ainsi, lorsque le malade se plaignit d'avoir, depuis deux jours, les bourses et la verge très enflées. Le ventre, volumineux, rend par la percussion un son mat dans la région hypogastrique. On constate un léger épanchement dans la plèvre droite et une double bronchite, caractérisée par de la toux, des crachats muqueux et du râle sibilant dans les deux poumons. On traite l'urine par la chaleur et l'acide nitrique, et on y trouve une grande proportion d'albumine. L'urine, de la couleur du cidre tué, est acide et fortement coagulable. Du reste, l'émission a lieu sans douleur, et la quantité est en rapport avec celle des boissons ; pesanteur spécifique 1010 ; point de douleur aux reins ; point d'engourdissement dans les cuisses. Ascite, dont le liquide remonte jusqu'au nombril ; œdème considérable de la face, des parois abdominales et des extrémités inférieures, moins sensible aux extrémités supérieures. Langue naturelle, point de nausées, ni de vomissemens, selles ordinaires ; volume du cœur assez considérable, impulsion forte, point de bruit anomal, soixante-douze pulsations par minute, peau chaude, pas de sueurs, très peu de sommeil.

Le 6 avril (*Saignée ; tisane de raifort*), pesanteur spécifique du sérum du sang 1024.

Le 7 (20 *sangsues à la région des reins*).

Jusqu'au 20 avril, la quantité des urines augmente, mais sans diminution de l'hydropisie (le 12 avril, leur pesanteur spécifique est de 1010). Le ventre est toujours énormément distendu ; le scrotum égale en volume la tête d'un fœtus à terme ; la peau de la verge est enflée et contournée sur elle-même. Cependant il y a un amendement assez marqué de la bronchite concomitante ; le pouls est tombé à 60. Les urines laissent déposer au fond du vase une assez grande quantité de mucus. Le

14, une saignée avait été faite; le sang était un peu couenneux; le sérum pesait 1022. Pendant six jours, à partir du 20 avril, les purgatifs sont employés (*Trois pilules chacune d'un grain de coloquinte et de gomme gutte; on suspend le raifort pendant la cure purgative*), et provoquent des selles aqueuses et copieuses; mais ils fatiguent le malade sans diminuer l'hydropisie. Les urines sont toujours abondantes; elles n'ont plus la couleur de cidre tué dont j'ai parlé, et ressemblent à une limonade forte et trouble, préparée avec des citrons. Peu de temps après leur émission, les urines ont une odeur de petit lait (la chaleur de l'atmosphère est extrêmement forte). Elles sont acides, très coagulables, et pèsent 1013. Point de diminution de l'hydropisie, bien que les urines soient toujours abondantes. La fièvre a reparu. Les purgatifs ont semblé plus nuisibles qu'utiles. Le dernier jour où ils furent administrés, les urines continrent du sang; elles étaient d'un noir violacé (*Trente sangsues sur la région rénale*).

Jusqu'au 16 mars, légères alternatives de diminution et augmentation de l'hydropisie qui ne diminue point sensiblement, lors même que le malade affirme qu'il urine beaucoup plus qu'il ne boit. Le 16 mai, l'enflure est extrême, et on pratique des mouchetures aux jambes, aux cuisses et aux bourses; beaucoup de sérosité s'écoule; les piqûres de la jambe droite deviennent un peu érysipélateuses : le membre est chaud, rouge et gonflé. Cette inflammation est combattue par deux saignées. Le ventre, qui était extrêmement tendu, ses parois, qui étaient œdémateuses, la face, qui était bouffie, la verge, qui était déformée, les extrémités inférieures, qui étaient si grosses que le malade pouvait à peine bouger, désenflent; partout l'hydropisie diminue considérablement. Il y a de l'appétit, les selles sont régulières; il y a peu ou point de liquide dans les plèvres. Le pouls est à 66; le cœur, sans bruit morbide, a, comme il a toujours eu, une impulsion forte; enfin, les urines, traitées par la chaleur et l'acide nitrique, ne sont plus albumineuses. Jusqu'au 29 juillet, jour où le malade sort de l'hôpital, l'hydropisie a encore beaucoup diminué; cependant il y a cela de remarquable qu'elle persiste long-temps encore, bien que, depuis un mois, les urines ne soient plus albumineuses. Ce phénomène, inverse de celui qu'on observe ordinairement, fait chercher une cause d'hydropisie dans quelque organe autre que le rein, mais vainement. De nouvelles exacerbations de cette hydropisie décidèrent à pratiquer trois nouvelles saignées (ce qui fait monter à dix le nombre des émissions sanguines par la lancette et à deux celui des émissions locales faites pendant le cours de la maladie). Lorsque le malade quitta l'hôpital, il pouvait être considéré comme guéri. Il n'existait plus d'anasarque : les urines ne contenaient pas d'albumine. Toutes les fonctions se faisaient bien; le malade était gai et présentait toutes les apparences de la santé.

Il paraît que le surlendemain même du jour où il sortit, il fut pris de frisson avec fièvre; il tousse, reste alité et n'appelle point de médecin. Dix jours après, il rentre à l'hôpital dans mon service, et, lorsqu'on l'apporta, il mourait d'une pneumonie du lobe supérieur du poumon droit (absence de respiration vésiculaire en ce point, matité complète, souffle à la racine du poumon; on entend à distance et on sent à la main du râle ronflant et du gros râle muqueux. Le malade conserve à peine sa connaissance; sa figure est profondément altérée, la dyspnée est considérable (*Saignée; tartre stibié à haute dose*). Asphyxie. Mort à six heures du soir. Les urines, examinées cinq heures avant la mort, étaient de nouveau fortement chargées d'albumine.

Autopsie du cadavre.—Tête. Rien d'altéré ni dans les membranes ni dans la substance du cerveau.

Poitrine. Hépatisation grise de tout le lobe supérieur du poumon droit, parfaitement limitée à ce lobe. Le doigt s'enfonce très facilement dans le tissu pulmonaire, comme dans un détritus purulent; emphysème partiel du poumon gauche; les bronches sont remplies de mucosités purulentes. Leur membrane muqueuse est d'un rouge violet; point de fausses membranes, ni d'adhérences aux plèvres; deux verres de sérosité rouge dans chacune de ces membranes, sans trace de pleurésie (hydrothorax). Le cœur, un peu volumineux, paraît légèrement hypertrophié. Je dirai cependant que le malade était taillé dans de très fortes proportions, et que tous ses organes étaient volumineux; point d'altération aux valvules du cœur.

Abdomen. Foie volumineux, gorgé de sang, ainsi que la rate. Tube digestif sain, à part quelques ecchymoses dans l'estomac et dans la portion moyenne du jéjunum.

Reins volumineux ; le poids du rein gauche est de 7 onces un gros, et celui du droit, qu'on venait d'injecter, est de 8 onces deux gros. Quand la membrane des reins est enlevée, on n'aperçoit point de granulations à leur surface, qui présente une foule d'arborisations d'un rouge bleu, et de petites pétéchies ou de petits points rouges, très foncés. Cette injection, presque violette, est semée de taches ou de points d'un rouge brun, donnant aux reins un aspect comme granité, ou semblable à celui de certains porphyres; état que j'ai vu plusieurs fois dans le premier degré de la néphrite albumineuse. Les deux reins sont à la même période de la maladie; à la coupe, même altération; arborisation légère du bassinet; gonflement considérable de la substance corticale.

Obs. XXXIX.—Néphrite albumineuse chronique (décoloration jaune, granulations de Bright); petit foyer purulent dans les reins; double pneumonie; mort.

Petex (Jean-Charles), âgé de 50 ans, commissionnaire, entra à l'hôpital de la Charité, le 17 novembre 1837, pour s'y faire traiter d'une hydropisie avec urine coagulable.

Cet homme, né en Savoie, est venu à Paris dans le mois de mai 1837. D'une constitution, ni forte ni faible, il se portait habituellement bien dans son pays ; mais il faisait souvent des excès de boisson, et plus souvent encore des excès de travail. Arrivé à Paris, il a dû se priver de vin et se borner à boire de l'eau et de la bière; il s'est nourri sobrement comme la plupart des hommes de sa condition, et a couché dans une écurie pendant deux mois. Bientôt il a été affecté d'un dévoiement qui a persisté pendant toute la belle saison, et qui a été remplacé dans le courant du mois de septembre par d'autres accidens : d'abord par une toux légère, suivie d'expectoration, puis par une infiltration des pieds et des jambes, qui l'a obligé de suspendre ses travaux pénibles de commissionnaire, dès les premiers jours d'octobre. Depuis cette époque jusqu'au 17 novembre, le malade est resté au lit et s'est fait soigner dans sa chambre; dans cette première période de sa maladie, il a été saigné trois fois. A son entrée à l'hôpital, il présentait presque tous les signes d'une néphrite albumineuse. Il n'a jamais éprouvé, dans la région des reins, de douleurs qui aient fixé son attention. Le traitement jusqu'au 1er janvier consista dans une saignée, une application de ventouses sur la région des reins, deux purgations avec l'eau de Sedlitz, et dans l'usage de la tisane de chiendent nitrée.

Le 1er janvier, il était dans l'état suivant : face pâle et maigre, lèvres décolorées; œil terne, regard abattu; bord libre des paupières rouge et chassieux; nez effilé et rouge; infiltration des extrémités thoraciques et abdominales; tuméfaction du ventre, due non-seulement à l'infiltration de ses parois, mais encore à l'épanchement d'une petite quantité de sérosité dans sa cavité; urines claires, n'offrant, douze heures après l'émission, qu'un léger dépôt blanchâtre. Chauffées ou traitées par l'acide nitrique, elles laissent déposer des grumeaux blanchâtres, qui ne sont point redissous par l'action de la chaleur et l'addition d'une certaine quantité d'acide nitrique. Point de douleur dans la région du foie, des reins et de la rate. Ces organes ne présentent pas un volume anomal. Les autres régions de l'abdomen, explorées avec soin, ne fournissent aucun signe de maladie, soit du tube intestinal, soit de la vessie. La langue est pâle et sans sécheresse. Inappétence; pas de vomissement; deux ou trois selles par jour, sans coliques. La respiration est un peu embarrassée. Toux, crachats visqueux. La poitrine, percutée en avant et en arrière, a une moindre résonnance que dans l'état sain, au niveau du tiers inférieur de chaque poumon. Dans ce point, on entend un râle sous-crépitant très humide, qui s'étend, en s'affaiblissant, jusqu'à la partie inférieure du tiers supérieur des poumons. Au-dessous des clavicules et au niveau des fosses sus et sousépineuses, le murmure respiratoire est très fort. Impulsion du cœur naturelle; point de bruits morbides; le pouls donne 72 pulsations par minute. Le malade est dans un état de faiblesse qui lui permet à peine de se lever pour aller au bassin, placé à côté de son lit.

Depuis lors, son état s'est aggravé insensiblement jusqu'à sa mort.

Depuis le 6 janvier, le malade a pris le sous-carbonate de fer à la dose d'un scrupule par jour, et deux fois du sulfate de soude à dose laxative; le 22, il se plaint de souffrir beaucoup de la cuisse droite. Tout le côté externe de cette partie est rouge, tuméfié, douloureux à la pression (*Cataplasme de farine de lin*). Le 25, la rougeur érysipélateuse de la cuisse a tout-à-fait disparu. Le 26, l'avant-bras gauche est affecté de la même manière dans presque toute la région cubitale (*Cataplasmes émolliens*). Le 29, la rougeur a disparu. La veille, le malade avait été pris d'une diarrhée colliquative. Les évacuations alvines deviennent très fréquentes et ont lieu involontairement; la faiblesse augmente de jour en jour au point que le malade peut à peine se servir de ses mains pour prendre sur sa table les boissons qui lui sont prescrites (*tis. de riz, sirop de vinaigre; julep opiacé*). La gêne de la respiration va toujours en croissant. Absence du mouvement respiratoire à la partie inférieure des poumons; souffle dans leur tiers moyen; râle sous-crépitant à leur sommet. Les crachats, visqueux et purulens, sont expectorés avec une extrême difficulté.

Le sang, vu au microscope, offre un plus grand nombre de globules blancs que le sang sain.

Le 1er février, le dévoiement est moins abondant; mais il n'y a aucune amélioration dans les autres symptômes. Le malade a perdu tout espoir. Sa pensée n'est pas toujours libre; il lui arrive souvent de ne pouvoir achever une phrase, après l'avoir commencée. Il s'éteint lentement dans la nuit du 6 au 7 février.

Autopsie du cadavre. — Etat extérieur. Ascite et œdème considérable des membres thoraciques et abdominaux; face très amaigrie.

Poitrine. La membrane muqueuse des bronches est pâle. Les poumons sont hépatisés dans leurs deux tiers inférieurs. Le tiers supérieur est engoué de sérosité, mais ne contient point de tubercules. Epanchement d'un demi-litre de sérosité dans chacune des cavités pleurales; adhérences anciennes du poumon gauche à la plèvre costale. Le cœur est sain; ses deux ventricules contiennent des caillots fibrineux, qui se prolongent dans l'aorte et dans l'artère pulmonaire.

Abdomen. Il y a, dans la cavité péritonéale, six à huit livres de sérosité citrine, tenant en suspension quelques flocons blanchâtres. L'estomac est enduit intérieurement de mucosités adhérentes à sa membrane muqueuse. Celle-ci est piquetée de points rouges, et n'offre aucune autre altération dans sa couleur, dans son épaisseur, ni dans sa consistance. Dans tout le reste du tube intestinal, la membrane muqueuse est pâle, ainsi que les membranes musculeuse et péritonéale. Le foie et la rate sont très petits, sans être ratatinés.

Il n'existe point de ganglions engorgés dans le tissu cellulaire qui entoure les reins. Dépouillés de leurs membranes, ces organes pèsent neuf onces. Le rein droit est un peu plus volumineux que le gauche, dont le volume est normal. La capsule fibreuse adhère fortement à la membrane celluleuse sous-jacente. Celle-ci est épaissie au point de figurer une deuxième capsule, lorsque la première a été enlevée. Généralement pâle et anémique, la substance corticale est parsemée de taches rouges lenticulaires, les unes plus grosses, les autres plus petites, sur lesquelles on voit un moins grand nombre de granulations blanches de Bright que dans les intervalles qui les séparent. Les taches rouges de la surface pénètrent à une ou deux lignes de profondeur. A la coupe, la substance tubuleuse paraît en partie atrophiée, par suite du gonflement de la substance corticale. Les granulations blanches, nombreuses et serrées dans toute l'étendue de cette substance, sont sous forme de rayons convergens vers la base des cônes, qu'elles ne dépassent pas. Ceux-ci ont leur couleur normale et ne présentent point de granulations. Au sommet du rein gauche, il existe une tache jaunâtre, dont la section met à nu un petit foyer purulent et sanguinolent.

La face antérieure de l'extrémité inférieure du rein droit a une couleur grisâtre, qui s'étend à toute l'épaisseur de la substance corticale. Dans ce point, les granulations de Bright sont plus volumineuses et plus apparentes qu'ailleurs.

La membrane muqueuse du bassinet et des calices est tachetée de petites ecchymoses. La membrane fibreuse est épaissie; le tissu cellulaire, environnant les calices, est infiltré de sérosité.

Les uretères, la vessie et le canal de l'urèthre sont sains.

§ 567. L'observation suivante est un exemple du passage de la bronchite à la pneumonie dans des cas de néphrite albumineuse chronique.

Obs. XL. — Abus des plaisirs vénériens et du vin, impression du froid et de l'humidité; anasarque; urines albumineuses; dans le sédiment, globules muqueux, lamelles et cristaux d'acide urique; râle muqueux. — Saignée; raifort; teinture de cantharides; mort. — Bronchite; œdème des poumons; pneumonie partielle, tubercules; anémie jaune des reins, plus volumineux que dans l'état sain (troisième forme).

Léaumont (Charles), âgé de 42 ans, doreur sur bois, entra à l'hôpital de la Charité, le 7 février 1838.

Cet homme avait la face pâle et bouffie, un peu d'œdème au prépuce, et autour des malléoles; de la céphalalgie; de l'inappétence; de la sécheresse à la gorge et une soif ardente. La langue était sale, les digestions étaient troublées par des renvois acides, surtout lorsqu'il avait bu du vin à ses repas. La région des reins n'était pas douloureuse, même à la pression. Léaumont toussait un peu, le soir, avant de s'endormir, et expectorait des mucosités spumeuses, filantes, mêlées de petits crachats jaunes, sans forme arrêtée, et il ne pouvait supporter la position horizontale s'il n'avait la tête et le thorax relevés par deux oreillers. On entendait à la base de chaque poumon (partie postérieure) un râle muqueux, à bulles égales et très abondantes. L'auscultation et la percussion ne fournissaient aucun autre signe, soit de maladie des poumons, soit d'affection du cœur. Le pouls était plein, régulier, un peu accéléré, et la peau était sèche. Les urines, jaunes, citrines, transparentes et acides, au moment de l'émission, laissaient précipiter une grande quantité d'albumine lorsqu'on les traitait, soit par l'acide nitrique, soit par la chaleur, soit par ces deux réactifs en même temps. Examinées au microscope, elles présentaient quelques globules muqueux et de petites lamelles; on y voyait aussi une grande quantité de cristaux d'acide urique. L'émission de l'urine n'était pas accompagnée de douleur dans la région hypogastrique, ni dans la verge, ni à l'extrémité du gland. La pesanteur spécifique moyenne de l'urine, en vingt-quatre heures, était de 1011.

L... a eu, à l'âge de 5 ans, la petite-vérole, dont il porte de nombreuses marques sur la figure; à 25 ans, il a été pris d'une fluxion de poitrine, et il a été affecté de trois ou quatre blennorrhagies, traitées par les émolliens et par la liqueur de Van-Swieten, et qui ont duré, chacune, deux à trois mois. La dernière a été radicalement guérie, il y a à-peu-près quatre ans. Cet homme, actif et intelligent, doué d'une forte constitution et d'un tempérament lymphatique, sanguin, a été tour-à-tour ouvrier en cuivre et doreur sur bois, etc.; états dans lesquels il gagnait ce qui était nécessaire à ses besoins et même à ses plaisirs. Il s'est livré de bonne heure, et avec excès, aux plaisirs vénériens; vers sa quarantième année, de violens chagrins l'ont conduit à l'abus du vin; toutes les semaines il se mettait une fois dans un état d'ivresse complet. A partir de cette époque, il a commencé à maigrir et à pâlir, et ses forces ont sensiblement diminué. Pendant les trois mois qui ont précédé son entrée à l'hôpital, L... a couché dans un rez-de-chaussée froid et humide, dont le plancher était pourri et manquait en plusieurs endroits. Depuis six semaines il a cessé de fumer et de boire du vin; le vin et la fumée du tabac lui occasionant des renvois chauds et acides, très fatigans. A-peu-près depuis cette époque, il a été affecté d'un œdème du prépuce et de la verge; commencement d'impuissance. Plus tard, les poignets et la face se sont œdématiés, et il est survenu un peu de toux. Jamais le malade n'a éprouvé de douleurs dans les jointures, ni dans la région du cœur, ni dans celles du foie, des reins et de la vessie. Jamais il n'a eu d'ictère, ni d'hématurie.

Le 8 février, on pratique une saignée de 12 onces. Une couenne épaisse et à bords retroussés s'est formée à la surface du sang (*Tisane de chiendent, nitre un demi-gros*).

Le 9, l'œdème de la face et des jambes a beaucoup diminué (*Bain simple; même tisane; le quart d'alimens*).

Le 15 février, le malade a pris froid en sortant du bain. Le fond de la gorge est rouge; la luette tuméfiée et pendante sur la base de la langue; mouvemens continuels de déglutition rendus très douloureux par la sécheresse des surfaces enflammées. OEdème de l'avant-bras gauche (*Garg. émollient; deuxième saignée; bains de fumigations aromatiques*). Le sang est couenneux.

Le 24, au sortir du cinquième bain de fumigation, on s'aperçoit que l'œdème de l'avant-bras a considérablement diminué.

Le 26, après le sixième bain de fumigation, l'effet est tout contraire: l'œdème s'est étendu des jambes aux cuisses et aux parties génitales. Du reste, rien de changé dans l'état du malade, si ce n'est qu'il se décide à passer au lit la plus grande partie de la journée, dans l'espérance de diminuer l'engorgement des extrémités inférieures, ce qui arrive, en effet.

Le 1er mars, les urines, examinées pour la troisième ou quatrième fois, paraissent plus chargées d'albumine qu'elles ne l'étaient dans les premiers temps. On suspend l'administration des bains.

Le 2, complètement dégoûté du régime alimentaire, et voyant son état empirer, L... desire et demande sa sortie. Il s'emporte avec violence, contre les infirmiers, les garçons de bains, et contre les personnes qui l'entourent (*Un grain de scille; émulsion nitrée; potion gommeuse; bain de fumigations aromatiques; la demi-portion d'alimens*).

Le 11 mars, L... reprend de l'appétit et cesse de se plaindre de la nourriture, que l'on varie suivant ses caprices.

Le 28, la scille, à la dose de deux grains, qui d'abord avait semblé augmenter la sécrétion urinaire, ayant provoqué du dégoût et de la diarrhée, est remplacée par le *sirop diacode*. Suspension de la diarrhée.

Le 30 (*tisane de raifort; émulsion nitrée; julep*).

Le 2 avril, vomissemens verdâtres que le malade attribue au raifort. Les vomissemens se répétant, sans écart de régime, on en cesse l'emploi le 19.

Le 20, l'hydropisie est devenue générale; les parois de l'abdomen et du tronc sont envahies; les parties génitales sont extrêmement tuméfiées par le dépôt de la sérosité; le péritoine en contient une petite quantité. On entend du râle muqueux à grosses bulles dans les deux tiers inférieurs de chaque poumon.

Le malade n'a plus la force de se lever pour aller au bassin. Il reste, toute la journée, enveloppé dans ses couvertures, se plaignant du froid et d'une sensation pénible de pesanteur générale. Presque toujours assoupi, il craint de faire le moindre mouvement. Il ne parle guère que lorsqu'on l'interroge, et encore ses réponses sont-elles tardives et brèves; sa voix est faible. Inappétence complète; soif toujours vive. Deux à trois selles liquides, et quelquefois involontaires, par jour. Urines rares. Les qualités physiques et chimiques de l'urine sont toujours les mêmes. La quantité d'albumine coagulée par les réactifs est telle qu'elle paraît, à elle seule, former les deux tiers du volume de la colonne du liquide sur lequel on expérimente. L'excrétion de l'urine se fait sans difficulté et sans douleur.

C'est dans ces conditions défavorables que, le 24 avril, on a commencé à donner la teinture de cantharides, à la dose de six gouttes, incorporées dans une potion gommeuse, à prendre par cuillerées.

Le 25, aucun effet sensible.

Le 26, le malade a vomi sa potion.

Le 27, l'œdème de la face a diminué considérablement faible retour de l'appétit et des forces. Il n'y a plus de vomissemens. Les selles sont plus rares (une ou deux en vingt-quatre heures). Point de chaleur en urinant, peu d'érections.

Le 28 et les jours suivans, augmentation progressive de la dose de la teinture de cantharides, jusqu'à 12 gouttes.

Le 10 mai, le dévoiement devenant plus considérable que jamais (6 selles séreuses abondantes en vingt-quatre heures), on joint à la teinture de cantharides 12 gouttes de laudanum.

Les jours suivans, alternatives d'augmentation et de diminution dans l'intensité de la diarrhée.

Le 26 mai, l'hydropisie a diminué généralement. Il y a moins de prostration et de vomissemens. Le malade lui-même se trouve mieux; il demande à manger; cependant, l'écoulement involontaire des matières fécales persiste. Ayant plusieurs fois observé cette diminution de l'hydropisie aux approches de la mort, j'annonce qu'elle sera prochaine.

Le 30 au matin, le malade a le râle précurseur de la mort. Il succombe à 9 heures du matin.

Autopsie du corps vingt-trois heures après la mort.

Etat extérieur. Infiltration générale, beaucoup plus prononcée du côté gauche que du côté droit. Les testicules ne sont pas dans les bourses.

Abdomen. Le péritoine contient près de deux litres de sérosité citrine, extrêmement fétide. Les intestins, flottans dans la cavité abdominale, sont pâles et parsemés de quelques plaques grises. Les tuniques du gros intestin sont infiltrées de sérosité. Il n'y a pas d'autre altération dans tout le reste du canal intestinal.

Le foie a déjà subi un commencement de putréfaction (la température atmosphérique est très élevée). Sa couche extérieure est verte dans l'épaisseur de deux lignes, et parsemée de taches noires. Du reste, le parenchyme du foie est sain. La vésicule biliaire contient un liquide jaune-citrin, d'une consistance huileuse, et très fétide. La rate est saine; le tissu cellulo-graisseux qui enveloppe les reins est infiltré d'une grande quantité de sérosité; les capsules surrénales sont saines.

L'enveloppe fibreuse des reins est épaisse et se détache facilement; mais il reste, sur la substance corticale, des feuillets opalins qui sont dus à l'épaississement du tissu cellulaire qui unit la capsule à cette substance.

Les deux reins, plus gros que dans l'état de santé, sont augmentés de poids; ils pèsent chacun 7 onces. La substance corticale est bosselée et marbrée de plaques anémiques et de stries rouges, disposées en étoile. A la coupe, cette substance est généralement anémique et d'un jaune grisâtre; il n'y a pas de granulations. La substance tubuleuse a une teinte rouge qui contraste avec la pâleur de la substance corticale. La membrane du bassinet est pâle, et sans épaississement morbide. Les uretères et la vessie sont sains. Les deux testicules, gros comme des œufs de serin, sont couchés sur la face antérieure du psoas. Les bourses, infiltrées de sérosité, ne présentent point de cavité intérieure.

Poitrine. A l'ouverture de la poitrine, les poumons ne se sont point affaissés. Le poumon gauche, gorgé de sérosité dans les deux tiers supérieurs, est engoué de sang inférieurement; son bord postérieur est en partie hépatisé; la plèvre n'offre pas d'adhérence, et ne contient que quelques onces d'une sérosité citrine, analogue à celle de la cavité abdominale, mais sans odeur. Au sommet du poumon existent quelques petites masses de granulations tuberculeuses.

La plèvre a contracté des adhérences très intimes dans tout le contour du tiers inférieur du poumon droit, et à la partie postérieure seulement de ses deux tiers supérieurs. Entre ces adhérences, il y a quelques cuillerées de sérosité. Au-dessous de la plèvre costale et de la plèvre diaphragmatique existent, dans le tissu cellulaire épaissi et infiltré, un grand nombre de tubercules jaunes, miliaires ou lenticulaires, isolés ou en groupes. On rencontre aussi quelques tubercules de même nature au-dessous de la plèvre pulmonaire, entre elle et le tissu du poumon; mais ils y sont plus rares et plus petits. Dans le parenchyme du poumon, quelques tubercules lenticulaires ont subi un commencement de dégénérescence crétacée.

En outre, il y a quelques granulations grises, en groupes, au sommet du poumon droit, dont les deux tiers inférieurs sont engoués de sérosité.

Le péricarde contient trois onces de sérosité citrine. Son feuillet viscéral offre une plaque laiteuse, au niveau de l'artère coronaire antérieure.

Le cœur est sain et ne contient qu'un seul petit caillot dans son ventricule gauche. La cavité de ce ventricule est au moins trois fois plus considérable que celle du droit. Les grosses veines contiennent fort peu de sang. Examinés au microscope, ses globules jaunes paraissent irréguliers, comme le fruit du mûrier (apparence que les globules sanguins présentent quelque temps après la mort). Nous n'avons pas aperçu, dans le sang, de globules blancs.

Tête. Les ventricules du cerveau sont remplis de sérosité limpide, transparente. Leurs parois et les parties centrales du cerveau sont ramollies par la macération. Du reste, la masse encéphalique a peu de consistance.

§ 865. *Néphrite albumineuse et pleurésie.*

Le développement de la pleurésie serait un accident extrêmement rare dans la néphrite albumineuse, si on faisait abstraction des cas où il était évidemment lié, soit à une pneumonie, soit à des tubercules pulmonaires. Le docteur Bright paraît avoir observé cette complication plus souvent que moi : il cite seize cas sur cent, dans lesquels la plèvre a offert des traces d'une inflammation récente; mais, si on défalquait de ce nombre les cas où cette inflammation a été accompagnée de pneumonie ou précédée de tubercules, et ceux dans lesquels les traces de l'inflammation des plèvres étaient extrêmement légères, le chiffre des pleurésies secondaires à l'affection des reins, serait également réduit à quelques exemples. Au reste, que la pleurésie soit rare ou fréquente dans de semblables cas, toujours est-il que, dans quelques-uns, au moins, elle doit être évidemment considérée comme une affection secondaire de la néphrite albumineuse. Alors elle se déclare quelquefois d'une manière latente, comme dans plusieurs cas indiqués par le docteur Bright. M. Christison cite aussi plusieurs exemples de ces pleurésies. Dans l'un (Obs. xiv), il s'agit d'un médecin atteint de l'affection granuleuse des reins, et qui, après plusieurs attaques de pleurésie, succomba à une dernière. Dans un autre (Obs. xxviii), la pleurésie était latente. Dans un troisième, elle était compliquée de pneumonie (Obs. xxix), et, dans un quatrième, de bronchite (Obs. xv). D'autres fois, la pleurésie se développe d'une manière aiguë, et je l'ai plusieurs fois observée sous cette forme.

Le docteur Gregory cite aussi deux exemples de semblables

pleurésies (Obs. IX et XXI), et dans l'un d'eux il y avait en même temps pneumothorax.

M. Christison remarque avec raison que ces pleurésies sont le plus souvent opiniâtres, comme presque toutes les affections secondaires qu'on observe à la suite de l'affection granuleuse des reins.

Obs. XLI.—Impression de froid et d'humidité; toux; urine rare, fortement colorée, et albumineuse; mort, épanchement pleurétique; tubercules dans les poumons, dans le foie, la rate et les reins; reins jaunes et granulés.

Forgeot, âgé de 25 ans, maçon, entra à l'hôpital de la Charité le 25 août 1837. Cheveux bruns; corps grêle; constitution faible; état d'amaigrissement, qui annonce une maladie chronique très avancée; cependant, s'il faut le croire, jusqu'à ces derniers mois, il aurait été assez bien portant. Il se rappelle avoir eu, il y a trois ans, une fièvre intermittente très rebelle. A la suite d'un de ces accès, il fut pris d'une douleur pongitive au côté droit de la poitrine; on lui mit des sangsues. Depuis lors il a eu plusieurs fois mal aux yeux, et il a éprouvé de temps en temps des coliques.

Il a deux frères, qui se portent bien; son père et sa mère sont morts âgés.

Arrivé à Paris, il y a quinze mois environ, il habite, depuis cette époque, un rez-de-chaussée peu aéré, fort humide. On voit couler l'eau sur les murs. Il a servi les maçons et gagné à ce travail assez pour se bien nourrir. Il est sobre et n'a jamais fait d'excès. Pendant sept mois, il a continué à se porter assez bien; puis il a été pris de toux, avec expectoration très abondante, mais sans hémoptysie. Il maigrit rapidement et perdit ses forces; bientôt il fut obligé de garder la chambre. Plus tard il lui fallait rester le plus souvent couché; ses jambes et son ventre enflaient lorsqu'il était debout. Depuis deux semaines, la diarrhée est venue se joindre à ces symptômes; teinte jaunâtre et cachectique de la peau; des ganglions lymphatiques engorgés, forment un cordon assez gros depuis l'apophyse mastoïde du côté gauche jusqu'au milieu de la longueur du muscle sterno-mastoïdien du même côté; du côté opposé, une autre masse ganglionaire assez volumineuse existe sous l'aisselle. Le malade assure que l'engorgement dans l'aisselle date de dix-huit mois, et celui du cou de sept mois environ. La face est bouffie; les parois thoraciques ne sont pas infiltrées, si l'on excepte la partie voisine de l'appendice xyphoïde. OEdème des parois abdominales. Quelque position que l'on fasse prendre au malade, quelques points du bas-ventre qu'on examine (à part ceux qui sont occupés par le foie et la rate, organes qui ne paraissent pas avoir augmenté de volume), le son rendu par la percussion est clair. Infiltration considérable des jambes; œdème des avant-bras et du dos des mains dont la peau est très distendue.

L'urine est transparente, d'un rouge foncé, quoiqu'elle ne contienne pas de sang : elle est rare (depuis hier, huit à neuf onces ont été rendues en sept ou huit émissions); sa pesanteur spécifique est considérable (1028); elle est acide, se trouble et se coagule par la chaleur, et donne un précipité floconneux, abondant par l'acide nitrique : elle ne dépose pas de mucus.

Toux fréquente, pénible, avec douleur à l'épigastre; crachats abondans, très épais et contenant un peu de sang. A la partie inférieure et postérieure du poumon gauche, matité dans l'étendue de plusieurs travers de doigt, avec absence de la respiration dans le point correspondant; mais on n'entend point d'ægophonie; râle muqueux dans d'autres points de la poitrine. Au sommet du poumon droit, gargouillement avec souffle et pectoriloquie. A gauche, dans le point correspondant, râle muqueux à bulles plus grosses que dans le reste du poumon. Langue assez humide, inappétence, coliques (sept ou huit selles par jour).

Point de palpitations, ni de battemens du cœur; pouls donnant cent pulsations par minute. La sueur est presque exclusivement bornée à la tête (*Saignée de quatorze onces, riz gommé, bouillon*); le sang est couenneux. Un peu de mieux parut suivre l'emploi de la saignée, mais ne fut pas de longue durée. L'urine conserva les mêmes qualités et ne fut pas sécrétée en plus grande abondance. Une hémoptysie survint quelques jours après. L'épanchement pleurétique du côté gauche augmenta; l'état du malade s'aggrava rapidement, et il mourut le 11 septembre 1837, dix-sept jours après son entrée à l'hôpital.

Autopsie du cadavre, le 13 septembre, quarante-deux heures après la mort. — *Etat extérieur.* Maigreur, œdème très considérable des membres supérieurs.

Poitrine. Le poumon gauche refoulé contre la colonne vertébrale par un épanchement séreux très considérable, offre une caverne tuberculeuse à son sommet; dans tout le reste de son étendue il est infiltré de tubercules. Le poumon droit, adhérent à la plèvre costale, dont on ne peut le détacher sans le déchirer, est encore plus infiltré de tubercules que celui du côté opposé; des adhérences très intimes confondent les deux portions de la plèvre. Sur la plèvre gauche, on trouve, surtout à la partie supérieure, un grand nombre de granulations dont les unes sont évidemment formées de matière tuberculeuse, et les autres de cette matière plastique qu'on voit quelquefois dans les inflammations séreuses dites granuleuses. La membrane muqueuse des bronches et celle du larynx ont une couleur livide. Les ganglions bronchiques sont entièrement tuberculisés. On trouve aussi, dans le médiastin postérieur, quelques masses tuberculeuses. Le cœur est petit; les parois du ventricule gauche très épaisses, relativement à la dimension des cavités; les valvules sont saines. Lividité cadavérique de la membrane interne du cœur et de gros vaisseaux.

Abdomen. Epanchement assez considérable, dans le péritoine, d'un liquide transparent, de couleur citrine. Le péritoine des parois abdominales et celui qui enveloppe les intestins sont parsemés des deux espèces de granulations observées sur la plèvre gauche; elles sont, en général, plus volumineuses. Au-dessous du péritoine, on trouve un grand nombre de masses tuberculeuses; les plus considérables sont situées dans le mésentère, le long de la colonne vertébrale. Les tuniques de l'estomac et de l'intestin sont œdémateuses. L'estomac offre, à sa face interne, quelques arborisations vasculaires; dans toute l'étendue de l'intestin, la membrane muqueuse est pâle et sans ulcération. Les follicules ne sont pas plus développés que dans l'état sain; le gros intestin contient quelques matières jaunâtres et liquides. Le foie offre, à sa surface, plusieurs masses tuberculeuses; son tissu est ferme, sa substance est rouge; on ne distingue pas de substance jaune. La rate est très volumineuse; son tissu est rouge et ferme; on trouve, à sa surface et dans son épaisseur, un certain nombre de petits noyaux tuberculeux.

Les deux reins pèsent neuf onces trois gros; la membrane fibreuse s'enlève assez facilement. Ils sont lisses à leur surface, pâles, un peu jaunes, et parsemés de petits points blancs que j'ai comparés à des grains de semoule. Ces points d'un blanc mat (granulations), paraissent voilés, comme s'ils étaient recouverts d'une membrane transparente. Sur la coupe, les granulations, dans la substance corticale, sont plus abondantes: il n'en existe pas dans la substance tubuleuse qui contient un peu de sable urique. On voit, en outre, plusieurs noyaux tuberculeux de différentes grosseurs dans les deux substances rénales.

Tête. Le cerveau est excessivement mou, diffluent; ses membranes sont saines.

OBS. XLII. — Première attaque d'hydropisie avec urine coagulable; guérison de l'hydropisie; deuxième attaque d'hydropisie, et urine fortement coagulable. — Bronchite, pleurésie, tubercules pulmonaires.

Aubry, âgée de 19 ans, blanchisseuse, entra à l'hôpital de la Charité le 15 septembre 1835.

Cette malade avait déjà été dans mon service, pour une hydropisie avec urine coagulable, et elle en était sortie, après la guérison de l'hydropisie, l'altération de la secrétion urinaire persistant. Depuis, elle a été à l'Hôtel-Dieu, à deux reprises différentes; elle a quitté cet hôpital, en septembre, pour rentrer à la Charité. Pendant son séjour à l'Hôtel-Dieu, la présence de l'albumine dans l'urine a été également constatée.

D'une santé auparavant fort bonne, cette femme n'a jamais eu que la petite-vérole. Réglée à quinze ans, la menstruation s'est bien faite jusqu'à dix-sept ans et demi, époque à laquelle, à la suite d'une perte, les règles se supprimèrent. L'enflure du ventre commença immédiatement; les membres inférieurs ne devinrent œdémateux qu'un mois plus tard. Blanchisseuse de son état, elle n'allait au bateau que deux fois la semaine; les autres jours, elle repassait dans une chambre humide. A part cette circonstance, on ne trouve aucune cause à laquelle on puisse attribuer son mal.

A l'époque où sa maladie commença (la première apparition de l'hydropisie remonte à un an), cette femme avait, dans les reins, des douleurs si vives qu'elle ne pouvait plus se tenir debout pour travailler.

Le 3 janvier, hydropisie générale, excepté aux membres supérieurs; la figure est bouffie, les jambes et les cuisses sont énormément tuméfiées; le ventre est développé comme dans une grossesse à terme; la peau est partout d'un blanc mat. Le niveau du liquide dans l'abdomen remonte jusqu'au nombril; et la fluctuation y est très manifeste. Du reste, le ventre est tout-à-fait indolore; il n'y a également aucune douleur au foie, ni à la rate.

Langue naturelle, peu de soif, peu d'appétit, point de nausées, ni de vomissemens; selle naturelle tous les jours, et sans coliques. Point de bruit morbide au cœur, dont les battemens sont très distincts (84 pulsations par minute); pouls petit; un peu de gène dans la respiration (pendant son séjour à l'Hôtel-Dieu, la malade a eu une pleurésie avec épanchement). Dans toute l'étendue de la poitrine, on entend les râles de la bronchite, le sibilant, le ronflant et le muqueux à petites bulles; à gauche, la sonorité de la poitrine est légèrement diminuée.

Douleurs générales dans les lombes et dans les flancs, sans que la pression sur la région des reins les exagère particulièrement; la malade peut à peine se mouvoir dans son lit; mais c'est surtout à cause de son hydropisie et de la masse qu'il lui faut soulever, quand elle veut se mettre sur son séant. Elle n'a point de crampes, ni de douleurs dans les jambes.

Urines peu abondantes, louches, couleur de cidre tué, laissant déposer un sédiment grisâtre de deux à trois lignes de hauteur; par l'acide nitrique, précipité blanchâtre très abondant de flocons semblables à de la cire blanche et remplissant, lorsqu'il est entièrement opéré, presque toute la colonne du liquide sur lequel on expérimente ; même précipité par la chaleur, avec écume blanchâtre au-dessus du liquide (*Petit-lait avec crème de tartre; potion gommeuse ; le 1/4 d'alimens*).

Le 10 janvier, l'hydropisie n'a point diminué ; les jambes sont énormément distendues et douloureuses ; elles s'éraillent spontanément et rendent, tous les jours, une grande quantité de sérosité ; diarrhée (cinq à six selles par jour). La langue reste parfaitement naturelle ; la bronchite est accompagnée d'une abondante expectoration ; le pouls donne cent pulsations par minute ; les purgatifs ont déterminé la diarrhée, sans diminuer l'hydropisie (on cesse la crème de tartre). Vomissemens après le dîner ; ils se répètent les deux jours suivans.

Le 16, la diarrhée diminuant à peine, six sangsues sont posés à l'anus ; amélioration ; nouvelle application de huit sangsues, le 18.

Le 24 janvier, les jambes ont pris une couleur érythémateuse, par suite de l'extrême distension de la peau.

Le 25, amélioration notable ; l'hydropisie des membres et de la face a sensiblement diminué, ainsi que l'épanchement abdominal ; la malade peut s'asseoir, ce qu'elle ne pouvait faire depuis long-temps, à cause du volume du ventre. Deux selles seulement par jour ; changement très remarquable dans l'état de la respiration, qui est beaucoup moins gênée ; il y a peu de toux, et on entend moins de râle ; mais il n'y a point de rapport entre l'amélioration des symptômes généraux et l'état de l'urine aussi fortement albumineuse qu'auparavant, et toujours d'une faible pesanteur spécifique ; seulement, sa quantité est plus considérable.

Le 12 février, les mêmes accidens se renouvellent ; l'hydropisie, après toutes ces oscillations, augmente de nouveau ; le ventre est tacheté de vergetures blanches ; la bronchite devient plus intense ; râles muqueux et sous-crépitant ; vomissemens et nausées ; urines rares, contenant toujours une très forte proportion d'albumine (*cautères à la région des reins ; frictions de scille et de digitale sur le ventre ; lavement d'amidon et de laudanum*).

Le 8 mars, vomissemens et diarrhée; cependant la langue est tout-à-fait nette; la bronchite s'exaspère; le pouls donne cent pulsations. L'hydropisie est stationnaire.

Jusqu'au 20 mars, la malade avait encore résisté aux accidens, et lutté sans trop de désavantage, dans ces continuelles alternatives de mieux momentané et de pire prolongé; mais, à commencer de cette époque, la faiblesse génerale augmente, la face pâlit et maigrit considérablement, et la malade s'éteint le 2 avril, sans que de nouveaux symptômes aient apparu.

Autopsie du cadavre, le 3 avril, trente-six heures après la mort.

Etat extérieur. Tous les tissus sont d'une pâleur extrême. La peau est d'un blanc mat des plus prononcés. Les parties génitales externes sont couvertes d'excoriations qui s'étendent dans les plis des aines. Les membres inférieurs sont infiltrés de sérosité, qui s'écoule abondamment par des incisions que l'on pratique dans le tissu cellulaire sous-cutané. La figure est bouffie.

Tête. Le cerveau ne présente rien de remarquable, si ce n'est un état général d'anémie, et surtout une pâleur très notable de la substance grise.

Poitrine. Le cœur, sain dans toutes ses parties, est un peu décoloré et très petit. Peu de sérosité dans le péricarde. Toute la surface convexe et la base du poumon gauche sont revêtues d'une couche épaisse de fausses membranes, en nappe uniforme ou réticulée. Une autre couche de fausses membranes reste appliquée contre la paroi pectorale, correspondante. Cette seconde couche pseudo-membraneuse a une épaisseur plus considérable que l'autre: elle va, dans quelques points, jusqu'à deux à trois lignes. Sa surface interne présente aussi l'aspect réticulé; mais, en outre, elle offre, dans toute sa moitié inférieure, des brides nombreuses, étendues en divers sens, en manière de cloisons, qui séparent de petits foyers, remplis d'une sérosité blanchâtre et floconneuse. D'autres, surtout dans la moitié supérieure de la poitrine, plus minces et plus faibles, paraissent résulter d'un travail pleurétique plus récent, qui serait venu se greffer sur une pleurésie antérieure.

Tout le lobe supérieur du poumon gauche est infiltré de tubercules qui lui donnent une densité considérable : il se précipite rapidement au fond de l'eau, dans laquelle on le projette. Au milieu de ces tubercules, qui ne sont pas tous encore en plein ramollissement, on voit plusieurs cavernes. La plus grande, située à la partie inférieure et latérale de ce lobe, tout près de la scissure, recevrait à peine une grosse aveline. Au voisinage et à un demi-pouce environ de cette caverne, on trouve une portion de tissu pulmonaire tout-à-fait saine, et circonscrite de tout côté par une infiltration tuberculeuse. Le lobe inférieur de ce poumon est exempt de tubercules, mais il est œdémateux.

Le lobe supérieur du poumon droit est aussi farci de tubercules, mais en moindre quantité que celui du côté gauche. Un grand nombre de ces tubercules sont convertis en de petites cavernes, qui permettent à peine l'introduction de l'extrémité du doigt auriculaire; les deux autres lobes ne contiennent pas de tubercules, mais ils sont œdémateux, et leur bord libre et mince est légèrement emphysémateux. Toutes les bronches offrent une rougeur assez intense.

Abdomen. Le péritoine contient environ un seau de sérosité transparente, jaune verdâtre et mousseuse. Tous les organes abdominaux sont blâfards, mous, comme macérés par cette sérosité (1), qui les inondait. Toute la membrane muqueuse gastro-intestinale, remarquable par sa décoloration, ressemble à du parchemin, long-temps macéré dans de l'eau tiède; mais elle n'est pas sensiblement ramollie. Dans tout le tube digestif, un seul point présente de la rougeur : c'est le grand cul-de-sac de l'estomac, vers l'orifice cardiaque. Cette rougeur est violacée et ecchymotique. Le foie, un peu augmenté de volume offre, à un haut degré, l'altération connue sous le nom de foie gras. La vésicule contient peu de bile, filante, d'un vert jaunâtre. La rate est petite, flasque, partout revêtue d'une couche mince de fausses membranes, criblée d'une foule de petits points brunâtres, gros comme la tête d'une

(1) M. Guibourt a constaté la présence de l'urée dans cette sérosité.

épingle. Après avoir fendu la rate, en raclant avec le dos d'un scapel, on enlève, avec la plus grande facilité, le sang, dont elle est pénétrée, qui est diffluent comme de la lie-de-vin. La rate ne contient point de granulations analogues à celles des reins.

Les deux reins, plus volumineux et plus pesans que dans l'état sain, ne sont nullement déformés. Tous deux sont remarquables par la régularité de leur gonflement. Leurs membranes sont plus adhérentes que d'ordinaire, mais non épaissies. L'altération est à-peu-près la même dans les deux reins. A l'extérieur, la substance corticale, généralement pâle, est criblée de petites granulations d'un blanc mat laiteux, les unes ressemblant à des grains de semoule, les autres en forme de queue, comme de petites virgules. On voit aussi, çà et là, de petites arborisations rougeâtres en étoile, de diverses grandeurs. En fendant les reins, de leur bord convexe à la scissure, on voit, qu'à la base des cônes, la substance tubuleuse, dont la substance corticale a envahi la place, est déformée, ratatinée ou disposée en gerbe. Du reste, la substance tubuleuse paraît saine. Les bassinets sont d'une blancheur lactescente, sans traces d'arborisation. La seule différence entre les deux reins porte sur l'état de la substance corticale; celle du rein gauche est plus uniformément parsemée de granulations; elles y sont, pour ainsi dire, confluentes, tandis que, dans le droit, il y en a un peu moins. Sa surface offre seulement quelques points blanchâtres. Sa teinte est généralement bleuâtre.

La membrane muqueuse de la vessie est aussi pâle que celle de l'intestin, et de plus il y a, vers le bas-fond, un œdème remarquable du tissu cellulaire sous-muqueux et qui la fait paraître transparente. Cet œdème occupe l'étendue d'un petit écu de 3 francs. La matrice a une aussi petite dimension que celle d'une jeune fille non encore pubère : son tissu est anémique. Dans l'ovaire gauche, il y a un petit kyste séreux.

§ 569. Dans le cas suivant, l'épanchement pleurétique, qui accompagna l'anasarque, présenta plutôt la marche et les symptômes de l'*hydrothorax*, que ceux d'une véritable pleurésie.

Obs. XLIII. — Néphrite albumineuse (hydropisie et urines albumineuses); léger épanchement pleurétique. Saignée, diète lactée, purgatifs, eau de Sedlitz. Guérison.

Lelong (Marie-Geneviève), âgée de 35 ans, chaussonnière, entra à la Charité, le 12 novembre 1836. Depuis quinze ans, cette femme n'a jamais eu d'autre maladie que des migraines, qui sont devenues de moins en moins fortes. Dans ces derniers temps, elle était sujette à de légères indispositions au moment de ses règles. Mariée, elle n'a pas eu d'enfans. Depuis six semaines seulement, elle demeure dans une rue humide, au rez-de-chaussée, dans une petite chambre, également très humide. Auparavant elle logeait au quatrième étage. Il y a trois ans, elle fit une chute sur l'angle d'une commode, et la région de la rate fut contuse. Une saignée et vingt sangsues calmèrent la douleur vive qui était résultée de cet accident. Jamais les voies urinaires n'ont présenté, à la connaissance de la malade, de phénomènes morbides.

Cette femme s'est aperçue, il y a trois jours, qu'elle avait la figure bouffie et les jambes enflées; jamais auparavant elle n'avait eu d'hydropisie.

Pas de douleurs dans la région des reins, même par une pression assez forte. Les urines ont une teinte jaune-brun foncé, et donnent un dépôt abondant de mucus sanguinolent. Traitées par l'acide nitrique et la chaleur, elles fournissent un précipité très épais d'albumine: elles sont acides, et leur pesanteur spécifique est de 1019. Le cœur a un volume normal; le rhythme des battemens est régulier; le pouls est à 90. Point de bruit morbide au cœur. Le foie n'est ni plus petit, ni plus gros que d'ordinaire. La malade n'a jamais eu de palpitations, ni de jaunisse.

Langue un peu sèche et sale; soif; pas de vomissemens, de nausées ni de hoquet; constipation depuis quatre jours; point d'apparence de tumeurs dans le ventre, qui est indolent; du liquide dans l'abdomen. Bonne sonorité dans toute l'étendue de la poitrine; respiration rude; un peu de toux. Peau chaude; pas de sueurs; face pâle, œdémateuse; infiltration des extrémités inférieures et supérieures (*Saignée de douze onces; limonade; quatre tasses de lait*). Le sang est couenneux, et a donné beaucoup de sérum; le caillot est retroussé; pesanteur spécifique 1026. Du 18 au 29, augmentation du malaise général, de la dyspnée et de la bronchite. Une bouteille d'eau de Sedlitz produit douze à quinze selles; soulagement. L'hydropisie diminue un peu.

Même état des urines (*Petit lait; diète lactée*).

Le 1er septembre, urines pâles et moins albumineuses; la bronchite s'est singulièrement amendée. La fièvre est tombée (70 pulsations); l'appétit est revenu, et les selles sont régulières. L'hydropisie extérieure ayant diminué, on s'aperçut ce jour-là qu'il y avait un épanchement dans la plèvre gauche; matité, ægophonie, respiration sans râle. Deux autres purgations firent disparaître complètement les restes de l'hydropisie et l'épanchement; et, le 19 septembre, jour où la malade quitta l'hôpital, la face n'était nullement bouffie; et ni les jambes ni les bras n'étaient enflés. La respiration était libre et pure; les fonctions digestives s'accomplissaient régulièrement.

Les urines; examinées avec soin, contenaient encore un peu de mucus; mais l'acide nitrique ne put y faire découvrir la moindre trace d'albumine.

§ 570. L'*œdème* pulmonaire, avec ou sans bronchorrhée, est, après la bronchite, la plus fréquente des autres lésions des poumons qui peuvent survenir dans le cours de la néphrite albumineuse. Sur cent cas de néphrite albumineuse, M. Bright l'a noté trente-et-une fois, et je l'ai observé également dans le tiers des cas mortels. Les bronches sont plus ou moins remplies d'un liquide aqueux ou spumeux; à la coupe il s'écoule une grande quantité de ce même liquide, qui sort en nappe lorsqu'on comprime le poumon. Les seules affections qu'on pourrait confondre, pendant la vie, avec cet œdème, sont: l'engouement pulmonaire ou un léger épanchement séreux ou séro-sanguinolent dans les plèvres. Toutefois, dans l'engouement pulmonaire, le son, quoique obscur, est loin d'avoir la matité des épanchemens pleurétiques; et, dans l'engouement des poumons, le râle sous-crépitant est moins sensible que dans l'œdème, et quelquefois même ce râle manque tout-à-fait.

§ 571. Certaines dyspnées, indépendantes de la bronchorrhée et de l'œdème pulmonaire, et qui se déclarent dans le cours de la néphrite albumineuse, sont causées par un *engouement* de la partie postérieure du poumon. Cet engouement pulmonaire s'opère ordinairement d'une manière lente et progressive, à la suite de bronchites capillaires. En même temps les grosses bronches contiennent quelquefois de la sérosité roussâtre ou sanguinolente.

§ 572. On trouve quelquefois des portions des poumons *emphysémateuses*, chez des individus qui meurent de la néphrite albumineuse ou des affections secondaires qu'elle entraîne à sa suite; le plus souvent, il y a, en même temps, d'autres lésions pulmonaires plus ou moins graves.

§ 573. Je rapporterai un cas de néphrite albumineuse compliquée d'*apoplexie pulmonaire*. Les docteurs Bright et Gregory en ont également cité des exemples (Bright, *Tabular view*. Obs. XLIX, L, LII et XCIV; Gregory Obs. V).

§ 574. Un cas indiqué par le docteur Gregory, et un autre par M. Bright, établissent la possibilité du développement de la *gangrène* du poumon, à la suite de la néphrite albumineuse. Le malade du docteur Gregory n'était point hydropique; son urine ne fut point examinée pendant la vie; mais une petite quantité d'urine trouvée dans la vessie après la mort, était coagulable; les reins étaient marbrés par l'effet d'un mélange de parties blanches et pourpres, et il y avait, dans l'intérieur de la substance corticale, une matière granuleuse grise qui avait aussi envahi la substance tubuleuse. Une portion considérable du poumon droit était gangrénée, et les autres parties de l'organe étaient denses et friables; le poumon gauche était dense et infiltré de sérosité. M. Bright cite dans son tableau (*Tabular view* Obs. LX) un cas de gangrène du poumon droit avec épanchement pleurétique; M. Bright dit que les reins étaient mous (*soft*) (première ou deuxième forme); il ne dit pas si le malade était hydropique.

§ 575. A l'occasion des lésions pulmonaires, je crois devoir rappeler que M. Bright a trouvé une fois l'artère pulmonaire obstruée par des caillots fibrineux dans un cas de néphrite albumineuse, chez un malade qui mourut subitement; la veine porte et la veine splénique étaient également obstruées par des caillots.

Enfin, le docteur Gregory cite (1) l'histoire fort remarquable d'un homme âgé de 59 ans qui travaillait depuis plusieurs années dans une mine de charbon de terre; cet homme devint hydropique; ses urines étaient albumineuses, et après la mort on trouva les reins granulés. Mais, ce qui est particulièrement remarquable dans ce fait, c'est que le docteur Gregory assure que M. Christison trouva, dans les poumons, une matière noire qui brûlait comme du charbon, ne se décolorait point par le chlore comme la mélanose, et dont il obtint, en la soumettant à l'action de la chaleur, des principes analogues à ceux qu'on retire du charbon de terre. Les poumons présentaient à la coupe une couleur noir-charbon, uniforme dans toute leur étendue; le poumon droit offrait, dans ses lobes supérieur et moyen, plusieurs cavités larges et irrégulières, traversées par des vaisseaux et des bandes de substance pulmonaire, et qui communiquaient les unes avec les autres; ces cavités, comme leur parois, contenaient un liquide noir; la substance pulmonaire qui entourait ces cavités était dense et friable. Le reste du poumon était dense et œdémateux. La sérosité exprimée du poumon avait la même couleur noire. Il n'y avait aucune cavité dans le poumon gauche; mais il était dense et fortement infiltré de sérosité noire. Dans diverses parties des deux poumons on sentait de petits points durs qui avaient la même couleur que le tissu pulmonaire environnant; point de traces de tubercules.

(1) *Edinb. med. and surg. journal*, vol. XXXVI, pag. 341-390. — Je n'ai jamais observé cette carbonisation du poumon, qui paraît distincte de la mélanose, et sur laquelle M. Graham (*On the existence of charcoal in the lungs.* — Edinb. med. and surg. journ., vol. XLII, p. 323), et M. William Thompson (*On black expectoration and the deposition of black matter in the lungs particularly as occurring in coal miners, etc.* London, 1838) ont publié aussi des observations. Il faut rapprocher de ces faits une observation de M. Bouillaud (*Traité clinique des maladies du cœur*, 2e édit. t. II, p. 394).

§ 576. *Néphrite albumineuse et phthisie pulmonaire.*

Les auteurs qui ont écrit, dans ces derniers temps, sur la phthisie pulmonaire et ses complications, n'ont point fait mention de l'hydropisie, avec urine coagulable, qui survient quelquefois dans son cours, et des lésions rénales dont cette hydropisie est le principal symptôme. Cependant le développement de la néphrite albumineuse chronique dans une période plus ou moins avancée de la phthisie pulmonaire est un des accidens les plus graves de cette maladie.

Le docteur Bright (1) dans son premier travail, publié en 1827, a rapporté un exemple de cette complication sans en tirer d'induction. Depuis long-temps (2); j'ai signalé l'influence remarquable que la phthisie pulmonaire exerce sur le développement de la néphrite albumineuse. M. Bright a donné, dans son tableau (*Tabular view*), en 1836, l'analyse de quatre cas de phthisie progressive et d'un plus grand nombre d'autres où les tubercules pulmonaires, en petit nombre, étaient restés pendant long-temps stationnaires, chez des individus atteints de cette affection des reins; mais il s'est trompé, suivant moi, en émettant cette proposition : que ces maladies (la phthisie et l'af-

(1) Bright. *Reports of medical cases*. pag. 14. in-4. 1827.

(2) Voici comment s'exprimait, en 1833, un de mes élèves, M. le docteur Tissot, dans sa dissertation inaugurale (*De l'affection granuleuse des reins*. Paris. 1833. p. 63) :

« Nous avons dit quelque part que nous avions trouvé des tubercules chez sept des malades dont nous rapportons les observations; nous n'eussions peut-être pas tenu compte de cette maladie comme prédisposition, sans une circonstance qui est venue nous en révéler toute l'influence. Deux phthisiques sortent de l'hôpital sans présenter la moindre trace d'albumine dans leur urine; ils rentrent trois semaines après : l'un, porteur d'un œdème aux extrémités inférieures, l'autre, sans infiltration quelconque; et leurs urines, soumises aux réactifs ordinaires, donnent le précipité albumineux qui dénote la maladie des reins. Un seul exemple serait insignifiant; mais deux ont une valeur qui doit être prise en considération. »

Sur XVII observations rapportées par M. Tissot, il y en a sept dans lesquelles la complication de l'affection granuleuse des reins avec la phthisie pulmonaire est indiquée.

fection rénale) sont si loin d'être liées entre elles que la condition du corps, dans la maladie rénale, est défavorable à l'existence de la phthisie et que la constitution tuberculeuse ne prédispose pas à l'affection des reins. (1)

M. Christison ne fait point mention de cette complication dans son premier travail. M. Gregory dit, d'une manière générale, que la détérioration de la constitution chez les individus qui sont ordinairement atteints de l'affection granuleuse des reins rend compte de la coïncidence fréquente de cette maladie avec la phthisie, les maladies du cœur (2), de l'aorte, et avec des tubercules du foie.

M. le docteur Martin-Solon (3) a vu aussi que les affections tuberculeuses des poumons se rencontraient quelquefois en même temps que les lésions rénales de Bright; mais il pense (et en cela il se trompe) que la phthisie n'a aucune influence sur le développement de l'albuminurie.

M. Christison, au contraire, a émis récemment, une opinion tout-à-fait en rapport avec la mienne, en disant que la maladie granuleuse des reins se développe quelquefois comme affection secondaire dans la phthisie tuberculeuse.

En faisant des recherches, d'une manière générale, sur les urines des malades de mes salles, j'ai trouvé nombre de personnes atteintes de phthisie pulmonaire, et qui ne présentaient aucune apparence d'hydropisie, ni aucun autre symptôme que ceux de la phthisie pulmonaire ou de la cachexie tuberculeuse, ex-

(1) « From which we should perhaps be inclined to infer, that so far from these diseases being associated, the condition of the body in this form of renal disease is unfavourable to the existence of phthisis, or that it is certainly not peculiarly apt to occur in tuberculous constitutions. » (*Guy's Hospital Reports*, n. 11. 1836. p. 397).

(2) J'ai établi que c'est par une toute autre cause que la détérioration de la constitution, que l'urine se charge quelquefois d'albumine, ou se complique de néphrite albumineuse, dans les maladies du cœur.

(3) Martin-Solon. *De l'albuminurie*. p. 308. « On trouve plusieurs faits dans les observations de M. Gregory, et parmi celles que nous avons publiées, qui prouvent que ces affections (phthisie et albuminurie) peuvent exister simultanément; mais nous croyons que c'est par simple coïncidence. »

cepté que leurs urines étaient notablement chargées d'albumine.

Le plus souvent l'urine devenait laiteuse par l'addition de l'acide nitrique, qui donnait lieu à la formation d'un coagulum très divisé, lequel restait long-temps en suspension dans le liquide. Les malades n'éprouvaient point de douleur rénale. Lorsqu'ils avaient de la diarrhée ou des vomissemens, ces accidens paraissaient dépendre de l'affection tuberculeuse. Cet état de l'urine continuait jusqu'à la mort.

Plus souvent, après un temps plus ou moins long, il se manifestait, chez ces malades, une anasarque ordinairement légère, commençant par les extrémités inférieures, puis devenant générale, et qui quelquefois disparaissait presque complètement aux approches de la mort. L'urine continuait d'être albumineuse. Après la mort, dans ces cas de phthisie avec urine coagulable, compliquée ou non d'hydropisie, les reins m'ont offert les apparences déjà décrites (§ 502). Dans de semblables cas, j'ai rarement vu les reins gros et rouges, comme lorsque la maladie rénale se déclare chez des individus bien constitués; plus souvent je les ai vus lobulés, anémiques et remplis de granulations lactescentes légèrement jaunâtres; ou présentant l'atrophie rugueuse et granulée de la substance corticale, qu'on voit quelquefois dans certaines néphrites simples ou dans des néphrites albumineuses, lentes et anciennes. Le plus souvent après la mort, les reins paraissaient peu augmentés de volume; ils étaient légèrement jaunes, avec une teinte abricot, sans offrir de granulations, ou au moins ces dernières étaient en si petit nombre que leur existence dans les reins était douteuse. Les reins, ainsi altérés, n'étaient ni plus durs, ni plus mous que des reins sains. En un mot, cette teinte jaune, et une légère augmentation de volume les distinguaient des reins anémiques, provenant d'autres phthisiques dont l'urine n'avait présenté, à aucune époque, de l'albumine.

On observe quelquefois des cas plus tranchés de coïncidence de la néphrite albumineuse chronique avec la phthisie pulmonaire. L'urine est ordinairement plus albumineuse que dans les cas précédens; les lésions rénales sont frappantes : les reins sont jaunes, sensiblement augmentés de poids et de volume, et on voit de nombreuses granulations dans la substance corticale.

J'ai vu la néphrite albumineuse, lente, survenir dans presque toutes les formes de la phthisie pulmonaire; je l'ai vue dans des cas où les sommets des deux poumons, après avoir été envahis par la matière tuberculeuse, avaient été lentement transformés en énormes cavernes; j'ai vu également les symptômes de l'affection des reins (une hydropisie générale et la présence de l'albumine dans l'urine) survenir dans des cas où la phthisie avait, au contraire, une marche très aiguë.

Le développement de la néphrite albumineuse dans un cas de phthisie, le rend beaucoup plus grave; et, quoique je ne puisse dire d'une manière rigoureuse le degré d'influence que le dérangement de la sécrétion urinaire exerce sur les poumons tuberculeux, j'affirme qu'il résulte toujours de cette complication une aggravation notable de l'affection pulmonaire, qui devient plus rapidement mortelle. La diarrhée colliquative, si elle existe, devient plus abondante et plus rebelle, ou bien si elle n'était pas survenue, elle se déclare, soit comme symptôme de l'affection tuberculeuse, soit comme effet de la maladie des reins.

Les cas de pneumonie et de pleurésie intercurrentes, quoique ces affections soient spécialement liées à l'affection tuberculeuse, sont plus fréquens dans cette complication. Quant aux autres lésions consécutives que la phthisie peut entraîner dans ces cas complexes, ce sont absolument les mêmes que celles qui surviennent ordinairement lorsque cette complication n'existe pas. On a rapporté des cas de perforation du poumon, de pneumo-thorax et d'épanchement pleurétique, d'ulcérations de l'intestin, du larynx, etc.

J'ai noté plusieurs fois la disparition complète des sueurs chez les phthisiques, après le développement de l'hydropisie.

§ 577. Dans le plus grand nombre des cas de coïncidence de la phthisie avec la néphrite albumineuse, l'affection rénale se déclare dans le cours de la phthisie, dont elle est, pour ainsi dire, une affection secondaire; mais dans d'autres cas, à la vérité très rares, les symptômes de ces deux maladies se présentent dans un ordre inverse, c'est l'hydropisie avec urine albumineuse qui, pendant la vie, est la maladie évidente et frappante, et c'est seulement après la mort qu'on découvre des lésions pulmonaires plus ou moins graves. Ainsi, chez des vieillards atteints d'hydropisie avec urine coagulable, j'ai trouvé, dans les poumons, des tubercules plus ou moins crétacés, et peu nombreux, qui n'avaient donné lieu à aucun accident pulmonaire, et qui paraissaient, pendant la vie, n'avoir exercé aucune influence sur le développement, sur la marche et sur la terminaison fatale de la maladie des reins.

Enfin, dans quelques autres cas, les tubercules pulmonaires étaient à l'état de crudité; aucun symptôme positif n'avait révélé leur existence, qui avait été plutôt soupçonnée que reconnue.

Ces faits m'ont conduit à penser que, dans un certain nombre de cas de néphrite albumineuse chronique, après des améliorations passagères et des rechutes peu graves, il arrivait quelquefois (ce qu'on observe souvent dans le cours du diabète) que le malade devenait poitrinaire par suite de la détérioration de la constitution.

J'ai souvent fait remarquer dans le cours de cet ouvrage que la présence d'une certaine quantité d'albumine n'était pas un signe absolu ou pathognomonique de la néphrite albumineuse, que c'était un signe commun à plusieurs autres affections. Je dois noter ici (ce qui sera ultérieurement exposé avec plus de détail (voyez : *Tubercules rénaux*) que, chez les phthisiques, les reins, les bassinets, les uretères, la vessie et le canal de l'urèthre, s'infiltrent quelquefois de matière tuberculeuse, et que l'urine est alors plus ou moins chargée d'albumine : et, quoiqu'il soit difficile de distinguer ces cas de ceux dans lesquels l'urine des phthisiques, non hydropiques, se charge d'une quantité plus ou moins considérable d'albumine, par suite d'une néphrite, il est certain que, dans l'affection tuberculeuse des reins, l'urine offre quelquefois des caractères particuliers qui permettent d'établir le diagnostic.

§ 578. Les Obs. XLIV et XLV sont des exemples de diverses formes de la néphrite albumineuse, chez des phthisiques qui, pendant la vie, n'ont point présenté d'hydropisie; et il y en avait à peine des traces dans l'Obs. XLVI. J'ai déjà rapporté un exemple remarquable de cette complication sans hydropisie (Obs. XV.)

Obs. XLIV. — Granulations de Bright dans les reins, chez un phthisique mort sans hydropisie, et qui avait éprouvé, pendant la vie, des douleurs dans la vessie et dans l'urèthre, dont la cause n'a point été connue.

Keller (Joseph), Allemand, âgé de 45 ans, cordonnier, demeurant dans l'enclos Saint-Jean, n° 15, à Paris depuis 25 ans, entra à l'hôpital de la Charité le 21 septembre 1831.

Cet homme a eu, à l'âge de 20 ans, une blennorrhagie, des chancres et des bubons, qui guérirent après un traitement de six semaines, Depuis quelques années, il a craché le sang tous les ans, et, comme il n'était pas soigneux de lui-même, il pensait que ces hémorrhagies étaient peu graves, et il s'en inquiétait peu. Les crachemens de sang survenaient en général à la suite d'un excès de travail ou de boisson. Depuis trois ans, ces hémoptysies n'ont point été plus fréquentes; mais il est survenu des douleurs, de l'oppression, de la toux avec expectoration abondante de crachats jaunes nummulaires. Depuis quinze jours, cet homme a eu habituellement du dévoiement.

Depuis la blennorrhagie, il urinait avec autant de facilité qu'auparavant. Jamais il n'a eu des douleurs aux reins, ni à la vessie ; jamais il n'a uriné de sang.

Depuis trois mois, les jambes se sont tuméfiées, le soir. Le traitement a consisté en tisanes adoucissantes et en vésicatoires volans.

Le malade est maigre; la peau n'offre pas d'injection aux pommettes ; il n'y pas de sueurs la nuit. Au sommet du poumon droit, son mat à la percussion dans une certaine étendue, gargouillement manifeste dans un point; crachats opaques, jaunâtres, grumeleux ; point d'appétit; selles fréquentes, liquides, provoquées presque immédiatement par toute espèce d'aliment; douleur dans toute l'étendue du canal de l'urèthre pendant l'émission de l'urine, qui est fréquente et peu abondante; l'urine n'est nullement en proportion avec la quantité des boissons (le malade boit deux pots de tisane et ne rend que quelques onces d'urine). L'urine, brune et trouble, fortement alcaline, a une odeur nauséabonde, et ramène au bleu le papier de tournesol rougi (on s'aperçut que le malade avait rendu l'urine dans un urinal en étain mal nettoyé) (1). Elle donne un précipité albumineux assez abondant par l'acide nitrique et la chaleur (*Gomme édulcorée; extrait gommeux d'opium un grain*).

Du 1er octobre au 3, les selles sont plus fréquentes. Le malade s'affaiblit (*Décoction blanche; diascordium; opium*). Le malade s'affaisse, et meurt après une longue agonie.

Autopsie du cadavre. Les reins décolorés étaient semés d'un assez grand nombre de granulations de Bright; l'urèthre et la vessie étaient sains; les poumons, farcis de tubercules, présentaient de petites cavernes à leur sommet. A la fin de l'intestin grêle, il y avait de nombreuses ulcérations, comme chez les phthisiques morts avec diarrhée.

Obs. XLV. — Phthisie; urines albumineuses, sans œdème ni ascite.

T.... (Ambroise), âgé de 31 ans, boulanger, est affecté, depuis cinq années, d'une toux plus forte en hiver qu'en été, et accompagnée d'une expectoration muco-purulente, qui n'a jamais été sanguinolente. Avant cette époque, il n'avait jamais été enrhumé, et avait joui d'une bonne santé; pendant son enfance, il n'a éprouvé aucun symptôme de maladie scrofuleuse. Depuis l'âge de 20 ans, il a eu plusieurs affections syphilitiques; la plus grave, qui était caractérisée par des bubons inguinaux, des chancres à la verge et un écoulement abondant, a été traitée et guérie, il y a six ans, à l'hôpital du Midi. Th... n'a jamais éprouvé de douleurs hypogastriques, ni de douleurs rénales; il n'a jamais eu de rétention d'urine, ni d'hématurie, ni d'affection dartreuse ou rhumatismale. Habitant Paris depuis quatorze ans, boulanger depuis une douzaine d'années, il a toujours mené une vie régulière et laborieuse. Il travaillait habituellement seize à dix-

(1) Je note ici que, dans nos hôpitaux, le médecin, pour juger des qualités de l'urine, et en particulier de son acidité ou de son alcalinité, doit examiner l'urine, rendue en sa présence. Car les malades, au lieu d'uriner dans un bocal propre qui leur est remis avec soin, urinent souvent, malgré les recommandations qui leur sont faites, dans un urinal sale qui leur est plus commode, et transvasent ensuite le liquide dans le bocal.

sept heures par jour dans des caves humides, où il lui est arrivé plus d'une fois de s'endormir, le corps harassé de fatigue et couvert de sueur. C'est à ces excès de travail et à ces imprudences répétées qu'il attribue la toux opiniâtre qui l'amène aujourd'hui à la Charité, et qui déjà, l'année dernière, à pareille époque, l'avait obligé à se faire recevoir à l'Hôtel-Dieu, où il est resté un mois, sans être guéri. Il n'a jamais eu l'habitude de s'enivrer, et s'est toujours bien nourri.

Huit jours avant d'entrer à la Charité, tous les soirs, fièvre; augmentation de la toux et de l'expectoration muco-purulente, douleur vive à la partie antérieure et supérieure du côté droit de la poitrine, dans les efforts de la toux, et réveillée par de fortes inspirations; dévoiement (huit à dix selles par jour). Depuis cette époque, amaigrissement considérable et faiblesse générale augmentant sensiblement tous les jours.

Le 9 mars 1838, jour de son entrée à l'hôpital, Th. est dans l'état suivant : le cœur est sain; la région sous-clavière droite rend un son plus obscur que celle du côté opposé. A gauche, la respiration est puérile; à droite, on entend du souffle et du râle caverneux, et dans les profondes inspirations, le tintement métallique. Postérieurement et inférieurement, on entend, dans ce poumon, du râle muqueux abondant; toux rare, toujours suivie d'expectoration de crachats nummulaires, nageant dans un liquide visqueux semblable à une solution d'eau de gomme.

Le ventre, non douloureux à la pression, ne contient ni sérosité dans le péritoine, ni tumeurs. Le foie, la rate, les reins, paraissent être d'un volume normal; ces derniers, palpés et pressés avec soin, ne donnent aucune sensation douloureuse. Inappétence, soif médiocre, langue naturelle, pas de coliques; point d'œdème des extrémités, ni de la face, ni des parois abdominales, etc.; le pouls donne 92 pulsations par minute; fièvre le soir et pendant la nuit.

Les urines, peu abondantes, sont d'une couleur jaune-citron, un peu louches et légèrement acides au moment de l'émission. Traitées par la chaleur ou par l'acide nitrique, ou par ces deux agens réunis, elles se troublent et laissent déposer, par le refroidissement, une petite quantité de mucus. Ce dépôt, examiné au microscope, paraît composé de lamelles dans lesquelles sont enchevêtrés des globules muqueux. La présence de ces globules appelle de nouveau l'attention sur l'état des voies urinaires, et on s'assure qu'il n'y a pas d'écoulement par l'urèthre, ni de douleur hypogastrique.

Pendant que cet homme est resté à l'hôpital, il ne s'est opéré aucun changement remarquable, soit dans l'état de sa poitrine, soit dans celui des voies urinaires; l'amaigrissement et la faiblesse générale ont fait des progrès sensibles. Le malade a demandé sa sortie le 10 avril pour aller à la campagne; le jour même de sa sortie, on a constaté de nouveau l'existence de l'albumine dans l'urine, l'absence complète d'hydropisie ou d'œdème, et l'absence de douleurs rénales.

Obs. XLVI. — Phthisie pulmonaire; mort sans hydropisie très apparente. Urines albumineuses. Reins volumineux et d'un blanc jaunâtre.

Thomas (J.-B.), âgé de 24 ans, doreur sur cadres, garçon, entra à la Charité le 30 juillet 1836.

Il est atteint d'une phthisie pulmonaire parvenue à sa dernière période. On entend du gargouillement au sommet du poumon gauche, dans plusieurs points. A la partie antérieure et supérieure du poumon droit, le bruit respiratoire est amphorique, avec tintement métallique. Du reste, rien ne manque au cortège des symptômes qui accompagnent un tel degré de désorganisation des poumons : marasme, sueurs nocturnes, diarrhée continue, expectoration dite en purée, etc.

Le malade meurt le 9 août sans qu'on soupçonnât qu'il présentât de lésion des reins.

Autopsie du corps, le 10 août 1837. — *Etat extérieur.* Décoloration générale de la peau, qui est d'un blanc mat; légère infiltration séreuse du tissu cellulaire, principalement de celui des extrémités inférieures; un peu de bouffissure à la paupière supérieure.

Tête. Le cerveau ne présente pas d'altération; il n'y a que très peu de sérosité dans l'arachnoïde.

Poitrine. Les deux poumons sont tuberculeux, à un degré presque égal, et criblés, dans toute leur étendue, d'énormes cavernes à moitié remplies de pus ou presque vides. Ces cavernes communiquent la plupart entre elles, de manière à donner à ces organes l'aspect de grosses éponges. De l'un et de l'autre côté, les deux feuillets de la plèvre sont adhérens dans toute leur surface, si ce n'est dans la région diaphragmatique.

Le cœur, extérieurement, offre quelques plaques pseudo-membraneuses; la plus considérable occupe la pointe de cet organe. Les valvules sont saines. Il n'y a pas de sérosité dans le péricarde.

Abdomen. La cavité péritonéale contient environ une pinte de sérosité roussâtre, limpide. La membrane muqueuse de l'estomac, à son grand cul-de-sac, est d'un gris-ardoisé et un peu ramollie. Intérieurement, le duodénum et le jéjunum ont une teinte gris-bleuâtre intense, due à un pointillé très serré. La partie supérieure de l'iléon présente quelques arborisations, et de petites ulcérations superficielles et pâles. A mesure que l'on approche de la valvule iléo-cœcale, les ulcérations augmentent en nombre et en dimension; leur surface est rouge et leurs bords sont gonflés en forme de bourrelet. La valvule iléo-cœcale, énormément boursoufflée, est criblée d'ulcérations, et fait, dans le cœcum, une saillie d'un demi-pouce au moins. Tout le gros-intestin est dans le même état que la fin de l'iléon, avec cette seule différence, que les ulcérations y sont plus étendues. Le rectum est pâle.

Le foie est volumineux et gras; la rate est grosse. Le mésentère est le seul organe qui, avec les poumons, contienne des tubercules. Ils y sont encore à la période de crudité; le plus gros a le volume d'un pois.

Les reins sont considérablement augmentés de volume et de poids. On pousse une injection rouge dans la veine du rein gauche, et l'on obtient, à la surface de ce rein, un beau réseau rouge, très délié, qui dessine assez nettement un grand nombre de polygones. Cependant l'injection n'a point pénétré dans quelques points. On ne peut mieux comparer l'aspect du rein qu'à celui du porphyre.

Le rein droit est décoloré, d'un blanc jaunâtre, et parsemé, çà et là, d'arborisations vasculaires. En fendant ce rein, on voit que la substance corticale offre intérieurement la même décoloration blanc-jaune qu'à l'extérieur. Cette substance est gonflée notablement, et la distance qui sépare la base des cônes tubuleux de la surface extérieure du rein, est, à-peu-près, de trois à quatre lignes. Ces cônes, un peu déformés, offrent cependant une disposition radiée assez régulière. Il n'y avait pas de granulations de Bright. Le bassinet était pâle.

L'urine contenue dans la vessie, d'une couleur de cidre tué, traitée par l'acide nitrique et par la chaleur, donne un précipité d'albumine.

§ 579. Cette seconde série de faits se compose de cas dans lesquels non-seulement on a remarqué que l'urine de phthisiques était chargée d'albumine, mais dans lesquels il est survenu une hydropisie plus ou moins générale.

Un premier groupe comprendra les cas dans lesquels les reins, plus volumineux que dans l'état sain, étaient généralement anémiques et jaunes, sans présenter de granulations de Bright, et ceux dans lesquels elles étaient très rares.

J'ai réuni, dans le groupe suivant, d'autres cas dans lesquels les reins étaient évidemment semés ou farcis de ces granulations.

Obs. XLVII. — Impression du froid et de l'humidité. Toux; gargouillement dans le poumon gauche. — Urine albumineuse et hydropisie; tubercules pulmonaires; reins plus volumineux que dans l'état sain; gonflement et teinte jaunâtre de la substance corticale; quelques granulations.

Cruzy, Geneviève, âgée de 35 ans, batteuse d'or, mariée, entra à l'hôpital de la Charité, le 25 juillet 1836.

Cette femme a eu la petite-vérole à l'âge de six ans; la menstruation, qui a paru à quinze ans, a toujours été régulière, mais peu abondante (un ou deux jours seulement); bronchites fréquentes, surtout l'hiver. Cruzy a eu quatre enfans, dont trois, qui eurent des engorgemens glanduleux dans leurs premières années, sont morts de convulsions. Elle n'a jamais nourri; elle a fait deux fausses couches. Bien que d'une constitution assez faible, elle n'a jamais été alitée; elle a cessé son état il y a deux ans, parce qu'elle était obligée de souffler. Depuis trois ans et demi, les bronchites ont été plus fréquentes; la toux prenait souvent par quintes longues et douloureuses. Jamais d'hémoptysie jamais de dartres; jamais elle n'a rien remarqué d'extraordinaire dans ses urines. Depuis le mois de janvier, elle demeure au troisième étage, dans une chambre très sèche; mais, l'année d'auparavant, elle couchait dans une chambre si humide que le papier du mur était décollé, et le matelas de son lit tout mouillé. Depuis deux ans, sa santé s'est de plus en plus altérée. Depuis six semaines, cette femme est enflée; l'hydropisie a commencé d'abord par les extrémités inférieures. Depuis ce temps aussi, la malade éprouve beaucoup d'oppression; elle ne peut monter un escalier sans se reposer deux ou trois fois.

Constitution épuisée, apparence d'affection chronique et grave, décubitus dorsal, émaciation; en même temps bouffissure de la face. OEdème des extrémités supérieures et inférieures, un peu d'ascite, teint d'un blanc mat. Les urines d'un jaune clair, presque transparentes, ne contiennent que peu de mucus. Traitées par la chaleur et par l'acide nitrique, elles donnent un précipité abondant d'albumine qui se prend en grumeaux. Elles sont abondantes; l'émission est naturelle, point de douleur, ni à la vessie, ni dans les reins, où la malade n'a jamais souffert; point de tumeur appréciable dans la région rénale.

Les battemens du cœur sont forts, mais sans bruits morbides; le rhythme en est régulier, 82 pulsations par minute; petite fièvre le soir; peau sèche; les sueurs ont été autrefois très abondantes et générales, elles ont cessé; toux; crachats; dyspnée. Dans tout le côté gauche de la poitrine, surtout en haut et en avant, matité très prononcée à la percussion, respiration très faible; légère diminution de sonorité du côté droit en haut seulement; respiration bruyante et rude; langue blanche; inappétence; dérangement des fonctions digestives; coliques et diarrhée. Les parois abdominales, très œdématiées, ne sont point douloureuses à la pression; épanchement péritonéal dont le niveau monte à un pouce au-dessus de l'ombilic. Ecartement de la ligne blanche ; le foie déborde les fausses côtes. Il n'y a jamais eu d'ictère.

La maladie marcha rapidement vers une terminaison fâcheuse. Les tubercules se ramollirent, et, un mois après l'entrée de cette malade à l'hôpital, on entendait, au sommet du poumon gauche, un effroyable gargouillement sans pectoriloquie (la voix est haute). Les sueurs reviennent à la tête ; rien ne peut arrêter le dévoiement. Les urines, légèrement acides (une fois elles ont été alcalines immédiatement après leur émission), continrent toujours une proportion considérable d'albumine. Peu de jours après l'entrée de la malade à l'hôpital, on lui fit une petite saignée ; les sueurs alternaient avec le dévoiement.

Le 12 septembre 1836, la malade mourut, sans présenter d'autres symptômes ; son agonie fut longue comme celle de la plupart des phthisiques, elle a duré quatre ou cinq jours.

Autopsie du cadavre, 44 heures après la mort, par une température froide.

Etat extérieur. Emaciation masquée par l'infiltration générale ; blancheur des tissus infiltrés de sérosité.

Poitrine. La cavité de la poitrine est diminuée d'un tiers par suite du refoulement du diaphragme par la sérosité, contenue dans l'abdomen ; anciennes adhérences au sommet du poumon droit ; le lobe supérieur est farci de tubercules, et présente, en outre, de petites cavernes qui logeraient une noisette. Tout le poumon est fortement engoué. Le poumon gauche est complètement adhérent aux parois de la poitrine ; son sommet présente de fausses membranes de trois lignes d'épaisseur, et dures comme un tissu lardacé ; le lobe supérieur est converti tout entier en cavernes ; on peut en compter au moins une douzaine qui communiquent toutes les unes avec les autres. Le reste des poumons, excepté la base, est infiltré de tubercules miliaires.

Le péricarde contient peu de sérosité ; deux taches blanches peu épaisses, de la largeur d'une pièce de vingt sols, sur la face antérieure du péricarde cardiaque. Le cœur, dont le volume est ordinaire, n'offre point de lésions à ses valvules.

L'abdomen contient environ une pinte de sérosité; tout le tube digestif est excessivement pâle à l'extérieur et à l'intérieur; dans la première moitié du gros intestin, on trouve huit à dix ulcérations allongées, d'un demi-pouce à un pouce de longueur, et de cinq à six lignes de largeur; quelques plaques de Peyer sont saillantes; le foie, augmenté de volume, surtout dans le grand lobe, présente l'altération désignée sous le nom de foie gras. La vésicule du fiel est distendue.

Le rein droit est gonflé, épais, et pèse deux onces de plus que le poids moyen; la substance corticale est décolorée, d'une teinte légèrement jaunâtre; les petits polygones formés par le réseau veineux extérieur ne sont point visibles sur un très grand nombre de points. A sa surface, on remarque quelques étoiles vasculaires, et, lorsqu'on l'examine avec soin, quelques granulations blanches de Bright; du reste, la surface du rein est lisse; à la coupe, la substance corticale est d'un blanc jaunâtre. Lésions semblables dans le rein gauche; partout la substance corticale est gonflée, et refoule les *tubuli*. La vessie est très pâle.

Obs. XLVIII. — Reins doublés de poids, anémiques et jaunes, chez un phthisique mort après avoir présenté des symptômes d'hydropisie et de l'albumine dans l'urine.

Nonclair (Philippe), tourneur en cuivre, âgé de 18 ans, tomba malade dans les premiers jours du mois de mars de l'année 1838. Avant cette époque, il avait toujours joui d'une bonne santé. Ce fut après un refroidissement qu'il fut pris tout-à-coup de fièvre, de douleur au côté droit de la poitrine, de toux, de dyspnée; et, peu de jours après l'apparition de ces symptômes, la diarrhée et des sueurs abondantes vinrent lui faire perdre son embonpoint naturel et diminuer ses forces, au point de l'obliger de quitter son état. Enfin, depuis le commencement de mai, il garda habituellement le lit.

Le 4 juin, jour de son entrée à l'hôpital de la Charité, il était dans l'état suivant : maigreur et pâleur générales, fièvre quotidienne avec exacerbation le soir, sueurs nocturnes, trois à quatre selles liquides par jour, toux suivie d'expectoration purulente.

Au-dessous de la clavicule droite, dans l'étendue des deux tiers supérieurs du poumon, matité et sensibilité à la percussion. On entend, en haut, un peu de pectoriloquie, et plus généralement du retentissement de la voix. Dans tous les autres points de la poitrine, aucun signe de tubercules.

Une céphalalgie intense tourmentant beaucoup le malade, on prescrit, outre les tisanes et potions béchiques, une application de quinze sangsues à l'anus. Amendement passager de ce symptôme et de la toux, ainsi que de la diarrhée. Quelques jours après, ces accidens reprennent une nouvelle intensité; mais, vu l'état de faiblesse du malade, on se borne à l'usage de bains de pieds, de lavemens émolliens ou narcotiques. Inappétence complète.

Le 15, le malade, fatigué de garder le lit, essaie de faire quelques pas; mais il est bientôt obligé de se recoucher, parce que ses jambes étaient devenues, presque subitement, le siège d'un engorgement œdémateux assez considérable.

Le lendemain, on examine les urines: elles étaient albumineuses et d'une faible pesanteur spécifique. La région des reins était peu douloureuse à la pression; mais le malade assure que, depuis près d'un mois, il y éprouvait une sensation de pesanteur parfois très fatigante.

Accroissement progressif des symptômes de la phthisie pulmonaire et des ulcérations intestinales; marasme; persistance de l'œdème autour des malléoles et de l'albumine dans l'urine jusqu'à la mort, qui arriva le 5 juillet;

Autopsie du cadavre. — *État extérieur.* Maigreur squelettique; œdème des jambes.

Poitrine. Les deux tiers supérieurs du poumon droit sont infiltrés de matière tuberculeuse, jaune grisâtre, d'une dureté qui rappelle celle du tissu squirrheux. Le centre de ces parties est criblé de petites cavernes anfractueuses, communiquant les unes avec les autres au moyen de trajets sinueux, irréguliers.

Adhérences pleurales tout autour des portions malades du poumon. Quelques onces de sérosité dans le tiers inférieur de la cavité de la plèvre; engouement sanguin de la base du poumon.

Le poumon gauche, engoué dans toute son étendue, hépatisé à son bord postérieur et inférieur, offre, à son sommet, quelques tubercules ramollis et deux à trois petites cavernes. Adhérences pleurétiques au sommet de la poitrine ; point de sérosité épanchée dans la plèvre.

Abdomen. Appendices graisseux de l'intestin, rouges et développés sous forme de végétations rugueuses. Du reste, le péritoine est sain. Follicules de la fin de l'intestin grêle très développés et remplis d'une matière jaune, comme caséeuse ; ulcérations tuberculeuses sur la valvule iléo-cœcale et au-delà dans le gros intestin.

Foie et rate sains.

Les reins pèsent chacun huit onces et ont un volume considérable. Leur substance corticale, lobulée et anémique, est parsemée de taches rosées, sur lesquelles se dessinent quelques arborisations vasculaires très injectées et quelques pétéchies miliaires. La substance tubuleuse est d'un rouge violacé.

Les bassinets, les uretères et la vessie sont sains.

Obs. XLIX. — Reins granulés et hydropisie, avec urine coagulable, chez une phthisique.

Aulaynier, âgée de 45 ans, entrée à l'hôpital de la Charité, le 3 février 1838, passementière à Paris depuis l'âge de 11 ans, a toujours habité des lieux secs et bien exposés, s'est constamment bien nourrie, et n'a fait d'excès d'aucun genre. En 1817, à la suite de couches, elle a commencé à être prise d'une toux tantôt sèche, tantôt humide, et qui n'a jamais cessé complètement. De 1824 à 1826, aménorrhée; puis les règles ont reparu et continué régulièrement jusqu'en 1830. A cette époque, elle a été prise de la grippe; depuis, elle a cessé d'être réglée et a conservé, jusqu'à ce jour, un peu d'enrouement. Depuis trois mois, dévoiement.

Depuis un mois, la toux a augmenté et a été accompagnée, chaque jour, d'une expectoration abondante de crachats pelotonnés, nageant dans un liquide visqueux, transparent, semblable à une solution de gomme. Depuis trois semaines, le ventre est devenu volumineux et les extrémités inférieures œdémateuses; depuis long-temps, le pied gauche enflait le soir, et cette enflure disparaissait au lit, par la position horizontale, pour reparaître le lendemain. A mesure que l'œdème a fait des progrès et que le gonflement du ventre s'est manifesté, la sécrétion urinaire a considérablement diminué.

Le 4 février, pâleur générale, chairs flasques, infiltration des jambes; ascite; foie et rate d'un volume normal; pas de signes de maladie du cœur; point de douleur, ni de tumeur dans la région des reins; point de coliques, cinq à six selles par jour; inappétence; faiblesse qui oblige la malade à garder le lit. Au sommet du poumon droit, gargouillement et pectoriloquie au-dessous de la clavicule; râle muqueux à grosses bulles dans le poumon droit et dans le tiers inférieur du poumon gauche. Le sommet du poumon droit est douloureux à la percussion; crachats de même nature que ceux qui ont été déjà décrits; pouls petit et fréquent; œdème des parties génitales et des cuisses; œdème de la joue et de la main droites.

Les urines, d'un jaune paille, d'une faible pesanteur spécifique, légèrement acides, traitées par la chaleur et l'acide nitrique, fournissent un dépôt considérable d'albumine (*lavemens laudanisés; julep; potion gommeuse; bouillon, soupe*).

Le 6 février, le pouls est devenu presque insensible (126 pulsations par minute); depuis hier, selles liquides involontaires; râle des agonisans; perte de connaissance; mort à une heure de l'après-midi.

Autopsie.—État extérieur. Infiltration séreuse des membres.

Abdomen. Epanchement de cinq litres de sérosité dans la cavité péritonéale; estomac et intestins très petits et ne présentant aucune altération; pas de tubercules dans le mésentère; foie et rate à l'état sain.

Les reins, d'un volume à peu près normal, pèsent quatre onces et demie chacun. La capsule fibreuse est très adhérente à leur parenchyme, qui est généralement dur et anémique. La substance corticale, bosselée à sa surface, est criblée de petites granulations blanches, tellement serrées, en quelques points, qu'elles paraissent avoir envahi toute la substance corticale.

La substance tubuleuse ne présente point de granulations; les bassinets et la vessie sont sains.

Poitrine. Le tiers supérieur du poumon droit est tellement adhérent à la plèvre costale correspondante, et le tissu pulmonaire est criblé d'un si grand nombre de cavernes, grandes et petites, qu'on ne peut extraire le poumon de la cavité thoracique sans le déchirer par lambeaux. Engouement de la base du poumon droit; le poumon gauche est engoué de sang et de sérosité dans ses deux tiers inférieurs. On voit, à son sommet, une large cicatrice cartilagineuse surmontant une couche de tissu pulmonaire infiltré de tubercules.

Sur la corde vocale supérieure droite du larynx, existe une petite plaque rouge, à côté de laquelle est un petit kyste lenticulaire plein de sérosité transparente.

Le cœur, le cerveau et les autres organes ne présentent aucune altération.

§ 580. *Rapports de la néphrite albumineuse avec les maladies de l'appareil digestif.*

Les diverses parties de l'appareil digestif sont très souvent lésées dans la néphrite albumineuse chronique. Presque toujours ces lésions sont consécutives, et peuvent être considérées jusqu'à un certain point comme des dépendances de la néphrite albumineuse. D'autres lésions graves, telles que le cancer de l'estomac, peuvent se compliquer accidentellement de néphrite albumineuse, mais il n'y a aucun rapport direct entre ces affections.

§ 581. La partie sus-diaphragmatique du tube digestif est fort rarement lésée dans la néphrite albumineuse. On a vu se développer des aphthes dans la bouche, vers le dernier temps de l'affection rénale.

Les médecins anglais qui, lorsqu'on a commencé à étudier cette affection des reins, se servaient des préparations mercurielles pour la combattre, ont remarqué que la bouche était plus souvent et plus facilement affectée par le calomel, que dans d'autres maladies.

D'autres lésions qu'on a observées dans le pharynx et le larynx étaient des dépendances ou des suites de maladies qui avaient précédé l'hydropisie avec urine coagulable. Dans un cas survenu à la suite de la scarlatine, et rapporté par M. Baudeloque (1), il y eut une inflammation œdémateuse de la glotte; le tissu cellulaire du cou était infiltré et les veines gorgées de sang; la luette était œdématiée et gonflée; le malade mourut suffoqué.

J'ai rapporté plus haut (Obs. IX) un autre cas de néphrite albumineuse aiguë, rendu promptement mortel par le développement d'une angine œdémateuse. Dans l'observation suivante, au contraire, il semble qu'une angine pseudo-membraneuse a précédé l'affection des reins; je dis il semble, car, si, pendant la vie, la maladie a paru débuter par un mal de gorge, la lésion des reins trouvée après la mort était au moins aussi ancienne. Au reste, soit qu'on considère ce cas comme un exemple de deux maladies de nature très différente (angine couenneuse et néphrite albumineuse), nées d'une même cause (l'impression du froid et de l'humidité), et indépendamment l'une de l'autre; soit que l'on suppose entre ces deux affections une liaison quelconque, l'observation du docteur Gregory m'a paru assez intéressante pour être reproduite ici.

Obs. L. — Impression du froid et de l'humidité; angine couenneuse; œdème, urines coagulables; vomissemens. Mort. — Ulcérations dans le pharynx et le larynx. Péritonite. Reins granulés (Gregory. *Edinb. med. and surg. journ.*, vol. XXXVI, p. 324).

Jeannette Mackay, âgée de 25 ans, non mariée, s'étant exposée au froid et à l'humidité dans le milieu de novembre 1829, fut attaquée d'une angine, qui fut suivie, au bout de trois semaines, du gonflement des pieds, et, quinze jours plus tard, de tuméfaction de l'abdomen, avec des nausées qui revenaient par intervalle, mais sans vomissement. Ces symptômes continuant, elle fut reçue dans l'hôpital vers le milieu de décembre. A cette époque, l'œdème était peu considérable, et la tuméfaction du ventre était surtout due à une tympanite. La gorge était rouge; pouls à 112 pulsations, et petit. L'urine, qui dépassait plutôt la quantité ordinaire, était extrêmement pâle; densité, 1004,5;

(1) *Gazette des hôpitaux*, 1834, p. 102.

coagulabilité très notable. La malade avait aussi une grande tendance à la diarrhée, qui dura, sans douleur et avec quelques intermissions, presque jusqu'à l'époque de la mort. Elle succomba trois semaines après son entrée à l'hôpital. Durant l'intervalle, il n'y eut aucun changement particulier dans les symptômes. La diarrhée fut, par intervalle, arrêtée par des anodins et des astringens; l'œdème ne s'accrut jamais; la tuméfaction du ventre décrut un peu. Au 2 janvier, la quantité de l'urine fut de 56 onces, la densité de 1009,5, la coagulabilité très manifeste; et, le 7, elle était, à tous égards, la même, sauf qu'elle était devenue à peine coagulable. Le mal de gorge s'accrut constamment, et, vers la fin, s'accompagna de raucité et d'une perte presque totale de la voix. Durant les trois ou quatre derniers jours, l'hypogastre devint sensible, les nausées s'accrurent, et il y eut un peu de hoquet. Il n'est pas nécessaire de détailler le traitement, qui fut simplement palliatif, attendu que le mal était évidemment très avancé.

Autopsie. Un peu de sérosité claire fut trouvé dans les cavités de la poitrine. Celle de l'abdomen présentait des traces distinctes d'une péritonite récente, à savoir vascularité des parois péritonéales, épanchement de lymphe sur toute la surface des intestins, et présence de quelques onces d'une matière séro-purulente dans le péritoine. Les intestins n'étaient pas ulcérés; mais la membrane muqueuse, à la fin de l'iléon et au commencement du colon, était très molle et d'une couleur de chocolat. Les reins présentaient des granulations manifestes sur toute leur surface; à l'intérieur, une matière d'un jaune-gris avait envahi toute la substance corticale et presque toute la substance tubuleuse. L'état du foie n'est malheureusement pas mentionné dans l'observation; mais il me reste dans le souvenir qu'il était pâle, sans autre lésion. Il y avait une altération considérable à la partie supérieure du pharynx et du larynx; l'épiglotte avait été presque complètement détruite.

§ 582. Dans l'angine couenneuse, comme dans plusieurs maladies aiguës, l'urine peut contenir quelquefois une certaine quantité d'albumine sans qu'il existe d'inflammation des reins et sans qu'il se développe d'hydropisie; il faut soigneusement distinguer ces cas du précédent; et, comme ils sont peu connus de la plupart des médecins, j'en donnerai un exemple dans l'observation suivante. Dans le cas de Mousson, l'urine fournissait, par l'acide nitrique, un précipité plus considérable que par la chaleur, ce qui était dû à la précipitation d'une certaine quantité d'urates par l'acide nitrique.

Obs. LI. — Angine pseudo-membraneuse; ulcération des amygdales; gêne de la déglutition et de la respiration; inflammation du lobe inférieur du poumon gauche; douleur rapportée à la région du rein gauche; urine albumineuse sans hydropisie; mort. Nulle altération des reins, réunis en fer-à-cheval sur la partie antérieure de la colonne vertébrale.

Mousson (Magdeleine), âgée de 54 ans, fut admise à l'hôpital de la Charité, le 15 août 1839. Le 29 juillet, étant dans un état de santé parfait, elle avait été prise d'une douleur vive à la gorge avec gêne de la respiration et dans la déglutition; en même temps, courbature, fièvre, inappétence. Cet état persista durant douze jours qui s'écoulèrent avant son admission à l'hôpital.

Le 15 août, pâleur et maigreur, voix voilée et affaiblie; déglutition presque complètement impossible. Dans la déglutition du bouillon ou du lait, ces liquides pénètrent dans les fosses nasales. Cette femme ne peut avaler d'alimens solides. En examinant l'arrière bouche, on voit, au sommet de chaque amygdale, dans l'angle rentrant formé par la réunion de deux piliers du voile du palais, deux petites ulcérations à fond grisâtre et assez profondes. L'ulcération située sur l'amygdale droite, est un peu plus étendue que la gauche; elle est couverte d'une eschare grisâtre, produite par une cautérisation pratiquée avant l'admission de la malade à l'hôpital. Le pilier postérieur du voile du palais est envahi par cette ulcération. Il n'y a point de perte de substance au voile du palais; cependant la malade parle en nasillant, et les boissons reviennent, en partie, par les fosses nasales. Sur la langue et les parois de la bouche, on voit des plaques pseudo-membraneuses, blanches et adhérentes.

Cette femme n'a jamais eu de maladies vénériennes; jamais elle n'a fait abus de liqueurs spiritueuses; elle n'a point été exposée à l'impression de l'humidité dans des logemens malsains ou autrement. Son régime alimentaire a toujours été bon et principalement composé de viandes.

Les selles sont rares; la malade ne souffre point à la région des reins.

Quelques jours après, une douleur assez aiguë se déclara dans le flanc gauche en arrière et au-dessous des fausses côtes; mais la malade urinait comme dans l'état de santé, deux ou trois fois par jour. Les urines, légèrement troubles, faiblement alcalines, donnaient un petit dépôt blanchâtre par le refroidissement. Traitées par l'acide nitrique et par la chaleur, elles se troublaient notablement et donnaient un précipité albumineux, blanc, grumuleux, assez abondant; la pesanteur spécifique était de 1017 (*Tisane d'orge miellée; pédiluve vinaigré; lavement; bouillon, soupe*).

Le 17 août, les fausses membranes s'étendent à la voûte palatine et dans le pharynx; la langue se nettoie; douleurs de tête; fièvre continue (90 à 95 pulsations par minute); voix rauque et voilée; sensibilité assez vive à la région du larynx, qui paraît tuméfiée; quelques accès de dyspnée; bruit respiratoire, naturel dans toute l'étendue de la poitrine; bruits du cœur normaux (*Tisane d'orge miellée; pédiluve sinapisé; gargarisme émollient; bouillon, soupe*).

Le 18 et le 19, même état: fièvre, inappétence, mal à la tête, déglutition difficile, même de la salive; sur la langue, plaques blanches et rouges, des points dépouillés de fausses membranes; urines assez abondantes, légèrement alcalines, donnant un précipité d'albumine plus abondant par l'acide nitrique que par la chaleur.

Le 20, la langue et les parois de la bouche se nettoient; la malade se trouve mieux; un lambeau gangréné de l'amygdale droite s'est détaché; il laisse une excavation profonde, d'une teinte vermeille, entre les piliers du voile du palais; sensation douloureuse au larynx; point d'œdème à la face ni aux membres (*Tisane d'orge miellée; gargarisme émollient; huit sangsues sur la région du larynx; pédiluves sinapisés; bouillon, soupe, le huitième d'alimens*).

Le mieux paraît continuer jusqu'au 26 août: les fausses

membranes ont disparu de la bouche; la langue conserve un peu de rougeur; le larynx est toujours douloureux; la dyspnée revient par instans; la gêne de la déglutition continue; il n'y a point d'expectoration; point de bruits morbides au cœur, ni dans la respiration; même état de l'urine.

Le 27, la malade accuse, à la région du rein gauche, une douleur qui augmente par la pression; trois ou quatre émissions d'urine par jour; sans douleur. Les urines, d'un jaune-citron-foncé et acides, sont toujours albumineuses; selles rares, soif vive, langue plus rouge; pouls fréquent et vibrant (90 pulsations).

Le 28 et les jours suivans, la langue se couvre de nouveau de fausses membranes blanches, molles et peu adhérentes; elles s'étendent au pharynx et aux parois de la bouche; fièvre, inappétence; gêne de la respiration et de la déglutition; le soir, augmentation de la dyspnée; la douleur au larynx augmente; un peu de diarrhée; la malade pâlit; ses traits, effilés, expriment la souffrance; elle ne peut prendre aucun aliment solide ou liquide (*Huit sangsues au larynx; tisane d'orge miellée; pédiluves sinapisés; gargarismes émolliens; diète*).

Le 30 août, douleur continue dans le flanc gauche; quelques envies de vomir; soif vive; chaleur de la peau; décubitus dorsal; prostration alternant avec des accès de dyspnée, parfois accompagnés de quintes de toux, sans expectoration; efforts de vomissemens, suivis de l'expuition de matières glaireuses et bilieuses.

Les 3 et 4 septembre, l'état de la malade va s'aggravant : la gêne de la respiration, la douleur au larynx, la diarrhée, le point douloureux au côté gauche, tout persiste et les forces s'épuisent. Toux sèche, accompagnée de râle sous-crépitant à la partie inférieure du poumon gauche (*Vésicatoire à la partie antérieure de la poitrine; sinapismes promenés sur les membres*). Les urines contiennent toujours une quantité assez notable d'albumine; la pesanteur spécifique est de 1 16; il n'y a d'œdème dans aucune partie du corps.

Le 5 septembre, râle trachéal, suffocation, pouls rapide et très petit. Mort à quatre heures de l'après-midi.

Autopsie du cadavre. — *Tête.* Toutes les parties qu'elle renferme sont dans l'état sain.

Abdomen. Les deux reins, réunis par leur extrémité inférieure, sont situés à la partie antérieure de la colonne vertébrale, sur laquelle ils forment un fer-à-cheval, dont la concavité regarde en haut et dont les extrémités remontent sur les parties latérales de la colonne vertébrale, et reposent sur la face antérieure des muscles carrés des lombes. La portion de substance rénale qui unit les deux reins, d'un demi-pouce d'épaisseur et d'un pouce et demi de diamètre vertical, se trouve appliquée sur les deux dernières vertèbres lombaires. Les deux extrémités de ces reins ainsi réunis semblaient renflées; elles sont recouvertes par les capsules surrénales, disposées comme cela a lieu ordinairement. Les uretères ont leur dimension et leur direction naturelles. L'artère et la veine rénale se séparent, sous un angle très aigu, des troncs qui les fournissent, avant de s'enfoncer dans la scissure rénale en suivant une direction très oblique, au lieu de former presque un angle droit avec l'aorte et la veine cave.

Le tissu des deux reins ainsi réunis ne présente aucune espèce d'altération : la couleur, la densité, la vascularité de ces organes sont tout-à-fait naturelles. Les bassinets, les uretères et la vessie n'offrent aucune altération.

Le pourtour du col vésical offre une légère arborisation.

Le foie, la rate, l'estomac et l'intestin étaient sains.

Col et poitrine. L'intérieur de la bouche, le pharynx, le commencement de l'œsophage offrent, çà et là, des pseudo-membranes blanches, minces, peu adhérentes et très molles, se réduisant en bouillie lorsqu'on cherche à les détacher avec le doigt ou le manche du scalpel. Le larynx est obstrué par une matière blanche, crémeuse, plus molle que les pseudo-membranes et qu'on retrouve encore à la partie supérieure de la trachée artère; au-dessous de cette couche, la membrane muqueuse est rouge et tuméfiée. Les bronches d'un certain calibre sont remplies de mucosités; leur membrane interne est injectée.

Le lobe inférieur et la partie inférieure du lobe supérieur du poumon gauche sont hépatisés (1). Le poumon était crépitant dans tous les autres points. Le poumon droit et le cœur étaient sains.

§ 583. *Néphrite albumineuse et affections de l'estomac.*

Les *nausées et les vomissemens* sont des phénomènes très communs dans la néphrite albumineuse chronique; on les observe à-peu-près dans le sixième des cas, surtout dans les derniers temps de la maladie; mais ils n'ont pas lieu tous les jours. Ces phénomènes peuvent dépendre de plusieurs conditions morbides. Ils ont lieu quelquefois dans des cas où il n'y a point de lésion matérielle appréciable de l'estomac, du péritoine, etc.; la cause directe de ces vomissemens est encore peu connue. Il est à regretter que, dans de semblables cas, on n'ait pas analysé, avec soin, les matières vomies.

Lorsque la néphrite albumineuse est légère, la digestion tantôt se fait bien, tantôt se fait mal; sentiment de pesanteur à l'estomac, surtout après avoir mangé, avec rapports acides ou amers. Dans les cas graves, parfois nausées et vomissemens qui, le plus souvent, n'ont lieu qu'après avoir mangé; dans quelques cas enfin, vomissemens opiniâtres, même à jeun.

M. Christison dit qu'il est très ordinaire que les malades, aient, le matin de bonne heure, au réveil, des maux de cœur et parfois des vomissemens, même lorsque la digestion des alimens se fait assez bien; et qu'il a remarqué, dans ce cas, qu'un peu d'alimens soulage les nausées. Cette circonstance l'a conduit à penser que cette forme de l'affection gastrique se rapprochait des vomissemens nerveux. Pour moi, ces vomissemens m'ont paru analogues à ceux qu'on observe dans la néphrite simple.

Dans les cas peu graves, la magnésie, l'eau de chaux, la potion de Rivière, l'acide hydrocyanique médicinal, à la dose d'une, deux ou trois gouttes, répétées toutes les quatre ou

(1) C'est probablement à cette inflammation du poumon gauche qu'il faut rapporter la douleur que la malade disait ressentir, plus bas, dans la région du rein gauche.

toutes les deux heures, et données de préférence quelques minutes avant l'ingestion des alimens ou des boissons, contribuent quelquefois à arrêter ces vomissemens. Contre ces vomissemens dits nerveux, on peut aussi essayer la créosote à la dose d'une ou de deux gouttes dans une once d'eau distillée de canelle, répétées deux ou trois fois, ou plus souvent, dans les vingt-quatre heures. Quand les nausées et les vomissemens ont lieu, chaque jour, de bonne heure, au réveil, ils cessent quelquefois après l'ingestion d'une petite quantité d'alimens. L'opium sous diverses formes, une potion éthérée ou un peu d'eau-de-vie, sont quelquefois utiles dans de semblables cas. Enfin dans des cas où ces vomissemens nerveux étaient très rebelles, on a quelquefois retiré avantage des vésicatoires ou des moxas appliqués au creux de l'estomac. Au reste, il faut se régler sur les effets des médicamens, lorsqu'il s'agit de combattre un état ou un symptôme gastrique dont la nature est si peu connue.

§ 584. D'autres fois, chez les malades qui, pendant la vie, ont éprouvé des nausées et des vomissemens, l'estomac offre, après la mort, diverses lésions matérielles, des rougeurs de toute espèce, des arborisations vasculaires, des teintes rouges uniformes, ayant l'apparence de taches superficielles ou d'ecchymoses ou de piqueté. Deux fois, j'ai observé un ramollissement de la membrane muqueuse du grand cul-de-sac de l'estomac, et, sur un de ces cas, cette membrane était entièrement détruite dans une grande étendue. Dans de semblables conditions, les vomissemens sont aggravés par l'ingestion des alimens, même les plus légers, et pris en très petite quantité, et par la plupart des médicamens introduits dans l'estomac; ils doivent être administrés par la méthode endermique ou injectés dans le gros intestin.

§ 585. Ces diverses lésions de l'estomac sont, comme je l'ai déjà dit, des affections secondaires ou consécutives; plusieurs exemples de ces accidens (*nausées et vomissemens*), et de ces lésions sont consignés dans divers paragraphes.

D'autres lésions sont, au contraire, des exemples de simple coïncidence, ou peuvent être considérées comme des causes plus ou moins éloignées de la néphrite albumineuse.

J'ai vu deux cas de néphrite albumineuse chronique, survenue à la suite d'un cancer de l'estomac. Dans le premier cas, il y eut, pendant la vie, des vomissemens noirâtres, et, après la mort, on observa une dégénérescence cancéreuse d'une grande partie des parois de l'estomac (1), qui étaient complètement détruites dans une étendue considérable; le pancréas, adhérent à l'estomac, formait le fond de l'ulcère. Dans le second cas, de petites tumeurs encéphaloïdes, au nombre de cinq à six, faisaient saillie dans l'intérieur de l'estomac. Il n'y avait pas eu de vomissemens, mais les tumeurs avaient été senties, pendant la vie, à l'épigastre. Je rapporterai un cas plus rare encore, celui d'une large perforation de l'estomac, vers son grand cul-de-sac, laquelle établissait une communication entre l'intérieur de cet organe et une grande cavité creusée dans la rate, notablement augmentée de volume.

§ 536. En rapportant l'observation suivante, je me suis proposé d'établir qu'il est des cas dans lesquels il est difficile de se prononcer sur la nature des lésions rénales et sur la cause de l'hydropisie. En effet, les reins offraient des lésions communes à la néphrite albuminuneuse et à la néphrite simple (décoloration jaune de la substance corticale, dépression à sa surface, exagération des lobules, etc.), et une lésion presque constamment étrangère à la néphrite albumineuse (points purulens); d'un autre côté, il y avait une hydropisie générale, phénomène excessivement rare dans la néphrite simple, et très ordinaire dans la néphrite albumineuse; en outre, l'urine contenait de l'albumine, mais il y avait une légère cystite. D'un autre côté, l'hydropisie pouvait, à la rigueur, dépendre de l'altération

(1) M. Martin-Solon a figuré (*ouv. cité*, cas XXVIII, pl. 5), comme type du cinquième degré de la néphrite albumineuse, un cas qui me paraît être évidemment un exemple de tubercules des reins; toujours est-il que jamais les granulations de Bright n'ont cette apparence. Le poumon droit offrait une vaste caverne et des tubercules crus; et une tumeur en partie squirrheuse et en partie encéphaloïde, de huit à dix lignes de diamètre, occupait la petite courbure de l'estomac, à deux pouces du pylore. Vers la fin de la vie, une éruption aphtheuse avait envahi la langue et la membrane muqueuse de la bouche.

de la constitution, suite du cancer de l'estomac ; car j'ai vu plusieurs fois des hydropisies se déclarer dans la dernière période de cette maladie sans lésion rénale et sans que l'urine fût albumineuse. Je donne donc ce fait avec toutes ses incertitudes.

Obs. LII. — Régions rénales sensibles à la pression ; urines rares, colorées et albumineuses ; diarrhée, vomissemens ; hydropisie générale. — Reins volumineux, jaunâtres, avec quelques grains de pus.

F. Fichot, âgée de 67 ans, fruitière, d'un tempérament lymphatique, entra à la Maison royale de santé, le 5 janvier 1836. Son observation fut recueillie par M. Lenepveu, interne de l'hôpital. Vingt-deux ans auparavant, après une suppression de règle, ses urines étaient devenues rares; pendant quelques jours son ventre et ses jambes s'étaient enflés : cette maladie fut guérie dans l'espace de vingt jours.

Il y a quatorze ans environ, cette femme éprouva des douleurs de rhumatisme.

Lors de son entrée à la Maison royale de santé, elle éprouvait une grande difficulté à uriner, et les efforts fréquens qu'elle faisait donnaient seulement issue à quelques gouttes d'urine. Le ventre, un peu sensible à la pression, ne l'était pas plus à la région de la vessie que dans les autres.

Lorsqu'on pressait en arrière sur la partie qui correspond au rein droit, on occasionait de la douleur ; la région du rein gauche était moins sensible. D'un autre côté, cette femme avait éprouvé de fréquens vomissemens ; elle mangeait très peu, et n'avait point d'appétit.

En explorant la vessie, on tire, par le cathétérisme, trois à quatre onces d'urine un peu rougeâtre. Les malléoles sont infiltrées ; la face est un peu bouffie. L'exploration du cœur et du foie ne fait point découvrir de lésions de ces organes. Dans la poitrine, on entend un peu de râle crépitant. La malade se plaint d'une douleur transversale à la base de la poitrine ; le pouls est petit et donne 70 pulsations par minute.

Les jours suivans, inappétence, douleur continue dans le ventre, mais vive seulement à la pression. L'émission des urines continue d'être difficile, et les urines sont rares. L'infiltration augmente ; les jambes, les cuisses, les parois de l'abdomen et la face deviennent fortement œdématiées ; la percussion fait reconnaître la présence d'un épanchement séreux dans l'abdomen. Le 15, le dévoiement auquel cette femme avait été sujette pendant tout l'été, reparut (cinq à six selles par jour) ; il continua les jours suivans. Des vomissemens opiniâtres de matières glaireuses et acides se déclarèrent et continuèrent jusqu'au 21. Douleur abdominale plus vive à la pression ; oppression assez forte, inappétence complète ; langue un peu rouge sur les bords. Pouls très petit, filiforme et irrégulier (96 pulsations). Quatre à six onces d'urine, toutes les vingt-quatre heures ; elles sont rouges et sans dépôt ; traitées par l'acide nitrique et la chaleur, elles donnent un léger coagulum. Les vomissemens deviennent de plus en plus fréquens : la malade, qui ne prend pas même du bouillon, vomit constamment une matière noirâtre, grumeleuse, de la couleur et de la consistance de jus de pruneaux ; ces vomissemens continuent du 21 au 28. L'anasarque et l'ascite augmentent ; matité dans le tiers inférieur de la paroi postérieure de la poitrine ; la malade accuse toujours de la sensibilité à la partie postérieure du rein droit. Le 28, pouls petit, lent ; extrémités froides ; rêvasseries ; mort à 7 heures du matin.

Autopsie du cadavre, vingt-quatre heures après la mort.— Tête. Toutes les parties contenues dans l'intérieur du crâne, à l'état sain.

Poitrine. Epanchement considérable d'un liquide jaunâtre et transparent dans les cavités des plèvres ; cœur sain.

Abdomen. Deux livres de liquide dans cette cavité. Point de traces de péritonite, de fausses membranes, ni d'adhérences. Foie sain. Cancer ulcéré, occupant la moitié droite de la face postérieure de la grande et de la petite courbure de l'estomac jusqu'au voisinage du pylore, qui est un peu rétréci. Destruction de toute l'épaisseur des parois de cet organe, dans l'étendue de trois pouces et circulairement. Le pancréas, adhérent à l'estomac dans ce point, en bouche la perforation. La vessie, un peu revenue sur elle-même, est décolorée à sa face interne, et sans injection; un peu de rougeur au col.

Les deux reins, plus volumineux que dans l'état naturel, pâles et jaunâtres, ont leurs lobules fortement prononcés. On remarquait, à l'extérieur des reins, plusieurs grosses granulations blanchâtres, et de petits points blancs, laiteux, la plupart arrondis, dont trois ou quatre contenaient du pus; les autres étaient formés par de petits dépôts d'une matière solide. Il y avait, en outre, de petites surfaces irrégulières, d'un blanc laiteux, de deux à trois lignes dans leur plus grand diamètre, et la plupart déprimées. Sur quelques autres points, on remarquait des taches ardoisées et déprimées; mais on ne distinguait point nettement de granulations de Bright. La membrane muqueuse du bassinet et des calices était piquetée de rouge et d'un blanc laiteux, dans quelques points seulement. Un gros vaisseau pénétrait directement dans un des lobes des reins. A la coupe, la substance corticale était gonflée, jaunâtre et décolorée.

§ 587. *Néphrite albumineuse et lésions de l'intestin.*

Plus souvent encore la néphrite albumineuse est accompagnée ou suivie d'un dérangement des fonctions de l'*intestin*. Dans plus de la moitié des cas, j'ai observé du dévoiement et plus rarement des coliques ou des douleurs fixes dans une ou plusieurs régions du bas-ventre. Cette *diarrhée* s'amende ou s'aggrave irrégulièrement et malgré toute sorte de précautions; elle disparaît quelquefois momentanément et se reproduit le plus souvent sans causes occasionnelles, appréciables. Souvent elle est séreuse, colliquative, très abondante (6 à 12 selles par jour) et fatigue excessivement les malades qui la considèrent alors comme leur maladie principale.

La diarrhée est quelquefois accompagnée ou précédée de coliques et de vomissemens; mais, dans ce cas, il existe souvent une péricardite.

Quelque abondante que soit cette diarrhée, elle ne diminue jamais l'hydropisie qui accompagne l'altération des reins; et il n'est pas rare même de voir les épanchemens séreux augmenter pendant que les évacuations alvines se multiplient. On remarque quelquefois du sang dans les garde-robes, et plus rarement une matière floconneuse, blanchâtre.

Après les diarrhées séreuses, à l'ouverture du corps, on trouve quelquefois les intestins sains en apparence ou décolorés, ou bien offrant des altérations si légères qu'elles n'expliquent point les lésions fonctionnelles observées pendant la vie. Mais le plus souvent on rencontre, dans les intestins, des altérations notables, des rougeurs plus ou moins intenses et plus ou moins étendues. M. Bright rapporte un cas (1) où la membrane muqueuse du duodénum était très vasculaire, et où les plicatures de cette membrane, gonflées, ressemblaient à des lignes rouges qui traversaient la surface de l'intestin. M. Hodgkin (Bright, Obs. xxii) a vu l'iléon très injecté et d'une couleur pourpre, sans ulcération et sans altération des follicules intestinaux. J'ai vu également cette injection de l'intestin grêle, surtout vers sa partie inférieure, soit seule, soit réunie à d'autres lésions intestinales. Dans le cas xxii de M. Christison, la membrane muqueuse de la fin de l'iléon et du commencement du colon était de couleur chocolat et molle. M. Martin-Solon (Obs. xxii), a vu la membrane muqueuse des dernières circonvolutions de l'iléon, de la fin de colon et de tout le rectum, épaissie, grisâtre, ramollie et parsemée de plaques rouges, pointillées, et d'arborisations vasculaires. Dans l'Obs. xxix, du docteur Gregory, il y avait des plaques rouges et des ecchymoses dans les intestins grêles. Dans un cas de néphrite albumineuse survenue chez un individu atteint de cancer de l'estomac, j'ai vu la membrane muqueuse du colon, rouge et vasculaire; j'ai vu également la membrane muqueuse du colon rouge et enflammée dans d'autres cas.

Le plus souvent la rougeur de cette membrane coexiste avec d'autres lésions, surtout avec des ulcérations intestinales : quelquefois cette rougeur est mélangée d'anémie. Enfin, la membrane muqueuse intestinale peut offrir une teinte rouge

(1) Bright. *Reports of medical cases*, case IX, p. 24, in-4. 1837.

générale avec gonflement des follicules de l'intestin grêle.

On a vu assez souvent, même lorsqu'il y avait eu un fort dévoiement pendant la vie, la membrane muqueuse intestinale tout-à-fait anémique. Dans le cas V du docteur Bright, l'intérieur de l'intestin avait un *aspect lavé* très remarquable; le cas X du docteur Gregory, communiqué par M. Home, est un autre exemple de cette pâleur de l'intestin ; les parois intestinales étaient infiltrées, comme dans d'autres cas (Obs. XL et XLI) recueillis dans mon service. Dans un d'eux, on remarqua, sur la membrane muqueuse, des plaques grises, traces d'une ancienne hypérémie. Dans deux autres cas (Obs. XLVII et XLI), la pâleur de la membrane muqueuse intestinale était également remarquable. J'ai vu aussi un mélange d'anémie et d'hypérémie (Obs. XXVIII) dans l'intestin grêle et le gros intestin.

Dans un cas (Obs. LIII), la membrane muqueuse de l'intestin était colorée en noir, dans d'autres elle était brunâtre.

Les follicules intestinaux étaient gonflés, dans plusieurs cas observés (Obs. V et XXII) par le docteur Bright, ou recueillis dans mes salles (Obs. LIV, etc.); plusieurs fois on les a trouvés ulcérés.

Des ulcérations ont été rencontrées le plus souvent vers la fin de l'iléon et dans le gros intestin. Les follicules intestinaux paraissaient être, dans le plus grand nombre de cas, le siège primitif de ces ulcérations, qui, vers la fin de l'iléon, étaient confluentes. Dans le gros intestin, elles étaient disséminées, à bords très tranchés, et ordinairement d'une petite dimension; quelquefois cependant elles étaient assez larges. Ainsi, dans un cas communiqué par M. Duncan au docteur Gregory (cas IX), il y avait de petites ulcérations, à bords tranchés, dans diverses parties du colon. En même temps, il y avait de petites élevures jaunes, serrées les unes contre les autres, à la partie inférieure de l'iléon ; d'autres élevures semblables étaient disséminées dans le gros intestin ; le malade n'était pas phthisique MM. Graham et Alison (Obs. VII, du docteur Gregory) ont vu, dans un cas, une ulcération assez large dans l'S iliaque du colon, vers l'endroit où cet intestin se continue avec le rectum.

Les tuniques de ce dernier intestin étaient considérablement épaissies, dans le voisinage de l'ulcère. Il y avait, en outre, deux ulcérations dans le colon transverse; les poumons étaient sains. Le même auteur rapporte un autre exemple analogue au précédent. La membrane muqueuse du gros intestin, molle, épaissie, d'une couleur foncée, était parsemée de petites ulcérations irrégulières; je rapporterai d'autres exemples de ces ulcérations.

Telles sont les lésions intestinales que l'on rencontre à la suite de la néphrite albumineuse chronique, dans celle qui survient après la scarlatine, comme dans celle qui est tout-à-fait indépendante de cette fièvre éruptive.

Toutes ces altérations intestinales m'ont paru le plus souvent *secondaires*, ou des conséquences de la néphrite albumineuse chronique. Il est entendu que j'excepte les cas où elles étaient liées à la phthisie pulmonaire, comme dans mes Obs. XLIV, XLVI, XLVII et XLVIII; et dans les Obs. III, LI, LX, LXVII et LXXIX du docteur Bright (*Tabular view*), et l'Obs. VI du docteur Gregory.

§ 588. Les troubles fonctionnels des organes digestifs doivent être combattus, dès leur début, même lorsqu'ils paraissent peu graves; car ils occasionnent toujours un malaise fatigant pour les malades, et plus tard un dépérissement progressif qui se termine trop souvent par la mort. La décoction blanche de Sydenham, les opiacés, sous toutes les formes et surtout l'opium uni au blanc d'œuf, administrés par la bouche et en lavement, sont des remèdes salutaires.

Des quarts de lavement amylacés ou préparés avec le blanc d'œuf et l'opium; des applications de sangsues à l'anus; des ventouses scarifiées sur le trajet du gros intestin, sont surtout très utiles lorsque les accidens se rapprochent, par leurs symptômes, de ceux de la dysenterie ou des inflammations du gros intestin.

Dans les dévoiemens chroniques sans douleur du ventre, et sans fièvre, on peut quelquefois retirer avantage des astringens, du ratanhia, de la conserve de roses, du diascordium, de la thériaque, du cachou, etc.; mais le plus souvent les accidens se reproduisent après la cessation de ces remèdes;

et à la suite de leur usage prolongé, la langue se charge et se sèche, la dyspnée survient ou augmente lorsqu'elle existait déjà; et soit que la diarrhée s'arrête ou persiste, la maladie se termine le plus souvent d'une manière fâcheuse.

Dans les cas de diarrhée, M. Christison recommande d'administrer, chaque jour, 3, 4 ou 6 pilules composées, chacune, de trois grains d'acétate de plomb (1) et d'un demi-grain d'opium, et il ajoute que des doses, même plus considérables, peuvent être données pendant plusieurs semaines, sans risque d'occasioner d'accidens si la diarrhée continue.

Les alimens et le vin doivent être de bonne qualité, la nourriture peu abondante; quelquefois la diète absolue est nécessaire, et une douce chaleur entretenue autour du corps est souvent un excellent remède.

§ 589. L'observation suivante, remarquable par la multiplicité des lésions qu'on a observées après la mort, l'est plus encore peut-être par les épanchemens sanguins qui se sont opérés vers la fin de la maladie dans les plèvres, le péritoine et l'intestin.

Obs. LIII. — Deux attaques de néphrite albumineuse; guérison apparente de la première; dans la seconde, développement progressif de l'hydropisie, et mort. — A l'ouverture du corps, traces de pleurésie et de péritonite hémorrhagiques; hémorrhagie dans l'intestin; reins marbrés et granulés.

Chausmit, âgé de 48 ans, ébéniste, demeurant rue Traversière, fut admis à l'hôpital de la Charité, le 14 mai 1835. Cet homme ignore s'il a été malade dans son enfance et dans sa jeunesse: il y a dix ans qu'il fut traité, dit-il, pendant trois mois, pour une

(1) A cette occasion, M. Christison dit qu'on fait généralement usage de l'acétate de plomb à trop petites doses, probablement parce que les craintes non fondées, dit-il, qu'on avait de ses propriétés toxiques ne sont pas encore dissipées parmi les praticiens. Si on a exagéré les dangers des préparations saturnines, il est certain, d'un autre côté, qu'elles ont quelquefois produit des accidens, et que l'acétate de plomb n'est point un remède complètement innocent. J'ai même vu un malade atteint de fortes coliques, pour avoir avalé, par méprise, un collyre saturnin.

fièvre putride, à la suite de laquelle il devint hydropique; il eut les jambes et les cuisses enflées, la figure bouffie, et resta longtemps malade. En somme il fut près de dix mois sans pouvoir reprendre ses travaux accoutumés.

Depuis lors, à plusieurs reprises, il a eu des coliques et de la diarrhée; il n'a jamais eu de jaunisse; il assure qu'il mène une vie sobre, et qu'il ne fait pas usage de boissons spiritueuses. Mais il habite et il travaille presque toujours dans un rez-de-chaussée, où il est habituellement exposé à l'humidité et souvent au froid. Il y a trois semaines que, sans dérangement notable dans sa santé, Chausmit s'aperçut qu'il lui venait aux pieds une enflure qui gagna rapidement les jambes et les cuisses. Aujourd'hui 15 mai 1835, les jambes, les cuisses et le scrotum sont œdématiés. Les parois du ventre sont un peu empâtées, et la cavité du péritoine contient une assez grande quantité de liquide pour qu'on puisse en constater la présence. Le malade étant assis, la partie inférieure du ventre est mate à la percussion jusqu'à trois travers de doigt au-dessus du pubis. Les intestins contiennent beaucoup de gaz, et donnent à la percussion un son très clair.

Le foie ne déborde pas les fausses côtes, et ne remonte pas au-dessus de la 6e côte. L'épigastre donne un son clair à la percussion.

La poitrine, percutée dans tous les sens, donne un son en général peu clair, mais le même des deux côtés. La respiration est pure, sans mélange de râle. Il n'y a pas de toux ni d'expectoration. Le cœur n'est pas volumineux; ses bruits sont réguliers et n'offrent rien d'anomal (cet homme n'a jamais eu de palpitations); le pouls donne 60 pulsations par minute. La chaleur de la peau est naturelle; le malade conserve de l'appétit et digère assez bien; jamais il n'a pissé de sang; les urines sont moins abondantes depuis l'enflure, mais elles ne sont ni troubles ni mêlées de sang; il ne souffre pas entre les épaules, dans les lombes ou dans la région des reins, et il n'y a jamais souffert. La pression n'y détermine pas la plus légère douleur.

L'urine, traitée par l'acide nitrique, donne un précipité blanc, floconneux, très abondant. Elle est d'une faible pesanteur spécifique (1012), claire, jaune et mousseuse long-temps après l'émission.

Depuis le commencement de la maladie, il n'y a pas eu d'œdème à la face ni aux membres supérieurs.

Le 16 mai, le malade est quelquefois plusieurs jours sans aller à la selle, les urines sont peu abondantes (*Eau de Sedlitz ; opium et scille, de chaque un grain; le quart d'alimens*).

Le 17, l'urine colorée, acide, est fortement albumineuse ; plusieurs selles.

Le 19, appétit plus prononcé ; précipité abondant dans l'urine par l'acide nitrique (*Opium un grain; scille un grain et demi; eau de Sedlitz*).

Le 24, l'œdème a disparu aux bourses, et a diminué aux membres inférieurs (*Eau de Sedlitz*).

Le 26, précipité albumineux moins considérable dans les urines qui sont plus abondantes; plusieurs selles hier. Il n'y a presque plus d'eau dans le ventre, et les jambes ne sont plus œdématiées qu'autour des malléoles. Cet homme se porte mieux, mange avec plaisir la demi-portion d'alimens, depuis plusieurs jours (*Opium un grain; scille un grain et demi; eau de Sedlitz*).

Le 27, plusieurs selles, urines plus abondantes. Le 28, urines toujours colorées, et mousseuses long-temps après l'émission, donnant un précipité assez abondant par l'acide nitrique. Le 29, il n'y a plus d'œdème, même le soir quand le malade est resté levé tout le jour. On ne sent plus de liquide dans la cavité du péritoine.

Le 1er juin, complètement guéri de son hydropisie, Chausmit demanda sa sortie, en promettant de se présenter à la consultation, de temps à autre, pour qu'on examinât son urine. On lui recommanda de prendre, chaque jour, une pilule composée d'opium et de scille.

Chausmit, depuis sa sortie de l'hôpital, a continué de venir exactement demander des avis à la consultation. Les urines n'ont jamais cessé de contenir de l'albumine en assez forte proportion, quoiqu'il n'y eût plus d'œdème.

Au commencement du mois d'août, l'œdème reparut, et

Chaumit, ne pouvant plus travailler, entra à la Charité, le 14 août. Urines peu abondantes, rougeâtres, rougissant le papier du tournesol, donnant un coagulum par la chaleur et par l'acide nitrique. Après la coagulation, la liqueur reposée se divisait en deux parties à-peu-près égales; l'inférieure formée par l'albumine déposée, et la supérieure par l'urine très transparente et qui avait conservé sa couleur. Point de troubles des fonctions digestives; pas de fièvre; rien d'anomal dans le volume, les battemens et les bruits du cœur. Respiration mêlée d'un peu de râle sous-crépitant, à la base des poumons.

Le malade reste, dans cet état, sans accuser de douleur, en aucune partie du corps. Vers le 1er septembre, douleurs vives dans les reins, surtout la nuit; urines plus rares, d'un rouge orangé, donnant par la chaleur et l'acide nitrique le même coagulum que le jour de l'entrée du malade (*Pilules de scille et d'extrait gommeux d'opium, de chaque un grain*). Ce remède n'augmenta pas la quantité des urines, et il fallut le suspendre, le malade éprouvant des nausées et des vomissemens. On ajouta à la tisane de chiendent un demi-gros de sous-acétate de potasse; la sécrétion de l'urine resta la même. L'appétit était presque nul; l'œdème augmentait, le ventre était mou inférieurement; les parois de la partie inférieure du tronc étaient œdématiées; petite toux sans crachats; un peu de râle sous-crépitant à la base de la poitrine; peu de sommeil, maigreur considérable de la face et des membres supérieurs.

Le 3 octobre, le malade se plaint d'une diarrhée qui dure depuis plusieurs jours, sans coliques. Il mange peu, ne dort pas; la quantité d'urine rendue, en vingt-quatre heures, n'égale pas un litre (16 onces), et celle des boissons est de deux litres. La veille au soir, à onze heures, le malade a éprouvé un violent frisson qui a duré long-temps. L'œdème des membres inférieurs est considérable; les reins sont très douloureux; douleur à l'épigastre et vomissemens. Les deux poumons rendent un son obscur à la percussion; râle sous-crépitant comme dans l'œdème pulmonaire; pas de crachats rouillés, ni de souffle; insomnie, agitation, fièvre et abattement; gêne de la respiration; soif, pouls à 80, régulier (*Vésicatoire sur le sternum; julep calmant éthéré; tis. de chiendent, nitre un demi-gros, limonade; diète).*

Le 6, un peu de sang dans les selles; le malade est très faible; l'enflure aux jambes est moins considérable, soif très grande.

Le 9, bras droit œdématié; pas de vomissemens depuis hier.

Le 11, le malade est triste, fatigué de ne pas dormir, et se désespère; enflure des membres et du ventre jusqu'à l'épigastre.

Le 14, douleur aux reins particulièrement au côté droit; beaucoup de soif.

Le 16, trois selles, même caractère de l'urine, qui est toujours albumineuse.

Le 18, les bras sont désenflés; maigreur excessive de la face.

Le 19, langue sèche; syncope dans la nuit, râle muqueux dans tout le côté gauche de la poitrine; en avant, le râle est très gros; en haut, petit râle fin; sonorité augmentée, peu de respiration; tic-tac du cœur régulier; 76 pulsations radiales.

Le 20 et 21, le malade est tout-à-fait affaissé et mourant.

Le 22, mort. Depuis une vingtaine de jours, on a fréquemment examiné l'urine. Elle a presque toujours eu les mêmes caractères : acide, rare, et d'une couleur rouge orangé ou rouge foncé; jamais l'émission de l'urine n'a été douloureuse ni gênée. L'acide nitrique donnait un précipité qui occupait la moitié de la colonne du liquide; par la chaleur on obtenait le même résultat. Depuis l'entrée du malade à l'hôpital, la pesanteur spécifique a varié entre 1017 et 1027.

Autopsie du cadavre, 23 heures après la mort. — *Etat extérieur*. Figure excessivement maigre, infiltration considérable des membres inférieurs et des parois du ventre, sans développement des veines superficielles; œdème des membres supérieurs, surtout du côté droit; fluctuation dans le ventre et infiltration du scrotum.

Le cerveau, très humide, est peu consistant, sans injection dans sa substance, ni dans ses membranes; les ventricules contiennent de la sérosité limpide; les ventricules latéraux sont très distendus.

Poitrine. Le péricarde contient un peu de sérosité citrine, transparente, sans flocons. Le cœur est d'un petit volume; ses orifices, ses valvules et ses membranes sont dans un état parfaitement sain. Dans chaque cavité, il y a des caillots jaunâtres. La surface interne de la crosse de l'aorte est inégale avec des points gonflés et d'autres ramollis. Sous les points proéminens on trouve une matière jaunâtre, dite athéromateuse. La capacité de la crosse de l'aorte n'a pas augmenté. Il y a aussi quelques plaques à l'origine des artères sous-clavières.

Le poumon gauche adhère un peu, par son sommet, aux parois de la poitrine. Les lobes supérieurs des poumons sont crépitans et très légers. Il y a un peu d'emphysème au poumon gauche. Les lobes inférieurs sont affaissés, sans engouement, mais ne crépitent pas à la pression : ils ont éprouvé, à un léger degré, l'altération qu'offre la substance pulmonaire, lorsqu'il y a un épanchement considérable qui comprime le poumon. Dans les deux plèvres, il y a plusieurs verres de sérosité rougeâtre. Dans la droite, il y a du sang épanché et des concrétions fibrineuses à sa partie inférieure (pleurésie hémorrhagique). La membrane muqueuse des bronches est rouge.

Abdomen. Le péritoine contient plusieurs litres de sérosité un peu trouble et colorée en rouge. Il y a des traces d'inflammation et des ecchymoses à la paroi antérieure du ventre (péritonite hémorrhagique). Une portion de la masse intestinale est noire à l'extérieur. L'estomac est contracté; sa membrane muqueuse est injectée, noirâtre, peu consistante vers le grand cul-de-sac; le duodénum et le jéjunum n'offrent rien de particulier; seulement les valvules conniventes sont plus grosses et paraissent épaisses et plus rapprochées. Dans l'iléon, la membrane muqueuse est toute colorée en noir. Cette coloration est plus intense encore dans le gros intestin, et elle s'étend jusqu'à sa partie la plus inférieure. Les plaques de Peyer, un peu développées, paraissent blanches sur le fond noir, formé par la membrane muqueuse. Les follicules isolés ne sont pas volumineux. La membrane muqueuse n'est pas ramollie; mais elle paraît épaissie. A sa surface, sur plusieurs points, on peut reconnaître des caillots fibrineux, généralement du volume d'un pois, adhérens à la membrane muqueuse, surtout à la fin de l'intestin grêle. Les matières contenues dans l'intestin sont noirâtres et liquides (mélæna). Les caillots sont en partie rouges et en partie décolorés. Le malade a rendu du sang par les selles, et la présence des caillots ne peut laisser de doute sur la cause de la coloration noire.

La rate assez volumineuse est dure, rougeâtre, sans épanchement sanguin dans son épaisseur et sans granulations tuberculeuses. Le foie est un peu ratatiné, surtout vers son bord droit, et présente plusieurs dépressions avec coloration blanche et un commencement de cirrhose. Les grains de cirrhose sont très apparens et faciles à séparer. Si on déchire la substance du foie, des grains restent adhérens aux vaisseaux, en formant des grappes, comme si le tissu du foie était devenu friable. Dans les points où il a des dépressions, les vaisseaux sont entourés de tissu cellulaire dense et d'un blanc mat, et les granulations voisines sont comme atrophiées. Par diverses coupes et la dissection, on voit les granulations du foie diminuer peu-à-peu de volume, suivant l'abondance de ce tissu blanchâtre, et, être en quelque sorte absorbées par lui dans quelques points. On suit très facilement, à l'extérieur et à l'intérieur, plusieurs lignes blanchâtres assez épaisses, dures comme le tissu d'une cicatrice, et qui s'enfoncent dans le foie. C'est probablement la capsule de Glisson hypertrophiée et endurcie à divers degrés (comme le tissu cellulaire sous-muqueux de l'estomac dans le cancer squirrheux ou lardacé), qui forme ces lignes blanches. Les branches principales des vaisseaux ne sont pas comprimées, et les orifices des vaisseaux biliaires, hépatiques, sont béans. Dans le reste du foie, les granulations sont grosses comme de petits grains de plomb, et quelques-unes peuvent se détacher et s'enlever comme si elles étaient enkystées.

La vessie, les uretères et les bassinets sont pâles; les capsules surrénales sont à l'état normal. Les membranes du rein sont extrêmement adhérentes et difficiles à détacher ; les artères et les veines rénales ne présentent rien à noter.

Les reins sont durs, un peu plus volumineux que dans l'état sain, d'une couleur jaune abricot. Le rein droit présente à sa face antérieure une surface noirâtre, là où il était en contact avec le colon ; le rein gauche offre également, à son extrémité une coloration, noirâtre dans un point où il était en contact avec le gros intestin. La décoloration jaune, est mélangée de taches d'un rouge foncé. Il y avait un très grand nombre de granulations dans la substance corticale du rein; elle en est comme criblée à sa surface et à la coupe. Les granulations ressemblent à des grains de semoule, et ne présentent pas de petites queues ou traînées.

La substance rénale est ferme, consistante, dure à la coupe et difficile à déchirer ; les mamelons sont rouges et n'offrent pas d'altération. Les reins sont un peu bosselés. Les veines qui se rendent aux reins et à leurs membranes ne contiennent pas de caillots.

§ 590. *Néphrite albumineuse et péritonite.*

La *péritonite* est une des maladies secondaires qu'on observe le plus rarement dans le cours de la néphrite albumineuse; j'ai recueilli cependant plusieurs exemples de cette complication. Dans l'un (Obs. LV), la péritonite est survenue dans les derniers temps de la maladie, dont elle a hâté la terminaison fatale. Le péritoine contenait de la sérosité dans laquelle nageaient des flocons pseudo-membraneux, et on observait, à sa surface, des rougeurs et de fausses membranes. Dans un second cas, l'affection, plus ancienne, ne s'annonça pas par les symptômes ordinaires de la péritonite, et ne parut avoir d'abord que peu d'influence sur la santé générale de la malade. A l'ouverture du corps, on trouva le péritoine couvert de granulations pseudo-membraneuses, et, dans sa cavité, quatre pintes de sérosité transparente, sans fausses membranes. Dans un troisième cas, la surface du foie et celle de la rate étaient parsemées de fausses membranes, molles et blanches ; des parcelles de la même substance nageaient au lieu du liquide épanché dans le ventre, et le péritoine qui recouvrait la face postérieure de la vessie présentait deux plaques noirâtres, de consistance pultacée, ayant l'aspect d'eschares.

M. Bright (1) a publié un cas d'affection granuleuse dans lequel survint une péritonite générale, sans symptômes bien tranchés pendant la vie; il existait en même temps une pleurésie aiguë du côté gauche. Les cas I et XXII du même auteur sont d'autres exemples de péritonite; mais elles étaient circonscrites à l'extérieur du foie. M. Bright a publié, plus tard (2), deux autres cas d'affection rénale albumineuse, compliquée de péritonite. Dans le premier cas, il y eut, pendant la vie, des douleurs abdominales très intenses, avec frisson et sentiment de froid glacial, et on trouva, après la mort, un épanchement séreux opaque, dans le péritoine. Le second cas était également un cas de péritonite aiguë qui se termina par la mort en trois jours; de fausses membranes couvraient le foie et l'estomac, le colon transverse, le duodénum, etc. : il existait en même temps une pleurésie. M. Bright a noté trois autres cas de péritonite mortelle. (3)

Dans un cas rapporté par Gregory (*Ouv. cité*, Obs. VIII), il y eut, pendant la vie, tous les caractères de la péritonite, des douleurs de ventre, avec des nausées et des vomissemens; après la mort, on trouva, dans la cavité du péritoine, un épanchement dans lequel nageaient des flocons pseudo-membraneux. Dans un autre cas (Obs. V), outre d'autres lésions, on trouva de fausses membranes sur la face inférieure du foie et sur le péritoine pariétal de l'hypocondre droit. L'observation IV est encore un exemple de péritonite aiguë survenue dans un cas d'affection granuleuse des reins : le péritoine pariétal était très injecté; des fausses membranes couvraient les intestins dans toute leur étendue, et plusieurs onces d'une matière séro-purulente étaient contenues dans la cavité du péritoine. Gregory (Obs. XI) rapporte aussi un cas où le mésentère était très injecté; une once environ de pus était déposée dans le petit bassin, entre la vessie et le rectum; il y avait eu des douleurs abdominales et des vomissemens pendant la vie.

(1) Bright. *Reports of medical cases*. p. 16. in-4. Lond. 1829.

(2) Bright. *Cases and observations illustrative of renal disease, etc.* (Guy's hospital reports. N° II. April 1836. p. 365. V. cases IX and X.)

(3) Bright. *Tabular view* (*Ibidem*. p. 382, etc. Cases LVII, LXI, and LXV.

Le cas XII de M. Christison est encore un exemple de péritonite secondaire (1); pendant la vie, il y eut des douleurs dans l'hypogastre et des nausées. Dans un autre cas (2), il existait quelques traces de péritonite autour d'un des reins profondément altéré et adhérent aux organes voisins.

Enfin, M. Hamilton (3) a vu survenir la péritonite dans l'affection granuleuse de reins, consécutive à la scarlatine.

Obs. LIV. — Néphrite albumineuse avec hydropisie générale, entérite et péritonite chroniques. Ulcérations dans le gros intestin; pleurésie ancienne (sans bruits morbides). Adhérence complète du péricarde au cœur. Expérience sur la perméabilité des artères rénales.

Collé (Marie), âgée de 22 ans, blanchisseuse, fille, entra à l'hôpital de la Charité, le 18 mai 1836.

Cette femme a toujours été d'une santé un peu délicate (surtout, dit-elle, depuis l'âge de 18 ans). Elle n'a jamais eu de dartres; elle n'a jamais uriné de sang, ni de graviers, et n'a point eu de rétention d'urine. Elle dit avoir eu une fluxion de poitrine il y a trois ans (à l'autopsie, traces de pleurésie ancienne du côté droit). A-peu-près à la même époque, elle a vomi aussi du sang pur, et assez abondamment. Elle se rappelle qu'alors elle était déjà enflée, et qu'elle avait le dévoiement. Réglée à 13 ans, elle voyait habituellement fort peu et pendant deux jours seulement. Depuis six mois, les menstrues se sont complètement arrêtées. Il y a deux mois et demi, elle a été enflée de tout le corps; cette enflure a disparu au bout trois semaines, pour se reproduire huit jours après.

Constitution très détériorée. La malade est maigre, pâle,

(1) Christison. *On granular degeneration of the kidney*. p. 219.

(2) Christison. *Observations on the variety of dropsy which depends on diseased kidney* (Edinb. med. and surg. Journ. vol. XXXII. p. 279).

(3) Hamilton (G.). *On the epidemic scarlatina and dropsical affection which prevailed in Edinburgh* (Edinb. med. and surg. journ. vol. XXXIX. p. 162 and 148).

tout-à-fait exsangue; sa figure œdémateuse exprime une longue souffrance.

Le symptôme le plus saillant est une hydropisie générale: dans le ventre, le liquide, remonte à deux travers de doigt au-dessus du pubis. Dans ce point, la percussion donne un son mat. Il y a un grand développement de gaz dans les intestins; les bras, les jambes, la figure, un peu enflés, conservent l'impression du doigt. La peau est partout d'un blanc mat, comme imprégnée du liquide qu'elle recouvre. Le cœur ne paraît point malade; son volume est normal. Point d'impulsion trop forte, ni trop faible; point de bruits morbides; battemens réguliers; pouls petit, faible (80 pulsations). La malade n'a jamais eu de palpitations, ni d'oppression.

Le foie n'est pas plus volumineux que dans l'état sain. On ne sent, à son bord, aucune dureté, aucune bosselure. La malade n'a jamais eu d'ictère, ni de douleur dans l'épaule droite.

L'abdomen ne paraît point contenir de tumeur; il n'est point douloureux au toucher; rien n'annonce une péritonite chronique.

La malade affirme n'avoir jamais souffert dans la région des reins, et elle n'y souffre point, non plus, à présent. La pression n'y détermine aucune douleur. Les urines sont pâles, troubles et louches; traitées par la chaleur et l'acide nitrique, elles donnent un précipité abondant d'albumine.

Langue naturelle: un peu de soif, inappétence; quelquefois vomissemens (la malade n'en a point eu lors des recrudescences de l'hydropisie); point de chaleur ni de douleur à la région épigastrique, ventre non douloureux; depuis trois mois un peu de coliques et trois à quatre selles par jour.

Point de dyspnée; la respiration est assez pure et presque sans râle, bien que la percussion donne peu de son dans toute d'étendue du poumon droit; cependant il y a de la toux et des crachats muqueux, épais, verdâtres; peu de sommeil, céphalalgie très intense et revenant par accès; un peu de chaleur à la peau; pouls donnant 80 pulsations par minute; sueurs abondantes; faiblesse extrême. La malade est alitée depuis un mois.

Il nous a été impossible de reconnaître le début de la maladie; l'époque de l'invasion de la néphrite albumineuse; celle des points pleurétiques, de la bronchite et de la diarrhée.

Les symptômes s'amendèrent, mais pour quelques jours seulement, et pour reparaître ensuite avec plus d'intensité. L'hydropisie augmenta ; le liquide de l'ascite atteignit la hauteur du nombril ; la diarrhée persista ; le nombre des selles devint plus considérable (six à sept par jour), malgré l'opium et le cachou dont la malade ne tarda pas à se dégoûter; la diarrhée était verte comme celle des enfans atteints de fortes coliques. Le ventre devint un peu douloureux surtout à sa partie inférieure ; des vomissemens opiniâtres se manifestèrent; la bronchite était plus intense, l'expectoration plus abondante. La malade mourut d'épuisement, le 27 juin 1836, après être tombée dans un état comateux ; elle était à l'hôpital depuis 5 semaines. Deux jours avant la mort, la malade se plaignit de douleurs dans la jambe gauche.

Les urines, examinées presque tous les jours, donnèrent toujours une proportion considérable d'albumine; leur pesanteur spécifique moyenne était très peu considérable (1010).

Autopsie du cadavre, trente heures après la mort. — *Tête.* Rien de très remarquable ; le cerveau est pâle, et il y a quelques cuillerées de sérosité dans les ventricules.

Poitrine. Les cavités pleurales ne contiennent pas de liquide ; ces cavités ont presque entièrement disparu des deux côtés par l'adhérence du feuillet pariétal de la plèvre avec le feuillet viscéral, qui sont énormément épaissis, surtout dans les régions diaphragmatiques. A la partie postérieure du poumon droit, la couche des fausses membranes est beaucoup plus épaisse que sur le poumon gauche, dans la même région.

Les poumons sont très fortement engoués à leur partie postérieure et inférieure; ils ne contiennent pas de tubercules, mais ils sont parsemés de granulations transparentes. Les bronches offrent, dans toutes leurs divisions, une rougeur très vive ; leurs extrémités sont remplies de mucosités épaisses. Les ganglions bronchiques sont très gros et ramollis. Le péricarde, dans toute son étendue, est adhérent au cœur par le moyen de fausses membranes plus épaisses et plus molles dans certains points que dans d'autres. Le cœur a un volume normal, et ne présente de lésions dans aucune de ses parties, si ce n'est une légère induration du bord libre de la valvule bicuspide.

Abdomen. La cavité péritonéale contient environ trois à quatre livres de sérosité transparente, roussâtre, sans flocons albumineux. La péritoine est criblé de granulations plastiques, surtout dans sa partie hypogastrique. La membrane muqueuse de l'estomac, du duodénum et de la moitié supérieure environ de l'intestin grêle, présente une grande pâleur; dans la moitié inférieure, on voit, au contraire, une arborisation qui augmente d'intensité à mesure que l'on avance plus près du gros intestin. A deux ou trois pouces de la valvule iléo-cœcale, on trouve, dans l'iléon, deux plaques de Peyer énormément développées. Tout le gros intestin est très fortement injecté. A l'union du colon transverse avec le colon descendant, existe une petite ulcération dont les bords bien découpés semblent taillés avec un emporte-pièce; le fond est formé par la tunique fibreuse de l'intestin. Cette ulcération est assez exactement circulaire, d'un diamètre de 2 lignes 1/2 environ; à 3 ou 4 pouces de cette ulcération, au commencement à-peu-près de l'S iliaque du colon, on voit une autre ulcération dont les bords sont taillés à pic comme ceux de la précédente, et festonnés; enfin, on en trouve une troisième dans le rectum dont toute la membrane muqueuse est d'une pâleur remarquable.

Le foie et la rate sont dans l'état sain; mais la surface de ces organes est couverte de plaques pseudo-membraneuses.

Le volume, la pesanteur et la densité des reins sont très notablement augmentés. La vessie et les uretères sont dans l'état sain.

Le rein droit est criblé, à sa partie supérieure, et surtout sur son bord convexe, de dépressions en godet dont le fond est d'un rouge brun, comme ecchymosé. Çà et là, le rein offre des arborisations confuses, plus marquées à sa face postérieure. Les granulations sont peu nombreuses; la substance corticale, dans les points où elle est exempte d'injection, est anémique.

A la coupe, la substance corticale paraît très développée; cette substance est, pour ainsi dire, boursoufflée et comprime les cônes de la substance tubuleuse, entre lesquels elle est interposée. Du reste, la coupe a à-peu-près la même apparence que l'extérieur; les granulations aussi y sont rares. Les cônes sont déformés, et le bassinet est pâle et décoloré.

Le rein gauche été injecté par l'artère rénale, dans le but de vérifier de nouveau une observation faite par M. Bright, savoir que, dans l'affection granuleuse, les injections pénètrent difficilement dans les ramifications des vaisseaux rénaux. Or, après avoir injecté un rein sain, pour servir de terme de comparaison, on reconnut qu'il y avait réellement une très grande différence dans les résultats de l'injection des deux reins. En effet, bien que l'injection du rein malade eût été faite aussi heureusement que possible, puisque les plus petites artères des membranes du rein étaient devenues très apparentes, la matière à injection, au lieu de pénétrer dans le parenchyme du rein, s'était arrêtée brusquement dans des vaisseaux d'un assez gros calibre, tandis que dans le rein sain les plus petites ramifications artérielles des substances rénales étaient injectées.

Les granulations paraissaient en un bien plus grand nombre que dans l'autre rein.

Obs. LV. — Corps exposé à l'impression de l'humidité dans un pays où règnent des fièvres intermittentes. Hydropisie; paracenthèse; urine fortement albumineuse. Péritonite sub-aiguë ultime. — Traces de péritonite; engouement des poumons.

Manrayal, âgé de 27 ans, marié, taille moyenne, cheveux rouges, né dans le département de la Corrèze, entra à l'hôpital de la Charité, le 2 juillet 1836.

Cet homme, dont la constitution est maintenant ruinée, paraît avoir eu autrefois tous les attributs de la force et de la santé; il ne se rappelle point avoir été alité. Avant ces deux dernières années, il n'a jamais eu de dartres, ni de rhumatisme; jamais d'hémoptysie, jamais de maladies vénériennes, et jamais il n'a souffert des reins.

Après être resté cinq années à Paris, où il exerçait la profession de marchand de parapluies, et où il vivait assez bien, habitant au premier étage une chambre sèche et convenablement aérée, il retourna dans le département de la Corrèze, son pays natal, et y passa l'hiver. Il demeurait dans un village, où il y a beaucoup d'étangs, et où il règne presque toujours des fièvres intermittentes, lorsqu'il s'aperçut, au mois d'août, que son corps était enflé. Ainsi, il fait remonter cette première invasion de l'œdème à environ vingt mois. Il ne fit point d'autre traitement que de boire du lait; ce régime diminuait l'hydropisie: lorsqu'il le cessait, l'hydropisie augmentait. On le purgea deux jours de suite; il eut, chaque jour, sept à huit selles aqueuses, mais sans diminution notable de l'hydropisie. Il a subi la ponction il y a onze mois, et l'épanchement s'est reproduit très promptement.

De retour à Paris, depuis deux mois, il a déjà passé cinq semaines à l'hôpital de la Charité, dans un autre service, où une seconde ponction lui a été pratiquée; on lui a fait sur le ventre des frictions avec de l'onguent mercuriel, qui ont produit une salivation abondante et ébranlé les dents.

Sorti de l'hôpital, il y rentra, et fut placé dans mon service.

Décubitus dorsal, immobilité presque complète, à cause de la faiblesse et de l'hydropisie générale; bouffissure et couleur blanc-mat de la face, grande maigreur, apparence d'épuisement, et symptômes de mort prochaine. L'anasarque est partout très prononcée; l'ascite l'est encore davantage; les parois du ventre sont tendues et infiltrées; l'œdème est moindre aux extrémités supérieures.

Les urines, légèrement troubles, citrines, un peu acides, d'une faible pesanteur spécifique (1013), sont fortement chargées d'albumine. Leur excrétion se fait sans douleur; le malade urine moins qu'il ne boit; les régions de la vessie, des uretères et des reins sont complètement exemptes de douleur. Le foie a son volume ordinaire; jamais d'ictère; battemens et bruits du cœur normaux, point de palpitations, pouls petit, donnant 80 pulsations par minute. Langue sale, soif, nausées, douleurs légères au creux de l'estomac et dans le ventre; depuis cinq semaines, dévoiement, qui a encore augmenté ces jours derniers; selles séreuses sans coliques.

Les bruits respiratoires sont naturels à droite; du côté gauche, on entend un peu de râle sibilant et muqueux; la sonorité de la poitrine paraît moins naturelle en arrière, de ce côté (*Ventouses sur la région des reins pour tirer quatre onces de sang; cataplasmes sur le ventre; tisane de chiendent, réglisse; potion gommeuse avec six gouttes de laudanum de Rousseau; bouillon, soupe, lait*).

Cet état, déjà si grave, se compliqua, le 4 août, des accidens d'une péritonite sub-aiguë. Aux nausées qu'on avait remarquées dès les premiers jours, se joignirent des vomissemens abondans de matières verdâtres; l'épigastre devint très douloureux, le pouls très petit et très fréquent.

Ces vomissemens, qui se répétaient jusqu'à douze et quinze fois par jour, furent inutilement combattus par une application de sangsues et par un large emplâtre de thériaque. Le malade s'affaiblit de plus en plus et s'éteignit le 12 août, après trente à quarante heures d'agonie.

Autopsie du cadavre. — Tête. Rien de remarquable.

Poitrine. Point de liquide, ni de fausses membranes dans les plèvres : le poumon droit est engoué à sa base; le lobe inférieur du poumon gauche offre le même engouement, à un plus haut degré. Rougeur légère des bronches. Le péricarde contient deux ou trois cuillerées de sérosité. Volume médiocre du cœur; toutes les valvules sont saines, sauf un peu d'épaississement de la valvule auriculo-ventriculaire gauche, vers son insertion supérieure.

L'*abdomen* renferme trois ou quatre pintes de sérosité jaunâtre, dans laquelle flottent des débris de fausses membranes; sur la portion pariétale du péritoine, on voit de petites granulations de lymphe plastique. Les intestins, qui présentent, à l'extérieur, une rougeur notable, sont çà et là réunis par de fausses membranes. La membrane muqueuse de l'estomac offre quelques légères arborisations, sur une teinte ardoisée; les villosités sont très développées à l'intérieur de l'intestin; les parois de l'intestin sont épaissies, œdémateuses, et chaque couche est infiltrée de sérosité. La tunique péritonéale s'enlève avec la plus grande facilité. Volume du foie, ordinaire; plaques blanches sur la surface convexe (traces de péritonite sus-hépatique). La rate est doublée de volume; sa membrane externe est épaissie, et couverte d'une couche blanche, par suite de la péritonite.

Pour toute altération, la vessie offre une rougeur assez vive, bornée au trigone.

Les deux reins, très gros, ont au moins un tiers de plus que leur volume ordinaire; ils sont bombés, et leurs sillons sont très prononcés. Chacun d'eux pèse sept onces moins deux gros. Le rein droit est anémique et légèrement jaunâtre; de petites arborisations rares, d'un rouge brun, se dessinent d'une manière remarquable sur la teinte jaune de la substance corticale. Granulations d'un blanc jaune, de la forme et de la dimension d'une petite virgule, disséminées à la surface et dans l'épaisseur de la substance corticale, ou réunies en groupes.

A la coupe, le gonflement de la substance corticale est plus apparent; les cônes sont déformés, et on voit un grand nombre de petites granulations dans la substance corticale, anémique et jaune.

Le rein gauche offre absolument les mêmes altérations. Les membranes des reins sont un peu plus adhérentes que dans l'état sain.

Obs. LVI. — Vie irrégulière; abus des boissons spiritueuses; vieux ulcère à la jambe. Après quatre mois et demi de traitement, œdème des membres inférieurs; urine albumineuse. Vomissemens, diarrhée. Piqûre suivie d'érysipèle. Emploi de la teinture de cantharides. — Reins très volumineux; granulations laiteuses, etc.; péritonite.

Hector Parisi, âgé de 22 ans, fut admis dans le service chirurgical de l'hôpital de la Charité, le 14 mai 1838, pour y être traité d'un vaste ulcère qu'il portait depuis quatre ans à la partie moyenne et antérieure de la jambe droite. Ce malade, dont l'état général paraissait bon, fut ainsi traité : topiques excitans; cautérisation; bandelettes agglutinatives. Sous l'influence de ces moyens et de la position horizontale du membre, l'ulcère marcha graduellement vers la cicatrisation. Le 3 août, sans cause appréciable, et après quelques symptômes d'embarras gastrique, qui durèrent une huitaine de jours, il survint un œdème aux extrémités inférieures, d'abord au-dessous de l'ulcère, puis au-dessus. Les bandelettes agglutinatives sous lesquelles l'ulcère était presque complètement cicatrisé, furent réappliquées, et maintenues par un bandage compressif qui s'étendait des orteils au genou. L'œdème, en apparence, refoulé à la cuisse, ne tarda pas à envahir les parties génitales et les parois abdominales. Le membre abdominal gauche était aussi œdématié. Dès-lors, soupçonnant une maladie des reins, M. Velpeau fit traiter les urines par l'acide nitrique et la chaleur, et, y ayant constaté la présence d'une grande quantité d'albumine, fit passer le malade dans mon service.

Le 21 août : pâleur de la face, rendue plus frappante par la couleur noire des cheveux, des yeux et de la barbe ; teinte jaune brunâtre de la peau. Système musculaire bien développé ; affaiblissement général du corps, contrastant avec une grande énergie morale. OEdème considérable des extrémités inférieures, excepté de la jambe droite, comprimée par un bandage. L'ulcère, large comme une pièce de vingt sols, est en voie de cicatrisation. OEdème des parties génitales, des parois abdominales, et ascite. Les fonctions digestives sont régulières. Il n'y a pas de douleur dans les régions rénales. Les urines, d'une couleur citrine et sans nuage, sont légèrement acides, d'une pesanteur spécifique faible (1008), et très albumineuses.

Poitrine large, bien développée. Les battemens du cœur sont réguliers, et ne sont accompagnés d'aucun bruit morbide. La respiration est partout naturelle, excepté à la base des deux poumons, où l'on entend du râle muqueux à bulles rares et inégales. Parisi a quitté, depuis sept à huit ans, Naples, sa patrie, pour venir exercer à Paris la profession de musicien ambulant. Il n'a jamais fait de maladies graves, n'a jamais ressenti de douleurs dans les reins ni de trouble dans la sécrétion urinaire; n'a jamais éprouvé aucun symptôme de maladie du foie ni de maladie du cœur. Depuis l'âge de 18 ans, il a mené une vie assez irrégulière, et a contracté l'habitude de boire trois à quatre litres de vin par jour, sans s'enivrer. Exposé, par son état, à toutes les intempéries des saisons, il éprouvait, dit-il, le besoin d'user largement des excitans pour se prémunir contre la fâcheuse influence du froid et de l'humidité. Du reste, le gain de chaque jour le mettait à même de se nourrir et de se vêtir assez confortablement. Ce n'est que depuis son séjour à l'hôpital, dit-il, qu'il a commencé à maigrir et à perdre ses forces (*Trois quarts d'alimens; tisane de raifort; un scrupule de sous-carbonate de fer*).

Sous l'influence de ce traitement, l'état du malade est resté à-peu-près stationnaire. Les urines ont continué d'être les mêmes; la quantité d'albumine n'a pas sensiblement augmenté. On a fait une piqûre à la cuisse droite, et beaucoup de sérosité s'en est écoulée. Mais, le lendemain, une large plaque érysipélateuse s'est développée autour de la piqûre. Au bout de quatre jours, cette inflammation a cédé aux cataplasmes et aux lotions émollientes. On n'a pas jugé convenable de revenir aux piqûres.

Le 3 septembre, administration d'une potion gommeuse, avec quatre gouttes de teinture de cantharides. Ce remède est continué les jours suivans et porté graduellement jusqu'à 10 gouttes. Il paraît augmenter la sécrétion urinaire et diminuer un peu la tension de la peau des parties œdématiées. Le 8, quelques nausées étant survenues, on ajoute à la potion cantharidée, six gouttes de laudanum liquide de Sydenham.

Les nausées cessent; mais, le 14, un dévoiement abondant et une grande inappétence obligent à suspendre la potion (*Un grain et demi d'opium; tis. de riz édulcorée avec sirop de coing*).

Le 25, 26 et 27 septembre, le dévoiement continue. L'hydropisie diminue sensiblement. Le 30, la sécrétion urinaire et le dévoiement deviennent beaucoup moins considérables. L'anasarque et l'ascite augmentent (*Tisane de chiendent avec un gros d'acétate de potasse par pinte; frictions avec teinture de digitale et de scille; julep*).

Le 31, dégoût prononcé pour toutes les boissons sucrées; dégoût pour les alimens; vomissemens (*Eau de Seltz*).

Le 9, plus de vomissemens; une ou deux selles liquides par jour. L'appétit est presque entièrement perdu; le malade mange et boit très peu, dans la crainte d'augmenter son dévoiement. L'hydropisie fait des progrès; la face devient bouffie, les extrémités supérieures s'œdématient; la dyspnée augmente, ainsi que la toux et l'expectoration muco-purulente.

Le 21, la faiblesse est portée au dernier degré; évacuations alvines involontaires. L'intelligence est toujours aussi nette, et le malade paraît ignorer la gravité de son état.

Le 22, mort.

Autopsie du cadavre, quarante-huit heures après la mort.

Habitude extérieure du corps. Infiltration générale du tissu cellulaire sous-cutané. Peau pâle, sans ecchymoses, ulcérée à la jambe droite, dans l'étendue d'un pouce environ. Pas d'œdème dans l'étendue de plusieurs pouces autour de cette ulcération. Flexibilité des membres.

Abdomen. A l'ouverture du bas-ventre, sept à huit litres de sérosité citrine, tenant en suspension quelques filamens fibrineux, s'écoulent de la cavité du péritoine. Cette membrane, généralement pâle, offre, à la partie postérieure de la vessie, deux eschares noirâtres, d'une mollesse pultacée. La surface du foie et de celle de la rate, sont parsemées de fausses membranes, molles et blanches, semblables à celles qui nagent dans la sérosité péritonéale.

Les reins, une fois plus gros que dans l'état normal, pèsent chacun huit onces. Leur consistance est molle. La membrane d'enveloppe des reins, entourée d'un tissu cellulaire infiltré de sérosité, est ramollie et très adhérente à la substance corticale, surtout dans plusieurs points où celle-ci offre des dépressions. La substance corticale est marbrée de plaques brun rougeâtre, au centre desquelles on voit de nombreuses et profondes dépressions, toutes très vasculaires. Dans les intervalles de ces plaques, la substance corticale est jaune et criblée de milliers de granulations blanchâtres, semblables à des grains de semoule. De petits vaisseaux, disposés en étoile, se dessinent sur plusieurs points décolorés de la substance corticale. Outre les dépressions, des sillons peu profonds partent de la scissure rénale, et s'effacent insensiblement à mesure qu'ils arrivent sur les faces antérieure et postérieure des reins. Les inégalités et les dépressions sont plus nombreuses et plus apparentes à l'extrémité inférieure et à la grande courbure des reins que partout ailleurs. Fendus par le milieu de leur bord convexe, vers le bassinet, ces deux organes offrent intérieurement la même apparence qu'à l'extérieur. Dans tous les deux, la substance corticale est presque généralement anémique et criblée de granulations. Les granulations, situées profondément dans l'épaisseur de la substance corticale, sont groupées irrégulièrement, tandis que les plus excentriques, celles qui sont situées en dehors de la base des tubulures, offrent une disposition radiée, de dedans en dehors.

Les cônes de la substance tubuleuse sont d'un rouge violacé, et ne présentent pas une seule granulation. La putréfaction des reins a commencé à s'opérer peu d'heures après l'autopsie; la macération a rendu les granulations beaucoup plus évidentes. Les bassinets, les uretères, la vessie et le canal de l'urèthre sont sains. La membrane muqueuse qui les tapisse, généralement pâle et d'une consistance normale, offre çà et là quelques arborisations vasculaires.

Les capsules surrénales sont très dures, sans autre altération.

Le foie pèse trois livres et demie; son parenchyme n'est point altéré; la vésicule est pleine d'une bile verte claire et coulant comme de l'eau. La rate, au moins deux fois plus grosse qu'à l'état normal, est, du reste, parfaitement saine. L'estomac et les intestins sont distendus par des gaz; leurs parois sont infiltrées de sérosité. Cette infiltration est plus marquée dans le gros intestin.

Poitrine. Les poumons sont engoués à leur tiers inférieur, dont la partie postérieure a subi un commencement d'hépatisation rouge. Le cœur est sain.

Tête. Rien de remarquable.

§ 591. *Néphrite albumineuse et lésions du foie.*

Tous les observateurs ont noté que le foie était quelquefois altéré à un degré plus ou moins considérable, chez des sujets qui avaient succombé à l'affection granuleuse des reins ou à d'autres lésions consécutives à cette affection. Ces lésions du foie étaient des affections antérieures, concomitantes ou *secondaires*.

Dans le tiers environ des cas mortels, j'ai trouvé le foie plus ou moins différent de l'état normal, quelquefois dans presque toute son étendue, et plus souvent en quelques points seulement; mais, dans la moitié de ces cas au moins, les lésions étaient si légères que, sans une recherche minutieuse, le foie aurait pu être considéré comme à-peu-près sain. Le docteur Bright a trouvé le foie parfaitement sain quarante fois sur cent; dans trente-cinq cas, l'altération était extrêmement légère, et, dans dix-huit seulement, la maladie était grave.

A la suite de la néphrite albumineuse chronique, le foie a quelquefois offert, soit à l'extérieur, soit dans l'intérieur, diverses colorations morbides. Je l'ai vu notablement pâle et anémique, et ses vaisseaux, béans à la coupe, ne fournissaient que fort peu de sang. D'autres fois, au contraire, le foie est d'une couleur foncée et ses vaisseaux sont congestionnés. Ces deux états existent quelquefois ensemble, dans des portions différentes d'un même foie; alors on voit, à sa surface, des taches irrégulières d'une couleur jaune-pâle, entourées d'une teinte non uniforme, plus rouge que la couleur ordinaire de cet organe. Ces teintes pâle et rouge se prolongent dans l'intérieur du foie; mais, en général, elles font moins de contraste entre elles, à mesure qu'on pénètre plus avant dans cet organe.

Le foie offre quelquefois aussi, dans cette maladie des reins, une sorte d'exagération de l'aspect naturel de ses substances. A la coupe, elles tranchent l'une sur l'autre d'une manière inaccoutumée, et le foie paraît comme granulé. Cette apparence m'a paru dépendre d'une congestion sanguine de la substance vasculaire de l'organe, dont les autres élémens paraissaient plus pâles.

D'autres fois, la substance brune de cet organe est en si petite proportion que l'aspect granulé de la coupe a presque disparu.

De véritables granulations grisâtres, comme laiteuses, analogues à certaines granulations pulmonaires, sont une des lésions les plus remarquables que m'ait présentées le foie chez quelques individus qui avaient succombé à la néphrite albumineuse chronique. Ces granulations sont moins irrégulières et moins opaques que les granulations rénales; mais il y a évidemment entre elles une certaine analogie. Le tissu du foie, parsemé de ces granulations, est, en général, plus dur que dans l'état sain.

Dans le sixième des cas environ, le foie était volumineux (et dans un grand nombre de ces cas il y avait maladie du cœur ou des poumons antérieure ou concomitante), soit qu'il fût sain d'ailleurs ou plus ou moins altéré. Cet organe était plus petit et plus dur que dans l'état sain, dans le onzième des cas environ.

On l'a vu plus ou moins mou dans un petit nombre de cas; plus souvent il était ferme ou même dur. Dans ce dernier cas, il était quelquefois assez foncé en couleur; son extérieur était bosselé et irrégulier, et son volume considérablement diminué. A la coupe, l'apparence naturelle du foie avait disparu, au moins en grande partie; au lieu de petits grains, on voyait des espèces de noyaux brunâtres, infiltrés d'une matière jaune, entourés par un tissu grisâtre, dense, criant sous le scalpel (comme le foie tuberculeux des ivrognes, *tubercular liver of drunkards*, des pathologistes anglais), altération connue en France, sous le nom de *cirrhose*. Lorsque cette affection était ancienne, le foie, comme ratatiné, était diminué de volume, couvert de bosselures, et, à la coupe, le calibre des vaisseaux qui parcourent sa substance paraissait notablement diminué.

Les cas de coïncidence de la néphrite albumineuse chronique et de la cirrhose du foie, n'ont pas encore été étudiés avec tout le soin desirable; ces cas sont plus rares en France qu'en Angleterre, où l'influence de l'abus des liqueurs spiritueuses sur la production de ces maladies a été plus souvent observée. Dans cette complication, les urines, au lieu d'être d'un brun rouge foncé, indépendant de globules sanguins, comme dans la cirrhose simple, sont pâles ou simplement teintes de sang, comme dans la néphrite albumineuse exempte de complication.

Dans quelques cas où la néphrite albumineuse s'est déclarée chez des phthisiques, et dans d'autres, exempts de complication pulmonaire, on a trouvé le foie pâle, volumineux, et gras; sa substance, frottée sur du papier, y formait des taches huileuses.

Le foie peut offrir, accidentellement, dans quelques cas de néphrite albumineuse chronique, des dépôts de matières morbides de diverse nature, de la matière tuberculeuse, et une matière blanchâtre, ferme, sous forme de nodosités ou de marrons, dont le dépôt est indiqué à l'extérieur du foie par des dépressions. J'ai vu un cas dans lequel le foie offrait, indépendamment du dépôt de cette matière blanchâtre, particulière, une autre altération : son tissu était très dense et dur, d'un jaune assez foncé, et avait l'aspect de la cire jaune.

Chez un hydropique dont les reins étaient granuleux, M. Bright (1) a vu la veine-porte et ses grandes divisions obstruées par un caillot fibrineux, décoloré; la veine splénique et l'artère pulmonaire offraient des caillots semblables. La malade était morte subitement.

Enfin, parfois à la suite de la néphrite albumineuse, on a observé des péritonites hépatiques, caractérisées par une douleur plus ou moins vive dans l'hypocondre droit et quelquefois dans l'épaule droite; et, après la mort, par des fausses membranes, et des adhérences entre la convexité du foie et l'hypocondre. Dans ces cas, le foie était souvent altéré dans sa structure.

Dans un petit nombre d'observations, l'aspect de la bile a été noté comme différant plus ou moins de l'état sain; mais aucune étude sérieuse n'a encore été faite sur les altérations que ce liquide peut éprouver dans la néphrite albumineuse, simple, ou compliquée d'autres lésions et en particulier d'affections hépatiques.

Il suffit d'avoir signalé les principales affections du foie qui peuvent survenir dans le cours de la néphrite albumineuse chronique, qui peuvent l'accompagner ou la précéder, pour faire entrevoir les modifications que le traitement de la maladie pre-

(1) Bright. *Reports of medical cases.* in-4. Lond. case VI, p. 19.

mière peut réclamer par le fait de l'invasion d'une péritonite, ou par celui de l'existence antérieure ou simultanée d'une cirrhose, etc.

Obs. LVII. — Néphrite albumineuse chronique et péritonite chronique; urines pâles et fortement albumineuses; mort après des vomissemens et une diarrhée opiniâtres. — Reins pâles, durs et rugueux, sans granulations (sixième forme); altérations dues à une péritonite chronique presque générale; cirrhose du foie.

Zabée (Périne), âgée de 36 ans, couturière, entra à l'hôpital de la Charité, le 9 juillet 1839. Cette femme est pâle, très amaigrie; ses traits sont effilés, ses joues creuses.

Sa mère est morte hydropique à l'âge de 36 ans. Zabée a eu une entérite, il y a onze ans, mais habituellement elle a joui d'une assez bonne santé jusqu'au commencement de l'année 1839. Zabée a été mère à 19 ans, et à 20 ans elle a fait une fausse-couche. Cependant, les règles ne revenaient point à des intervalles réguliers; elles étaient habituellement peu abondantes, et quelquefois elles manquaient pendant un ou plusieurs mois. Depuis l'âge de la puberté, elle est sujette à une leucorrhée abondante

Cette femme gagnait assez de son état pour suivre un bon régime. Elle n'a jamais été exposée au froid ni à l'humidité. Au mois de janvier, elle était encore bien portante, lorsqu'il lui survint des vomissemens, des douleurs abdominales et de la diarrhée. Ces accidens, au moins la diarrhée, continuèrent pendant une grande partie de l'hiver. Vers le même temps, il se déclara une hydropisie ascite et de l'œdème aux membres inférieurs. L'ascite et l'œdème ont fait graduellement des progrès, de manière à gêner beaucoup la marche, et à rendre la respiration difficile. Cette femme avait toujours de mauvaises digestions et souvent des envies de vomir.

Le 9 juillet, amaigrissement extrême; physionomie pâle et altérée. Ventre fortement distendu par un épanchement de sérosité, et sensible à la pression. La percussion donne un son mat, depuis le pubis jusqu'à deux pouces au-dessus de l'ombilic. Coliques presque continuelles; douleurs dans la région des reins, dans les aines, et engourdissement limité à la cuisse et à la jambe gauches. Avant d'entrer à l'hôpital, la malade n'avait pas remarqué de changemens sensibles dans la quantité de ses urines ni dans la fréquence de leur émission. Les urines sont pâles et transparentes; elles ne donnent point de sédiment par le refroidissement. Traitées par la chaleur et par l'acide nitrique, elles donnent un précipité albumineux abondant. Cette femme ayant une très forte leucorrhée et même une sécrétion purulente à l'entrée de l'urèthre, je fis retirer l'urine de la vessie par la sonde, afin de constater si l'urine était albumineuse dans la vessie et avant son mélange avec le pus ou le muco-pus de la vulve. Or, l'urine extraite de la vessie était albumineuse comme celle qui était rendue naturellement.

La respiration était naturelle dans toute l'étendue de la poitrine, dont la sonorité était normale dans tous les points. Les battemens du cœur étaient obscurs, et ses bruits un peu voilés.

Douleurs habituelles à la région du foie et à l'épigastre; chaque jour, vomissemens opiniâtres de matière jaune verdâtre, bilieuse. Le foie ne déborde pas les fausses côtes (*Limonade; eau de Seltz; le huitième d'alimens*).

Le 12 juillet, langue rouge et sèche, soif vive, peau chaude, insomnie; les vomissemens et la diarrhée continuent (quatre selles liquides dans les 24 heures). L'urine, pâle, citrine, transparente, contient toujours une quantité notable d'albumine; par le refroidissement elle ne donne point de dépôt muqueux (*Limonade, eau de Seltz; vin de colchique un gros et demi; bouillon, soupe*).

Cet état se prolonge pendant tout le mois de juillet; mais l'amaigrissement, l'ascite et l'œdème des membres inférieurs font des progrès. L'enflure n'a jamais gagné les membres thoraciques, ni la partie supérieure du tronc.

Dans le mois d'août, la malade s'affaiblit de plus en plus, et elle ne peut prendre aucun aliment qui ne soit rejeté par le vomissement. La fièvre et l'insomnie continuent (*Limonade; eau de Seltz; bouillon, soupe*).

Du 5 au 10 août, les selles deviennent moins fréquentes; mais les urines sont aussi beaucoup plus rares. Il n'y a qu'une ou deux émissions dans les 24 heures ; l'urine est toujours albumineuse.

Le 10 août, douleur et tension à l'épigastre ; envies de vomir et vomissemens ; soif vive, le pouls donne 95 pulsations par minute ; respiration difficile, toux rare ; l'expectoration est douloureuse et provoque le vomissement.

Le 11, deux selles, la veille ; une seule émission d'urine, même caractère de l'urine (*Une goutte de créosote dans une potion gommeuse*).

Le 12, faiblesse extrême ; oppression considérable, suivie d'une douleur vive à la cuisse gauche ; épigastre douloureux et météorisé, vomissemens (*Limonade ; eau de Seltz ; une goutte de créosote dans une potion ; bouillon*).

Mort dans la nuit à quatre heures.

Autopsie du cadavre.—L'*abdomen* est distendu par une grande quantité de sérosité limpide, d'un jaune citron. Des brides et des adhérences anciennes unissent les divers organes contenus dans cette cavité. La matrice adhère par ces brides aux parois du petit bassin ; le foie, l'estomac et le colon transverse sont également réunis en une seule masse par ces adhérences. Il n'y a pas de trace de péritonite récente. Le diaphragme est refoulé dans le thorax, de manière à rétrécir beaucoup la cavité thoracique.

Les deux reins, augmentés de volume, ont une densité et une dureté remarquables ; la capsule fibreuse de ces organes, très adhérente à la substance corticale, se déchire en lambeaux lorsqu'on veut la détacher. La surface des deux reins, rugueuse, inégale, surmontée de mamelons, parsemée de légères dépressions, a une teinte blanc jaunâtre, uniforme, le long de la scissure et sur les deux faces des reins, dans une assez grande étendue. Le long du bord convexe de ces organes, la substance corticale a une couleur un peu plus foncée, et elle est parsemée de petits vaisseaux très déliés qu'on observe aussi sur les dépressions ; tous les points saillans, en forme de mamelons, ont, au contraire, une teinte d'un jaune clair. La substance corticale est augmentée de volume, et résiste sous l'instrument plus que dans l'état sain ; ce gonflement est très marqué entre les cônes, où la substance corticale offre la même décoloration d'un blanc jaunâtre qu'on observe sur plusieurs points de la surface extérieure des reins. On ne voit, à la surface et dans l'épaisseur de la substance corticale, aucune trace de granulations blanches, isolées ou confluentes. Les vaisseaux rénaux paraissent avoir un gros calibre. La face interne du bassinet est tout-à-fait décolorée. Les uretères et la vessie ne présentent aucune altération. La membrane muqueuse de la vessie est un peu pâle, et ses parois semblent amincies.

L'estomac et les intestins n'offrent aucune lésion. Le foie, diminué de volume, est atteint de cirrhose à un degré assez prononcé; sa surface présente des inégalités, des bosselures noires, jaunes, ou ardoisées, ou présentant à-la-fois ces diverses nuances, bosselures séparées par des rainures blanchâtres. Son bord antérieur est frangé et inégal. A la section, la face est très dure; la masse de cet organe est divisée en lobules irréguliers par un grand nombre de filamens celluleux et fibreux. La plupart des canaux biliaires sont dilatés; quelques-uns sont oblitérés par une matière jaune, demi solide, analogue à de la bile concrète. On trouve çà et là, dans l'épaisseur du foie, de petites masses de matière semblable entourées de poches noirâtres. Sur diverses coupes pratiquées dans l'épaisseur du foie, on voit des granulations jaunes, et d'autres granulations d'un rouge brun; les unes et les autres resistent beaucoup à la pression, avant de s'écraser entre les doigts. La vésicule biliaire est distendue par la bile.

La rate est hypertrophiée, sans altération du tissu.

Thorax. Les organes renfermés dans la cavité thoracique sont sains. Le cœur a un petit volume; ses parois sont minces, et ses cavités étroites. La membrane interne, les valvules et le péricarde sont pâles et blanchâtres. Les poumons sont crépitans. Très peu de sérosité dans les plèvres et le péricarde.

Tête. Le cerveau est parfaitement sain.

Obs. LVIII. — Néphrite albumineuse chronique (urine albumineuse et hydropisie); reins indurés et granulés; altération particulière du foie (granulations blanches); caverne dans le sommet du poumon droit; pneumonie ultime.

Lecœur, âgé de 54 ans, d'une taille élevée et d'une bonne conformation, entra à l'hôpital de la Charité le 18 septembre 1838.

Depuis une vingtaine d'années, cet homme a eu, presque tous les hivers, des rhumes, qu'il ne soignait pas, étant obligé, comme fort de la halle, de se livrer par tous les temps à un travail très pénible. Doué d'une grande force musculaire, qui lui permettait de porter de très lourds fardeaux, il était souvent requis par ses camarades, pour leur venir en aide; mais, à la fin de sa cinquante-et-unième année, il fut pris d'un rhume beaucoup plus opiniâtre que les précédens, et qui fut accompagné d'une douleur à l'épaule droite. Cette maladie fut traitée par l'application d'un vésicatoire *loco dolenti*. Depuis cette époque, Lecœur, toujours toussant et crachant, s'est fait logeur rue de la Petite-Tuanderie. Malgré son état maladif, il a souvent travaillé dans sa cave, plusieurs heures par jour. Souvent même il s'est mis en nage à force de fatigues, et a souvent alors éprouvé l'impression du froid et de l'humidité. Ces rhumes négligés ont été, suivant lui, l'origine de sa maladie et de l'affaiblissement de ses forces.

Il y a huit mois, pour combattre des accidens dont il a tout-à-fait perdu le souvenir, on lui fit, sur la région du foie, l'application d'un large cautère, qui a été entretenu pendant six mois. Plusieurs fois j'ai cherché à savoir si, dès cette époque, il n'éprouvait pas des douleurs à l'hypocondre droit; mais il nous a toujours assuré qu'il n'avait souffert nulle part, pas plus dans la région du foie que dans la région des reins. A-peu-près à l'époque de l'application du cautère, les pieds commencèrent à s'œdématier, après une station ou une marche prolongée. Le 1er septembre 1838, application de douze sangsues sur le ventre, qui, depuis quelques jours déjà, augmentait de volume.

Cet homme n'a fait d'excès d'aucun genre, pas même de boissons spiritueuses. Jamais il n'a eu des crachemens de sang, jamais de maladies vénériennes; jamais il n'a éprouvé de symptômes de cystite, ni de néphrite, etc.

Lors de son admission à l'hôpital, teinte jaune de la peau et des conjonctives. Maigreur, système musculaire peu développé, œdème des extrémités inférieures.

Le péritoine contient une petite quantité de sérosité, qui n'est point en rapport avec le volume et la tension de ses parois. Le foie dépasse de quatre travers de doigts le rebord des fausses côtes, et remplit en partie la région épigastrique. La pression de cet organe ne détermine pas la moindre douleur, et il n'y a aucune inégalité à sa surface, qui paraît très dure. Matité dans l'étendue de deux à trois pouces carrés à la région de la rate. Les autres régions de l'abdomen et surtout les régions rénales, explorées avec soin, ne donnent aucun signe morbide; cependant l'urine contient une grande quantité d'albumine. Traitée par la chaleur et par l'acide nitrique, elle devient blanche comme du lait. Elle est acide au moment de l'émission, d'une couleur jaune ambrée, transparente, sans dépôt et sans crémor, ce qui lui donne quelque ressemblance avec l'huile. L'urine est émise fréquemment et en petite quantité, chaque fois. Les fonctions digestives s'accomplissent assez bien; cependant la langue est blanchâtre au centre; l'appétit est peu prononcé; les selles sont rares et difficiles; hémorrhoïdes non fluentes.

Toux fréquente, suivie d'une expectoration abondante de crachats muqueux épais; résonnance naturelle de la poitrine à la percussion. On entend partout, en avant et en arrière, plus en bas qu'en haut, un mélange de râle muqueux et sous-crépitant; le bruit respiratoire au sommet des poumons est rude et soufflé. Les battemens du cœur sont naturels; le pouls donne 80 pulsations par minute. Le soir, il y a un mouvement fébrile.

Le malade reste couché sur le dos pendant presque toute la journée, soit parce qu'il est trop faible pour se tenir debout et marcher, soit parce qu'il redoute d'augmenter l'œdème des extrémités inférieures par la station.

(*Douze grains de sous-carbonate de fer; huit onces de sang par des ventouses scarifiées sur la région du foie; infusion de saponaire. Eau de Contrexeville; le quart d'alimens.*)

Les mêmes médicamens ont été continués jusqu'au 27. Le 24, les extrémités supérieures commencent à s'œdématier. Le progrès de l'œdème des extrémités inférieures et de l'ascite est très sensible. La dyspnée augmente; du reste, rien de changé dans les autres symptômes. Les urines, d'un jaune d'ambre, examinées chaque jour, sont toujours trouvées acides et très albumineuses.

Le 28, le pouls est à 90, la peau est chaude; la toux et l'expectoration augmentent accès de dyspnée considérable. Inappétence; constipation depuis deux jours. La faiblesse est extrême (*une goutte d'huile de croton-tiglium; vésicatoire sur le thorax; deux onces de vin diurétique*).

Le soir et pendant la nuit, deux ou trois évacuations alvines.

Le 29, *douze grains de scammonée et douze grains de poudre de jalap*, à prendre en deux fois, dans le courant du jour. Sept à huit selles.

Le 30, le malade se trouve mieux. Il croit son ventre moins tendu, et il assure que, depuis l'application du vésicatoire, il respire plus librement (*vin diurétique; limonade; bouillon*).

Le 1er octobre, le dévoiement continue; l'émission des urines est presque entièrement suspendue. La tension du ventre augmente. Accroissement progressif de tous les symptômes. La voix est alternativement rauque et forte, ou brisée et presque éteinte, de sorte que la parole devient inintelligible; sensation de gène au larynx. Les facultés intellectuelles sont restées intactes, et jusqu'au dernier moment. Mort le 3 octobre, à 10 heures du matin.

Autopsie du cadavre 24 heures après la mort. — *Etat extérieur.* Rigidité des extrémités inférieures; flexibilité des extrémités supérieures; anasarque; ascite considérable.

Abdomen. Le péritoine ouvert, il s'écoule de six à sept pintes de sérosité citrine, transparente, sans mélange de fausses membranes.

Le foie, aplati d'arrière en avant, très large transversalement et de haut en bas, est d'une densité considérable. Il pèse 5 livres et demie. Son tissu a un aspect granulé très remarquable. De petits points miliaires jaunes ou d'un gris blanchâtre sont semés par milliers dans l'épaisseur de cet organe, qui est d'un rouge brun. Ces petites granulations donnent à la surface du foie un aspect chagriné; et, quand on enlève la capsule de Glisson, elle en entraîne quelques-unes avec elle. Si on incise le foie, la section est nette, et la coupe a la plus grande ressemblance avec celle d'un granit. La déchirure du parenchyme du foie s'opère très difficilement, et ne ressemble nullement à celle d'un foie cirrhosé. Dans ces déchirures, les grains grisâtres restent adhérens aux surfaces déchirées, qui alors ont à-peu-près le même aspect chagriné que la surface du foie dépouillé de son enveloppe.

La rate, une fois plus volumineuse qu'à l'état normal, ne présente pas d'altération analogue à celle du foie. Le tissu fibreux de son parenchyme paraît seulement un peu plus développé qu'il ne l'est ordinairement.

Les deux reins offrent une altération tellement semblable qu'on peut les comprendre dans une même description. Leur volume est normal, et leur poids, réuni, est de onze onces. Ils sont plus denses que dans l'état sain. La membrane fibreuse se détache facilement de leur surface extérieure.

Cette surface est traversée, en différens sens, par cinq ou six sillons qui circonscrivent des éminences surmontées elles-mêmes de petites saillies près desquelles se voyaient de légères dépressions; ce qui donne à tout l'organe un aspect ratatiné. Les sillons et les dépressions offrent un réseau vasculaire très délié; les saillies, d'un jaune grisâtre, sont parsemées d'un piqueté rouge très ténu. La moitié inférieure du rein droit est colorée en vert dans un point où il était en contact avec l'intestin. Cette coloration, beaucoup plus foncée dans les dépressions que sur les saillies, fait ressortir davantage ces dernières; ce qui permet de distinguer facilement, à leur surface, les granulations de Bright.

La macération fait voir que les granulations n'existaient

pas seulement, en ces points, mais encore sur presque tout le reste de la substance corticale. Les prolongemens de la substance corticale entre les tubulures, sont très développés et parsemés de granulations. Les tubulures paraissent comprimées et beaucoup plus petites que dans l'état normal; elles ne contiennent point de granulations.

Le bassinet, les uretères et la vessie sont sains; la vessie est revenue sur elle-même au point d'égaler le volume d'un œuf; la membrane muqueuse est pâle.

L'intestin présente, dans l'étendue de 6 à 8 pouces, au-dessus et au-dessous de la valvule, quelques élevures noires et lenticulaires, à la surface desquelles la membrane muqueuse a subi un commencement d'ulcération. Dans le tissu graisseux qui sépare les lames du mésentère, il existe plusieurs ganglions, gros comme des pois, d'une couleur noirâtre à leur surface, et dont le centre est blanc et granulé.

Col et poitrine. Le larynx offre, derrière la commissure postérieure des deux cordes vocales droites, une ulcération à fond rouge, formée aux dépens de la membrane muqueuse seulement. Dans tout le reste de son étendue, cette membrane est saine. Il existe, à l'origine des bronches, au point où elles s'enfoncent dans les poumons, quelques ganglions, bruns extérieurement et blanchâtres intérieurement comme ceux du mésentère. Les plèvres sont adhérentes aux parois de la poitrine. Ces adhérences sont ostéo-cartilagineuses autour des deux tiers inférieurs du poumon droit. Le tiers supérieur de cet organe est occupé par une caverne vide, et capable de contenir une orange. Les parois de cette cavité sont formées, de dedans en dehors : 1° par une membrane muqueuse très épaisse ; 2° par des fibres longitudinales ; 3° par une coque ostéo-cartilagineuse, d'une à deux lignes d'épaisseur. Au niveau du tiers moyen du poumon, cette coque se divise en deux feuillets, l'un, interne, plus mince qui se replie sur lui-même, de manière à former, pour ainsi dire, le plancher de la caverne, tandis que l'autre, externe, se prolonge en s'amincissant autour du lobe moyen du poumon, et finit par disparaître vers le lobe inférieur. Il n'y a pas d'autres cavernes dans les deux poumons, mais on rencontre, dans le droit et au sommet du gauche, plusieurs granulations grises. La base du premier est le siège d'un engorgement hémoptysique; celle du second est gorgée de sang et de sérosité; le sommet a subi un commencement d'hépatisation grise.

Le cœur est sain; il contient, dans chacune de ses cavités, des caillots sanguins rouges, et des caillots fibrineux d'un blanc jaunâtre.

Tête. Le cerveau et ses membranes n'offrent pas la plus légère altération.

§ 592. *Néphrite albumineuse et lésions de la rate et du pancréas.*

Chez les individus morts de la néphrite albumineuse chronique, le plus souvent compliquée d'autres lésions, la rate a été trouvée différente de l'état sain, dans le cinquième environ des cas; et, toutes les fois que le foie était devenu le siège de lésions consécutives, la rate était presque toujours aussi plus ou moins altérée.

Le plus souvent, son volume était augmenté; et je l'ai vue quatre fois plus grosse qu'à l'ordinaire.

J'ai vu aussi cet organe (dont le volume était considérablement accru et la consistance plus ferme que dans l'état sain), rempli de granulations grisâtres, analogues à celles que j'avais rencontrées dans le foie.

Dans d'autres cas où il n'y avait pas de granulations spléniques, la rate était friable, tantôt molle, tantôt ferme et dure. En général, la couleur de la rate était foncée; mais, à la coupe, son tissu présentait quelquefois une variété de teintes fort remarquable, comme la tranche de certains saucissons. D'autres fois, la rate était pâle, presque exsangue et flasque; sa trame celluleuse extrêmement apparente, et le doigt pénétrait difficilement dans son épaisseur.

Les cas de simple coïncidence des maladies de la rate avec la néphrite albumineuse chronique peuvent être très variés. On a vu de la matière tuberculeuse déposée dans le tissu de la rate;

j'ai vu, dans cet organe, quadruplé de volume, une vaste poche qui communiquait avec l'intérieur de l'estomac. Il est de ces lésions qu'il est impossible de reconnaître pendant la vie; mais l'augmentation du volume de la rate peut être appréciée par la percussion.

Obs. LIX. — Etat cachectique de la constitution; point d'hydropisie (hydropisie antérieure). Urine albumineuse, avec dépôt d'acide urique; reins volumineux, jaunâtres, parsemés de granulations; communication de l'estomac avec une cavité formée dans l'épaisseur de la rate.

Bronchmart, sabotier, âgé de 27 ans, entra à l'hôpital de la Charité le 9 novembre 1837. Cheveux bruns; barbe rare; constitution débile, altérée par de longues souffrances, maigreur remarquable; peau anémique, avec teinte jaunâtre, cachectique; membres grêles, expression d'indolence et de langueur dans la physionomie.

Dans son enfance, cet homme était faible, s'essoufflait facilement, et ne pouvait partager les jeux de ses camarades. D'abord employé, comme journalier, à la manufacture de Bièvre, il a été bientôt obligé de renoncer à un travail au-dessus de ses forces. Plus tard, il prit l'état de sabotier, qu'il fut souvent obligé d'interrompre. N'ayant d'autres ressources que celles que le travail lui procurait, il a été souvent dans la misère.

Son père et sa mère étaient assez bien constitués; il a une sœur qui, comme lui, est d'une santé fort délicate.

Il y a environ cinq ans, cet homme commença à ressentir de violens battemens du cœur; un an plus tard, ses jambes enflèrent; il devint hydropique. Au bout de deux ans, l'hydropisie disparut; mais cet homme continua à s'affaiblir et à maigrir, d'une manière lente.

Teinte légèrement anémique de la peau; pâleur des lèvres, des gencives et de l'intérieur de la bouche; lenteur des mouvemens; ouïe un peu dure. A aucune époque, cet homme n'a éprouvé de douleurs dans les lombes, ni dans les flancs; jamais il n'a rendu de sang, ni de graviers, avec l'urine. L'urine, faiblement colorée, légèrement acide, donne pour pesanteur spécifique 1009; par le repos, elle offre un nuage d'apparence muqueuse, assez abondant, qui supporte une couche légère de cristaux d'acide urique. L'urine est coagulable par l'action de la chaleur ou par l'addition de quelques gouttes d'acide nitrique, et le précipité formé par l'acide ne se dissout pas par la chaleur. Le nuage, examiné au microscope, offre : 1° un certain nombre de globules blancs muqueux ; 2° des lamelles d'épithélium; 3° de nombreux cristaux d'acide urique, jaunes, isolés ou en groupes, mais bien nets et réguliers.

Pouls faible (96 à 100 pulsations par minute); les battemens du cœur sont à peine sensibles à la main; les deux bruits sont naturels, réguliers, assez clairs; dans la marche, palpitations. Dans le repos, respiration libre et calme; par la marche, elle devient accélérée, et elle est bientôt accompagnée d'essoufflement; la poitrine donne à la percussion un son naturel; le murmure respiratoire est si faible que, dans plusieurs points, il ne peut être entendu, mais partout où il peut l'être, il est pur et sans mélange de râle.

Langue pâle, humide, soif assez vive, peu d'appétit, selles naturelles. A l'âge de 10 ans, cet homme a contracté, du côté gauche, une hernie inguinale, qui a été maintenue par un bandage. Le foie dépasse un peu les fausses côtes; la surface de son bord libre est lisse. La rate n'est pas volumineuse (*poudre de quinquina, fer et canelle; tisane amère; régime animal*). Le malade se lève plusieurs fois par jour, mais reste assis auprès du poêle; il s'affaiblit lentement tous les jours. Dans les derniers temps qui précédèrent la mort, il eut de la diarrhée. Mort le premier décembre.

Autopsie le 2 décembre, 26 heures après la mort. — *Etat extérieur*. Marasme, sans œdème.

Abdomen. Le tissu cellulaire extérieur des reins a son aspect naturel. La membrane fibreuse se détache assez facilement; cependant, en plusieurs points, on emporte avec elle une légère couche de la substance corticale, et sur toute la surface du rein il reste de petits filamens blancs, formés par du tissu cellulaire épaissi.

Le rein droit est augmenté de volume et de poids; sa surface est généralement lisse; les sillons des lobules sont peu marqués. L'extrémité inférieure, renflée et presque arrondie, est beaucoup plus volumineuse que la supérieure. Dans l'intervalle des sillons, la substance du rein est gonflée. Vers le bord convexe du rein, ces sillons sont larges et forment de véritables dépressions. La substance corticale est décolorée, et plus sensiblement à la face postérieure et aux extrémités du rein que dans le reste de son étendue. Un grand nombre de petits vaisseaux capillaires très injectés, forment des réseaux déliés à la surface du rein. A son extrémité inférieure, l'injection est très fine et très serrée; on y remarque aussi un certain nombre de petits points rouges, ayant l'apparence de pétéchies. Sur la substance corticale, devenue jaune, on voit un grand nombre de petits points d'un blanc mat (granulations), semblables à des grains de semoule; ces granulations sont plus rares, à l'extrémité inférieure du rein. Après avoir divisé le rein longitudinalement et suivant son épaisseur, du bord convexe vers le bord concave, on voit que la couche, formée par la substance corticale, est plus épaisse que dans l'état sain; on y aperçoit les granulations déjà observées à la surface du rein. Celles-ci manquent complètement dans la substance tubuleuse. Les cônes de la substance tubuleuse sont comprimés, atrophiés.

Le rein gauche, quoique moins volumineux que le précédent, l'est cependant plus que dans l'état normal; même décoloration jaune de la substance corticale, qui est gonflée; sillons moins nombreux, mais plus profonds; large dépression au bord convexe. Les granulations blanches, laiteuses, sont très nombreuses, surtout aux extrémités. La décoloration jaune, anémique, est plus prononcée que dans le rein droit.

La rate est aplatie, et son volume est quadruple de l'état sain; sa membrane extérieure, épaissie, présente deux plaques cartilagineuses ou fibro-cartilagineuses. On la détache difficilement à cause d'adhérences fibro-celluleuses qu'elle a contractées avec les parties voisines. Le tissu de cet organe est plus rouge et plus dense que dans l'état sain; son côté interne adhère fortement à la grosse extrémité de l'estomac; une large cavité, creusée au milieu de la rate, communique avec l'estomac par une grande ouverture qui est faite aux dépens des parois de ce dernier organe. Cette cavité ne contient pas de liquide, et n'est point tapissée par une fausse membrane; sa face interne est plus pâle que le reste de l'organe, ramollie et presque pultacée. L'adhérence des membranes de l'estomac avec l'enveloppe fibreuse de la rate est très intime; sur un des points de la circonférence de l'ouverture de communication, on voit un appendice membraneux, formé par un lambeau des parois de l'estomac, détaché circulairement, et qui peut fermer, en partie, cette ouverture. La face interne de l'estomac offre un grand nombre de rides; aucune autre solution de continuité à l'estomac; point d'injection morbide. La face interne de l'intestin est pâle dans le quart supérieur de ce conduit; à partir de ce point, des portions plus ou moins étendues de la circonférence de l'intestin offrent des rougeurs disposées en plaques, et des arborisations vasculaires très fines. La consistance de la membrane muqueuse est naturelle. Dans le gros intestin, on trouve alternativement des points anémiques et d'autres points parcourus par des vaisseaux qui forment un réseau moins serré que dans l'intestin grêle.

Le foie est volumineux, mais n'est pas altéré dans sa texture.

Poitrine. Le cœur est petit; valvules saines et suffisantes, teinte livide d'imbibition de l'endocarde; chair musculaire pâle. Les poumons sont anémiques, gris, semés de taches noirâtres; les plèvres sont unies aux parois de la poitrine par quelques adhérences. Le tissu des poumons est ferme, exsangue, crépitant; point de tubercules.

Tête. Le cerveau est sain.

§ 593. Le *pancréas* est presque toujours sain dans la néphrite albumineuse aiguë ou chronique, simple ou compliquée; je ne l'ai jamais vu s'éloigner notablement de l'état normal; cependant des états anomaux du pancréas sont mentionnés dans plusieurs observations. Le docteur Bright dit qu'il était congestionné dans le cas XII, et qu'il était notablement ferme ou dur dans les cas XII, LVII, LXXXI, LXXXII, LXXXIV et XCI, et obstrué dans le cas XXVII.

Le docteur Gregory a vu un petit dépôt tuberculeux sur le pancréas, dont la substance était un peu indurée; le sujet n'était pas phthisique.

§ 594. *Rapports de la néphrite albumineuse avec les affections cérébrales.*

Les affections cérébrales proprement dites surviennent assez rarement dans le cours de la néphrite albumineuse; mais souvent, quelque temps avant la mort, il se déclare un *état comateux* analogue à celui qui se montre dans le cours et surtout vers la fin d'un grand nombre de maladies des reins (1), et plus particulièrement de la néphrite simple grave.

Des attaques apoplectiformes, le coma, des convulsions, et la mort subite, sans lésions appréciables du cerveau, ou, ce qui est plus commun, avec épanchement séreux dans les ventricules ou sous l'arachnoïde, sont les accidens cérébraux les plus communs dans cette maladie, et paraissent être, non de véritables complications, mais des accidens de l'affection rénale elle-même.

Un *coma* véritable et qui ne précède pas immédiatement la mort, se voit quelquefois dans la néphrite albumineuse. Il s'annonce ordinairement par les symptômes suivans: somnolence, douleur de tête, vision imparfaite, état de torpeur; les

(1) Le docteur Wilson a lu, au Collège des médecins, de Londres, dans la séance du 25 février 1835, un mémoire ayant pour sujet: *Des attaques et de la mort subites, considérées dans leurs rapports avec les maladies des reins* (Gaz. méd. de Paris. 1833, p. 236), dans lequel il cite plusieurs cas de mort subite produites par des lésions des reins, dont les unes me paraissent appartenir à la néphrite simple, les autres à la néphrite albumineuse ou à d'autres affections rénales. Postérieurement, M. Addisson a étudié les affections cérébrales qui ont leur origine dans des lésions rénales, et il a cherché de les distinguer de celles qui sont dues à d'autres causes. On trouve, dans son mémoire, quelques remarques judicieuses sur les divers aspects qu'offrent les malades atteints d'accidens cérébraux, dans l'affection granuleuse des reins (*Guy's hospital reports.* N° VIII. April 1839, p. 1).

malades tombent graduellement dans la stupeur et dans le coma, d'où on ne peut les retirer que momentanément, soit en les secouant par les épaules, ou en leur parlant très fortement à l'oreille. Peu-à-peu, la sterteur apoplectique arrive ; la face devient plus pâle (apoplexie séreuse ou nerveuse des auteurs); cet état est quelquefois précédé par un délire tranquille ou par des rêvasseries, surtout pendant la nuit.

Quelquefois, à ces symptômes comateux se joignent des *convulsions ;* d'autres fois, sans coma et symptômes apoplectiformes, il survient des attaques convulsives, semblables à celles de l'épilepsie. M. Bright a vu plusieurs fois ces accidens se déclarer, soit dans le cas d'hydropisie avec urine coagulable, soit dans les cas d'urine coagulable sans hydropisie. Ces accidens, à-peu-près constamment mortels, ont la plus grande ressemblance avec ceux qu'on voit quelquefois survenir dans la néphrite albumineuse très aiguë, à la suite de la scarlatine. M. Bright a vu une femme hydropique et dont l'urine était coagulable, mourir presque subitement, à une époque où elle paraissait en convalescence. M. Christison, ayant été plusieurs fois témoin d'accidens cérébraux graves chez des individus atteints de cette maladie, a étudié avec soin, dans ce cas, l'état de la sécrétion urinaire, et il s'est assuré qu'il n'était pas nécessaire que la quantité de l'urine fût diminuée d'une manière très considérable pour qu'il se manifestât du coma et de la stupeur. Il affirme qu'il a vu le coma se déclarer et amener en peu de temps la mort chez des malades qui rendaient trente onces d'urine par jour, et que, d'un autre côté, il a vu la quantité de l'urine réduite au quart de sa quantité naturelle, sans qu'aucun symptôme cérébral se déclarât. M. Christison a vu non-seulement le coma survenir dans la période avancée de la maladie, mais il dit l'avoir observé aussi dans les premiers temps de cette affection. Ce cas doit être très rare (si on excepte ceux qui surviennent quelquefois après la scarlatine); car je n'ai vu que deux fois cet accident survenir dans la première période de la néphrite albumineuse. Je dois même ajouter que l'exemple de cette complication, cité par M. Christison, n'est pas concluant, car il me paraît appartenir à une autre affection des reins (néphrite simple), dans laquelle la stupeur se montre quelquefois de très bonne heure.

Au reste, quelque rare que soit, suivant moi, le *coma* dans les premiers temps de la néphrite albumineuse, indépendante de la scarlatine, on ne peut contester que cet accident n'ait été plusieurs fois vu dans la néphrite albumineuse aiguë, survenue à la suite de cette fièvre éruptive.

§ 595. La lésion qu'on trouve le plus souvent dans la tête des individus qui succombent à la suite des accidens cérébraux, est une infiltration séreuse sous-arachnoïdienne. En même temps, il existe une quantité plus considérable de sérosité qu'à l'ordinaire, soit dans les ventricules, soit à la base du cerveau; quelquefois l'intérieur du crâne a l'air d'avoir été lavé à grande eau. Le docteur Barlow a obtenu du nitrate d'urée, en traitant, par l'acide nitrique, l'extrait de la sérosité des ventricules d'un individu mort avec des accidens cérébraux, et dont les reins étaient granulés. (1)

Plus rarement on trouve des points de l'arachnoïde épaissis ou opaques; mais il est à noter que, chez des sujets qui meurent sans avoir présenté, d'une manière notable, avant la mort, le coma ou d'autres accidens cérébraux, on trouve quelquefois ces mêmes lésions à un degré plus ou moins marqué. En fin MM. Bright, Christison et Gregory ont noté des cas (Obs. XLIII, Bright; Obs. VIII, Christison; Obs. VI, Gregory, etc.) où le cerveau était exsangue, et plusieurs autres (Obs. XXII, LXXXIII, LXXXIV et XCIV, Bright), dans lesquels la substance cérébrale était vasculaire ou rouge. Chez un sujet mort dans mon service, après avoir offert des symptômes cérébraux, le cerveau présentait à la coupe un sablé assez marqué.

L'état comateux doit être combattu énergiquement, dès le début, par la saignée et les purgatifs. On doit aussi avoir recours à des moyens excitans. M. Christison recommande la crème de tartre unie à la digitale; Sabatier conseille le quinquina. Le fait est que l'efficacité de ces remèdes est fort incer-

(1) Bright. *Guy's hospital reports*. N° II. April 1836, p. 363.

taine lorsque les symptômes cérébraux sont bien prononcés : et, dans ce cas, la saignée est encore de tous les moyens qu'on peut employer, celui qui offre le plus de chances de succès.

§ 596. On a observé, mais très rarement, de véritables complications cérébrales, qui probablement étaient accidentelles. Ainsi on a plusieurs exemples d'apoplexie cérébrale avec épanchement sanguin, soit dans la substance du cerveau (1), soit dans les ventricules (2), soit enfin dans la grande cavité de l'arachnoïde (3), ou dans cette même membrane (4). Ces épanchemens, plus ou moins considérables, sont accompagnés de symptômes très variés, selon l'étendue et le lieu qu'ils occupent ; mais ils sont les mêmes que ceux qu'on voit ordinairement dans les épanchemens sanguins, cérébraux. On a observé des douleurs de tête et d'autres signes d'une congestion cérébrale ; puis de véritables attaques apoplectiques, quelquefois répétées, avec sterteur, etc., et suivies parfois d'une paralysie d'un côté du corps (5). Dans un cas fort remarquable, publié par le docteur Bright (*premier mémoire*, cas XIII), le malade eut des convulsions tellement fortes, qu'il était presque impossible de le contenir ; les pupilles, surtout la gauche, étaient contractées. Dans ce cas, le *crus cerebri* du côté gauche était déchiré et plein de taches sanguinolentes, foncées, et les deux ventricules latéraux étaient remplis de sang.

Ces cas de coïncidence d'une affection des reins, et d'une véritable apoplexie cérébrale, hémorrhagique, sont tellement rares, qu'il est difficile de supposer qu'il y ait eu, dans ce cas, une liaison intime entre cette hémorrhagie et la néphrite albumineuse. L'apoplexie paraît n'être qu'un accident survenu pendant son cours. Les ramollissemens de la substance cérébrale, diverses affections du crâne et quelques lésions des

(1) Bright. *Tabular view*. Obs. XXVIII, XXIX, XXX, XXXI et XXXIV.

(2) Bright. *Reports of medical cases*. in-4. 1826. Case XIII. p. 32.

(3) Bright. *Cases and observations illustrative of renal disease* (Guy's hospital reports. N° II. April 1836. Case II, p. 350. — *Tabular view* (ibidem. Case XIX).

(4) Christison. *On granular degeneration of the kidnies*. Case VII, p. 196.

(5) Bright. *Guy's hospital reports*, April 1836. Case I, p. 345.

vaisseaux du cerveau, qu'on a observés dans des cas d'hydropisie de l'urine coagulable, paraissent être dans le même cas. Le docteur Bright mentionne un cas où il y avait coïncidence de l'affection granuleuse et d'une maladie chronique du cerveau et des méninges. La même remarque s'applique à une observation très intéressante, rapportée par le professeur Christison; il y avait coexistence de la maladie granuleuse et de tumeurs cérébrales brunâtres, dans le voisinage d'une desquelles la substance cérébrale était ramollie et désorganisée. Le docteur Gregory a noté la coïncidence de la maladie des reins, et d'une lésion organique du cerveau, qu'il indique sans la décrire. Il y eut, pendant la vie, une attaque épileptiforme; les facultés cérébrales étaient troublées.

Enfin on a trouvé plusieurs fois des traces d'anciennes maladies cérébrales, antérieures et tout-à-fait indépendantes de la néphrite albumineuse. Dans le cas VIII de M. Christison, il existait une cavité ancienne, tapissée par une membrane celluleuse.

Obs. LX. — Mauvais régime; impression du froid et de l'humidité; urine rare, trouble et très coagulable; œdème des membres supérieurs et inférieurs; accidens cérébraux qui persistent pendant quatre jours avant la mort. — Reins volumineux et granulés. — Epanchement de sérosité limpide dans le tissu sous-arachnoïdien et dans les ventricules.

Rollin, âgé de 68 ans, fut admis à l'hôpital de la Charité le 27 novembre 1831. Il offrait l'état suivant : facultés intellectuelles intactes, respiration libre, toux légère sans expectoration, râle muqueux à la partie postérieure et inférieure du poumon droit; impulsion du cœur un peu forte, mais régulière; langue naturelle; appétit assez bon; constipation depuis plusieurs jours; face bouffie, œdème assez considérable des extrémités supérieures et inférieures, mais plus marqué dans tout le côté droit. Urines rares, troubles et très coagulables. Interrogé sur son état antérieur, Rollin dit n'avoir jamais eu que des fièvres intermittentes, dont il a été atteint pendant plusieurs années consécutives, et qui disparaissaient au bout de trois septenaires. Bien portant depuis quelques années, ce n'est qu'au mois de juillet 1830, époque à laquelle il perdit une place qui lui permettait de vivre dans l'aisance, qu'il vit sa santé s'altérer sensiblement. Le mauvais régime auquel il fut dès-lors soumis, et surtout l'habitation dans une chambre humide furent, selon lui, les causes de la maladie dont les premiers symptômes se manifestèrent au mois de décembre. Il ressentit alors, par intervalles, des douleurs sourdes dans les lombes; à ce premier symptôme, se joignit bientôt l'œdème des membres inférieurs, qui resta assez long-temps sans faire aucun progrès. Ce n'est que depuis un mois seulement que l'infiltration a gagné les membres supérieurs. Depuis l'apparition des douleurs dans les lombes, les urines ont été parfois brunâtres et toujours troubles (*Tisane de chiendent nitrée; lavement émollient; opium, un grain; scille, deux grains; le huitième d'alimens*). Le 20, même état de l'œdème; urines abondantes, toujours troubles et aussi coagulables. Le 21, face moins bouffie. Langue jaunâtre, perte de l'appétit; douleur sourde dans la région des reins; pouls petit, accéléré, 100 pulsations (*même prescription; bouillon, vermicelle*). Le 22, délire; assoupissement. Respiration gênée; pouls à 120. Le malade répond à peine aux questions qu'on lui adresse. L'œdème s'est étendu au scrotum, ainsi qu'aux parties antérieure et postérieure du tronc; urines rares et plus albumineuses (*même prescription, plus saignée de trois palettes*). Le 23, rêvasseries pendant la nuit, toux fréquente, respiration plus gênée; râle muqueux dans la partie postérieure des poumons (*Eau de gomme; large vésicatoire sur le sternum*). Le 24, embarras dans les idées; langue jaunâtre, glutineuse; pupille contractée; pouls 128; augmentation de l'œdème de la cuisse gauche; même état des urines (*même prescription*). Le 25, assoupissement; réponses confuses; tremblemens dans les membres inférieurs; pupilles très contractées; urines presque nulles. Mort le même jour, à six heures du soir.

Autopsie du cadavre le 27 à dix heures du matin. — *Tête.* Épanchement de sérosité limpide dans le tissu cellulaire sous-arachnoïdien et dans les ventricules; encéphale piqueté d'un assez grand nombre de points rouges; cervelet sain, ainsi que la moelle épinière.

Poitrine. Quatre onces de sérosité dans chacune des cavités de la poitrine ; engouement de la partie postérieure des deux poumons, dont le droit adhérait à la plèvre costale par la partie supérieure ; cœur un peu volumineux, et d'ailleurs sain.

Abdomen. Tube digestif sain, à l'exception d'un peu de rougeur dans le grand cul-de-sac de l'estomac ; foie et veine-porte à l'état sain ; rate volumineuse et dure.

Les reins, un peu volumineux, ont un aspect blanchâtre, opaque, dû à une foule de granulations de couleur crémeuse, disséminées sur toute leur surface, mais confluentes et confondues dans quelques points où elles forment des plaques irrégulières plus ou moins marquées. Dans les intervalles des granulations, les reins ont une couleur rose bleuâtre, semi-transparente. En outre, toute leur surface est parsemée de points rouges et de petits kystes. Une teinte verdâtre circonscrite existe sur l'une des faces des reins. A la coupe, l'altération est peut-être encore plus frappante : la substance corticale, d'un blanc mat, est criblée de granulations, et, par sa décoloration, contraste fortement avec la substance tubuleuse qui est d'un rouge foncé, compacte et resserrée sur elle-même. On voit des stries de granulations mates, dirigées vers la base des cônes tubuleux ; la substance corticale présente en outre une foule de petits points rouges, entremêlés de vésicules transparentes, qui ressemblent à des gouttelettes d'eau ; les vaisseaux des reins, les bassinets et la vessie étaient sains.

§ 597. *Rapports de la néphrite albumineuse avec les organes de la génération.*

La grossesse et l'accouchement exercent quelquefois une influence très notable sur la production de la néphrite simple (§ 420, 421) ; cette influence est beaucoup moins marquée dans la néphrite albumineuse. Cependant, j'ai observé plusieurs cas de cette maladie chez des femmes grosses, qui, à la vérité, avaient éprouvé, soit un refroidissement subit, le corps étant échauffé, soit l'influence habituelle du froid et de l'humidité dans un appartement malsain.

De ces cas, les uns ont été remarquables par leur grande bénignité, et, après l'accouchement, la maladie a cédé en peu de temps à des moyens fort simples. Ce ne fut pas sans étonnement que je vis, dans de semblables circonstances, des femmes qui avaient présenté tous les symptômes de la néphrite albumineuse grave, non fébrile ou à peine fébrile, très caractérisée, se rétablir en quelques jours : ces cas n'avaient pas jusqu'alors attiré l'attention des observateurs.

Dans d'autres cas où l'affection des reins existait avant la grossesse ou s'était déclarée pendant son cours, la maladie a paru exercer une influence évidemment fâcheuse sur la constitution, et sur le développement de l'œuf; quelquefois même l'affection des reins a déterminé l'avortement, qui, dans quelques cas, a été suivi de la mort. En cela, la néphrite albumineuse se comporte comme la néphrite simple, et surtout comme la pyélite calculeuse, qui, dans les mêmes circonstances, occasionnent peut-être plus souvent encore l'avortement. Un de ces cas d'avortement, dans un cas d'hydropisie avec urine coagulable, a été publié par M. Martin-Solon (Obs. xxvi); j'en rapporterai un autre.

Il reste beaucoup de recherches à faire sur cette coïncidence ou sur cette complication. Tout ce que je puis dire ici, c'est que la néphrite albumineuse qui se déclare dans les derniers mois de la grossesse, est beaucoup moins grave que celle qui a précédé la conception, qui persiste pendant la grossesse, ou qui se déclare dans les premiers mois de la gestation.

D'un autre côté, quelle que soit l'époque à laquelle se déclare l'hydropisie avec urine coagulable, elle est en soi, beaucoup plus grave que l'hydropisie dépendante de la gêne de la circulation, et qui heureusement se voit bien plus fréquemment, chez les femmes grosses, que la précédente.

Obs. LXI.—Néphrite albumineuse (hydropisie et urine albumineuse); accouchement six semaines avant terme, survenu dans les derniers mois d'une première grossesse; flux extrêmement abondant d'urine immédiatement après l'accouchement, suivi d'une guérison très rapide. — Névralgie consécutive.

Madame ..., âgée de 22 ou 23 ans, ne se rappelle avoir eu

d'autre maladie grave qu'une fièvre typhoïde, quelques années avant son mariage. Des eschares gangréneuses se formèrent dans le cours de la maladie; la constitution fut profondément ébranlée, et ce ne fut que dix-huit mois après l'invasion de cette fièvre que Madame ... en fut complètement rétablie.

Peu de temps après son mariage, elle devint enceinte. Elle fut saignée vers le quatrième mois de la grossesse; plus tard, à la fin de novembre, elle le fut de nouveau, parce qu'elle éprouvait des palpitations et de l'étouffement. Les veines des membres inférieurs n'étaient pas tuméfiées. Cette dame ne prit point de bains dans le cours de sa grossesse. Au mois de septembre (alors elle était grosse de trois mois et demi), la grossesse était très régulière, et les jambes n'étaient point infiltrées. Madame..., à cette époque, éprouva une très vive frayeur occasionée par une chute qu'une petite fille de son mari (il était marié en secondes noces) fit, sous ses yeux, dans la rue. Elle se rendit chez elle en courant, et, en arrivant à la maison, elle ne changea pas de linge, quoiqu'elle eût le corps en nage. Le lendemain de cette frayeur, une éruption (lichen *urticatus*) parut sur ses mains, et lui occasionait une telle démangeaison qu'elle l'empêchait de reposer pendant la nuit. Pour calmer cette démangeaison, Madame... baignait ses mains dans l'eau froide. Elle prit ensuite quelques bains sulfureux; mais l'éruption, toujours bornée aux mains, n'en persista pas moins, et Madame.... ne parvint à se procurer du soulagement qu'en comprimant les doigts avec une bande roulée.

Ce fut également environ huit jours après cette frayeur, et après le refroidissement du corps qui succéda à la course rapide qu'elle avait faite, que les pieds de Madame .... commencèrent à enfler; l'œdème s'étendit lentement, mais graduellement, aux jambes. Dans le mois de décembre, qui fut très humide, l'hydropisie fit de nouveaux progrès; la marche était tellement pénible et douloureuse que Madame .... sortait peu. La figure était légèrement bouffie; les urines étaient coagulables par l'acide nitrique et par la chaleur; le précipité d'albumine était considérable Vers le 20 décembre, je revis la malade avec Lerminier et M. Chailly; nous prescrivîmes des diurétiques, qui n'augmentèrent point la sécrétion de l'urine et n'apportèrent aucune amélioration dans l'hydropisie. Pendant huit jours, Madame .... ne sentit plus remuer son enfant, et elle accoucha, six semaines avant terme, d'un enfant qu'elle a eu le bonheur de conserver. L'accouchement fut naturel, et le lendemain et les deux jours qui suivirent, il s'établit un flux d'urine abondant; le quatrième jour après l'accouchement, l'hydropisie avait totalement disparu, et si brusquement que la peau, n'ayant pas eu le temps de revenir sur elle-même, était comme flottante autour des jambes.

L'appartement que Madame .... avait habité l'été, pendant son séjour à la campagne, était sec et bien aéré; à la ville, sa chambre était froide et humide : elle faisait partie d'un entresol situé entre deux cours, cernées par des maisons très élevées.

Madame ... n'eut que peu de fièvre de lait; mais, vers le 8e ou 9e jour de l'accouchement, elle éprouva, après un coup d'air, des accès de douleurs très vives au-dessus du front, et dans la direction des filets nerveux qui se distribuent au front et aux tempes (saignées, glace, 12 vésicatoires au front et aux tempes; sulfate de quinine à plusieurs reprises, cautères à la partie supérieure de la tête). Ces remèdes furent prolongés à-peu-près jusqu'à l'été, et sans succès marqué. Enfin, cette névralgie a cédé deux mois plus tard, après l'application d'un cautère à la cuisse.

Depuis cette époque Madame ... n'a plus eu d'attaque d'hydropisie.

Obs. LXII. — Néphrite albumineuse chez une femme grosse de cinq mois; érysipèle; avortement; mort.

Jeanne Richard, âgée de 37 ans, éventailliste, enceinte depuis 5 mois, fut portée à l'hôpital de la Charité, le 10 avril 1838, à 4 heures du soir, dans l'état suivant : face pâle, bouffie exprimant la souffrance et l'inquiétude; lèvres bleuâtres, langue effilée, humide, extrémités froides; jambes et cuisses œdématiées. Les battemens des artères radiales ne peuvent être sentis, les seins sont gonflés, les mouvemens respiratoires s'exécutent faiblement et d'une manière irrégulière; de temps en temps, soupirs et gémissemens arrachés à la malade par de vives douleurs qu'elle dit ressentir dans les reins et dans les aines. L'abdomen, gonflé par le produit de la conception, et encore augmenté de volume par l'infiltration de ses parois, n'est pas douloureux à la pression, sur les côtés il présente une coloration rouge qui s'étend depuis les lombes jusqu'au pubis, en contournant le bord supérieur de l'os des îles. Cette coloration, plus violette que celle de l'érysipèle ordinaire paraît accompagnée d'une extravasation de sang. La peau est tachetée de plaques foncées qui sont de véritables ecchymoses. La pression est douloureuse dans les points où siége cette altération. L'utérus est très dur et contracté. Dans la région hypogastrique, on n'entend ni les battemens du cœur du fœtus, ni le souffle placentaire. Le col de l'utérus est mou, comme infiltré; son orifice béant est large comme la circonférence d'une pièce de trente sous. On peut passer le doigt entre son bord et la poche des eaux, dont on sent la saillie dure et fluctuante. Le vagin est rempli de mucosités. Les parties génitales externes sont, comme les cuisses, gonflées et durcies par l'infiltration. Outre les douleurs de reins dont j'ai parlé tout-à-l'heure, la malade éprouve, de temps en temps, de faibles crampes utérines. Dans l'intervalle, quelques vomissemens de liquide jaunâtre, spumeux ou filant, contenant tantôt du sang, tantôt un détritus brunâtre, probablement aussi de nature sanguinolente.

L'intelligence de la malade était parfaitement conservée, et ses réponses étaient claires et précises, mais son état de souffrance ne nous permit pas de l'interroger avec détails. Elle nous dit que, le 1er janvier de cette année, elle avait été prise d'une fluxion de poitrine qui l'avait tenue six semaines au lit, et que cette maladie avait été combattue par des saignées répétées.

Depuis quinze jours, les parois abdominales et les extrémités inférieures avaient commencé à s'engorger. La rougeur des parois abdominales était apparue, il y a trois jours, et les vomissemens s'étaient aggravés. Les douleurs lombaires et les crampes utérines se sont déclarées aujourd'hui, dans la matinée.

Une saignée du bras a été pratiquée avant-hier, sans avantage (*Application d'un cataplasme émollient sur le ventre; alèses chaudes et sinapismes*).

A 8 heures du soir, la malade était accouchée d'un enfant mort; le délire était venu en même temps, et sans qu'il y eût d'hémorrhagie. L'extravasation sanguine des parois du ventre avait fait des progrès. L'épiderme est soulevé en quelques points par une sérosité sanguinolente (peut-être était-ce un effet du cataplasme chaud). Mort à cinq heures du matin.

Le médecin qui avait soigné la malade deux jours avant son entrée à l'hôpital, avait constaté que ses urines étaient albumineuses.

Les urines recueillies dans la vessie, après la mort, précipitaient assez abondamment par la chaleur et par l'acide nitrique.

Autopsie du corps, 28 heures après la mort. — *Etat extérieur*. Femme bien conformée, d'un embonpoint médiocre. Bouffissure de la face; infiltration des parois abdominales, qui sont flasques; légère infiltration des extrémités inférieures. Le trajet des veines sous-cutanées de la partie postérieure du tronc et des membres est marqué par des vergetures rouges, résultant de l'imbibition sanguine, cadavérique. Larges plaques ecchymotiques, surmontées de grosses phlyctènes, contenant une sérosité rougeâtre aux régions iliaques et inguinales, et sur les parties génitales externes.

Abdomen. Point d'altération du péritoine, ni du foie, ni du pancréas, ni de la rate, ni du tube intestinal. Les veines de ces organes sont gorgées d'un sang noir, très fluide, qui s'est extravasé en quelques points dans le tissu cellulaire sous-péritonéal. La matrice n'est pas du tout revenue sur elle-même. Point de caillot dans sa cavité; la moitié interne de ses parois est infiltrée de sang noir, surtout au niveau du col de l'utérus, qui est complètement effacé. Au niveau de l'angle supérieur droit de la cavité utérine, on voit la trace de l'insertion placentaire.

Les reins, dont l'enveloppe graisseuse est infiltrée de sang, présentent les principaux caractères de la néphrite albumineuse au deuxième degré. Cependant leur volume et leur poids ne sont pas sensiblement augmentés : ils sont mous, comme tous les autres organes; mais ils ne sont pas, comme eux, gorgés de sang. La substance corticale est pâle, jaunâtre, et ne présente plus que quelques plaques hypérémiées, et quelques petites étoiles vasculaires. La membrane fibreuse peut être séparée facilement et sans déchirure. Si l'on coupe le rein verticalement, suivant sa grande courbure, on est frappé du contraste de la couleur de la substance corticale avec la substance tubuleuse; la première est décolorée; la seconde est d'un rouge foncé. Les bassinets, les uretères et la vessie sont sains, et n'offrent pas d'ecchymoses.

Poitrine. Les poumons sont gorgés de sang noir; la membrane muqueuse des bronches est rouge, imbibée de sang. Imbibition beaucoup plus marquée de la membrane interne de l'aorte thoracique. Les cavités du cœur ne contiennent qu'une petite quantité de sang noir et fluide.

Tête. Le cerveau est sain.

OBS. LXIII. — Grossesse et hydropisie; avortement au sixième mois; persistance de l'hydropisie et urine albumineuse; diminution de ces symptômes.

Bouchez, âgée de 36 ans, d'une constitution délicate, d'un tempérament lymphatique, accouchée depuis environ un mois, entra à l'hôpital de la Charité, le 27 janvier 1838, pour y être traitée d'une ascite, avec œdème peu considérable des extrémités inférieures et des parties génitales.

Cette femme a fait antérieurement deux fausses couches et a eu huit enfans, à terme. Elle est accouchée le 30 décembre 1837, au sixième mois de sa grossesse, d'un enfant mort. Peu de lochies, pas de fièvre de lait. Le troisième jour après l'accouchement, vives douleurs dans les reins, pendant quarante-huit heures. Le huitième jour, application de sangsues aux grandes lèvres. Trois semaines avant l'accouchement, le ventre était beaucoup plus volumineux qu'il ne doit l'être à cette époque de la grossesse. Les extrémités inférieures et les parties génitales étaient œdématiées. Dans aucune de ses grossesses précédentes la malade n'avait été affectée d'hydropisie; alors elle était couturière et logée sainement; devenue portière, depuis dix-huit mois, elle habite une loge humide et froide, où, cet hiver, elle a ressenti toute la rigueur de la saison.

L'œdème très apparent, après une station prolongée, disparaît après quelques heures de coucher horizontal. Lorsque la malade est étendue dans son lit, la percussion du ventre donne un son clair à l'ombilic, dans une étendue de deux à trois pouces seulement. Plus bas le son est mat; et l'on peut percevoir la fluctuation. Le foie et la rate ont leur volume normal. Pas de tumeur ni de douleurs dans la région des reins. Soif vive et sensation de sécheresse dans l'arrière-gorge.

Les urines sont pâles et neutres. Acidulées et chauffées jusqu'à l'ébullition, elles se troublent et laissent déposer quelques grumeaux d'albumine coagulée. L'acide nitrique produit le même effet.

La face est pâle; les lèvres sont décolorées; les battemens du cœur sont réguliers et sans bruits morbides. Le pouls donne 76 pulsations par minute. Légère céphalalgie, toux sans expectoration (*Tisane de chiendent nitrée; carbonate de fer, un scrupule*).

Le 2 février, la malade éprouvait depuis deux jours des picotemens dans les seins et une céphalalgie intense; on pratiqua une saignée du bras, qui fit promptement disparaître ces symptômes. Le sang était recouvert d'une couenne épaisse, à bords relevés.

Le 6, le volume du ventre avait diminué, et la malade pouvait rester plusieurs heures assise sur son lit, ce qu'elle ne pouvait faire, sans être gênée pour respirer, lors de son entrée à l'hôpital.

Le 17, on a ajouté au traitement habituel l'usage des bains simples.

Les 6 et 7 mars, on remplace les bains simples par des bains aromatiques. Le 14, l'abdomen ne contenait plus que très peu de liquide. Les extrémités abdominales n'étaient plus œdématiées, même après une station prolongée. Les parties génitales seules continuaient à s'infiltrer de temps en temps. Les urines, de neutres qu'elles étaient, sont devenues légèrement acides: elles contenaient cependant encore une petite quantité d'albumine. La santé générale est évidemment améliorée. La malade a repris des forces et des couleurs.

Il est probable qu'elle aurait fini par guérir complètement, si elle était restée encore quelque temps à l'hôpital. Elle sortit le 15 mars 1838.

§ 598. L'observation suivante semble porter à croire que des grossesses répétées peuvent avoir quelque influence sur le développement plus ou moins éloigné de la néphrite albumineuse ; car la femme qui en fait le sujet n'avait point été exposée à l'action des causes qui produisent ordinairement cette maladie.

Obs. LXIV. — Dix-sept grossesses; néphrite albumineuse (décoloration des reins et granulations de Bright) avec hydropisie.

Gaime (Marie-Catherine), âgée de 51 ans, enlumineuse, d'une petite stature, d'un tempérament nerveux, mère de dix-sept enfans (dont treize sont morts), a eu des couches toujours heureuses ; jamais elle n'a eu de maladies graves. Il y a trois mois, sans qu'elle eût ressenti aucune douleur, ses pieds se tuméfièrent, l'œdème s'étendit ensuite aux jambes, puis aux cuisses. Il diminuait parfois pour augmenter de nouveau. Enfin il se manifesta aussi une ascite. La malade éprouvait une lassitude générale ; l'appétit diminua ; le sommeil était souvent interrompu. Cette femme entra à l'hôpital de la Charité, le 8 avril 1834. A cette époque, il y avait un épanchement de sérosité dans l'abdomen, et les membres inférieurs étaient œdématiés et durs. L'émission des urines se faisait sans douleur ; jamais la malade n'avait rendu de graviers ; jamais elle n'avait eu d'hématurie. A peine pouvait-on déterminer un peu de douleur par la pression sur la région des reins. Cependant les urines étaient blanchâtres comme du petit lait non clarifié, et donnaient un précipité blanc, albumineux, très abondant par l'action de l'acide nitrique et de la chaleur. Il n'y avait ni augmentation ni diminution dans la quantité de l'urine et l'émission n'en était pas plus fréquente qu'en santé. La circulation était régulière ; les battemens et les bruits du cœur étaient naturels. La respiration ne paraissait que très peu gênée. La langue était humide ; pas de soif ; peu d'appétit ; pas de vomissemens, ni de dévoiement. La malade ne demeurait pas dans un local froid et humide, et son mari assure qu'elle ne faisait aucun usage de boissons spiritueuses (*Décoction de raifort sauvage.*)

Quelques jours après son entrée, la malade se plaignit de douleurs dans la région lombaire. On y établit deux cautères.

Il survint un peu de dévoiement qui fut guéri par les opiacés; les urines devinrent un peu plus abondantes.

Le 16 mai, la peau des cuisses, très œdématiée, était rouge et excoriée et il s'en écoulait une assez grande quantité de sérosité. Les urines étaient toujours très albumineuses; la langue était brune et sèche; le pouls petit et fréquent; la peau chaude. Cet état fébrile diminua par la diète et les boissons adoucissantes. L'œdème diminua aussi un peu.

Le 17, les urines donnaient, par l'acide nitrique, un précipité grisâtre, non caillebotté. On mit la malade à l'usage de l'eau de Sedlitz. Le 27, il n'y avait presque plus d'œdème, la malade se trouvait beaucoup mieux. Cet état d'amélioration apparente se maintint.

Le 19 juin, on reprit l'usage de la tisane de raifort (les urines précipitaient toujours par l'acide nitrique). On donna, plus tard, des pilules de Bacher, puis des pilules de scille et d'opium. La malade s'affaiblissait chaque jour. L'œdème fit aussi des progrès; la respiration devint gênée; la fièvre augmenta; la langue se sécha, brunit, et la malade s'éteignit peu-à-peu, le 4 août 1834.

L'autopsie du cadavre fut faite le 5. Les membres supérieurs, très amaigris, étaient infiltrés. La poitrine ayant été ouverte, on trouva, dans le côté gauche, un épanchement pleurétique avec fausses membranes. L'épanchement et les fausses membranes paraissaient de formation récente. La plèvre droite ne contenait ni sérosité, ni fausses membranes. Il y avait plusieurs pintes de sérosité jaune citrine dans le péritoine, qui n'offrait point de traces d'inflammation. Le canal intestinal était sain.

Les deux reins, de volume ordinaire, présentaient de petites taches blanches opaques (granulations de Bright) peu nombreuses, et un pointillé hémorrhagique très remarquable. La substance corticale était décolorée, verdâtre, comme semi-transparente en quelques points. La substance tubuleuse était injectée et rouge. Les calices, les bassinets, les uretères étaient sains. La vessie n'offrait rien de particulier. Tous les autres organes étaient sains.

§ 599. *Rapports de la néphrite albumineuse avec quelques maladies de la peau et du tissu cellulaire.*

Diverses inflammations de la peau et du tissu cellulaire peuvent être consécutives à l'hydropisie que détermine la néphrite albumineuse. D'autres affections, vulgairement connues, en France, sous le nom de *dartres*, peuvent coïncider avec cette maladie ou la précéder dans son développement. Enfin des ulcères ou d'autres altérations de la peau et du tissu cellulaire, dépendantes d'une affection constitutionnelle (scrofules, syphilis) ont été observées dans des cas d'hydropisie avec urine coagulable.

§ 600. Dans la néphrite albumineuse, lorsque l'hydropisie est très considérable, il se forme quelquefois sur la peau (surtout sur celle des membres inférieurs), aux plis des cuisses, sur les bourses chez l'homme, aux grandes lèvres chez la femme, des rougeurs, tantôt dépendant d'une irritation superficielle, et peu graves, tantôt tenant à un engorgement plus ou moins profond et d'une étendue considérable. Leur développement est quelquefois précédé de frissons ou d'un mouvement fébrile. Ces rougeurs, qui se comportent comme l'érythème ou comme l'érysipèle, parfois disparaissent sur un point ou sur un des membres, pour se montrer sur une autre partie ou sur le membre du côté opposé. Très souvent, dans ce cas, il se forme, à la peau (surtout dans le cas où la constitution est profondément altérée), des taches bleuâtres, des ecchymoses, des bulles remplies de sérosité noirâtre. A la suite de ces ecchymoses il s'établit un ou plusieurs points gangréneux, circonscrits ou s'ulcérant et s'étendant aux parties voisines. M. Bright (Obs. 11) cite un cas d'hydropisie avec urine coagulable, dans lequel il se manifesta, avant la mort, une inflammation érythémateuse de la peau des jambes, en même temps que des ecchymoses de couleur pourpre se montraient à la partie supérieure des deux cuisses et sur les parties latérales de l'abdomen. Dans le cas VI du même auteur, il survint un érysipèle ultime à la jambe et au pied droit, et, dans le cas XV, une légère rougeur à la cuisse gauche et et au pubis.

Blackall a rapporté un cas d'hydropisie avec urine coagulable, suivie d'une inflammation phlegmoneuse et gangréneuse, et qui se termina par la mort (*ouv. cité*, p. 104). On lit, dans le mémoire du docteur Gregory, un cas d'hydropisie avec urine coagulable, dans lequel il survint, à la peau, une rougeur érythémateuse, qui disparut quelque temps avant la mort. Le docteur Gregory cite, en outre, d'après M. Christison, le cas d'une enfant scrofuleuse, âgée de huit ans, atteinte d'un œdème considérable des jambes, des mains, de la face et surtout des grandes lèvres, et chez laquelle ces dernières parties s'excorièrent et se couvrirent d'eschares. L'urine était pâle, d'une faible densité (1011), et fortement albumineuse. La substance corticale des deux reins était jaune, semblable à de la graisse, et, dans plusieurs points, évidemment granuleuse. Il y avait des tubercules dans les deux poumons et des cavernes dans le poumon gauche. Les intestins étaient pâles, quoiqu'il y eût eu dévoiement opiniâtre pendant la vie. M. Alison a communiqué au docteur Gregory (Obs. LXXII) le cas d'une femme atteinte d'hydropisie avec urine albumineuse, et chez laquelle il se forma, à la jambe droite, un érysipèle, des taches livides et des bulles noirâtres. Le pouls était petit et fréquent, et, malgré l'emploi des piqûres et d'autres moyens, les parties furent frappées de gangrène. A l'ouverture du cadavre, on trouva, outre une altération du cœur et de ses valvules, les reins un peu gros, mous et pâles. La substance corticale, d'une couleur blanchâtre, d'une texture uniforme, notamment dans le rein gauche, ressemblait, jusqu'à un certain point, à la matière encéphaloïde (1). La substance tubuleuse était moins altérée; mais elle offrait, dans quelques points, une dégénérescence semblable. Une partie du

(1) Je cite ce cas, quoique, dans mon opinion, ce ne soit pas réellement une néphrite albumineuse. L'altération me paraît plutôt appartenir au cancer des reins, qui est quelquefois accompagné d'hydropisie et de l'émission d'une urine sanguinolente ou albumineuse.

rein droit paraissait saine. Enfin M. Christison dit que, dans un cas d'affection granuleuse des reins, après un anasarque énorme, il se forma spontanément, à deux reprises différentes, un érythème livide, très étendu, et qui disparut par l'emploi de lotions saturnines et opiacées.

Dans cette espèce d'anasarque, l'érythème, les taches bleues et les bulles noirâtres de la peau, le phlegmon simple et le phlegmon gangréneux des membres, reconnaissent, sans doute, pour principale cause, la distension excessive du tissu cellulaire et de la peau; mais le développement de ces inflammations est singulièrement favorisé par la disposition phlogistique qui se montre, sous tant de formes, dans la néphrite albumineuse chronique. Ce qui m'a confirmé dans cette opinion, c'est qu'en étudiant parallèlement cette espèce d'hydropisie, et celle qui dépend uniquement d'une affection du cœur ou des gros vaisseaux, il m'a paru que ces inflammations phlegmoneuses et érythémateuses étaient bien plus fréquentes dans la première de ces hydropisies que dans la seconde. De même aussi, si les faits que le hasard m'a mis sous les yeux n'ont pas été pour moi une source d'erreur, je puis affirmer que les mouchetures et les scarifications, si souvent salutaires dans les hydropisies qui dépendent des maladies du cœur, sont presque toujours fâcheuses dans l'hydropisie consécutive à la néphrite albumineuse; car souvent elles donnent lieu au développement de ces inflammations phlegmoneuses. Blackall rapporte plusieurs observations de ces inflammations phlegmoneuses et gangréneuses de la peau et du tissu cellulaire sous-cutané des membres, survenues à la suite de scarifications plus ou moins profondes (*ouvr. cité*, p. 85, 99 et 124). De ces trois cas, un s'est terminé heureusement, quoique plusieurs points de la peau aient été gangrénés.

Dans un cas décrit par M. Christison (Obs. xvi), quatre jours après des piqûres pratiquées dans le but d'évacuer la sérosité qui engorgeait les membres inférieurs, un érythème se montra sur une jambe, puis sur l'autre et s'étendit rapidement. En même temps, il se déclara des sueurs et du dévoiement; l'épiderme se détacha sur plusieurs points devenus noirs et qui furent bientôt frappés de gangrène. Le malade mourut, le treizième jour après l'apparition de l'érythème.

J'ai vu plusieurs fois de semblables accidens. Une rougeur cuisante, avec tension de la peau, survient alors dans le voisinage des piqûres. Cette inflammation, à son début, peut être quelquefois éteinte par des applications émollientes et résolutives; mais le plus souvent elle s'étend au tissu cellulaire sous-jacent; il devient dur, chaud et douloureux; le gonflement gagne, de proche en proche, les parties voisines; et la jambe, la cuisse, ou tout un membre, ne tardent pas à être envahis par un érysipèle phlegmoneux, dont la marche est aussi rapide que funeste: et cela, malgré les applications émollientes, malgré les saignées, les onctions mercurielles et les laxatifs. La mort des malades est d'autant plus prompte qu'ils ont été plus affaiblis par la perte de la sérosité.

Obs. LXV. — *Néphrite albumineuse (hydropisie et urine coagulable); hypertrophie du ventricule gauche; bronchite; érysipèle provoqué par des ventouses scarifiées.* **Mort.**

Chapsal (Marie), âgée de 51 ans, journalière, mariée, entra à l'hôpital de la Charité, le 28 novembre 1836.

Cette femme était mère de cinq enfans, qu'elle a tous perdus excepté un. Elle n'a jamais été alitée par maladie; jamais la fonction urinaire n'a été dérangée. Depuis cinq ans, elle demeure dans un rez-de-chaussée assez humide. Elle n'a jamais eu de palpitations ni d'essoufflement, en courant ou en montant les escaliers; jamais elle n'a eu d'ictère ni de douleurs du côté du foie; les règles ont cessé depuis quatre ans sans dérangement de la santé. Depuis un mois, elle est enflée. Bien qu'elle se dise malade depuis un mois seulement, cette femme porte l'empreinte d'une longue souffrance, et d'une profonde altération de la constitution: face pâle, un peu bouffie, orthopnée, hydropisie générale, ascite jusqu'au nombril, œdème des extrémités supérieures et inférieures. Amaigrissement des parties qui ne sont pas œdématiées. L'impulsion du cœur est assez forte, mais le rhythme des battemens est régulier, et l'on n'entend point de bruit morbide.

Cette femme n'a jamais eu de douleur dans les reins, et elle n'en ressent pas, non plus, actuellement. Les urines, de couleur citrine, donnent un léger dépôt de mucus; elles se troublent légèrement par la chaleur et donnent de petits grumeaux albumineux; on obtient, par l'acide nitrique, le même précipité qui ne se redissout point par la chaleur; la pesanteur spécifique est de 1016. La quantité de l'urine et la fréquence des émissions sont ordinaires.

La sonorité de la poitrine, faible au sommet des deux poumons, est exagérée à la base; on entend du râle muqueux et du râle sibilant; dans toute l'étendue du thorax peu d'appétit, constipation.

Jusqu'à la mort de la malade, il n'y eut point de changement brusque dans les symptômes; ils suivirent une marche continuellement croissante; la dyspnée augmenta, l'hydropisie devint plus prononcée, les urines restèrent albumineuses. Des cavernes tuberculeuses se formèrent, l'expectoration devint très abondante; on entendait du gargouillement au sommet du poumon droit. La malade pouvait à peine se remuer dans son lit; elle laissait couler ses urines involontairement. Une huitaine de jours avant la mort, la peau des tégumens du ventre qui, entraînée par le poids du liquide contenu dans l'abdomen, portait sur les draps, devint érysipélateuse, et se couvrit de taches gangréneuses. Le développement de l'érysipèle fut favorisé par une application de ventouses scarifiées sur les parois du ventre, qui fut faite quelque temps avant la mort, des symptômes de péritonite s'étant manifestés.

Cette femme mourut le 1er janvier 1837; le 2 janvier, on fit l'autopsie du corps.

État extérieur. Infiltration de sérosité dans les membres inférieurs, ascite.

Abdomen. La paroi antérieure du bas-ventre où l'on avait appliqué des ventouses, offre, à droite, dans son épaisseur, trois ou quatre onces de sang en caillots.

Le péritoine contenait à-peu-près quatre pintes de sérosité, et, du côté où les ventouses avaient été appliquées, existaient des traces de péritonite chronique; le gros intestin adhérait, en quelques points, avec le péritoine pariétal, correspondant.

Le rein gauche a un très petit volume et pèse seulement une once 4 gros; le rein droit, plus volumineux, pèse 3 onces 2 gros. Point de caillots dans la veine rénale, ni dans la veine cave. La membrane fibreuse de ce rein est plus adhérente qu'à l'ordinaire; la substance corticale est généralement pâle et, dans plusieurs points, entièrement décolorée et grenue; la face antérieure présente de petites granulations blanches, laiteuses (granulations de Bright). Les lobules des reins, malgré leur petit volume, sont très marqués; point de traces du réseau veineux de l'extérieur du rein; on aperçoit seulement quelques vaisseaux en étoile. Ce rein ayant été fendu suivant son épaisseur, on voit que la substance corticale, mesurée de la base des cônes à la superficie du rein, est gonflée : son épaisseur est environ de trois lignes. Cette substance est jaune et ferme au toucher; la substance tubuleuse est d'un rouge assez foncé; point de rougeurs dans le bassinet.

La membrane fibreuse est plus adhérente au rein droit, dont la substance corticale, grenue, d'un jaune pâle, offre, à l'extérieur, quelques dépressions et quelques granulations laiteuses de Bright, d'un blanc plus mat que le tissu environnant, et plusieurs petits kystes séreux; il y a aussi plusieurs dépressions très marquées à la surface de l'organe. L'épaisseur de la substance corticale est considérable pour les petites dimensions du rein; la substance tubuleuse, jaunâtre, n'est distincte de la corticale que par une ligne rouge qui se trouve à la base des cônes.

Les capsules surrénales ne présentent rien à noter. La vessie offre un peu de rougeur à son col. A la face supérieure du foie, on voit, sur le ligament suspenseur, des taches blanches comme à la suite des péritonites. Le tissu du foie est plus dur qu'à l'ordinaire; les deux substances sont très distinctes; la bile contenue dans la vésicule du fiel est rougeâtre. La matrice est saine; les ovaires sont petits. La surface interne de l'intestin grêle et du gros intestin, enduite d'un mucus épais, offre une coloration rouge vineuse.

La membrane muqueuse de l'estomac est détruite à son bas-fond, qui a une teinte vineuse bleuâtre.

Poitrine. Epanchement séreux dans la cavité de la plèvre gauche. La membrane muqueuse des bronches, enduite d'un mucus blanchâtre et laiteux, est, au-dessous, d'un rouge foncé. Point de tubercules dans les poumons; adhérences, aux parois de la poitrine, de la base et du sommet du poumon droit, dont le tissu est condensé. Le cœur est très volumineux; le ventricule et l'oreillette droite contiennent du sang liquide; le ventricule gauche est considérablement hypertrophié; toutes les valvules sont saines.

Tête. Les veines de la surface du cerveau sont plus injectées à droite qu'à gauche; point de sérosité dans les ventricules.

Obs. LXVI. — Néphrite albumineuse (hydropisie et urine albumineuse); piqûres aux cuisses; phlegmon. Mort.

Ducis (Maximilien), âgé de 38 ans, doreur sur métaux, demeurait au Marais, dans une chambre au rez-de-chaussée, très humide et qui n'a ni cheminée, ni poèle. Il y a sept ou huit ans, il eut plusieurs accès d'étouffement, qui ne se sont pas renouvelés depuis, mais qui l'ont laissé sujet à une oppression habituelle (sa mère était asthmatique). Quelque temps après, tremblement mercuriel (il avait embrassé la profession de doreur). Il y a trois ans, plusieurs accès de dyspnée plus intenses. De 15 à 29 ans, il a été garçon limonadier, et souvent exposé à l'humidité de la cave, il a fait des excès avec les femmes et abusé des liqueurs spiritueuses; de temps à autre, lorsqu'il se fatiguait beaucoup, il avait, le soir, un œdème des extrémités qui disparaissait par le repos.

Antérieurement, point de douleurs dans les reins, ni d'hématurie.

Le 17 novembre, Ducis fut pris de fièvre avec diarrhée; deux jours après, il s'aperçut qu'il avait une enflure générale : il entra à l'hôpital de la Charité le 29 novembre 1836.

Décubitus dorsal; face bouffie, pâle; paupières légèrement infiltrées; œdème des membres très marqué aux membres inférieurs et au scrotum; peu d'ascite. Il y a un peu de matité vers les flancs; le ventre est tendu; pas de douleurs dans la région des reins, si ce n'est à la pression. Urines acides, d'un jaune assez foncé, rendues en six à huit émissions, en vingt-quatre heures, et dont la quantité est proportionnée à celle des boissons. La chaleur et l'acide nitrique y décèlent une quantité considérable d'albumine, qui se coagule en flocons épais, lesquels, rassemblés, forment le tiers de la hauteur de la colonne du liquide contenu dans le tube.

Le foie a son volume naturel; seulement il paraît situé un peu plus bas que de coutume. Battemens du cœur réguliers; impulsion ordinaire; point de bruit morbide; apyrexie. Sonorité de la poitrine moindre inférieurement, surtout à droite; sonorité exagérée au sommet des deux poumons; sifflement, expectoration muqueuse; aucun trouble des fonctions digestives (*Saignée; petit-lait; bouillon, lait, 4 tasses*).

Le 25 novembre (*Ventouses scarifiées sur la région des reins*). On n'a pu obtenir que deux à trois onces de sang; la pesanteur spécifique de l'urine est devenue considérable, pendant plusieurs jours (1030-1027-1024); jusqu'au 26, l'enflure a un peu diminué, mais le malade a eu des coliques et de la diarrhée.

Du 28 novembre au 3 décembre, alternatives d'augmentation et de diminution de l'hydropisie (*Deux bouteilles d'eau de Sedlitz*).

Le 4, une saignée; le sang est couenneux, et le caillot est retroussé; la bronchite toujours assez intense; le pouls donne de 60 à 70 pulsations par minute.

Le 7, l'enflure des cuisses et du scrotum étant très considérable, on fit trois ou quatre mouchetures très superficielles et éloignées les unes des autres, à la partie interne de chaque cuisse. Ces piqûres donnent, pendant huit jours, une quantité considérable de sérosité; soulagement notable.

Le 10, l'œdème s'est reproduit; les cuisses et surtout la gauche sont douloureuses et tendues. Le malade a eu des vomissemens verdâtres et du frisson pendant deux heures; la soif est vive, la langue sèche, le pouls fréquent (100 pulsations); la peau chaude; dyspnée et fatigue (*Saignée de 8 onces; vésicatoire sur la cuisse gauche*).

Le sang est couenneux et le caillot retroussé. Le lendemain, les cuisses, toujours tendues et douloureuses, offrent une rougeur érysipélateuse. La douleur s'étend jusqu'à l'aine (trois ou quatre selles liquides).

Le 13, la rougeur érysipélateuse est encore plus prononcée; douleur et tuméfaction des deux cuisses, langue sale et sèche, bronchite intense; fièvre; la quantité de l'albumine dans les urines a notablement diminué (*Deux gros d'onguent napolitain en onctions sur les cuisses*).

Le 14, vomissemens; fièvre, accablement, sècheresse de la langue; mort le lendemain.

Autopsie du cadavre. — Etat extérieur. A la partie interne des deux cuisses, le tissu cellulaire sous-cutané, dans toute son épaisseur et jusque dans la couche musculaire, est enflammé, dur, et infiltré de pus concret ou de lymphe plastique; la peau est rouge, et le derme offre très distinctement, à la coupe, un pointillé rouge dans ses aréoles.

Poitrine. Quatre ou cinq onces de sérosité dans la plèvre droite; léger engorgement de la partie postérieure des poumons; emphysème notable dans d'autres portions; point de tubercules. Le cœur a son volume ordinaire; point d'altération de ses valvules; ses cavités sont remplies par des caillots fibrineux.

Abdomen. Les deux reins présentent des lésions absolument identiques : tous deux sont augmentés de poids et de volume; chacun d'eux pèse un peu plus que cinq onces; ils sont décolorés et criblés d'un petit pointillé rouge, comme pétéchial, qui leur donne l'aspect d'un marbre bleuâtre. Leur surface est lisse et comme glacée : en examinant avec beaucoup d'attention, on aperçoit quelques petits points blancs laiteux (granulations de Bright).

Le rein droit présente, à sa partie supérieure, une tache verdâtre, produite par le contact de la vésicule biliaire. A la coupe, la substance corticale paraît gonflée; à la base des cônes, elle a trois ou quatre lignes d'épaisseur, et dans leur intervalle elle repousse et serre les *tubuli* dont le tissu paraît plus dense que dans l'état sain. Dans l'épaisseur de cette substance, on voit de petits points rouges, disposés en stries à la base des cônes (glandules de Malpighi très injectées). Point de dépôt séreux dans le péritoine, point de traces de péritonite, si ce n'est quelques petites granulations pseudo-membraneuses répandues à l'extérieur de la rate; ramollissement de l'estomac, exclusivement borné à son grand cul-de-sac.

§ 601. L'étude des affections qui accompagnent ordinairement les diverses maladies cutanées, ou qui peuvent suivre, à une époque plus ou moins éloignée, leur guérison ou leur répercussion, est aujourd'hui trop négligée. Plusieurs auteurs ont cité des cas d'hydropisie survenue après la répercussion des *dartres*; mais ces faits ont peu de valeur, la nature ou le caractère de l'hydropisie n'ayant pu alors être bien déterminé. En rapportant les deux observations suivantes, je me suis proposé d'appeler l'attention des médecins, soit sur les maladies cutanées qui peuvent coïncider avec la néphrite albumineuse, soit sur les rapports qui peuvent exister entre la guérison de certaines affections chroniques de la peau, étendues à presque toute la surface du corps, et la production de l'hydropisie avec urine coagulable. Toutefois je m'empresse d'ajouter que je connais un grand nombre d'exemples de psoriasis, d'eczéma, etc., dont la guérison a été obtenue, sans qu'il en soit résulté aucun accident; de sorte que je regarde, aujourd'hui, comme un fait rare et exceptionnel, le développement d'une hydropisie, dans de semblables circonstances.

Obs. LXVII. — **Néphrite albumineuse (hydropisie et urine albumineuse); eczéma impétigineux sur les bras, les avant-bras et les cuisses; bronchite suivie d'une double pneumonie. Mort.**

Goubé (Jean-Marie), âgé de 43 ans, peintre en bâtimens, est entré à l'hôpital de la Charité le 19 avril 1839. Cet homme, doué d'un tempérament sanguin, jouit ordinairement d'une bonne santé. Depuis 27 ans qu'il exerce la profession de peintre, il n'a eu qu'une seule fois la colique de plomb. A l'âge de 20 ans, il a eu un chancre à l'extrémité de la verge; jamais il n'a eu de blennorrhagie; il éprouve assez fréquemment des maux de gorge. Son père, âgé de 94 ans, jouit encore d'une bonne santé. Sa mère est morte à l'âge de 57 ans.

Pendant l'hiver de 1838, cet homme a eu des engelures très douloureuses. Dans l'hiver de 1839, elles ont reparu avec plus d'intensité, et, dans le mois de février dernier, la tuméfaction des mains s'étendit aux avant-bras et aux bras. Ceux-ci devinrent très gonflés, rouges, et se couvrirent de vésicules nombreuses (*eczéma impétigineux*), qui ont fourni, à la fin de février et durant le mois de mars, une sécrétion abondante d'une humeur séreuse ou d'eaux rousses qui formaient des taches gommeuses sur son linge.

Dans les premiers jours du mois d'avril, Goubé fut forcé de cesser ses travaux; il réclama les soins d'un médecin qui le saigna et le mit à l'usage des boissons amères et sudorifiques. Il prit de la tisane de chicorée sauvage et de patience avec addition de crème de tartre et de nitrate de potasse.

Le 19 avril, il se présenta à l'hôpital dans l'état suivant : le visage était un peu pâle et tuméfié; les mains, les avant-bras et les bras, œdémateux, gardaient l'impression du doigt lorsqu'on les pressait; à la face externe des membres supérieurs jusqu'à la partie moyenne du bras, de larges plaques, d'un rouge vif, fournissaient, sur quelques points, une sérosité roussâtre; et d'autres points, plus anciennement affectés, étaient couverts de lamelles épidermiques, minces et blanches, mêlées de croûtes jaunes, épaisses, surtout à la partie inférieure du bras. Au-dessous de cette altération de la peau, le tissu cellulaire est infiltré de sérosité; aussi les membres sont-ils beaucoup plus volumineux que dans l'état sain.

Ce malade n'a jamais éprouvé de trouble dans les fonctions du cœur ni dans la respiration; les bruits cardiaques sont naturels; les battemens réguliers; la respiration est naturelle, sans bruit morbide. La soif est assez vive; appétit modéré; les digestions assez bonnes; peu de sommeil; point de douleurs dans la région des reins; point de changement dans la quantité de l'urine ni dans la fréquence des émissions en 24 heures. Les urines donnent un précipité blanc cailleboté et abondant par l'acide nitrique ou par la chaleur (*Petit lait, crème de tartre, un gros; bain de vapeur; le quart d'alimens*).

La tuméfaction du pli du bras ne permettant pas de faire une saignée, on fait une application de ventouses sur la région des reins, et on retire huit onces de sang.

Le 22 avril, le malade éprouve, aux avant-bras, une démangeaison très vive qui le prive de sommeil; le pouls est régulier, sans fréquence et un peu développé; la langue est naturelle (*Petit lait, crème de tartre, un gros; une bouteille d'eau de Sedlitz; bain de vapeur; la demie d'alimens*).

La rougeur eczémateuse est moins vive; un peu d'œdème se manifeste autour des malléoles; engourdissement dans les membres inférieurs; le malade, qui se levait chaque jour, est obligé de garder le lit; les jambes deviennent enflées et douloureuses, lorsqu'il se lève pendant quelques heures. Point de douleur dans la région rénale, même à la pression; le malade a eu quelques nausées; le pouls est à 75; point de sommeil; quelques quintes de toux, sans expectoration; six émissions d'urine dans les vingt-quatre heures. L'urine donne un dépôt blanchâtre et contient, comme le premier jour, de l'albumine en grande quantité. Le dépôt, examiné au microscope, offre un certain nombre de cristaux d'acide urique (*On suspend les bains de vapeurs; petit lait avec addition d'un gros de crème de tartre*).

L'urine rendue le 26 avril, jaune, citrine, acide, laissait déposer un sédiment en partie opaque et en partie transparent, et d'apparence muqueuse, du 20e environ de la colonne du liquide. Les parois du tube étaient revêtues, dans toute leur hauteur, d'un petit dépôt à grains très fins. Ce dépôt, vu au microscope, paraissait composé d'un grand nombre de globules muqueux, de masses muqueuses, et de petites lamelles; il y avait aussi de gros cristaux d'acide urique. L'acide nitrique et la chaleur déterminent un précipité très considérable dans l'urine; les flocons blanchâtres, formés par la chaleur, occupent le tiers de la hauteur de la colonne du liquide.

Le 28, un peu de gêne dans la respiration; crachats blancs et spumeux; insomnie; râle muqueux et sibilant, à la partie postérieure des deux poumons; battemens de cœur un peu obscurs et irréguliers (*Même prescription*).

Les urines, très acides, jaunes citrines, légèrement troubles, offrent une foule de très petits grains sur les parois du tube, et laissent déposer un sédiment du 12ᵉ environ de la colonne du liquide. Ce sédiment, d'apparence muqueuse, était pénétré dans quelques endroits de sable rouge. Au microscope, ce dépôt paraissait formé d'une foule de globules muqueux blancs et grenus, et de quelques autres globules jaunâtres, de gros cristaux d'acide urique et de masses muqueuses. La chaleur, l'acide nitrique et le prussiate de potasse acidulé déterminaient, dans cette urine, un précipité abondant d'albumine.

Le 30, la dyspnée a augmenté; toux fréquente, expectoration plus abondante, râle muqueux et sibilant dans les deux poumons; pouls dur et développé (86 pulsations par minute). L'infiltration s'étend aux jambes et aux cuisses sur lesquelles se développent deux plaques d'impétigo entourées de vésicules d'eczéma et d'un cercle rouge qui exhale une sérosité roussâtre. L'abdomen, un peu tendu, sans douleur à la pression, ne présente point de matité à la percussion. Point de selles depuis trois jours (*Une bouteille d'eau de Sedlitz ; petit lait avec crème de tartre, un gros ; bouillon, soupe*). L'urine ressemble à celle des jours précédens; cependant le sédiment, plus abondant qu'à l'ordinaire, contient beaucoup plus de cristaux d'acide urique. Le liquide qui surnage contient moins d'albumine que d'habitude.

Durant les trois ou quatre premiers jours du mois de mai, le malade tousse davantage; il est abattu, découragé; la voix est voilée; la face est bouffie; le pouls est moins développé et plus fréquent (95 pulsations). Les urines sont plus rares (3 ou 4 émissions dans les vingt-quatre heures); la quantité est de 6 à 8 onces seulement, dans le même laps de temps; elles sont albumineuses et alcalines. Le 1ᵉʳ mai, l'urine était pâle, très légèrement brunâtre, offrant un dépôt du vingtième environ de la masse; toute la colonne du liquide était aussi un peu trouble. L'urine contient quelques gros cristaux d'acide urique, une quantité considérable d'albumine, et, par l'addition de l'ammoniaque, laisse précipiter de beaux cristaux de phosphate ammoniaco-magnésien, en feuilles de fougère.

Le 4 mai, l'urine est différente de ce qu'elle est habituellement, en ce qu'elle n'offre ni sable, ni mucus, appréciables à l'œil nu ; mais elle précipite toujours fortement par la chaleur et par l'acide nitrique. Le microscope y fait découvrir des cristaux d'acide urique et des globules semblables aux globules purulens, mais plus petits ; c'étaient comme des globules de sang altérés et grenus, sans dépression centrale.

Les urines, rendues dans la matinée du 5 mai, étaient pâles, jaunâtres, acides, et laissaient déposer un très léger sédiment, muqueux en apparence, du trentième environ de la colonne du liquide, et qui présentait, comme les jours précédens, une foule de globules blancs, des matières muqueuses et des cristaux d'acide urique. L'urine était toujours fortement coagulable.

Le malade desira retourner chez lui, et, quelques jours après, il y mourut d'une double pneumonie.

Obs. LXVIII. — Néphrite albumineuse (urine albumineuse et alcaline, et hydropisie); envies fréquentes d'uriner ; vomissemens opiniâtres ; rougeurs érysipélateuses chez une femme qui avait été antérieurement atteinte d'un psoriasis général.

Arnault (Louise), blanchisseuse, âgée de 30 ans, fut admise à l'hôpital de la Charité, le 22 mars 1839. Cette femme, d'un tempérament lymphatique et d'une faible santé, a éprouvé fréquemment des indispositions. Ses digestions sont difficiles, et les menstrues sont irrégulières. En 1829, elle a été traitée, à l'hôpital Saint-Louis, d'un psoriasis. Des plaques très étendues étaient disséminées sur les membres et sur le tronc, de manière à couvrir une grande partie de la surface du corps. Arnault fit un séjour de plusieurs mois à cet hôpital, et elle en sortit à-peu-près guérie. Quelques plaques seulement de psoriasis n'avaient pas complètement disparu. On voit quelques traces de cette affection sur les coudes et sur les avant-bras.

Depuis 1830, elle a éprouvé souvent des indispositions, une petite fièvre irrégulière, des douleurs de tête, des palpitations, des flueurs blanches, etc. Au mois d'avril 1838, elle eut une douleur très vive dans le flanc gauche, et, à la même époque, de l'engourdissement dans les membres supérieurs; presque en même temps un léger œdème se montra autour des malléoles. Comme elle avait souvent les pieds et les mains plongés dans l'eau, elle quitta alors la profession de blanchisseuse. L'œdème des membres inférieurs fit de rapides progrès. Inappétence, fièvre continue; envies fréquentes de vomir, vomissemens. La douleur s'étendait aux deux côtés des lombes. Cette femme était tourmentée depuis long-temps par une soif ardente, et il lui est souvent arrivé de se désaltérer, en buvant l'eau de la Seine, où elle lavait son linge. De temps à autre, elle a eu de la bouffisure à la face, qui disparaissait au bout de quelques jours.

Le 22 mars, elle était dans l'état suivant: dyspnée; mouvement fébrile; petite toux sèche sans expectoration; appétit presque nul; langue blanche; soif très vive; envies de vomir; constipation, qui avait été précédée de diarrhée; point de sensibilité des parois abdominales à la pression; peau chaude et sèche; teinte jaune paille générale; œdème des membres inférieurs et de la partie inférieure du tronc jusqu'à la base de la poitrine; abdomen volumineux et saillant, contenant un liquide qui remonte jusqu'au niveau de l'ombilic; résonnance tympanique au-dessus de ce point et fluctuation manifeste au dessous; aucune trace d'infiltration à la poitrine, aux membres supérieurs et au visage.

Envies d'uriner très fréquentes, qui se répètent quinze à dix-huit fois dans les vingt-quatre heures. Chaque émission est peu abondante, et la quantité des urines (sept à huit onces dans les vingt-quatre heures) est de beaucoup inférieure à celle des boissons ingérées (deux ou trois pots de tisane, contenant deux litres de boisson chacun). Les urines, troubles et alcalines au moment de l'émission, donnent, par le repos, un dépôt abondant et blanchâtre. Traitées par l'acide nitrique et par la chaleur, elles fournissent une grande proportion d'albumine en gros flocons. Douleur légère à la région des reins, augmentée par la pression. Les bruits du cœur sont naturels, un peu de râle sibilant dans le poumon gauche (*Tisane de chiendent avec nitrate de potasse, un scrupule; eau de Seltz; la 1/2 d'alimens*).

Les huit premiers jours, les membres inférieurs deviennent

plus tendus et douloureux. La malade accuse un engourdissement pénible dans les cuisses et les jambes ; les envies de vomir et les vomissemens se répètent tous les jours ; la douleur dans les reins, la gêne de la respiration persistent au même degré ; la fièvre continue, le pouls est à 95, petit et serré ; les urines sont toujours rares.

Le 1er avril, la fièvre est plus forte ; le visage est injecté ; insomnie ; mal à la tête ; constipation depuis trois jours (*Lavement purgatif ; une saignée de douze onces : tisane de chiendent avec nitre, un scrupule ; une bouteille d'eau de Sedlitz ; diète*). Le sang présente une couenne gélatineuse, peu épaisse.

Le 2 avril, la malade a éprouvé un peu de soulagement ; le pouls a baissé ; le mal de tête, la chaleur de la peau sont moins prononcés, quatre selles.

Le 6 avril, vomissemens, douleurs épigastriques, comparées à une barre qui s'étend transversalement à la base de la poitrine ; constipation ; fièvre (*Nouvelle saignée de douze onces ; eau de Sedlitz ; tisane de chiendent, nitre, un scrupule ; eau de Seltz ; diète*). Le sang présente une couenne inflammatoire blanche et peu résistante.

Le 7 avril, la malade a reposé dans la nuit, mais elle a vomi deux fois et elle a eu trois selles ; la peau est moite. Elle a uriné douze fois dans les 24 heures ; les urines sont toujours alcalines.

Le 10 avril, les membres inférieurs sont plus douloureux ; les parois abdominales sont plus tendues, l'ascite fait aussi des progrès ; il s'est développé une rougeur érysipélateuse sur les deux cuisses et autour des parties génitales ; la malade se plaint de souffrir beaucoup aux malléoles. Les bruits du cœur sont un peu éclatans et ses battemens irréguliers ; gêne de la respiration ; inappétence, constipation ; vomissemens ; langue blanche ; soif vive ; point de sommeil ; douleurs de tête ; pouls fréquent, 105 pulsations par minute (*Eau de Sedlitz ; vésicatoire sur la région rénale droite ; tisane de chiendent avec nitre, un scrupule ; eau de Seltz ; cataplasmes émolliens ; diète*).

Le 12, les vomissemens sont un peu calmés ; l'oppression, les douleurs dans les membres supérieurs continuent ; la rougeur et les douleurs aux cuisses sont un peu diminuées. Le vésicatoire a fourni beaucoup de sérosité.

Le 14 avril, gêne très grande de la respiration; point d'urine; la malade est sondée, et on retire seulement quatre à cinq onces d'urine trouble et alcaline. Un second vésicatoire est appliqué sur le rein gauche.

La douleur dans la région des reins a un peu diminué, du 15 au 20 avril. Les urines sont rares et les émissions fréquentes; l'érysipèle des deux cuisses s'est étendu sur une grande surface. Oppression sans râle, sans épanchement dans la poitrine; l'œdème des membres inférieurs et l'ascite n'ont pas diminué. La malade quitte l'hôpital le 25 avril, et, malgré l'amélioration momentanée obtenue par les évacuations sanguines et les révulsifs portés sur le canal intestinal, et appliqués à la région des reins, une terminaison fatale paraît inévitable.

§ 602. J'ai plusieurs fois examiné l'état des veines et du tissu cellulaire dans les inflammations phlegmoneuses qui surviennent à la suite de l'hydropisie produite par l'affection des reins, et je n'ai trouvé ni caillots fibrineux anciens, ni d'autres traces de phlébite dans les veines des membres œdématiés. Il est rare aussi que le tissu cellulaire contienne du pus; dans un cas cependant, le tissu cellulaire de l'aisselle était largement infiltré (Voy. : *Scrofules*.) Presque toujours les parties œdématiées et enflammées offrent une disposition analogue à celle qui est indiquée dans l'observation suivante :

Le 24 mars 1831, je disséquai le cadavre d'un homme mort à l'hôpital de la Charité, dans mon service, d'une hydropisie avec urine coagulable. Le tronc et les membres inférieurs étaient infiltrés; les bras et la face à-peu-près dans l'état naturel. Sur les côtés du tronc, on voyait de petites saillies inégales, irrégulières, résultant de l'accumulation de la sérosité dans les aréoles mêmes du derme. Sur la cuisse gauche, depuis le plis de l'aine jusqu'au milieu de sa longueur, il existait à la face interne du membre, une eschare superficielle.

Dans toute la moitié inférieure de la cuisse, le tissu cellulaire sous-cutané est infiltré de sérosité sanguinolente, et dans la moitié supérieure, il est d'une couleur gris-verdâtre et infiltré de pus dans toute son épaisseur, tant à la face antérieure qu'à la face interne de la cuisse. Le tissu cellulaire sous-cutané de la jambe et du pied est infiltré de sérosité limpide. La veine saphène gauche, depuis son embouchure dans la veine crurale jusqu'au quart inférieur de la cuisse, est vide de sang et blanche. L'intérieur ne présente pas de traces d'inflammation. Les ganglions lymphatiques de l'aine sont un peu engorgés et rouges. Le tissu cellulaire des plis de l'aine et de la partie inférieure de la paroi abdominale du côté gauche est enflammé; tout le reste est infiltré de sérosité. La veine saphène droite est saine.

Une quantité assez notable de sérosité est épanchée dans l'intérieur des articulations des genoux.

Le sinus longitudinal supérieur contient un caillot sanguin noirâtre; la surface extérieure du cerveau ne présente rien de particulier. Les ventricules latéraux contiennent une très petite quantité de sérosité limpide. Le cervelet est un peu mou.

Un verre de sérosité jaunâtre dans la plèvre droite et deux verres environ dans la gauche. Quelques tubercules au sommet du poumon gauche; tubercules ramollis et cicatrice pulmonaire au sommet du poumon droit. Engouement cadavérique de la partie postérieure et inférieure du poumon; bronches d'un rouge violet.

Un demi-verre de sérosité dans le péricarde; caillots dans l'oreillette droite. Hypertrophie concentrique des parois du ventricule gauche. Aorte saine.

Le péritoine contient environ trois litres de sérosité jaunâtre Les intestins et surtout le colon transverse sont distendus par des gaz. La vésicule du fiel adhère au colon. Aucune autre trace d'inflammation du péritoine. La veine splénique contient du sang liquide; la veine mésentérique et la veine-porte sont saines et contiennent peu de sang liquide. La rate est peu volumineuse et saine. La veine spermatique droite est plus grosse que la gauche. La veine-cave et les veines rénales sont saines; toutes contiennent du sang liquide.

La membrane muqueuse de l'estomac, vers son grand cul-de-sac, épaisse et consistante, a une ligne au moins d'épaisseur; celle de l'intestin grêle est parfaitement saine et d'une bonne consistance. Aucune lésion dans l'intestin grêle. La membrane muqueuse du gros intestin est molle : on y voit des plaques brunâtres, arrondies, qui correspondent aux follicules altérés.

La capsule surrénale gauche est atrophiée, entourée de graisse jaune et pâle.

Les reins sont d'un blanc jaunâtre, piquetés de rouge; la substance corticale a, dans toute son épaisseur, la même teinte pâle qu'à l'extérieur; sa consistance est molle; la substance tubuleuse a sa couleur et sa consistance naturelles; la couleur rouge normale de la substance tubuleuse contraste d'une manière remarquable avec la pâleur morbide de la substance corticale. Les uretères et les bassinets sont sains.

La vessie est saine. Entre la vessie et le rectum il existe une fausse membrane colorée en noir, laquelle est le résultat d'une ancienne inflammation.

Le foie contient beaucoup de sang; son tissu est sain; les deux substances sont distinctes; les ramifications de la veine-porte n'offrent rien de particulier.

§ 603. *Néphrite albumineuse et fièvres éruptives.*

Les médecins n'ayant senti que dans ces derniers temps la nécessité d'examiner avec soin, après la mort, les principaux organes, dans les maladies générales, il n'est pas étonnant qu'il existe si peu de documens sur l'état des reins chez les individus qui ont succombé aux fièvres éruptives ou aux maladies qu'elles entraînent quelquefois à leur suite. L'étude de la sécrétion urinaire dans le cours des fièvres éruptives a aussi été généralement négligée; quelques auteurs seulement ont fait des recherches particulières sur les caractères de l'urine, dans l'hydropisie qui succède quelquefois à la scarlatine.

Dans le cours des rougeoles, des varioles et des scarlatines hémorrhagiques, l'urine contient quelquefois une certaine quantité de sang et par conséquent d'albumine. Après la mort, occasionée par ces maladies, on a plusieurs fois trouvé les reins hypérémiés, gorgés de sang noir, et plus rarement du sang coagulé dans les bassinets.

Quant à de véritables cas de néphrite albumineuse aiguë ou chronique, survenus à la suite de fièvres éruptives, les exemples qu'on en a cités se rapportent presque exclusivement à la scarlatine. J'ai eu connaissance d'un cas de néphrite albumineuse survenue dans la convalescence d'une variole confluente. Le docteur Gregory (1) a cité le cas d'une petite fille de huit ans, traitée par M. Christison et chez laquelle il se déclara une hydropisie avec urine coagulable, après une rougeole. Cette enfant était scrofuleuse et d'une maigreur extrême; elle avait été affectée d'une toux très violente, pendant le cours d'une rougeole assez grave. A cette maladie avaient succédé des vomissemens, une diarrhée rebelle, une diminution de sécrétion de l'urine, une ascite et un œdème considérable des jambes, des mains, de la figure et surtout des grandes lèvres qui étaient excoriées et présentaient même plusieurs points gangréneux. L'urine était peu colorée, d'une faible pesanteur spécifique (1011) et très albumineuse. Les poumons étaient farcis de tubercules, et dans le gauche il existait plusieurs cavernes. Les reins étaient marbrés de jaune et de rouge, et le droit avait un volume moindre que d'ordinaire. La substance corticale de ces organes était jaune, ressemblant un peu à de la graisse, et dans plusieurs points offrant un aspect granuleux. Cette couleur contrastait fortement avec la teinte rouge ou pourpre de la substance tubuleuse, qui, cependant, dans plusieurs points, présentait un commencement de dégénérescence analogue.

Après avoir rapporté ce fait, je crois devoir ajouter qu'il me semble bien difficile de dire jusqu'à quel point l'existence antérieure de la rougeole a favorisé le développement de l'hydropisie; car, dans ce cas, il y avait deux autres conditions, la phthisie et les scrofules, dont l'influence sur la production de la maladie des reins, dans d'autres cas, a paru très évidente.

§ 604. *Néphrite albumineuse à la suite de la scarlatine.*

Je me propose d'établir deux choses qui ne sont pas encore assez généralement connues, savoir :

(1) *Edinb. med. and surg. journ.* t. XXXVI, p. 360.

1° Que dans certaines scarlatines, surtout dans leur dernière période (celle de la desquamation), l'urine est quelquefois plus ou moins chargée d'albumine, sans hydropisie, en même temps que les reins sont hypérémiés ou présentent, après la mort, des lésions qui correspondent à celles que j'ai décrites comme appartenant à la première forme de la néphrite albumineuse, produite par l'impression du froid et de l'humidité ou par l'abus des liqueurs spiritueuses.

2° Que l'hydropisie générale qu'on observe quelquefois à la suite de la scarlatine (1) par sa marche, par sa cause occasionnelle (l'impression du froid et de l'humidité); par sa généralité, par l'altération de la sécrétion urinaire qui l'accompagne; par ses complications abdominales, thoraciques et cérébrales; par ses lésions anatomiques et son traitement; par sa nature enfin, ne peut être séparée des hydropisies consécutives à la néphrite albumineuse aiguë ou chronique produite par d'autres causes ou née sous d'autres influences.

Or, pour établir ces deux propositions, dont l'importance ne peut être contestée, j'aurai besoin d'assembler et de rapprocher des observations isolées et incomplètes faites à diverses époques sur cette espèce d'hydropisie par d'habiles observateurs, et de les fortifier par des observations plus récentes et plus complètes. Tout cela m'entraînera, à la vérité, dans d'assez longs détails, mais je n'ai pas cru devoir me laisser arrêter par cette considération.

§ 605. Je ne puis donner que très peu de renseignemens sur l'état des reins chez les individus morts de la scarlatine. J'ai noté qu'ils étaient assez souvent hypérémiés, et j'ai fait figurer un cas dans lequel ces organes étaient non-seulement fortement injectés de sang, mais encore parsemés de pétéchies et d'ec-

(1) Je parle ici de l'hydropisie qu'on observe le plus ordinairement; car il est bien certain qu'après la scarlatine, on voit quelquefois survenir des hydropisies produites par d'autres causes (affections du cœur, maladies du foie), qui ne peuvent être rattachées à l'affection des reins.

chymoses. L'urine avait présenté, pendant la vie, une certaine quantité d'albumine et de cruor, et le malade était mort d'une scarlatine maligne. Je regrette de n'avoir que peu de chose à ajouter à cette observation, n'ayant été à même de faire de recherches anatomiques que dans un petit nombre de cas de scarlatine grave qui se sont terminés par la mort, dans mon service à l'hôpital de la Charité.

A. Fred. Fischer pense (1) que les reins souffrent considérablement dans la scarlatine; que, dans le dernier stade (desquamation), ils se trouvent dans un état de congestion, et que cet état est facilement transformé, par les diurétiques irritans et même par ceux qui sont moins excitans, en une véritable inflammation. Fischer ajoute que, pendant long-temps, il a regardé les vomissemens qui surviennent au début de l'hydropisie, consécutive à la scarlatine, comme l'indice d'une affection de cerveau, et que dans la crainte d'épanchemens séreux dans les ventricules, il prescrivait des sangsues, du calomel et de la digitale; mais que, plus tard, l'expérience clinique et des autopsies faites avec soin, lui ont appris que ces vomissemens étaient sympathiques d'une condition pathologique des reins (*Ergriffenseyn der Nieren*).

Depuis, il a fait tous ses efforts pour trouver des signes qui décelassent cette affection des reins, à son début, et il les a trouvés dans l'urine. Il a constaté qu'en même temps que les vomissemens se déclaraient, la quantité de l'urine diminuait; que l'urine, tantôt d'un brun foncé, tantôt couleur de chocolat, quelquefois teinte de sang, était rouge comme du sang pur dans les cas les plus graves.

Ces premières observations ont acquis plus d'intérêt depuis les recherches de M. G. Hamilton, qui rapporte avoir trouvé, après la scarlatine et sans qu'il y eût hydropisie, une altération des reins tout-à-fait semblable à celle qu'on rencontre dans le premier état de la maladie de Bright:

(1) A. F. Fischer, *Ein Beitrag zur Therapie der Nachkrankheit des Scharlachs* (Journal der praktischen Heilkunde herausgegeben von C. W. Hufeland und E. Ozann. Februar 1824. S. 53.)

« Eckford (1), âgé de 18 ans, se plaint de lassitude, de douleur de tête et d'autres symptômes précurseurs de la fièvre scarlatine, le mercredi soir. Comme il y avait eu plusieurs enfans atteints de scarlatine dans la même maison, ses parens m'envoyèrent chercher le jeudi, et je vis ce jeune homme le soir, c'est-à-dire dix-huit ou vingt heures après le commencement des premiers symptômes. Ce jeune homme avait la langue sèche, le pouls très fréquent et mou, la peau chaude, et son état ressemblait à l'état avancé d'une fièvre continue. J'examinai la peau pour voir s'il n'y avait pas d'éruption, mais je ne pus alors apercevoir la plus légère rougeur; quelques heures après, l'éruption se manifesta. Comme le malade avait antérieurement joui d'une bonne santé, je retirai environ huit onces de sang. Je fus surpris de voir, contrairement à ce qu'on observe ordinairement au commencement des fièvres graves, que le sang avait une couleur écarlate vive, en sortant de la veine. En examinant la gorge, je trouvai qu'elle était enflammée, mais non ulcérée. Quelques heures après, je fis appliquer, dix sangsues (au cou); je fis mettre le malade dans un bain chaud pendant dix minutes, et je prescrivis des purgatifs et un gargarisme astringent. Le lendemain au soir, j'appris que le malade avait eu un léger délire pendant la nuit, et comme il s'était beaucoup plaint de la gorge, on avait appliqué cinq ou six autres sangsues au cou, dans la matinée. Ses parens, qui paraissaient avoir grand soin de lui, l'avaient fait lever un quart d'heure avant ma visite (à ce moment il se trouvait bien, et il avait toute sa connaissance); mais quand je le vis, il était dans un état comateux; la respiration était stertoreuse avec râle muqueux, bruyant; une quantité de mucus écumeux et brunâtre sortait de la bouche; le pouls était fréquent et faible. J'ordonnai des stimulans. Je fus informé que, peu de temps après ma visite, il avait repris sa connaissance; cet état continua jusqu'au lendemain matin, où il mourut.

(1) Hamilton, *On the epidemic scarlatina*, etc. (Edinb. medical and surg. journ. vol. XXXIX, p. 145 and 153. 1833.)

Le cerveau était à-peu-près sain, à l'exception d'une légère infiltration au-dessous de l'arachnoïde. Il y avait deux petites ulcérations sur les amygdales; la membrane muqueuse de la trachée, et surtout celle des bronches, étaient très enflammées et couvertes de mucus rougeâtre et sanguinolent. On trouva une plaque rougeâtre et apparemment enflammée dans l'estomac (il y avait eu des vomissemens pendant la vie).

Les reins, plus mous que dans l'état naturel, étaient marbrés extérieurement, et d'un rouge foncé intérieurement; dans la substance tubuleuse, la couleur était si foncée, qu'elle rendait l'apparence striée de cette substance presque imperceptible. »

Dans un autre cas de scarlatine, sans œdème, M. Hamilton a observé, à la surface, des reins une apparence analogue aux pétéchies. Dans un troisième, la substance corticale des reins avait pris une *teinte crémeuse* tout-à-fait semblable à celle que M. Hamilton a plusieurs fois notée dans les cas d'anasarque, suite de scarlatine. Voici le fait (1) : « L'éruption scarlatineuse parut sur le corps de G. L., âgé de six ans, le 26 septembre, mais je ne le vis que le 27 : alors l'éruption était bien sortie; la peau chaude, le pouls à 150 et mou; les amygdales étaient très enflammées et gonflées. Je touchai immédiatement les amygdales avec le nitrate d'argent; je prescrivis un bain chaud, et des purgatifs; plus tard, des sangsues aux angles de la mâchoire, et une poudre contenant deux grains de calomel et une petite quantité d'opium, toutes les trois heures.

Le 28 septembre, les piqûres des sangsues avaient beaucoup saigné, au point qu'on trouva nécessaire d'arrêter le sang par la cautérisation; pouls à 154 et mou; gonflement des amygdales considérablement augmenté (*Cautérisation des amygdales avec le nitrate d'argent; vésicatoire au cou, et, plus tard, cataplasme renouvelé toutes les deux heures, à la même région; calomel et opium).*

Le 29 septembre, éruption toujours bien développée; pouls à 164, mou; langue sale; les deux amygdales se touchent, de sorte que la luette ne peut être aperçue, et lorsqu'on essaie

(1) *Edinb. med. and surg. journal.* vol XLVII. pag. 148.

d'introduire le caustique entre les deux amygdales, on rencontre une résistance considérable; le malade éprouve un grand malaise; par momens, léger délire (*Eau rougie; poudre de calomel et opium, le soir*).

Le 30 septembre, on ne peut introduire le caustique entre les deux amygdales; pouls, 160 à mou et vibrant; beaucoup de malaise; délire, par momens, pendant la nuit (*Eau rougie*).

Le 1er octobre, pouls à 154, très mou; amygdales énormément gonflées et offrant des eschares; beaucoup de malaise; par momens, oppression, d'autres fois, respiration facile; point de symptômes de bronchite (*Décoction de viande de bœuf en lavement; eau rougie*).

A onze heures du soir, pouls à 164, faible; la déglutition se fait avec beaucoup d'efforts.

Le 2 octobre, le malade a été mieux pendant la nuit et il avale un peu plus facilement; pouls au-dessus de 160, très faible; l'éruption a tout-à-fait disparu, et la peau est modérément chaude; les amygdales sont moins gonflées, mais présentent une masse d'eschares (*Vin et décoction de viande de bœuf* ad libitùm).

A huit heures du soir, pouls à 168, très faible; beaucoup de malaise et d'oppression; de temps en temps, toûx croupale, sans expectoration; gonflement considérable aux angles de la mâchoire.

Le 3 octobre, à six heures du matin, beaucoup de prostration et de malaise; pouls très faible et très fréquent. Le malade a été très agité pendant toute la nuit; toux sèche, sonore, sans expectoration, quoiqu'un mucus ténace paraisse accumulé à la partie postérieure du pharynx (*Vin et punch à l'eau-de-vie*).

Mort à onze heures du matin.

A l'ouverture du corps, faite quarante-huit heures après la mort, on trouva les lésions suivantes: les deux amygdales formaient une masse d'eschares, mais elles étaient moins gonflées qu'on avait pu croire; l'épiglotte et les parties voisines de l'ouverture de la glotte étaient gonflées et injectées. La membrane muqueuse du larynx et de la trachée était injectée; les poumons étaient parfaitement crépitans; cependant, lorsqu'on incisait ces organes, on voyait sourdre, en petite quantité, des grosses bronches, un liquide muco-purulent.

La substance corticale des reins était convertie en une substance de couleur crémeuse, semée de ramifications vasculaires. Cette couleur crémeuse était plus apparente encore à la coupe et contrastait fortement avec la couleur de la substance tubuleuse qui paraissait naturelle. M. Hamilton ajoute qu'il n'avait jamais vu la substance corticale des reins prendre si complètement cette couleur de crème, à une époque si peu avancée de la scarlatine; que les reins ressemblaient exactement aux reins de plusieurs malades morts d'hydropisie à la suite de cette fièvre éruptive, et dont il a rendu compte dans le XXXIXe et le XLIIe volume du *Journal d'Édimbourg*.

Chez un enfant de sept ans, mort de scarlatine, le 12 octobre 1836, j'ai moi-même constaté des altérations des reins qui correspondaient parfaitement au premier degré de la néphrite albumineuse : les reins étaient beaucoup plus volumineux que dans l'état sain; leur surface extérieure, d'un rouge vif, offrait un réseau très délié, dont l'injection n'était point également régulière dans tous les points. Les mamelons et les cônes de la substance tubuleuse, fortement injectés de sang, étaient noirâtres. A la coupe, la substance corticale, moins rouge qu'à sa surface, présentait, çà et là, de petits points plus injectés; dans quelques points, elle était d'un jaune pâle. Le bassinet et les calices n'offraient ni injection morbide ni pétéchies.

L'observation suivante est plus complète et non moins remarquable :

OBS. LXIX. — Scarlatine maligne (symptômes cérébraux et angine pseudo-membraneuse); urine rare et albumineuse. Mort. — Reins hypérémiés, augmentés de poids et de volume. Congestion pulmonaire; pétéchies sous le péricarde et sous les plèvres.

Guillemeau (Claudine), domestique, âgée de 25 ans, fut admise à l'hôpital de la Charité, le 30 septembre 1839.

Lors de son admission, cette jeune fille était dans un état de délire qui ne lui permettait pas de donner de renseignemens sur le début et la marche de sa maladie; mais il nous fut facile de la reconnaître pour une scarlatine maligne. Toute la surface du corps présentait une teinte rouge uniforme, plus prononcée aux plis de l'aine, sur le dos, et à la partie antérieure de la poitrine. La respiration était très gênée; l'oppression augmenta par momens; il survint fréquemment des quintes de toux, qui ont un caractère convulsif. Elles sont quelquefois accompagnées de cris plaintifs, et parfois suivies de l'expulsion de concrétions molles, comme pseudo-membraneuses, mêlées à des mucosités glaireuses et filantes. Sur les parois de la bouche, sur la langue et dans le pharynx, on voit quelques plaques blanches; les amygdales sont tuméfiées; la langue est sèche et brune à sa pointe; les dents et les lèvres sont sèches et noirâtres.

La partie supérieure du cou est gonflée et douloureuse à la pression; la bouche est légèrement entr'ouverte; les dents sont serrées et ne peuvent être que difficilement écartées. Le visage est injecté; les yeux sont rouges et saillans; l'anxiété est extrême; cris; décubitus dorsal; la malade, dans une immobilité complète, ne répond point aux questions qu'on lui fait. Râle muqueux, humide à la partie antérieure de la poitrine, dont la résonnance est naturelle à la percussion. Pouls fréquent, irrégulier, se laissant facilement déprimer.

Deux saignées du bras et deux applications de sangsues ont été faites sur le ventre, avant l'admission de la malade à l'hôpital.

Le 30 septembre, l'éruption de la scarlatine est complète; mais les symptômes d'angine pseudo-membraneuse et les accidens cérébraux sont devenus de plus en plus graves.

Le 1er octobre, la peau est toujours rouge et sèche; la stupeur est plus prononcée. La dyspnée est plus grande; la langue et les lèvres sont fuligineuses (*Tisane de gomme édulcorée; gargarisme avec l'acide hydrochlorique*).

Le 2, les accidens cérébraux et la gêne de la respiration ont encore fait des progrès : résolution complète de la sensibilité des membres et perte de connaissance; la desquamation s'opère; l'épiderme, humide et ramolli, se détache en lames blanches et assez larges. La peau offre, par suite de cette desquamation, un aspect bigarré.

28.

Le 3, la malade meurt peu d'instans après la visite du matin. Point d'émission d'urine; on en retira un demi-verre de la vessie, quelques heures avant la mort : elle est légèrement acide, se trouble par l'acide nitrique, et donne un précipité blanc et grumeleux par la chaleur.

Autopsie du cadavre, vingt-six heures après la mort. — *Tête*. Le cerveau a une consistance très ferme; les sinus et les veines des méninges sont gorgés de sang; sur quelques circonvolutions de la convexité des deux hémisphères, il existe un pointillé rouge, qu'on ne rencontre en aucun autre point de la surface ou de l'intérieur du cerveau.

Col et poitrine. La base de la langue et le pharynx présentent quelques fausses membranes blanches, molles et peu adhérentes. La membrane muqueuse qui tapisse le larynx et les bronches présente une rougeur générale très vive, sans fausses membranes. A la surface des poumons et sous la plèvre, on remarque un grand nombre de petites pétéchies d'un rose livide. Les poumons sont fortement congestionnés; lorsqu'on les incise, il s'en écoule une grande quantité de sérosité rouge et sanguinolente; ils surnagent lorsqu'on les précipite dans l'eau; on voit aussi un grand nombre de taches livides ou noires sur le feuillet pariétal de la plèvre. A la base du cœur et à l'origine des gros vaisseaux, il existe de semblables ecchymoses ou plaques, avec des pétéchies sous forme de pointillé noir. Le sang contenu dans les cavités cardiaques et dans les gros vaisseaux est très fluide. La membrane interne du cœur et celle des gros vaisseaux ne présentent aucune altération.

Abdomen. Les reins sont hypérémiés et augmentés de volume et de poids; le rein gauche, un peu plus volumineux que le droit, pèse six onces six gros; le rein droit, cinq onces deux gros; leur couleur est rouge, nuancée d'une teinte bleuâtre; la substance corticale est gonflée et plus rouge que dans l'état sain. On ne voit point de pétéchies à la surface des reins. La membrane fibreuse est peu adhérente, et peut être facilement détachée; la membrane muqueuse des bassinets, des uretères et de la vessie, est saine.

L'estomac et les intestins ne présentent point de taches ecchymotiques. Quelques plaques de Peyer, disséminées dans l'iléon, ont une teinte rose ou ardoisée.

Il résulte donc, de ce petit nombre d'observations, que dans la scarlatine, ou à la suite de cette fièvre éruptive, et lorsqu'il *n'existait aucune apparence d'hydropisie*, les reins ont été trouvés, après la mort, plus gorgés de sang que dans l'état sain, ou d'une *teinte crémeuse*, tout-à-fait semblable à celles qu'ils présentent dans deux états de la néphrite albumineuse avec ou sans hydropisie et survenue dans d'autres circonstances.

§ 606. L'altération de la *sécrétion urinaire et le développement de l'anasarque*, à la suite de la scarlatine, avaient été indiqués bien avant que l'état des reins qui leur correspond eût été constaté. Dœring et Sennert (1) signalent l'hydropisie qui survient à la suite de la scarlatine, et la considèrent comme un des accidens fâcheux de la période avancée de cette maladie.

Calvo (2), cité par Borsieri (3), rapporte que, dans une épidémie de scarlatine, qui régna à Florence vers l'année 1717, les malades entraient en convalescence vers le vingt-quatrième jour, mais qu'un certain nombre devenaient hydropiques; et il assure, qu'à l'ouverture du corps de plusieurs sujets morts de cette affection, on trouva les poumons, la plèvre, les muscles intercostaux, le diaphragme, les *reins* et les intestins plus ou moins enflammés.

(1) « Mox pedes ad talos et suras usque intumescunt; hypochondria læduntur; respiratio difficilior redditur, tandemque abdomen intumescit, ægrique non sine magno labore et post longum tempus pristinæ sanitati restituuntur, sæpè etiam moriuntur (Sennert. *de Febr.* lib. IV. cap. 12. De variolis et morbillis. 178.)

(2) Calvo (J.) *Comment. de hodiernâ Etrusca clinica* extat in : Roncalli Parolini, Medicina Europæ, p. 333. « Circà vigesimam primam diem cœpisse queri de aliqua respirationis gravitate, modica tussi atque aliquo oculorum, facieique et externarum gutturis partium œdemate, quibus phænomenis succedebat febris, iisque in gravescentibus, *præsertim œdemate, quod universale fiebat*, cum levi thoracis dolore, abdominis tensione et aliquando torminibus et omnimodo urinarum suppressione. »

(3) Borsieri, *Instit. medicæ practicæ*, vol. II. p. 73. ed. Hecker, in-8, Lipsiæ, 1826.

J. Storch (1) indique aussi l'hydropisie, suite de la scarlatine. Dans une épidémie de scarlatine maligne, à marche irrégulière, Navier (2) dit qu'il survint à plusieurs enfans une énorme leucophlegmasie. *L'urine, rendue en petite quantité, était brune et parfois sanguinolente.*

Plenciz (3) a très bien exposé les principaux caractères de cette hydropisie et les conditions dans lesquelles elle se développe. Il a clairement indiqué l'altération qu'offre l'urine au début de la maladie (*urinæ secedunt sat pauca, et quid admiratione dignum, plerumque cruentæ, aut loturæ carnium similes*); mais rien n'autorise à penser qu'il ait soupçonné que l'urine contenait de l'albumine, lorsqu'elle n'était pas sanguinolente. Il ne s'est point non plus préoccupé de l'état anatomique des reins. Toutefois, il rapporte le cas d'un enfant devenu leucophlegmatique à la suite de la scarlatine, et qui éprouvait une vive douleur dans la région du rein droit. (4)

Rosen de Rosenstein (5) dit que dans l'épidémie de scarla-

(1) Storch. *Praktischer und theoretischer Traktat vom Scharlachfieber*, etc. Gotha, 1742.

(2) Navier. *Sur plusieurs maladies populaires qui ont régné à Châlons-sur-Marne*. Paris, 1753.

(3) Plenciz (M. A.) *Tractatus III. de Scarlatinâ*. Viennæ Austriæ, in-8. 1762.

(4) « Alius octennis puer post superatam scarlatinam benignam inciderat in eundem tumorem leucophlegmaticum; medicus ejusdem ordinabat diversa remedia aperitiva, incidentia, diuretica, adeoque salina, scillitica, quinimo, rhabarbarina, roob ebuli, sambuci, de spina cervina et similia, sed omnia sine aliquo effectu; nam nec alvus exinde movebatur, nec urina in majore quantitate evacuabatur; unde tumor et anxietates potius exinde augebantur, quam minuebantur. Quapropter ordinabat pulvisculos ex jalappa, trochiscis, alhandali, aut diagridio sulphurato, cum rheo; item emulsa cum resina jalappæ. Ex usu quorum vehementer quidem purgabatur æger; sed dolorem in latere dextro circa regionem renis persentiebat, ut pressionem manus ferre non potuerit. Aderat præterea nisus ad vomitum, ingens sitis, febris magna, vigiliæ, summa virium prostratio; his dein accesserat delirium, oculorum convulsiones, et tandem mors. » (*Loc. cit.* p. 150. Ægrotus v.)

(5) Rosen de Rosenstein. *Underraettelse om barns-siukdomar, och deras bote-medel*. Stockholm. 8. 1771.

tine, qui régna à Stockholm et à Upsal en 1741, plusieurs convalescens qui n'avaient point pris les précautions hygiéniques nécessaires, eurent le corps tuméfié, comme dans l'anasarque, et que leurs urines étaient rares et semblables à de la lavure de chair.

A la suite de la scarlatine, l'affection des reins et l'hydropisie, qui en est un des principaux symptômes, peuvent affecter une marche *aiguë* ou *chronique*; la distinction de ces deux espèces d'hydropisie a été bien exposée par Borsieri (1), quoiqu'il ne connût pas les lésions rénales. De même, Vieusseux (2), sans avoir une idée de la lésion rénale, déjà entrevue par plusieurs observateurs, a fortement insisté sur les précautions hygiéniques propres à prévenir le développement de l'anasarque, à la suite de la scarlatine, et s'est attaché à démontrer que la fréquence de cette hydropisie, à Genève devait être attribuée à l'impression de l'air froid et à l'action fâcheuse du climat.

Wells (3) a signalé très nettement l'existence de l'albumine dans l'urine, dans l'anasarque, suite de scarlatine. Dès 1799, il avait étudié, avec le plus grand soin, les qualités physiques et chimiques de l'urine des malades atteints de cette espèce d'anasarque. Ces recherches furent le sujet d'une lecture qu'il fit, en 1806, à la *Société pour l'avancement des connaissances médico-chirurgicales*, et il les publia plus tard (en 1812), avec d'autres observations sur les urines d'hydropiques qui n'avaient point été atteints de scarlatine. Il a tracé l'histoire générale de l'hydropisie, en partie, d'après le travail de Plenciz, et en partie, d'après ses propres observations; il a rattaché à des affections du cerveau, du ventre et de la poitrine les principales complications, ou les suites de l'anasarque; et non-seulement il a indiqué la présence de la partie rouge du sang dans l'urine,

(1) Borsieri. *Instit. medicinæ practicæ*, ed. Hecker. vol. II. p. 71 (Morbi secundarii sive altera scarlatinæ periodus). Lipsiæ. in-8. 1826.

(2) Vieusseux. *Mém. sur l'anasarque à la suite de la scarlatine* (Recueil périod. de la Soc. de méd. t. VI. p. 377. 401. 1798).

(3) Wells (William-Charles). *Transactions of a society for the improvement of medical and chirurgical knowledge*. vol. III. p. 167. London. 1812.

fait déjà connu, mais il a constaté dans les urines dépourvues de cruor la présence de l'albumine. Quant aux lésions rénales correspondantes, il les entrevit plus tard.

Déjà Cruickshank (1) avait constaté la présence de l'albumine dans l'urine des personnes atteintes d'anasarque ou d'hydropisie générale; il avait indiqué la chaleur et la réaction de l'acide nitrique sur l'urine comme des moyens de distinguer les *hydropisies générales* ou inflammatoires d'avec celles qui sont produites par des affections *du foie ou d'autres viscères*; mais Cruickshank ne dit pas si ses observations s'appliquent à l'hydropisie qui survient après la scarlatine.

Blackall (2) rapporte plusieurs exemples d'hydropisie avec urine coagulable, survenue à la suite de scarlatine. Quant aux lésions rénales correspondantes, il s'en est peu au point occupé. Mais il est un point sur lequel je desire fixer l'attention du lecteur. Blackall cite deux cas d'hydropisie générale, suite de scarlatine dans lesquelles l'urine ne contenait pas d'albumine. J'ai vu également deux cas semblables d'hydropisie qui se sont terminés heureusement, M. Hamilton dit que chez plus de soixante individus atteints d'hydropisie après la scarlatine, deux seulement n'ont point offert d'urine coagulable; dans ces deux cas l'affection était légère; M. Baudeloque a publié un autre exemple (3) d'anasarque sans urine coagulable; de sorte qu'il est bien démontré que toutes les anasarques, suite de scarlatine, ne doivent point être regardées comme de même nature.

J'ai déjà dit que plusieurs observateurs avaient noté que les reins étaient quelquefois altérés dans la scarlatine et dans l'hydropisie qui survient à la suite de cette fièvre éruptive; mais tous ne sont pas d'accord sur la nature de la lésion rénale. Reil (4) reconnaît que les reins sont mous, gonflés, fongueux

(1) Rollo. *Cases of the diabetes mellitus*, etc. p. 443. 446. 447 et 448. London, 1798.

(2) Blackall. *Observations on the nature and cure of dropsies*, etc. 3d edit. London. 1818.

(3) *Gazette des hôpitaux*. 1835. p. 521.

(4) Reil. *Fieberlehre*. Bd. v. S. 97—197.

et remplis de sucs et de sang; mais il soutient qu'ils ne sont point enflammés. Fischer (1) dit, au contraire, non-seulement que les reins sont congestionnés dans le stade de la desquamation de la scarlatine; mais encore que cet état peut facilement passer à l'état inflammatoire sous l'influence des diurétiques même les plus légers, et il ajoute que les vomissemens au début de l'anasarque sont occasionés par une inflammation rénale.

Sur deux enfans morts, après une anasarque considérable, Fischer a trouvé les reins augmentés de volume, la substance tubuleuse enflammée et presque gangrenée, la substance corticale et la capsule fibreuse ayant l'apparence que donne la macération.

M. Bright dans ses premières recherches sur l'hydropisie produite par l'affection des reins, n'avait point cité de cas observés à la suite de la scarlatine. Depuis, M. G. Hamilton (2) a étudié avec soin et d'une manière suivie l'état des reins chez des individus morts d'hydropisie, après cette fièvre éruptive; il a constaté la présence de l'albumine dans l'urine, et la diminution de sa pesanteur spécifique; et il a insisté sur les complications que présente le plus souvent cette hydropisie et particulièrement sur les accidens thoraciques.

MM. Christison et Gregory, dans leurs premiers travaux, n'avaient pas non plus rapporté de cas d'hydropisie avec urine albumineuse, à la suite de la scarlatine; mais le premier en a donné deux exemples dans l'ouvrage qu'il vient de publier (3). La première observation est un cas remarquable d'affection rénale devenue chronique, et dans lequel le rein, à l'autopsie, offrit tous les caractères anatomiques de la néphrite albumineuse; l'autre est un exemple d'hydropisie survenue à la suite de la scarlatine chez un enfant scrofuleux, et qui s'est terminée heureusement.

Plus récemment, M. Bright a rapporté un cas d'hydro-

(1) Fischer (A. F.). *lieu cité.*

(2) Hamilton. *lieu cité*, p. 152 et suiv. 1833.

(3) Christison. *On granular degeneration of the kidnies*, etc. in-8. Edinburgh. 1839 (cases x and xxvi).

disie avec urine albumineuse survenue à la suite de la scarlatine (1). La maladie, ayant affecté une marche chronique, on a trouvé à l'autopsie les deux reins granulés.

MM. Wood (2) et Stark (3) ont poursuivi les recherches de M. Hamilton sur l'hydropisie avec urine coagulable consécutive à la scarlatine et sur les accidens qu'elle peut présenter pendant son cours.

MM. Baudeloque (4) et Guersent (5) et leurs élèves, et particulièrement Constant (6) ont publié plusieurs autres observations d'hydropisie avec urine albumineuse et lésions rénales, survenue à la suite de la scarlatine. D'autres cas ont été observés par MM. Graves (7), Mateer (8) et Seymour (9); et MM. Alison et Addisson ont aussi fait des remarques intéressantes sur l'état albumineux de l'urine dans ces hydropisies.

§ 607. Lorsque la néphrite albumineuse se déclare dans la convalescence de cette fièvre éruptive, c'est le plus souvent vers le quatrième septenaire (10), rarement plus tôt (11) ou plus

(1) Bright (Richard). *Cases and observations illustrative of renal disease* (case 11). (Guy's hospital reports. in-8. London. April 1836.)

(2) Wood (William). *An account of scarlet fever, etc. during the epidemic of* 1835—36 (Edinb. med. and surg. Journ. vol. XLVII. p. 109).

(3) Stark, *Edinb. med. and surg. Journal* vol. XLVI. page 372.

(4) Baudeloque. *Gazette médicale*, 1834. p. 105. *Gazette des hôpitaux*, 1834. p. 102.

(5) *Gazette médicale*, 1834. p. 553.

(6) *Gaz. méd.* 1834. p. 105.

(7) *Lond. med. Gaz.* vol. XX. p. 746.

(8) *Edinb. med. and surg. Journ* vol. XLVII. p. 71.

(9) *London med. Gazette.* vol. XIX. p. 347.

(10) Die decima quarta aut decima quinta aliquando etiam tardius a dissipata scarlatina (Plenciz. *Tractatus de scarlatina.* § VII. p. 15). Modo circa diem vigesimam primam quandoque etiam serius (Borsieri. *Instit. medicinæ practicæ.* t. II. § 88. p. 71). Wells (William-Charles), le vingt-deuxième ou le vingt-troisième jour après le commencement de la fièvre (*Transactions of a society for the improvement of medical and chirurgical knowledge.* vol. III. p. 167. London. 1812).

(11) Wells a vu un cas où l'hydropisie s'est montrée le seizième jour. M. G. Hamilton l'a vue survenir presque immédiatement après le déclin de l'érup-

tard (1). Le malade, qui était bien les jours précédens, se trouve souffrant, fatigué; les enfans sont de mauvaise humeur : en même temps, pâleur du visage, insomnie, anorexie, quelquefois nausées et vomissemens. Quelques jours après, on remarque une bouffissure (hydropisie) qui, ordinairement, se montre d'abord aux paupières, plus tard, s'étend à tout le visage et au cou, envahit les mains, les pieds, les jambes, et chez les petits garçons, le scrotum, qui prend quelquefois un volume énorme (2); enfin, cette anasarque se montre quelquefois presque tout-à-coup, sur toute l'habitude extérieure du corps.

Quelquefois les symptômes précurseurs de l'hydropisie manquent complètement (3), et le plus souvent alors, la maladie débute avec une grande acuité. (4)

Une observation de M. Hamilton (5), et une qui m'est propre,

a

tion, qui n'avait duré que quatre ou cinq jours (*Edinb. med. and surg. Journ.* vol. XXXIX. p. 160).

(1) M. G. Hamilton l'a vue se déclarer cinq semaines après la fièvre primaire (*ibidem*), et le docteur Darwall, six mois après cette fièvre (*Cyclopædia of practical medicine*, art. DROPSY).

(2) Plenciz. *loc. cit.* § CVI. Ægrotus 17. p. 216, etc.

(3) Borsieri. *loc. cit.* p. 71.

(4) Vieusseux (G.). *Journal de Sédillot* (Recueil périodique de la Société de médecine de Paris), t. VI. an VII. p. 379.

(5) Mary Gunn, âgée de 5 ans, avait eu une attaque de scarlatine bénigne, quinze jours environ avant le 20 novembre, époque à laquelle je la vis pour la première fois. Alors elle se plaignait un peu, mais n'offrait pas la moindre enflure; l'urine était fortement coagulable et sa pesanteur spécifique était de 1028. Le 24 novembre, une anasarque considérable s'était déclarée; l'urine, rendue en quantité modérée, avait une faible densité (1013), et elle était fortement coagulable (*scille, digitale, crème de tartre et purgatifs*). Le 25 novembre, l'enfant avait eu de la fièvre et avait été mal à son aise toute la journée; urine fortement colorée, donnant 1013 pour pesanteur spécifique, et fortement coagulable. Le 26 novembre, la fièvre continue; beaucoup de malaise; urine comme hier. Le 27 novembre, l'enfant s'est levée et se trouve beaucoup mieux; moins d'enflure; urine encore fortement colorée, mais moins coagulable, pesanteur spécifique 1011; urée en quantité aussi considérable que dans l'urine saine. Le 29 novembre, di-

prouvent que, dans la néphrite albumineuse, survenue à la suite de la scarlatine, comme dans les cas où elle se déclare seulement après l'impression du froid et de l'humidité, l'urine est quelquefois albumineuse avant l'apparition de l'anasarque. Au reste, dans tous les cas, dès l'invasion de l'hydropisie, la sécrétion urinaire offre un dérangement très remarquable.

minution notable de l'anasarque; pesanteur spécifique, 1011; urine beaucoup moins albumineuse et moins fortement colorée.

M. Hamilton a examiné trois échantillons de l'urine du 30 novembre : dans le premier, l'urine était aussi jaune que l'urine naturelle, pas très coagulable; pesanteur spécifique, 1013; l'urine du second échantillon avait l'apparence d'un mélange d'une petite quantité de sang avec une quantité considérable d'eau; sa densité était 1012,5, et elle était un peu plus coagulable que celle du premier échantillon. L'urine du troisième échantillon était presque aussi coagulable que celle du premier; cette urine avait une couleur carmin foncée. La quantité entière de l'urine rendue dans les vingt-quatre heures était environ deux pintes; pesanteur spécifique moyenne, 1014,17.

Le 1er décembre, l'anasarque avait presque disparu; bon appétit. Trois échantillons de l'urine de ce jour furent examinés. La première, de couleur rosée, d'une pesanteur spécifique faible (1012). La seconde, qui n'était presque pas rose, donnait pour pesanteur spécifique 1012. La troisième, d'une couleur rouge brun foncée, donnait 1018. La malade n'a pris ces deux derniers jours, pour tout médicament, que la crème de tartre délayée dans de l'eau. Terme moyen de la pesanteur spécifique de l'urine de ce jour, 1014,17.

Le 2 décembre, l'enfant continue de se trouver bien. De trois emissions d'urine examinées, la première était jaunâtre, légèrement coagulable, et donnait pour pesanteur spécifique 1018, après avoir déposé un sédiment brun foncé. La seconde, un peu plus coagulable que la première, avait une teinte rosée et une densité de 1018. La troisième avait une couleur carmin plus foncée; pesanteur spécifique, 1009. Densité moyenne de l'urine de ce jour, 1015.

Le 3 décembre, convalescence. La malade n'a pris aucun médicament hier. Examen de trois émissions d'urine : la première était d'une couleur rouge brune; coagulable; pesanteur spécifique, 1020. La seconde était d'un brun très foncé; densité 1024, et fortement coagulable. La troisième était claire, d'une couleur carmin foncée; pesanteur spécifique, 1008. Densité moyenne de l'urine de la journée, 1017,33. L'urine avait été rendue, dans les diverses émissions, en quantité à-peu-près naturelle (*Lieu cité*, p. 155).

Presque toujours elle est notablement diminuée, et quelquefois même, pendant un certain nombre de jours, elle est complètement supprimée (1); mais cela n'arrive que dans des cas très graves.

Ordinairement l'urine, d'un rouge brun, et trouble, est mélangée d'une quantité plus ou moins grande de sang. On l'a vue même avoir l'apparence du sang presque pur. Le plus souvent, le sang, et surtout ses globules, éprouvent une altération notable dans l'urine; la couleur du sang devient chocolat ou elle offre d'autres nuances de brun plus ou moins foncé.

Un caractère remarquable de ces urines, et qui a frappé même les premiers observateurs, c'est la présence d'une matière blanchâtre floconneuse en suspension dans l'urine. Celles qui sont peu colorées ressemblent assez bien à du petit lait non clarifié; celles qui sont mélangées d'une certaine quantité de sang ont été comparées à de l'eau dans laquelle on aurait lavé de la chair (*lotura carnis*). Cette apparence de l'urine est absolument la même que celle que j'ai observée dans d'autres néphrites albumineuses, indépendantes de la scarlatine.

La pesanteur spécifique de l'urine est très notablement modifiée; car, même dans les cas où l'urine paraît épaisse, trouble et chargée de sang, elle devient, en général, moins pesante que dans l'état sain. M. G. Hamilton (2) a constaté, qu'au lieu de 1018, terme moyen de la pesanteur spécifique de l'urine saine, elle tombe à 1015 ou 1011, et que cette faible densité continue même assez long-temps après que les symptômes de l'hydropisie ont disparu, et qu'il n'existe plus de traces d'albumine dans l'urine. M. Wood (3) a confirmé, par de nouvelles recherches, l'exactitude de ces résultats qui, du reste, sont parfaitement en rapport avec ce qu'on observe en examinant l'urine de malades atteints de néphrites albumineuses non consécutives à la scarlatine et produites par l'impression du froid et de l'humidité, ou par l'abus des liqueurs spiritueuses.

(1) Vieusseux. *lieu cité.* Borsieri. *loc. cit.* etc.

(2) Hamilton. *lieu cité.* p. 158.

(3) *Edinb. med. and surg. journ.* vol. XLVII. p. 109.

Toutefois, la composition chimique des urines albumineuses, à la suite de la scarlatine, n'a pas encore été examinée avec tout le soin desirable; seulement on peut inférer, des recherches faites sur la pesanteur spécifique de ce liquide, que les parties solides de l'urine existent généralemenent en moindre proportion que dans l'urine saine.

L'albumine, en quantité très notable dans l'urine, dans les premiers temps de l'affection, surtout dans les cas aigus, diminue ordinairement d'une manière graduelle avec les autres accidens, et disparaît lorsque la guérison est complètement opérée. Dans les cas de recrudescence des symptômes, ce principe se montre de nouveau et quelquefois en proportion considérable.

Quelquefois, l'urine ne contient pas de cruor, et elle est cependant fortement albumineuse; dans d'autres cas, où le cruor passe en petite quantité, l'urine, traitée par l'acide nitrique, donne un précipité plus considérable que celui que fournirait une urine normale aussi fortement colorée par un mélange de sang en nature; de sorte qu'on ne peut juger de la proportion de l'albumine par la couleur plus ou moins foncée de l'urine.

Dans la plupart des cas, l'albumine disparaît avec l'hydropisie; cependant on a noté des cas où elle a persisté longtemps après que l'hydropisie avait disparu et lorsque toutes les fonctions semblaient s'exécuter d'une manière régulière.

§ 608. Blackall (1) cite deux exemples d'hydropisie générale, survenue immédiatement à la suite de la scarlatine, et dans lesquels l'urine, examinée plusieurs fois avec soin, n'offrit pas de traces d'albumine. J'ai eu connaissance de plusieurs faits

(1) M. T., âgée de 12 ans, était sur le point d'entrer en convalescence d'une scarlatine dans laquelle l'inflammation de la peau avait été très intense, et qui avait été accompagnée de diarrhée. Elle avait quitté le lit depuis quelques jours seulement, et le soir qui précéda ma visite, les chevilles et les genoux avaient commencé à enfler.

Elle était dans un état de langueur avec perte d'appétit, le pouls était fréquent et faible; il y avait douleur au côté gauche, diarrhée et gonflement de presque toutes les articulations, surtout de celle du genou gauche;

semblables, mais comme ils ne se sont pas terminés par la mort, il m'est resté des incertitudes sur la cause et le mode de production de l'hydropisie.

§ 609. A la suite de la scarlatine, la néphrite albumineuse peut affecter une marche *aiguë* ou *chronique*; souvent aussi, après avoir débuté d'une manière aiguë, la maladie prend les caractères d'une affection chronique; cependant, elle dure rarement plus de deux ou trois mois.

§ 610. A l'*état aigu*, le mal débute souvent à l'insu des parens et du médecin, et peut devenir mortel en quarante-huit heures. (1)

dans la bourse muqueuse située au-dessus de cette articulation, il y avait une fluctuation manifeste.

L'urine était un peu rare, pâle et sans sédiment; elle n'était coagulable ni par la chaleur, ni par l'acide nitrique, et, à un très faible degré, par le sublimé corrosif. Un léger précipité fut obtenu par l'infusion de noix de galle, et un précipité floconneux abondant par l'acétate de plomb.

Les symptômes d'une véritable hydropisie se déclarèrent rapidement. En moins de quinze jours, la malade fut atteinte d'une anasarque générale, avec fluctuation dans l'abdomen, orthopnée et songes effrayans. A la fin, elle fut obligée de passer plusieurs nuits de suite assise dans une chaise, ne pouvant se mettre horizontalement. L'existence d'un hydrothorax était évidente. Pendant tout ce temps, l'urine, examinée tous les jours, ne donnait aucune apparence de coagulum. A l'époque où la malade avait le plus d'oppression, l'urine était remarquablement aqueuse et tout-à-fait incolore.

La teinture de digitale, donnée jusqu'à ce qu'elle ralentît le pouls et occasionât une grande douleur de tête, ne procura pas le moindre soulagement. Au contraire, les symptômes parurent s'aggraver. Il survint une forte constipation, contre laquelle on administra le jalap et la scammonée. Tous les mauvais symptômes disparurent par ces remèdes, et la malade se rétablit complètement par l'usage du quinquina (Blackall. *ouvr. cité*; pag. 19).

L'autre cas est beaucoup moins concluant; car on voit des cas de néphrite albumineuse dans lesquels l'albumine, après avoir existé dans l'urine pendant la première période de la maladie, disparaît avant que les symptômes de l'hydropisie aient complètement cessé.

(1) « En 1772, je vis un enfant âgé de 4 ans, atteint de scarlatine; la fièvre était forte et l'éruption si abondante et si générale, qu'il était complètement rouge. Cette rougeur dura huit jours entiers, ce qui est fort rare.

La peau est chaude, et transmet à la main une sensation désagréable. L'œdème est ferme, élastique, et ne reçoit point ou ne reçoit qu'imparfaitement l'impression du doigt; le pouls ordinairement est vif et fréquent, et le cœur bat d'une manière tumultueuse; la respiration est accélérée, même dans les cas où rien ne démontre une lésion matérielle des organes respiratoires ou circulatoires. L'urine, rendue en petite quantité, brune, trouble et épaisse, est fortement albumineuse. L'abdomen, surtout vers l'épigastre, les hypochondres et les flancs, est douloureux au moins à la pression. Il est rare que la douleur soit bornée à une ou deux régions rénales (1); le plus souvent, il y a dysurie et de fréquentes envies d'uriner.

Les symptômes et les accidens *prédominans* peuvent se montrer à la *tête*, à la *poitrine* ou à l'*abdomen*.

Dans le premier cas, les malades ont quelquefois des *douleurs de tête* très vives, et qui provoquent chez les enfans des cris aigus. Cette céphalalgie peut s'accompagner d'une cécité complète, mais passagère, avec dilatation des pupilles (2) ou avec dilatation et resserrement alternatifs de l'iris (3); les vomissemens sont très opiniâtres. On rapporte des cas de convulsions devenues quelquefois rapidement mortelles. Blackall a vu un

La guérison parut achevée à cette époque; il resta cependant enfermé pendant huit autres jours, et alors, contre mes défenses expresses, on lui permit de sortir : vers la troisième semaine, le temps étant devenu froid, il resta long-temps, un soir, à s'amuser au bord du lac par une forte bise; de retour au logis, il se plaignit de ne pouvoir uriner, et sentit bientôt du malaise et de l'oppression. Ces accidens augmentèrent pendant la nuit; je fus appelé le matin, je le trouvai enflé partout le corps et sans aucune espérance; il mourut la nuit suivante» (Vieusseux. *lieu cité.* p. 404). Le docteur James Hamilton (*Observations on the utility, etc. of purgative medecines,* p. 194) a vu également, pendant l'épidémie de scarlatine de 1804, dans l'hôpital de Heriot, à Edimbourg, mourir trois enfans, en moins de trente-six heures, d'accidens analogues.

(1) Plenciz. *loc. cit.* p. 16. — Mateer. *On the coagulability of urine,* etc. Edinb. med. and surg. Journ. vol. XLVII. p. 71 and 73.)

(2) Wells. *lieu cité.*

(3) Wood. *lieu cité.*

côté du corps être paralysé, tandis que l'autre était frappé de convulsions. D'autres fois (et ces accidens peuvent terminer la scène dans les autres formes de cette affection), c'est un état comateux ou une stupeur profonde, à laquelle il est presque impossible de soustraire le malade, même pour quelques momens.

Ces symptômes ont souvent fait soupçonner l'existence d'un épanchement séreux dans les ventricules du cerveau; et, en quelques cas, l'autopsie, après la mort, a confirmé cette opinion. Dans cette forme, le pouls est plus rare et plus lent (1) que dans les autres variétés, et les mouvemens du cœur sont souvent irréguliers.

§ 611. Dans presque toutes les formes de la néphrite albumineuse aiguë, à la suite de la scarlatine, on remarque des symptômes *pulmonaires*. Ce sont quelquefois ces symptômes qui éveillent l'attention des malades ou celle de leurs parens, quoique ordinairement l'œdème des membres existe un ou deux jours avant que l'oppression se soit déclarée. Les accidens thoraciques sont de deux sortes : dans la première, il y a inflammation des bronches, des poumons ou de la plèvre; dans la seconde, épanchement séreux dans la cavité des plèvres ou dans le péricarde, ou bien œdème pulmonaire. La première a été bien signalée, dans ces derniers temps, par M. G. Hamilton, et elle avait été nettement indiquée par les médecins florentins, dès 1717 (2). La dyspnée qu'occasionnent ces affections a été confondue par d'autres observateurs avec celle qui résulte des épanchemens séreux, très fréquens dans cette hydropisie.

M. G. Hamilton affirme que les affections inflammatoires des poumons et de la plèvre sont plus communes que les épanchemens purement séreux. Il rapporte plusieurs cas où la dissection a révélé ces lésions inflammatoires de la manière la plus positive. Dans un cas, la plèvre costale droite présentait une

(1) Blackall, *lieu cité*, p. 109 ; Wood. *lieu cité*.

(2) Medici hinc solertiores mortuorum cadavera secuerunt, inveneruntque *pulmones*, *pleuram*, intercostales musculos, diaphragma, *renes* et intestina plus minusque inflammatione correpta (Borsieri. *loc. cit.* p. 74).

inflammation intense(1) avec de fausses membranes réticulées, semblables à une ruche d'abeilles; trois pintes d'un liquide séro-purulent existaient dans la plèvre du même côté. Le poumon était comprimé et réduit au volume de la moitié du poing. L'anasarque s'était déclarée plusieurs semaines avant la mort.

§ 612. M. G. Hamilton a observé la *pneumonie* dans un plus grand nombre de cas que la pleurésie, et il a noté qu'elle parcourait ses périodes avec une rapidité extraordinaire. Chez un malade, il a vu les deux tiers des deux poumons passer à l'état d'hépatisation rouge, dans l'espace de deux jours et demi à trois jours. Chez un autre malade, il a trouvé une partie du lobe supérieur d'un des poumons à l'état d'hépatisation grise, et d'autres parties des deux poumons envahies par une hépatisation plus récente.

La pneumonie et même la pleurésie ne paraissent pas se montrer sous une allure aussi franchement inflammatoire que lorsqu'elles sont produites par l'impression du froid et de l'humidité.

M. Wood (2) cite un cas de pneumonie survenue dans les derniers temps de la maladie ou à l'époque de la convalescence, et dont la marche paraît avoir été plus franche.

Au début de la pneumonie, le râle crépitant n'étant pas toujours facilement saisi, on est souvent obligé de se régler, pour le traitement, plutôt d'après la toux, la dureté, la force et la fréquence du pouls, que d'après les phénomènes stéthoscopiques; circonstance déjà présentée par des pneumonies survenues dans d'autres affections générales.

§ 613. Les épanchemens *purement séreux* dans les plèvres se montrent dans cette hydropisie avec leurs symptômes ordinaires. Lorsqu'ils sont considérables, dyspnée presque subite, avec angoisse; teinte livide des lèvres, orthopnée et songes effrayans; matité dans les parties déclives de la poitrine ou dans

(1) Hamilton. *lieu cité.* — Blackall avait déjà rapporté un cas de pleurésie aiguë survenue à la suite de la scarlatine, dans un cas d'anasarque avec urine albumineuse (*lieu cité.* p. 94).

(2) Wood. *lieu cité.*

une plus grande étendue, sans douleur de côté, sans râle crépitant, avec absence de la respiration, excepté vers la racine des poumons où elle est bronchique, etc.

Des épanchemens séreux ont été trouvés dans le péricarde, et ils paraissent avoir puissamment contribué (par la dyspnée et le trouble de la circulation qu'ils déterminent) à hâter la mort. M. Graham (1) a fait voir à M. G. Hamilton un de ces cas où il y avait une quantité considérable de sérosité dans le péricarde. Les poumons, surtout dans leurs parties inférieures, étaient un peu œdémateux et comme carnifiés dans une étendue considérable.

§ 614. Les *accidens abdominaux* sont moins graves que les précédens. Très souvent l'abdomen est dur, gonflé et douloureux, surtout à sa partie supérieure; et quelquefois avec coliques ou diarrhée. Parfois on ne sent aucune fluctuation; d'autres fois elle est manifeste; dans quelques cas, l'ascite acquiert des dimensions considérables.

Dans la néphrite albumineuse aiguë, à la suite de la scarlatine, on observe souvent des *vomissemens*. Ils se montrent quelquefois avec une grande violence, avec ou sans diarrhée. Wells (2) rapporte le cas d'un garçon de 7 ans, atteint d'anasarque générale et légère, à la suite de la scarlatine, et chez lequel la fièvre primaire avait débuté par des vomissemens et de la diarrhée; l'enflure fut précédée des mêmes symptômes. Cet enfant fut pris ensuite de vives douleurs dans le ventre, suivies d'une troisième attaque de vomissemens et de diarrhée; les selles étaient peu abondantes et glaireuses; il mourut dans la nuit.

La cause des vomissemens et de la diarrhée est quelquefois obscure. Dans un cas de scarlatine sans hydropisie, dans lequel il y avait eu des vomissemens pendant la vie, après la mort on trouva, dans l'estomac, une plaque rouge d'apparence inflammatoire (3); dans un autre cas, où il y avait eu diarrhée

(1) Hamilton. *lieu cité.* p. 161.

(2) Wells. *lieu cité.*

(3) Hamilton. *lieu cité.* p. 162.

abondante, le canal intestinal était en apparence tout-à-fait sain. (1)

La diarrhée, assez commune dans cette hydropisie, s'accompagne quelquefois de symptômes de dysenterie. (2)

La péritonite est beaucoup plus rare. M. G. Hamilton rapporte un exemple de cette complication ; on trouva, après la mort, dans la cavité du bas-ventre, une quantité notable de matière purulente.

§ 615. On peut aussi observer des complications qui tiennent au caractère même de la scarlatine, à la suite de laquelle l'anasarque s'est développée. Dans un cas rapporté par M. G. Hamilton (3), une large ulcération existait à la *gorge*, quand les symptômes de l'anasarque apparurent. Toute la partie antérieure du cou se gonfla énormément, et, malgré un traitement actif, il s'y forma d'énormes collections de pus qui nécessitèrent trois incisions (une de chaque côté du cou et l'autre sous le menton). La peau, décollée, tomba en gangrène; et il y eut une hémorrhagie inquiétante. M. Hamilton attribue la malignité de cette inflammation au développement de l'anasarque et au mouvement fébrile qui l'accompagnait. La malade mourut dans l'espace de cinq ou six semaines, à la suite d'une attaque de péritonite.

M. Wood (4) rapporte un cas d'anasarque, suite de scarlatine angineuse, dans lequel il survint des *douleurs articulaires*; symptôme que les anciens avaient déjà observé dans plusieurs épidémies de scarlatine.

M. Baudeloque (5) cite un cas où la mort fut déterminée, le huitième jour, par un *gonflement œdémateux* de la *glotte* et des parties environnantes, et par une œdème du poumon.

Enfin, il n'est pas rare de rencontrer un *engorgement* plus ou moins considérable *des glandes cervicales*.

(1) Baudeloque. *Gazette des hôpitaux*. 1834. p. 102.

(2) Hamilton. *lieu cité*.

(3) *Ibidem*.

(4) Wood. *lieu cité*. p. 112.

(5) *Gazette des Hôpitaux*, 1834, p. 102.

§ 616. A la suite de la scarlatine, la néphrite albumineuse et l'hydropisie qui en est un des principaux symptômes, peuvent se montrer sous la *forme apyrétique*, et sous deux aspects différens.

Tantôt, au début, on ne voit qu'un œdème, peu étendu; la peau, peu chaude ou froide, blanche et anémique, reçoit facilement l'impression du doigt; il n'y a pas de fièvre; le sujet se trouve plutôt dans un état de langueur que dans un état de souffrance véritable; l'urine est coagulable par l'acide nitrique et la chaleur. Cet état apyrétique, qu'on observe assez souvent dans les premiers jours des affections rénales qui deviennent aiguës plus tard, constitue quelquefois toute la maladie, et, après quelques jours d'indisposition, le malade se rétablit ordinairement en moins de temps que dans les formes aiguës graves.

Plus souvent (*néphrite albumineuse, devenue chronique*), après une attaque fébrile subaiguë, l'hydropisie qui existait déjà sous forme de bouffissure, augmente considérablement; des accidens graves, analogues à ceux qui se montrent dans la forme franchement aiguë (surtout ceux qui dépendent d'un épanchement de sérosité dans la cavité du thorax), se déclarent; le mouvement fébrile cesse; mais l'hydropisie, au lieu de disparaître, prend un plus grand accroissement: c'est dans ces cas, surtout, que l'on voit des gonflemens énormes du scrotum et de véritables ascites, avec urine albumineuse. Cette hydropisie générale, après avoir persisté pendant deux ou trois mois, disparaît, ou de nouveaux accidens, analogues à ceux qu'on observe dans la forme aiguë, déterminent la mort. Dans quelques cas rares, la maladie ne disparaît pas; l'urine reste plus ou moins albumineuse, quoique l'hydropisie ait beaucoup diminué ou même cessé complètement, et, après un temps plus ou moins long, la néphrite albumineuse chronique, accompagnée de ses symptômes secondaires les plus ordinaires, emporte les malades. Alors on trouve les reins remplis de granulations et ayant tout-à-fait l'aspect de reins des sujets qui ont succombé à la néphrite albumineuse chronique, développée sous l'influence du froid et de l'humidité. M. Bright et

M. Christison en ont rapporté récemment chacun un exemple.

§ 617. Les reins des sujets qui succombent à la néphrite albumineuse et à l'hydropisie, après la scarlatine, peuvent offrir tous les aspects déjà décrits (§ 502). Le premier degré de la néphrite albumineuse, caractérisé par une rougeur et par un gonflement de ces organes, dont la surface extérieure est marbrée et arborisée, a été observé par M. Baudeloque (1), à l'hôpital des enfans malades, à Paris, et par M. Mateer, à l'hôpital de Belfast (2). A la section du rein, le sang coule abondamment; on n'aperçoit, à l'extérieur ou à l'intérieur, aucune trace d'anémie jaunâtre; peu ou point de granulations de Bright.

D'autres états de la néphrite albumineuse (deuxième et troisième formes), dans lesquels la substance corticale offre un aspect marbré ou une décoloration *jaunâtre*, ont été également observés. Dans un cas rapporté par M. Guersent (3), les reins, gonflés, étaient presque doublés de volume; la substance corticale avait, à l'extérieur, l'aspect du foie lorsqu'il a subi la dégénérescence graisseuse. A la coupe, cette même substance, complètement décolorée, contrastait fortement avec la substance tubuleuse, qui était d'un rouge vif. M. Hamilton, qui a observé, le premier, cet état du rein dans l'hydropisie suite de scarlatine, et qui l'a désigné sous le nom de *coloration crémeuse* des reins, le considère comme absolument semblable à la première forme

(1) Un des malades observés par ce médecin est mort le huitième jour de l'apparition de l'œdème; l'autre est mort trois semaines ou un mois après son entrée à l'hôpital, dans un état d'hydropisie générale. La substance corticale des reins de ce sujet offrait quelques petites granulations, et le tissu rénal avait perdu sa consistance ordinaire (*Gazette des hôpitaux*. 1834. p. 102. et *Gazette médicale de Paris*. 1834. p. 105).

(2) Dans un cas publié par le docteur Mateer, les vaisseaux rénaux étaient gorgés de sang; la substance rénale, d'une teinte livide, plus molle que dans l'état sain, avait l'apparence d'un poumon hépatisé. A la coupe, on exprimait facilement de la surface de l'incision un sang grumeleux. Les bassinets contenaient une petite quantité d'un liquide rougeâtre (*Edinb. med. and surg. Journ.* vol. XLVII. p. 71).

(3) *Gazette médicale de Paris*. 1834. p. 553.

de la maladie des reins, décrite par M. Bright. Les docteurs Christison, Gregory, Alison et Craigie, auxquels M. Hamilton montra des reins qui offraient cette altération, furent de la même opinion.

Enfin, dans deux cas où l'anasarque, suite de scarlatine, avait eu une longue durée, on a trouvé (1) la substance corticale des reins décolorée, parsemée d'un grand nombre de granulations tout-à-fait semblables à celles qu'on observe dans les reins des sujets morts de la néphrite albumineuse chronique, non consécutive à la scarlatine.

§ 618. Un assez grand nombre d'observateurs pensent que l'anasarque avec urine coagulable se montre plus souvent après une éruption légère (2) ou incomplète (3); d'autres, après une éruption très forte (4), ou après des scarlatines malignes (5); d'autres enfin, qu'elle se montre indistinctement après toutes les formes de cette fièvre éruptive (6); après la scarlatine simple (7),

(1) Bright. *Guy's hospital reports.* n° II. April 1836. p. 345. case II. — Christison. *On granular degeneration of the kidnies,* etc. p. 208. case X.

(2) Wells. *lieu cité.* — Joseph Frank. *Praxeos medicinæ univers. præcept.* vol. II. pars I. p. 255. — Hamilton (G.). *lieu cité.* p. 152. — Wood. *Edinb. med. and surg. Journ.* vol. XLVII. p. 133. Graves, *Lond. med. Gaz.* t. XX.

(3) « Aut non perfectam crisim habuerint » (Borsieri. *loc. cit.* p. 71). — Johnston (Henry). *Edinb. med. and surg. journ.* vol. XLVII. p. 153. Darwall, retrocession of the eruption, *Cyclopædia of practical medecine* ART. Anasarca. t. I, p. 73, 74.

(4) Willan. *lieu cité.* p. 271. Blackall, *lieu cité,* p.

(5) « Primo, quod iste leucophlegmaticus status superveniat potissimum illis qui copiosis aut *malignis* exanthematibus afficiuntur. Vidi tamen benignissimæ scarlatinæ ingentem totius corporis tumorem advenisse » (Plenciz, *loc. cit.* p. 16). — « Fatal dropsies are far more liable to supervene on the congestive than the other varieties of this distemper » (Armstrong. *Practical illustrations of the scarlet fever, etc.,* p. 22).

(6) « Le danger est souvent le même si la maladie est fort légère, avec presque point de fièvre, d'éruption et de desquamation, ou si elle est très violente, avec une éruption copieuse et une entière desquamation : car dans les deux cas l'application de l'air a été également fatale » (Vieusseux. *lieu cité.* p. 405).

(7) Plenciz. *loc. cit.* p. 145 et 150.—Vieusseux. *lieu cité.* p. 402.

la scarlatine angineuse (1), la scarlatine maligne(2) ou congestive (3), la scarlatine sans éruption (4) ou à éruption si légère, que les traces de la desquamation ne peuvent être aperçues qu'avec la plus grande difficulté. (5)

Des praticiens très recommandables (6) affirment que cette espèce d'hydropisie a des rapports intimes avec le caractère de l'épidémie régnante.

Dans l'épidémie qui a régné à Edinbourg, en 1835 et 1836; sur 89 cas de scarlatine mentionnés par M. Wood, on compte onze cas d'anasarque, c'est-à-dire à-peu-près 1 cas sur 8.

Les enfans sont plus sujets à cette maladie, après la scarlatine, que les adultes (7). En outre, Wells a cru remarquer que les enfans de certaines familles contractaient plus facilement que d'autres, cette espèce d'hydropisie. (8)

Presque tous les observateurs s'accordent pour attribuer à l'influence du froid, et surtout à celle de l'air frais, le développement

(1) Plenciz. *loc. cit.* p. 163—Willan. *On cutaneous diseases.* p. 271. in-4. London.

(2) Plenciz. *loc. cit.* p. 16 et 216.

(3) Armstrong. *Practical illustrations of the scarlet fever, measles*, etc. p. 22.

(4) Hamilton (G.). *Edinb. med. and surg. Journal*, vol. XXXIX. p. 152.

(5) Vieusseux. *lieu cité.* p. 406.

(6) « Le danger varie encore beaucoup suivant la constitution de l'année; nous avons eu ici des épidémies telles, que presque tous les malades qui s'exposaient trop tôt à l'air payaient chèrement leur imprudence, et mouraient, la plupart, dans peu de jours, tandis que, dans les années suivantes, l'épidémie reprenait un caractère si doux, que les malades qui n'avaient pris aucune précaution ne souffraient que peu ou point, et qu'un bien petit nombre mouraient ou éprouvaient des symptômes dangereux, etc.» (Vieusseux. *lieu cité.* p. 379).— « Toutes les épidémies de scarlatine ne s'accompagnent pas de la même disposition à l'hydropisie; dans certaines époques, un très petit nombre de convalescens sont affectés d'anasarque; dans d'autres, presque personne n'est exempt de cette maladie consécutive» (P. Frank. *Traité de médecine pratique.* trad. franç. t. II. p. 262).

(7) « Quod infantes facilius et magis tumeant quam illi qui sunt in ætate provectiores » (Plenciz. *loc. cit.* p. 16).

(8) Wells. *lieu cité.*

de cette affection (1). On en observe un plus grand nombre de cas en hiver que dans les autres saisons de l'année. J'ai déjà dit que cette même influence était des plus frappantes dans d'autres circonstances, chez des individus qui n'avaient point éprouvé la scarlatine (§ 517).

Quelques auteurs pensent que cette hydropisie peut être déterminée par des erreurs de régime (2) ou par les privations qu'entraîne la pauvreté (3). Dans d'autres cas, malgré toutes les précautions de l'hygiène, l'anasarque, dépendante d'une maladie des reins, s'est déclarée sans cause déterminante appréciable. (4)

§ 619. Lorsque la néphrite albumineuse, développée à la suite de la scarlatine, existe à l'état *latent*, *sans œdème* à l'extérieur du corps, le diagnostic offre de grandes difficultés. Dans de semblables cas, la maladie, le plus souvent, n'a été reconnue qu'après la mort. M. Hamilton rapporte que, chez un sujet mort dans la période de la fièvre primaire de la scarlatine, et par conséquent avant le développement d'aucun symptôme d'hydropisie, on trouva les reins tels qu'on les voit chez les sujets qui meurent dans une période plus avancée, et après être devenus hydropiques. Dans des cas analogues, le passage du cruor, ou de l'albumine du sang dans l'urine, pourrait, sans doute, faire soupçonner une lésion des reins; mais, dans certaines scarlatines, et en particulier dans les scarlatines hémorrhagiques, ce passage peut avoir lieu sans qu'il existe une véritable inflammation rénale.

Dans cet état, c'est-à-dire avant le développement de l'hydropisie, il me paraît aussi bien difficile de distinguer la né-

(1) « Quod ægri magis tumeant in hieme quam in æstate; item illi magis qui temporius libero se exponunt aeri, quam qui in debita transpiratione degunt » (Plenciz. *loc. cit.* p. 16). — Vieusseux. *lieu cité* (Air du soir sur le lac de Genève) — Aloisio Nerio in Borsieri. *loc. cit.* p. 72, etc.

(2) Heim. *Archiv. für med. Erfahrung.* 1811. — Borsieri. *loc. cit.* — Joseph Frank. *loc. cit.* p. 255.

(3) Le docteur Sims, cité par Willan, *lieu cité*. p. 271.

(4) Wood. *lieu cité*. p. 110.

phrite albumineuse des néphrites simples qui ont été quelquefois observées (1) à cette période de la maladie.

Mais, lorsque, dans la convalescence de la scarlatine, il se déclare une léger œdème des paupières qui s'étend bientôt au visage et à d'autres parties du corps, et qui est accompagné d'un mouvement fébrile; lorsqu'en même temps l'urine est rare, albumineuse et sanguinolente et d'une faible pesanteur spécifique, le diagnostic de la néphrite albumineuse n'offre alors aucune incertitude.

Cette réunion de symptômes est nécessaire; car l'hydropisie générale, à la suite de la scarlatine, n'est pas toujours l'indice d'une affection des reins. Outre que cette hydropisie pourrait dépendre d'une affection concomitante du cœur ou des gros vaisseaux, on a vu survenir, à la suite de la scarlatine, des hydropisies générales dans lesquelles l'urine n'était pas coagulable par la chaleur ni par l'acide nitrique, et que rien n'autorise, aujourd'hui, à rattacher à une lésion des reins.

Je crois inutile de revenir ici sur les caractères distinctifs

(1) Le docteur Stiebel a observé, à la suite de la scarlatine, une maladie qui a été considérée par le docteur Naumann, et probablement par l'auteur lui-même, comme une affection inflammatoire des reins et du péritoine, mais qui me paraît avoir plus de rapports avec l'ischurie inflammatoire, décrite par Willan et Abercrombie (§ 391). Les enfans atteints de cette maladie paraissaient souffrans, tristes et pâles, *quoique le visage ne fût point enflé;* perte d'appétit; suppression complète de la sécrétion urinaire (un des malades ne rendit point, pendant quatre jours, une seule goutte d'urine, malgré l'emploi des diurétiques); le pouls n'était pas très fréquent; les malades avaient toute leur connaissance, et n'accusaient aucune douleur; la peau était sèche, celle du ventre plus chaude que celle des autres parties du corps. La pression sur le ventre était douloureuse; le pouls devenait très fréquent. Après l'application des sangsues sur le ventre et l'usage du camphre à l'intérieur, à la dose de deux grains, il survenait bientôt de la sueur; l'urine devenait claire et plus abondante, et les enfans ne tardaient pas à se rétablir (Stiebel. *Beitrag zur naeheren Kenntniss einiger Formen des Scharlachs*, Rust's Magazin für die gesammte Heilkunde. Bd. XXIV. S. 161. Berlin. 1827).

des *accidens cérébraux*, *thoraciques* et *abdominaux* qui surviennent quelquefois dans la néphrite albumineuse et dans l'anasarque, suite de scarlatine; mais je crois devoir rappeler qu'il se manifeste parfois et tout-à-coup, dans la convalescence de la scarlatine et sans hydropisie, des accidens cérébraux qui, par leur expression, leur marche et leur gravité, ont la plus grande analogie avec ceux qu'on observe quelquefois dans le cours de la néphrite albumineuse avec hydropisie.

Enfin, dans un cas d'anasarque avec urine albumineuse, le diagnostic peut offrir de l'incertitude, relativement à l'influence de la scarlatine, sur le développement de l'hydropisie; la simple déclaration du malade ne suffit pas toujours pour établir l'existence antérieure de cette fièvre éruptive, et, dans d'autres cas, cette fièvre a pu être si légère, qu'elle ait été méconnue.

§ 620. Plenciz, et une foule d'autres observateurs, considèrent cette hydropisie comme des plus graves, comme plus dangereuse que la fièvre éruptive elle-même. Cullen, Willan et d'autres pensent, au contraire, qu'en portant un prognostic si fâcheux sur cette hydropisie, on s'est complètement trompé; et ils attribuent les fâcheuses terminaisons de la maladie à un traitement mal approprié, et surtout à l'emploi intempestif et peu réservé des antiphlogistiques. D'autres, et ceux-là sont dans le vrai, pensent, avec Vieusseux et Pierre Frank, que la gravité des accidens et la mortalité, dans cette affection, varient suivant le caractère de l'épidémie régnante, suivant la forme inflammatoire ou apyrétique de l'hydropisie, son degré d'ancienneté, le nombre et la gravité de ses complications.

A Paris, la néphrite albumineuse simple, aiguë, suite de la scarlatine, et avec hydropisie, est ordinairement bénigne, à son début. J'en ai observé un assez grand nombre de cas, et aucun ne s'est terminé par la mort, lorsque les enfans étaient bien constitués et exempts de maladies antérieures. Et assurément je n'attribuerai pas cette bénignité ou ce succès entièrement au traitement, qui, presque toujours, a consisté dans l'emploi de la saignée, des bains tièdes et des boissons adoucissantes. J'ai noté comme des cas rares ceux dans lesquels des accidens thoraciques et cérébraux sont survenus; ces cas sont graves et souvent mortels. Les convulsions et le coma, surtout, se terminent ordinairement par la mort. Cependant, un grand assoupissement, des convulsions et d'autres symptômes cérébraux cèdent quelquefois comme par enchantement à la saignée. Cette circonstance autorise à penser que les symptômes cérébraux et le coma en particulier, ne sont point liés nécessairement à des épanchemens séreux dans les méninges ou dans les ventricules.

Les accidens thoraciques, surtout la pneumonie, dont la marche est extrêmement rapide, sont aussi très graves.

Les accidens abdominaux sont beaucoup moins dangereux. Cependant, on cite des cas de mort survenue à la suite d'une péritonite, de vomissemens répétés, et d'évacuations alvines très abondantes.

La forme apyrétique de la maladie, traitée convenablement dès le début, surtout par l'emploi de bains tièdes, est de toutes la plus bénigne.

La néphrite albumineuse ancienne, avec ou sans paroxysmes, est, au contraire, le plus souvent incurable, à la suite de la scarlatine, comme lorsqu'elle se développe sous d'autres influences. Heureusement, cette forme chronique est très rare, la maladie étant ordinairement combattue dès son invasion.

§ 621. Après la scarlatine, les enfans doivent être tenus bien couverts et surtout à l'abri du froid et de l'humidité.

Dès l'instant où ils éprouvent le plus léger malaise, il faut examiner avec soin les principales fonctions; et, si l'urine est sanguinolente ou chargée d'albumine, on pratiquera immédiatement une émission sanguine, soit en ouvrant la veine, soit en appliquant des sangsues ou des ventouses aux lombes.

Lorsque la fièvre est intense, la dyspnée considérable, l'œdème chaud et tendu, il est quelquefois nécessaire de répéter la saignée générale. J'ai toujours remarqué, après l'application des sangsues ou des ventouses sur les régions rénales, une amélioration très sensible dans l'état de la sécrétion urinaire. Les bains tièdes aussi sont généralement favorables. Toutefois, avant d'administrer les bains tièdes, il faut s'assurer, par une exploration attentive de la poitrine, qu'il n'existe point d'inflammation aiguë des bronches, de la plèvre ou des poumons. Ces affections doivent être traitées par les émissions sanguines et par les vésicatoires volans. Les vésicatoires doivent être d'une grande dimension, dans les cas d'épanchemens pleurétiques. Les inflammations pleuro-pulmonaires, suite de scarlatine, marchant avec une grande rapidité, doivent être combattues très activement à leur début.

Dans les cas d'épanchemens séreux, thoraciques, on emploie quelquefois, avec succès, de légers cathartiques; il faut s'abstenir des diurétiques énergiques, dont les médecins florentins ont déjà signalé, dès 1717, les mauvais effets dans la forme franchement inflammatoire de cette affection : « et omni modo urinarum suppressione ad *interitum festinabant diureticis* tractati. » Cette proscription ne doit pas s'étendre aux diurétiques doux.

Des accidens cérébraux très graves, tels que le coma et les convulsions, ont été traités avec succès par la saignée générale.

Dans la forme légère et apyrétique de la maladie, on obtient le rétablissement, le plus ordinairement, en provoquant la transpiration, en retenant l'enfant hydropique au lit, en lui faisant prendre des boissons délayantes et quelques bains tièdes ou des bains de vapeur.

Si la maladie se prolonge, en conservant son caractère apyrétique, et si l'hydropisie fait des progrès, non-seulement il faut alors s'abstenir d'émissions sanguines, mais, dans quelques cas même, il faut recourir aux toniques, au vin pur ou étendu d'eau, et aux boissons spiritueuses. Ces moyens sont également indiqués, lorsque l'hydropisie, survenue rapidement, est accompagnée d'une grande dépression des forces. (1)

(1) « Je fus appelé en toute hâte, un soir, très tard, auprès d'une petite fille de 4 ou 5 ans, très dangereusement malade d'une hydropisie suite de scarlatine; les extrémités étaient froides, le visage pâle, les lèvres livides et la respiration très oppressée; enfin, cette fille était dans un état tel que je ne croyais pas qu'elle pût passer la nuit. Je conseillai de faire prendre à l'enfant autant de punch préparé avec le genièvre ou l'eau-de-vie de grains qu'elle en voudrait boire, et d'appliquer un vésicatoire sur la poitrine. Le lendemain, l'enfant avait pris un demi-setier d'eau-de-vie de grains dans du

Blackall a plusieurs fois employé, avec succès, les purgatifs au début, et le quinquina vers la fin de la maladie.

On a aussi retiré des avantages réels de vésicatoires appliqués sur les reins.

Dans la néphrite albumineuse chronique et très ancienne, suite de scarlatine, on a habituellement recours, et presque toujours sans succès, aux moyens indiqués plus haut contre cette même maladie, survenue dans d'autres conditions (§ 623).

§ 622. Je terminerai ce paragraphe par trois observations d'hydropisie avec urine coagulable, survenues à la suite de la scarlatine. Dans l'une (Obs. LXX), la maladie se montra dans un grand état de simplicité, et la guérison fut prompte; dans une autre, indépendamment de l'anasarque, il existait un épanchement dans la plèvre droite, et la guérison a été obtenue par les saignées locales et les laxatifs. Dans la troisième (Obs. LXXII), la diminution du passage de l'albumine dans l'urine, pendant la durée d'une varicelle, est un phénomène qui paraît purement accidentel, et qu'il importera de vérifier dans des cas analogues.

Obs. LXX. — Néphrite albumineuse aiguë (légère anasarque, urines albumineuses et sanguinolentes); ventouses aux lombes; bains tièdes. Prompte guérison.

Le 16 septembre 1835, je fus appelé auprès d'un jeune enfant de 9 ans, très gai, vif et enjoué, qui s'était plaint la veille d'éprouver un peu de malaise. Son corps était couvert d'une éruption de scarlatine; fièvre assez violente, mais sans caractère grave. Les nuits des troisième, quatrième et cinquième jours de l'éruption furent très agitées; l'enfant eut de violens maux de tête, et, de temps en temps, un peu de délire. Le cinquième jour, on mit six sangsues à la gorge : l'enfant fut soulagé; bien que la fièvre ne le quittât pas, il devint beaucoup plus calme. La fièvre dura jusqu'au neuvième jour, en s'affaiblissant graduellement. L'enfant, chaque jour,

punch, et il s'était opérée une grande amélioration dans son état; l'urine devint plus abondante, et l'enfant se rétablit presque sans autre médication » (Hamilton, *lieu cité*, p. 163).

se plaignait d'avoir le nez et la respiration embarrassée; cependant il reprit sa gaîté, son appétit, et alla de mieux en mieux, jusqu'au dix-septième jour. Ce jour-là, étant sorti de sa chambre pour aller jouer dans le corridor, il y prit un coup-d'air, à travers une porte et une fenêtre mal fermées. Dans la nuit, il se plaignit d'un violent mal aux dents, et, le lendemain, on lui trouva la figure enflée : on crut que c'était une fluxion. Je vis cet enfant le surlendemain, et, en l'examinant attentivement, je reconnus que toute la figure était enflée, et que les jambes étaient œdémateuses. Les urines étaient rougeâtres et très albumineuses; l'appétit se perdit; il survint du dévoiement (huit ou dix selles par jour); on posa des ventouses aux reins, et l'enfant prit un bain tiède. Le vingt-deuxieme jour, je le mis à la diète, la diarrhée continuant. Le vingt-troisième jour, un nouveau bain fut donné, et le dévoiement cessa; mais l'enflure avait augmenté; elle s'était portée sur les mains et les bras; l'enfant ne se plaignait pas, mais il avait de l'oppression. Depuis le vingt-deuxième jour, il ne quitta pas le lit; il fut nourri de potages et de laitage; les bains tièdes furent continués; l'hydropisie ne tarda pas à disparaître, et, le vingt-troisième jour, à compter de son apparition, il ne restait plus de traces d'albumine dans l'urine : la guérison était complète. Depuis lors j'ai vu souvent l'enfant, qui n'a point eu de nouvelle attaque d'hydropisie.

OBS. LXXI. — Néphrite albumineuse aiguë, suite de scarlatine (anasarque; urine sanguinolente; épanchement dans la plèvre droite); guérison par les saignées locales et les laxatifs.

Léonice (Marie), âgée de 9 ans et demi, assez faible et d'une constitution scrofuleuse, entra à l'hôpital de la Charité, le 16 août 1835. Dans les derniers jours du mois de juillet, elle avait eu une scarlatine peu grave, dont elle avait été promptement guérie. Depuis, elle n'a pas été exposée au froid, ni à l'humidité, et cependant, depuis plusieurs jours, il s'est déclaré une anasarque; les membres inférieurs sont œdematiés; la face est bouffie, la bouffissure est surtout très marquée autour des yeux et sur les pommettes; la lèvre supérieure, très grosse naturellement, comme chez les scrofuleux, est bouffie par l'œdème. Les mains sont également œdémateuses. Le ventre n'est pas très gros; le palper ne donne point la sensation d'une fluctuation dans le péritoine, et la percussion du bas-ventre ne donne point de son mat dans l'hypogastre ou les flancs. La poitrine résonne naturellement dans tout le côté gauche; à droite, au-dessus du foie, il y a, dans la plèvre, un léger épanchement caractérisé par le son mat que rend la percussion, et par une modification de la voix, très voisine de l'ægophonie. Cet épanchement s'est fait peu-à-peu et sans douleur. La malade n'a pas ressenti de point de côté; elle ne souffre pas en faisant une profonde inspiration; elle éprouve seulement un peu de gêne et d'oppression. Cette enfant n'a pas souffert dans le ventre ni dans les reins; elle n'a pas eu de vomissemens ni de douleurs dans les cuisses; il y a très peu de fièvre; l'urine, au moment de l'émission, trouble, rougeâtre, offrant de petits flocons fibrineux, précipite fortement par l'acide nitrique, et se coagule par la chaleur; elle rougit le papier de tournesol. Cette enfant urine peu à-la-fois, et seulement quatre fois en vingt-quatre heures (*Huit sangsues à la région des reins; une demi-bouteille d'eau de Sedlitz; décoction de chiendent avec un gros de nitrate de potasse*); plusieurs selles provoquées par l'eau purgative.

Le 18 août, même enflure de la face; les yeux sont presque fermés par le gonflement des paupières. L'urine est toujours rougeâtre et sanguinolente; elle s'éclaircit par le repos; les petits flocons se déposent au fond du vase.

Le 19, il y a encore de l'ægophonie dans le côté droit de la poitrine; cependant, l'enfant se sent mieux; un peu moins d'œdème à la face; l'enflure des extrémités inférieures est la même (*Dix sangsues à la région des reins; tisane de chiendent avec un gros de nitre*).

Le 20, l'urine ressemble à de la lavure de chair. Elle est d'un rouge noir, chargée de flocons. L'enfant n'a pas de fièvre; l'œdème a diminué aux extrémités inférieures.

Le 21, l'urine, après trois heures de repos, a donné un dépôt de flocons gris-noirâtres qui occupent le tiers inférieur de la colonne du liquide. La portion du liquide, située au-dessus du dépôt, est jaunâtre et rougit le papier de tournesol; elle précipite abondamment par la chaleur, par l'alcool et par l'acide nitrique (*Eau de Sedlitz, tisane de chiendent avec nitre*).

Le 22, au lieu de laisser déposer l'urine, on la filtre : elle a une couleur d'un jaune clair et elle est limpide. Sur le filtre, il est resté des flocons d'un gris noirâtre.

Le 23, l'urine a changé d'apparence, elle est jaunâtre, encore un peu trouble (par la présence de flocons extrêmement petits). L'œdème a diminué autour des yeux. Les membres inférieurs, œdémateux, ont encore diminué de volume. La matité du côté droit de la poitrine et l'ægophonie ont complètement disparu. La respiration s'entend dans cette partie de la poitrine, comme dans les autres. La malade peut marcher assez vite sans être fatiguée, sans être essoufflée, comme elle l'était lors de son entrée à l'hôpital. Il n'y a pas de toux, ni de gêne de la respiration, l'appétit est bon (*Une demi-bouteille d'eau de Sedlitz; tisane de chiendent nitrée; bain; potage*).

Le 24, l'urine est louche, jaunâtre, sans flocons très apparens; mais, en plaçant le liquide entre l'œil et la lumière, on y voit de très légers flocons en suspension. Trois selles; l'œdème a diminué aux jambes (*Tisane de chiendent nitrée; un demi-grain de scille et d'opium*).

Le 25, ce matin, l'urine est plus claire que hier; pas de fièvre ni de douleurs. L'urine est acide, et se coagule légèrement par la chaleur et par l'acide nitrique.

Le 27, il n'y a plus de traces d'œdème; l'urine est encore un peu albumineuse.

Les jours suivans, elle le devint de moins en moins, et le 10 septembre on n'en trouva plus de traces. L'urine était abondante; l'enfant sortit le 15 septembre, sans avoir éprouvé de nouveaux accidens.

§ 623. Toutes les hydropisies qui surviennent dans le cours ou à la suite de la scarlatine ne dépendent pas de cette fièvre éruptive. Le développement de l'hydropie peut être lié à d'autres causes, à d'autres influences antérieures ou concomitantes. Dans le cas suivant, il m'a semblé qu'il était plus naturel d'attribuer l'hydropisie à l'influence du froid et de l'humidité, et peut-être, en partie, à la grossesse, qu'à la scarlatine.

OBS. LXXII. — Scarlatine dans le cours de laquelle on observa une hydropisie avec urine coagulable. Guérison prompte de l'hydropisie, l'urine restant albumineuse ; varicelle ; diminution de la proportion de l'albumine dans l'urine. Retour de l'albumine en plus grande proportion, dans la convalescence.

Françoise, âgée de 27 ans, couturière, mariée, entra à l'hôpital de la Charité, le 27 juillet 1836.

Cette femme, grande et forte, est douée d'une bonne constitution : elle ne se rappelle point avoir fait de maladie grave ; elle est à Paris depuis deux ans, et mariée depuis seize mois. Après quatre mois de mariage, elle est devenue enceinte. Elle prétend avoir eu, pendant sa grossesse, une singulière manie, celle de se promener, les pieds nus, dans l'eau. Elle s'amusait à jeter des seaux d'eau dans sa chambre et à barboter dans l'eau, des heures entières. Vers le cinquième mois de sa grossesse, elle assure avoir eu des douleurs dans les lombes, et avoir été enflée du ventre, des membres et de la figure. Cette hydropisie dura environ un mois. Les urines ne furent point examinées. Vers la fin de la maladie, l'émission des urines fut, pendant plusieurs jours, beaucoup plus fréquente ; jamais cette femme n'a rendu de sang, de glaires ni de pus avec l'urine. Elle accoucha heureusement ; elle perdit peu de sang. La fièvre de lait fut légère : les lochies coulèrent peu. Voici quarante jours passés qu'elle est accouchée. La menstruation ne s'est pas rétablie. Il y a trois jours, sans cause connue, elle a été prise de malaise et de courbature, avec mal à la gorge assez intense. La peau est devenue d'un rouge vif. Aujourd'hui le mal de gorge persiste. Rougeur des lèvres, de la langue et de l'arrière-bouche ; point de rougeur à la face ni au bras, mais au tronc, aux aines, au ventre et aux jambes, rougeur foncée et chaleur générale ; un peu de fièvre ; battemens du cœur réguliers ; bruit du premier temps un peu prolongé (cette femme a eu autrefois des palpitations) ; respiration naturelle ; langue sale au milieu et rouge à la pointe; soif; inappétence; point de nausées ni de vomissemens; un peu de douleur au bas-ventre; diarrhée depuis deux jours (cette femme assure que, depuis cinq mois, elle a souvent de la diarrhée avec des alternatives de constipation). Léger épanchement dans le ventre; un peu de bouffissure de la face, et œdème des membres; urines acides, ayant la couleur et l'aspect d'une limonade, et contenant une quantité notable d'albumine; aucune douleur dans les reins.

Cette hydropisie ne me parut pas s'être développée par suite de la scarlatine. D'abord la malade assurait qu'elle avait été hydropique une première fois vers le troisième mois de la grossesse, et l'hydropisie existait déjà que la scarlatine n'était encore qu'à son déclin. Quoi qu'il en soit, cette hydropisie disparut dans l'espace de quinze jours, après une saignée, deux applications de sangsues et par l'usage du lait pour toute nourriture.

Le 15 août, il n'existait plus de traces de l'anasarque et de la légère ascite qui l'accompagnait; la malade reprenait les apparences de la santé; cependant les urines contenaient toujours une quantité assez notable d'albumine. Cette guérison apparente ne se démentit pas, pendant les dix premiers jours de septembre. Cette femme eut des sueurs extrêmement abondantes (à changer trois ou quatre fois de chemise en vingt-quatre heures), mais, loin de la fatiguer, elles semblaient augmenter son bien-être; cependant l'urine continuait d'être albumineuse; plus tard, le sommet du poumon droit parut donner, à la percussion, moins de son que dans l'état sain. C'est dans cet état que la malade sortit de l'hôpital, complètement guérie de son hydropisie, et, en apparence, bien portante, les urines restant albumineuses.

Au bout de quinze jours, cette femme se présenta à la consultation; l'urine contenait la même quantité d'albumine, et la santé continuait d'être bonne. Un mois après, elle rentra à l'hôpital pour s'y faire traiter d'une varicelle; les urines, examinées plusieurs fois pendant cette maladie, furent trouvées constamment moins albumineuses qu'avant cette fièvre éruptive. A peine étaient-elles légèrement troublées par l'acide nitrique et par la chaleur. La varicelle guérie, l'urine présenta de nouveau à-peu-près la même quantité d'albumine qu'avant l'éruption.

Cette femme quitta l'hôpital, pour la seconde fois, le 11 octobre 1836.

§ 624. *Rapports de la néphrite albumineuse avec les fièvres continues et intermittentes.*

J'ai déjà dit (§ 469 et 470) que, dans la fièvre typhoïde et dans la fièvre jaune, l'urine était quelquefois chargée d'une certaine quantité d'albumine avec ou sans globules sanguins. Ce phénomène, qui peut se présenter à diverses périodes de ces maladies, n'est point alors l'indice d'une néphrite albumineuse. L'urine n'a point les autres caractères qu'elle offre dans cette affection des reins. On ne voit pas, non plus, ordinairement survenir d'hydropisie générale, avec urine plus ou moins albumineuse, à la suite de ces fièvres continues.

Dans les fièvres intermittentes, si différentes des fièvres continues par leurs causes, leur nature et leur traitement, il n'est pas rare, au contraire, d'observer des hydropisies. On sait, en effet, que, à la suite des fièvres intermittentes prolongées, il se développe assez fréquemment des hydropisies du tissu cellulaire et de l'abdomen. Or, ne tenant compte que de leur origine, on a généralement considéré ces hydropisies comme étant de même nature; cependant à la suite des fièvres intermittentes, il peut se développer des hydropisies qu'il importe d'autant plus de distinguer les unes des autres que le même traitement ne leur est point applicable. Ainsi on voit souvent, à la suite de ces fièvres, des œdèmes des jambes, avec bouffissure de la face, qui disparaissent avec une promptitude remarquable par l'usage du sulfate de quinine ou par d'autres préparations de quinquina combinées avec les préparations ferrugineuses. Cet œdème, ces bouffissures coïncident le plus souvent avec un développement morbide de la rate. Mais, après les fièvres intermittentes, il se déclare aussi quelquefois des hydropisies avec urine coagulable et qui dépendent de lésions rénales développées sous l'influence soit de ces fièvres, soit des conditions atmosphériques (froid et humidité) habituellement existantes dans les lieux où elles sont endémiques. Ces hydropisies avec urine coagulable, consécutives aux fièvres intermittes, ont les mêmes symptômes et la même marche que celles qui suivent ordinairement la néphrite albumineuse, lente et chronique, et elles doivent être généralement traitées de la même manière. Toutefois la coïncidence d'un engorgement de la rate ou d'accès de fièvre réguliers, peut exiger qu'on emploie d'abord le sulfate de quinine, ou au moins de concert avec les remèdes dirigés contre l'hydropisie ou l'affection des reins.

Quelques exemples de ces deux espèces d'hydropisie ont été publiés. Blackall (1) a rapporté deux cas d'hydropisie avec urine non coagulable, à la suite de fièvres intermittentes, qu'il a traitées avec succès par le calomel et des frictions d'onguent mercuriel; il cite un troisième cas dans lequel l'urine, qui n'était pas d'abord coagulable, le devint plus tard. M. Bouillaud a publié, dans sa *Clinique* (tom. III, p. 283), l'observation d'un homme âgé de 28 ans, devenu hydropique à la suite d'une fièvre intermittente, et dont l'urine était coagulable. Cette hydropisie, rebelle comme celles qui dépendent d'une néphrite albumineuse chronique, résista aux remèdes qui furent employés durant l'espace d'un mois et demi environ que le malade passa à l'hôpital de la Charité.

Les fièvres intermittentes étant rares à Paris, où elles sont, d'ailleurs, facilement guéries et ordinairement dès leur début, par l'usage du sulfate de quinine, je n'ai point été à même de faire de nombreuses recherches sur la fréquence relative de ces deux espèces d'hydropisie; ce sujet mérite toute l'attention des médecins qui pratiquent dans des lieux où les fièvres intermittentes sont endémiques.

§ 625. *Rapports de la néphrite albumineuse avec les scrofules.*

J'ai soigné un assez grand nombre d'enfans et d'adultes scrofuleux, atteints d'hydropisie générale avec urine coagulable. La

(1) Blackall, *ouvr. cité*, p. 42 et suiv.

plupart, enfans du peuple, mal logés et mal nourris, n'avaient point été préservés convenablement de l'influence du froid et de l'humidité, et l'hydropisie pouvait, au moins en partie, être attribuée à cette cause. Mais, chez plusieurs, où cette influence avait été nulle, je n'ai pu assigner d'autre cause à l'affection des reins et à l'hydropisie, que cette mauvaise disposition de la constitution. Au reste, tous ces malades présentaient, à un degré plus ou moins marqué, les attributs de la constitution scrofuleuse et quelquefois des inflammations strumeuses des yeux, des os, des articulations ou de la peau. J'ai vu cette espèce d'hydropisie chez des enfans en bas-âge, et tout récemment, avec le docteur Sellier, chez un enfant de 4 ans, qui avait des caries et des fistules aux *mains*, des glandes engorgées, etc.; cette maladie, à laquelle cet enfant a succombé, a duré quatre mois. Pendant trois mois et demi, il a conservé l'appétit et de la gaîté, quoiqu'il eût de la toux, de la fièvre et du dévoiement. Ses urines étaient rares et très albumineuses; l'anasarque se montra successivement, et d'une manière de plus en plus prononcée, tantôt à la face, tantôt aux membres; il y avait de la sérosité dans le bas-ventre. Pendant deux mois, il transsuda, du corps de l'enfant, un liquide séreux qui obligeait de changer les linges de son lit. Avant de mourir, il eut de l'oppression et des ulcérations au sacrum.

M. Sellier m'a fait voir aussi une jeune fille de 13 ans, scrofuleuse, qui avait une carie de l'articulation coxo-fémorale gauche, d'où, chaque jour, s'écoulait une quantité considérable de pus fétide. Cette jeune fille, dont l'urine était fortement albumineuse, était atteinte d'anasarque depuis assez long-temps et d'une diarrhée abondante (elle avait de trois à quinze selles en vingt-quatre heures). La respiration était assez gênée, et l'expectoration abondante; cette jeune fille est morte six mois après l'invasion de l'hydropisie. Pendant sa maladie, elle a souvent mangé des asperges, et cet aliment n'influait en rien sur le passage de l'albumine dans l'urine, qui a toujours été le même, et l'urine exhalait l'odeur fétide qu'elle acquiert par cet aliment.

§ 626. Chez les scrofuleux, l'hydropisie avec urine coagulable ne se termine pas toujours d'une manière aussi défavorable : ainsi, une enfant de deux ans que j'ai vue avec M. Sellier, et qui était atteinte d'une néphrite albumineuse avec hydropisie, a guéri très heureusement à la fin du deuxième mois de sa maladie par un régime doux et des remèdes émolliens. Cette enfant couchait dans un lieu humide où pénétrait peu de lumière, et elle avait été assez mal nourrie ; les deux autres malades dont j'ai parlé plus haut, avaient été mieux nourris, mais chez eux les scrofules étaient portées à un haut degré. M. Montault (1) a publié un cas de néphrite albumineuse développée chez un scrofuleux, et dont la guérison a été obtenue par l'usage de la décoction de raifort. Le docteur Gregory affirme aussi que les individus qu'il a soignés de cette maladie des reins, et dont la vie avait été sobre, présentaient presque tous les attributs de la diathèse strumeuse.

M. Christison s'exprime non moins nettement sur l'influence que cette disposition constitutionnelle a dans le développement de l'hydropisie avec urine coagulable. « Dans tous les cas, dit-il, où la maladie s'est montrée chez des adolescens ou chez des adultes, sobres ou non, ces individus offraient les traits caractéristiques de la constitution strumeuse. Ce rapport de l'affection des reins avec les scrofules m'a paru si frappant, que, chez les scrofuleux qui avaient abusé de liqueurs spiritueuses, j'étais disposé à regarder l'affection strumeuse comme la condition essentielle du développement de l'hydropisie, dont l'intempérance n'était qu'une cause accessoire. »

M. Hamilton (2) cite un fait qui est bien propre à démontrer cette influence des scrofules sur le développement de l'hydropisie avec urine coagulable. Quatre enfans habitant une même maison prennent la scarlatine, et à la suite de cette maladie, trois sont atteints d'anasarque. C'étaient trois sœurs, d'une constitution scrofuleuse. Le quatrième enfant appartenait à une autre famille.

Toujours est-il, que cette espèce d'hydropisie se développe

(1) *Journal hebdomadaire*, 1836, t. 1. p. 327.

(2) *Edinb. med. and surg. journal*, vol. XLII, p. 305.

avec une extrême rapidité chez les scrofuleux qui abusent des liqueurs spiritueuses, et c'est une circonstance qu'auraient dû mentionner les auteurs qui, dans ces derniers temps, ont écrit sur cette maladie.

Chez les scrofuleux, la néphrite albumineuse a le plus souvent, dès son début, une marche chronique; le traitement applicable dans de semblables cas est toujours complexe; la diarrhée est un des accidens les plus ordinaires de la maladie; il est souvent utile de la combattre par la thériaque, le diascordium et les lavemens laudanisés. Les bains émolliens, alternés avec les bains légèrement sulfureux, et la tisane de raifort, conviennent dans un assez grand nombre de cas. Ce qui importerait surtout au début de la maladie, et ce qui est difficile ou impossible d'obtenir pour les enfans du peuple mal aisés ou nécessiteux, ce seraient une habitation saine où les rayons du soleil pénétrassent, et le séjour à la campagne dans la belle saison. Mais le plus souvent, ces malheureux enfans ne peuvent être mis, par leurs parens, dans des conditions hygiéniques favorables, et ils meurent tous ou presque tous malgré les soins du médecin. Trop souvent aussi, il n'est appelé que lorsque l'altération des reins est incurable et que l'anasarque existe déjà depuis plusieurs mois.

Obs. LXXIII. — Néphrite albumineuse (anasarque et urine très albumineuse) chez un scrofuleux.

Un homme de 44 ans, né en Auvergne, frotteur, fut admis à l'hôpital de la Charité le 24 juin 1835. Cet homme, se trouvant en sueur après avoir frotté, il y a deux mois environ, alla dans une cave pour ranger du bois. Pendant trois semaines, il a été de nouveau exposé au froid et à l'humidité. Un mois après, il a été pris d'enflure au bras gauche, puis aux membres inférieurs. En même temps, il a eu des douleurs vers l'épine du dos sans rien éprouver à la région des reins, des abcès à l'aisselle et au bras gauche, remplacés aujourd'hui par des ulcères fistuleux. Ses urines, rouges et moins abondantes que de coutume, étaient mousseuses comme de la bière. Quinze jours avant son entrée à l'hôpital, il avait pris quinze bains de vapeur, du vin anti-scorbutique, de la tisane de chiendent nitrée. Je l'examinai le 25 juin.

Cicatrice à l'aine gauche avec une bride transversale. Cette cicatrice s'est formée à la suite d'un ulcère, survenu sans cause extérieure appréciable, et dont la suppuration a duré un mois. Plusieurs cicatrices à l'aisselle gauche; au bras et à l'avant-bras du même côté, plusieurs ulcères fistuleux par lesquels sort un pus composé de grumeaux et d'une partie séreuse. Cette affection scrofuleuse dure depuis plus de six ans. L'hiver dernier, cet homme a été souvent enrhumé. Les battemens du cœur sont réguliers et ne présentent rien de morbide; le volume du cœur est normal; pouls donnant 60 pulsations par minute; la poitrine résonne naturellement à la percussion; à la partie supérieure de la poitrine, râle sibilant dans l'expiration; langue naturelle; le ventre n'est point douloureux (*Eau de Sedlitz; une pilule de scille et d'opium, un grain chaque; tis. de chiendent nitrée; un quart d'alimens*). L'urine, pâle et acide, précipite abondamment par la chaleur et l'acide nitrique, sans se colorer en rouge.

Le 27 juin, on a répété la purgation. L'œdème a diminué d'une manière notable aux membres inférieurs et aux bourses. Le bras gauche reste dans le même état.

Le 30, deux selles; sommeil la nuit (*Le quart d'alimens*).

Le 1er juillet, urines fortement congulables; même état jusqu'au 7.

Le 7, chaleur à la peau, fièvre, crachats mêlés de sang, la respiration est peu gênée; diminution de la sonorité à droite et en arrière; l'expansion pulmonaire est faible; on entend du râle sous-crépitant, mêlé d'un gros ronflement, mais pas de souffle (*Eau de Sedlitz, une bouteille; continuer la pilule d'opium et de scille; la demie d'alimens; tis. de chiendent nitrée*).

Le 10, matité à gauche, en bas et en arrière; urines très albumineuses; pas de douleurs dans les reins. L'œdème a reparu, et l'état du malade s'est compliqué d'œdème du poumon (*Deux cautères aux reins*).

Le 25, l'enflure augmente et gagne le ventre; la diarrhée s'est déclarée avec fièvre. Le 26, les urines sont toujours albumineuses; vingt selles depuis vingt-quatre heures. Le malade rend des glaires, et chaque selle est précédée de coliques, la soif a fort peu augmenté, la figure est allongée et amaigrie; assoupissement. Depuis quelque temps il y a aux cuisses une rougeur érysipélateuse, accompagnée de beaucoup de douleurs et d'inflammation du tissu cellulaire sous-cutané (*Lavement d'amidon; sangsues à l'anus*).

Le 28, la diarrhée a diminué (deux selles); il y a entre les cuisses un suintement de sérosité considérable.

Le 29, le malade se plaint d'uriner fort peu; l'urine, traitée par l'acide nitrique et divers réactifs, contient beaucoup d'albumine. Il n'y a jamais eu d'hématurie; la diarrhée a cessé; l'inflammation continue dans le tissu cellulaire sous-cutané à la partie supérieure et interne des cuisses.

Le 7 août, la suppuration s'est manifestée; il y a gangrène d'une partie de la peau et du tissu cellulaire à la cuisse droite; par suite de la chute des eschares, il s'est formé deux ouvertures dans lesquelles on mettrait le doigt, ces ulcères donnent passage à un pus grumeleux et à des lambeaux grisâtres du tissu cellulaire.

Le 9. En dehors des jambes et des cuisses, rougeur de la peau, ulcérations et suppuration.

Le 11. Le malade souffre beaucoup du gonflement des membres inférieurs et de l'inflammation de la peau, le péritoine contient de l'eau jusqu'à trois travers de doigt au-dessus du pubis, les poumons sont dans le même état.

Le 14 août, il se déclare, une seconde fois, de la diarrhée (trois ou quatre selles la nuit avec colique), langue un peu blanche, et perte de l'appétit; soif, accélération du pouls. L'œdème n'a pas augmenté (*Limonade, deux pots; julep matin et soir; lavement d'amidon et de laudanum*).

Le 15 août, pouls 102; la diarrhée continue; la suppuration des ulcères des cuisses est abondante; soif.

Le 17, même état; le malade est tellement faible qu'on ne peut pas le faire asseoir pour ausculter la poitrine. D'ailleurs l'œdème des parois est très considérable. Déjà depuis longtemps cet homme ne pouvait s'asseoir dans le lit, et pour l'ausculter, il fallait que ses jambes fussent en dehors et pendantes. La figure annonce le dernier degré du marasme. Il rend, presque malgré lui, les matières fécales. Les urines sont comme du porter anglais, peu abondantes, acides, et contiennent toujours beaucoup d'albumine. De temps en temps le malade accuse des douleurs aux lombes et qu'on peut aussi bien rapporter à la fatigue causée par le décubitus dorsal prolongé qu'à la maladie des reins.

La femme du malade, frappée du changement qui s'est opéré depuis six à sept jours, craint de le voir mourir à l'hôpital, et l'emmène chez elle, le 17 août 1835. J'ai appris qu'il était mort huit à dix jours après sa sortie.

Obs. LXXIV. — *Néphrite albumineuse (anasarque et urine albumineuse); ulcères scrofuleux du nez et abcès.*

Merle, Julie-Antoinette, âgée de 27 ans, d'une constitution scrofuleuse, mariée, lingère, demeurant rue du Petit-Bourbon, entra le 15 janvier 1839 à l'hôpital de la Charité. A l'âge de 7 ans, elle a eu des engorgemens strumeux dans différens points du corps, qui se sont terminés par suppuration. A cette époque, carie des os propres du nez; ulcères scrofuleux qui se guérissent et reparaissent jusqu'à l'âge de 16 ans, époque à laquelle l'apparition des menstrues suspendit tous les accidens, et parut fortifier la santé. Mariée à 21 ans, cette femme a eu quatre enfans; le dernier à la fin de 1831 : huit mois après, sa santé s'altéra à la suite d'un séjour assez prolongé à la campagne dans un appartement bas et humide, dans lequel elle restait continuellement; des démangeaisons se manifestèrent à la cloison du nez, et bientôt une petite ulcération y survint. A la même époque, des ganglions de la partie postérieure gauche de la mâchoire s'engorgèrent et finirent par suppurer; la menstruation, devenue irrégulière, et accompagnée de flueurs blanches abondantes, s'est complètement supprimée depuis trois mois. Alors douleurs vagues dans la région lombaire, et la partie supérieure et interne des cuisses. Flueurs blanches très abondantes; plusieurs selles liquides chaque jour; faiblesse générale; œdème des membres abdominaux et du bras droit.

Le 16 janvier, face pâle, bouffie; ailes du nez volumineuses, gonflées, ulcérations à la sous-cloison qui s'étend dans la fosse nasale gauche. La poitrine, percutée et auscultée, paraît dans l'état sain; l'abdomen est souple, un peu douloureux à la pression; la langue est pâle et humide; l'appétit presque nul; la région lombaire est le siège d'un sentiment de pesanteur douloureuse que la malade dit être superficielle, et que le toucher n'augmente pas. Depuis trois mois, l'excrétion des urines est rare et peu abondante, diminution qui semble avoir coïncidé avec l'apparition du dévoiement. Le pouls est petit et fréquent (*Tisane gommée avec sirop de coing*). Jusqu'au 19 janvier rien de notable; l'œdème des membres abdominaux n'a pas augmenté, mais celui du bras droit a fait des progrès. En outre, la malade accuse une douleur gravative du côté droit de la poitrine; l'urine est floconneuse, jaunâtre, et donne par l'acide nitrique et la chaleur un précipité blanc.

Le 19 janvier, développement d'une rougeur érysipélateuse à la joue gauche et au front (*Bains de pied sinapisés*); disparition de cette rougeur, le 21.

Le 24, quinze garde-robes dans la journée; à l'hypogastre, érysipèle qui s'étend jusqu'au flanc (*Vésicatoire volant* loco dolenti). Le soir, sentiment de faiblesse extrême; respiration accélérée; la malade ne supporte que la position assise; la peau est froide, la face profondément altérée, le pouls filiforme; mort le 25 à une heure du matin.

Autopsie du cadavre, trente heures après la mort.— *État extérieur.* Peu de raideur cadavérique; infiltration séreuse du membre thoracique droit; œdème considérable des membres abdominaux; traces d'érysipèle à la région hypogastrique; diverses cicatrices d'ulcères scrofuleux.

Tête. La place des os propres du nez est occupée par une substance blanchâtre cartilagineuse, intimement unie à la peau. Ulcération superficielle et croûteuse de la membrane muqueuse de la fosse nasale droite, étendue au tiers antérieur de la cloison et s'avançant jusqu'à l'orifice externe. Le cerveau est ferme; ses membranes sont saines; les cavités des ventricules à peine humides; le cervelet, la moelle allongée et la moelle épinière, sains.

Poitrine. L'abcès situé dans l'aisselle droite a fusé sous les muscles pectoraux, et s'étend dans la fosse sous-scapulaire et en bas, jusqu'à la quatrième côte. Ce foyer est tapissé par une fausse membrane assez récente, grisâtre, molle, friable. Pus grumeleux, jaunâtre, mal lié, ressemblant à la matière des tubercules, arrivée à un certain degré de ramollissement. Tout-à-fait au haut de l'aisselle et dans les plexus, plusieurs ganglions tuberculeux, près de la veine axillaire. Trachée-artère et bronches saines; deux cuillerées à bouche de sérosité citrine dans l'une et l'autre cavité pleurales. Poumons libres d'adhérences, présentant un peu d'engouement cadavérique à leur partie postérieure, et sains dans le reste de leur étendue. Cœur flasque, décoloré; point de sérosité dans le péricarde. La bouche, le pharynx et l'œsophage, sains; l'estomac est contracté; la membrane muqueuse est pâle. Le duodénum est légèrement coloré en jaune par la bile; le jéjunum et les deux tiers supérieurs de l'iléon sont sains; dans le tiers inférieur de l'iléon, follicules formant, du côté du bord libre de l'intestin, des plaques elliptiques, saillantes. A un pied de la valvule iléo-cœcale, ces plaques forment un relief plus sensible : çà et là, follicules isolés, volumineux, offrant, les uns, un point noir à leur centre; les autres, une petite ulcération. Le cœcum et le colon ascendant sont sains; le colon transverse est parsemé d'une foule de petits points saillans, d'une couleur opaline, et sur le sommet desquels on n'aperçoit pas, même à la loupe, la plus petite ouverture; la membrane muqueuse de cette portion de l'intestin n'est ni épaissie, ni ramollie : sa couleur est blanche. Les autres parties du colon et le rectum n'offrent rien de notable. Les glandes mésentériques sont assez volumineuses, mais sans autre altétio appréciable.

Le foie est d'un brun rouge et ne dépasse pas les fausses côtes; la vésicule est pleine d'une bile jaune; la rate n'offre rien de particulier.

Les reins sont beaucoup plus volumineux que dans l'état sain. Dépouillés de leur membrane fibreuse, à laquelle ils sont peu adhérens, ils n'ont point leur couleur naturelle. La substance corticale a un aspect jaunâtre sale; une foule de petits points rouges, que l'on pourrait comparer pour la couleur aux pétéchies, sont disséminés sur la substance corticale. Deux ou trois petites plaques bleuâtres, traversées par un grand nombre de lignes flexueuses, sont disséminées sur la substance corticale, qui est très molle, contrairement à ce qui a lieu le plus ordinairement. La substance tubuleuse est peu distincte de la corticale; ses faisceaux, pâles et infiltrés, sont mollasses et privés de sang.

Les bassinets et les uretères n'offrent rien de notable; la vessie est saine.

La matrice, ses annexes et le vagin, paraissent être dans l'état naturel.

OBS. LXXV. — Nécrose de la partie inférieure du fémur durant depuis 14 ans; constitution scrofuleuse; néphrite albumineuse chronique (hydropisie depuis six mois, urines albumineuses); point de lésion du cœur, du foie ou des gros vaisseaux. Pneumonie ultime; reins tuméfiés, décolorés et infiltrés de granulations de Bright; hépatisation du poumon droit.

Cartau (Jean-Marie), âgé de 35 ans, cordonnier, fut admis, le 3 septembre 1839, à l'hôpital de la Charité.

Cet homme, d'une constitution scrofuleuse, fut traité, en 1824, par Dupuytren, d'une nécrose de la partie inférieure du fémur. Depuis cette époque, il a continué d'exercer sa profession de cordonnier; mais il a toujours conservé un gonflement considérable à la partie inférieure de la cuisse droite, et, depuis quatorze ans, une suppuration plus ou moins abondante a continué à se faire par des trajets fistuleux à travers les parties molles. En 1824, on fit l'extraction de plusieurs fragmens d'os nécrosés. La santé s'est beaucoup affaiblie. En 1838, cet homme a eu des accès de fièvre intermittente, qui durèrent pendant quinze jours. Depuis le mois d'avril, il a été beaucoup plus souffrant, et éprouvait habituellement des douleurs abdominales: il avait presque constamment la diarrhée. Le ventre était dur et sensible à la pression, et, lorsqu'il se fatiguait à travailler ou à un exercice quelconque, les jambes et parfois d'autres régions du corps enflaient. Cartau a beaucoup souffert dans la région des reins. Il a toujours habité dans une chambre saine, suivi un bon régime et n'a jamais fait abus des boissons alcooliques.

Le 3 septembre, teinte jaune de la face et de tout le corps; visage et membres supérieurs un peu œdématiés; ventre tendu et un peu douloureux, ne contenant pas de liquide; point de bruits morbides au cœur ni dans les poumons; langue rouge; peu d'appétit; soif assez vive; peau chaude et sèche.

Le membre inférieur droit, dont le fémur est altéré, est tuméfié. La quantité de l'urine en vingt-quatre heures est proportionnée à celle des boissons. Les émissions ne sont pas plus fréquentes qu'en santé. Traitée par l'acide nitrique et par la chaleur, l'urine donne un précipité albumineux très abondant: elle est pâle, légèrement alcaline et ne fournit aucun dépôt (*Décoction blanche; sous-carbonate de fer, un scrupule; un grain d'opium en deux pilules; le 1/8 d'alimens*).

Le 5 septembre, diarrhée très abondante (six selles liquides); insomnie; visage bouffi; peau chaude et sèche; pouls à 85 *Même prescription*).

Le 7 septembre, la diarrhée continue; coliques vives et quelques envies de vomir; insomnie; ventre tendu et douloureux; point de fluctuation sensible. L'anasarque est au même degré. Le foie déborde un peu les fausses côtes; les douleurs des reins persistent. L'urine continue d'être fortement albumineuse.

Le 10, douze selles liquides dans la nuit; le malade est très pâle et très fatigué; insomnie; langue très rouge sur ses bords; quelques plaques blanches disséminées à sa surface. Pouls petit et fréquent (95 pulsations par minute); déglutition difficile; douleur à la gorge (*Décoction blanche, une livre; cachou, huit grains; lavement avec addition de douze gouttes de laudanum liquide de Sydenham; diète*).

Même état jusqu'au 15. Le dévoiement, la fièvre, la chaleur de la peau, l'insomnie continuent. L'anasarque n'a pas augmenté d'une manière sensible; les paupières et les membres supérieurs ne sont que légèrement tuméfiés ; la face est très pâle ; les traits sont altérés; la langue est toujours très rouge. Inappétence complète; quelques coliques ; douleurs des reins assez vives (*Même traitement et deux cautères aux lombes*).

Le 16, le dévoiement a diminué ; moins d'épreintes et de coliques ; urines plus colorées, d'une teinte citrine et fortement albumineuses.

Le 17, envies de vomir, douleur très vive le long des attaches du diaphragme, gêne de la respiration, pouls plus développé et plus fréquent (95 pulsations), toux durant toute la nuit, sans expectoration.

Le 18, la toux et la dyspnée persistent. Le visage, plus enflé, a pris une teinte un peu bleuâtre. Point de bruits morbides au cœur ; du râle sous-crépitant dans un espace assez étendu, correspondant à l'angle et à la partie moyenne du scapulum du côté droit (*Décoction blanche ; cachou, huit grains ; opium, deux grains*).

Le 19, ventre dur et tendu, sensible à la pression. Point de fluctuation. Tout le membre droit est engourdi et douloureux. La cuisse fournit toujours une suppuration sanieuse d'une mauvaise nature. L'oppression et la toux augmentent; le souffle tubaire a succédé au râle crépitant dans le poumon droit.

Le 20, mal à la gorge; sécrétion pseudo-membraneuse, blanchâtre sur la langue et les gencives ; yeux hagards ; respiration très anxieuse; suffocation imminente dans le coucher sur le dos ; attitude assise obligée.

Le 21, le malade meurt à sept heures du matin.

Autopsie du cadavre. — Abdomen. Les deux reins sont augmentés de volume et de poids. Le rein gauche, plus gros et plus lourd que le droit, pèse sept onces deux gros. Le rein droit pèse six onces deux gros. Le rein gauche, renflé à son extrémité inférieure, présente, sur ses deux faces, de petites dépressions d'un brun foncé et de petites éminences mamelonnées d'un jaune pâle. La substance corticale est généralement jaunâtre et anémique, parsemée de légères arborisations vasculaires. Ce rein semble avoir éprouvé, dans sa moitié inférieure, un gonflement considérable, qui lui a donné une forme arrondie, tandis que sa partie supérieure est aplatie, sans inégalités, sans bosselures. Sur la partie inférieure et mamelonnée du rein, on voit une quantité prodigieuse de petites granulations blanches et fines (granulations de Bright), de sorte qu'on peut étudier, sur le même rein, deux formes de la même affection: l'une caractérisée par une injection d'un rose vif, et par des surfaces lisses avec quelques granulations fines et rares; l'autre par la décoloration jaunâtre de la substance corticale, bosselée et parsemée d'une multitude de granulations blanches. A la coupe, la substance corticale paraît épaissie, d'un blanc jaunâtre, et semée de petits points blancs (granulations) comme à sa surface extérieure. Ses prolongemens entre les cônes de la substance tubuleuse sont tuméfiés; les cônes sont d'un rouge vineux, et laissent suinter des gouttelettes de sang à la pression; la membrane interne des bassinets est sans rougeur.

Le rein droit est généralement pâle et jaunâtre; sa surface, traversée par de petits sillons et surmontée de bosselures qu'on retrouve également dans l'intérieur de la substance corticale, est semée d'une multitude de petites granulations. La membrane fibreuse des deux reins est mince et adhérente à leur surface.

La vessie n'offre aucune altération; sa membrane muqueuse est saine.

Poitrine. Le cœur a ses dimensions ordinaires; sa membrane interne est un peu blanche et opaque au pourtour des valvules auriculo-ventriculaires, qui offrent de petites plaques cartilagineuses d'une demi-ligne d'épaisseur.

Le poumon droit ne présente aucune altération; il y a quelques adhérences récentes entre les deux feuillets de la plèvre droite. La partie inférieure du lobe supérieur du poumon gauche est hépatisée et friable dans une grande étendue; au sommet du même poumon, on trouve quelques petits tubercules et une caverne qui pourrait admettre l'extrémité du pouce dans sa cavité.

Membres. La moitié inférieure du fémur est tuméfiée et adhérente, dans une grande étendue, au tissu cellulaire et aux parties molles voisines qui sont indurées et d'une consistance comme lardacée. A la réunion de son tiers inférieur avec ses deux tiers supérieurs, le fémur offre trois petites ouvertures qui communiquent avec une large cavité creusée dans l'épaisseur de l'os; l'une de ces ouvertures est située à la face antérieure de cet os, et les deux autres à la face postérieure. A l'aide d'une section verticale faite à l'os, on voit, immédiatement au-dessus des condyles de son extrémité inférieure, une cavité qui pourrait contenir un gros œuf de poule ; elle est remplie par une matière tuberculeuse, molle, homogène, d'un blanc jaunâtre, libre dans l'intérieur de la cavité, et qui ressemble, par ses propriétés physiques, au mastic des vitriers; trois fragmens osseux, nécrosés, complètement séparés du reste de l'os, renfermés dans cette cavité osseuse, étaient d'une densité très grande, d'une couleur blanchâtre et d'une consistance tout-à-fait éburnée. La cavité osseuse est garnie d'une membrane dure et résistante qui isole complètement la substance osseuse des séquestres et de la matière tuberculeuse. Cette membrane, d'une teinte rouge-foncé et noire dans quelques points, a environ une ligne d'épaisseur. Elle se continue avec une fausse membrane de même nature et de même organisation, qui revêt la surface des trajets fistuleux anciens de l'os et des parties molles. Autour de la caverne de l'os, le périoste est épaissi et très injecté. Le tissu spongieux des deux condyles de l'extrémité inférieure du fémur est ramolli, pénétré de sang et très friable. En haut, le tissu spongieux voisin de cette caverne est au contraire transformé en un tissu blanc jaunâtre, très compacte, qui a envahi la cavité médullaire de l'os, et qui semble pénétré d'une matière grasse et jaunâtre, comme dans l'infiltration tuberculeuse des os longs.

§ 627. Je n'aurais pas rapporté l'observation suivante (l'histoire de ce cas étant restée incomplète, la malade n'ayant séjourné que quelques jours à l'hôpital), si l'urine n'avait présenté un phénomène particulier très digne d'attention : je veux parler de la proportion considérable des urates dans une urine fortement albumineuse provenant d'une malade qui était atteinte d'une hydropisie liée très probablement à une affection des reins. La proportion des urates étant faible dans la plupart des cas d'hydropisie avec urine albumineuse, il est très probable que, dans ce cas et dans quelques autres que j'ai observés chez des scrofuleux, la proportion des urates a été influencée par l'état particulier de la constitution.

Obs. LXXVI. — Abcès scrofuleux dans diverses parties du corps ; hydropisie avec urine coagulable ; hémiplégie ; sédiment de l'urine principalement composé d'urates.

Poisson, âgée de 34 ans, journalière, soignée dans les salles de chirurgie de l'hôpital de la Charité, pour plusieurs abcès sur différentes parties du corps, fut ensuite, le 14 novembre 1837, placée dans mon service pour y être traitée d'une hydropisie générale.

Cette femme paraît plus âgée qu'elle ne l'est réellement ; sa peau, naturellement un peu brune, est devenue blanche par suite de l'hydropisie du tissu cellulaire sous-cutané. Poisson a eu assez souvent mal au nez, et plus tard elle a été sujette au dévoiement et à rendre des vers par le rectum ; dans sa douzième année, elle a eu la variole et la rougeole.

A 17 ans, la menstruation, d'abord peu régulière et insuffisante, s'établit plus tard complètement. Mariée à 26 ans, elle n'a pas eu d'enfans ; elle a continué à être sujette au dévoiement comme dans son enfance, et elle a eu la dysenterie il y a deux ans environ.

Cette femme demeure à la campagne, travaille habituellement aux champs, mais se nourrit bien ; elle loge dans une chambre saine.

Il y a environ neuf mois, elle commença à éprouver des douleurs dans les membres supérieurs et inférieurs du côté droit, douleurs qui furent regardées par quelques médecins comme rhumatismales ; par d'autres, avec plus de vraisemblance, comme symptomatiques d'une affection cérébrale, parce qu'en même temps il y avait une douleur constante dans le côté gauche de la tête. A cela vint bientôt se joindre l'affaiblissement des membres douloureux, la déviation de la bouche et la difficulté dans la prononciation. Au bout de quatre mois, le bégaiement avait disparu, mais la faiblesse des membres persistait, et plus prononcée dans le bras que dans la jambe. Depuis lors, le bras a repris un peu de force, mais il est toujours plus faible que l'autre, et il est, ainsi que la jambe du même côté, le siège de fourmillemens incommodes. Depuis quatre mois, l'ouïe s'est affaiblie. Les règles, devenues beaucoup moins abondantes, n'ont pas paru depuis deux mois. Plusieurs abcès scrofuleux se sont successivement formés sur diverses parties du corps. Enfin, il y a douze jours, une hydropisie du tissu cellulaire s'est déclarée.

Le 15 novembre, lendemain de son admission dans mon service, léger œdème du cuir chevelu, bouffissure de la face, œdème des parois de l'abdomen et de la partie postérieure du tronc, œdème plus prononcé aux bras et aux membres supérieurs; teint pâle, légèrement jaunâtre; deux ulcères fistuleux au dos, un sur le bras gauche, un sur le pied du même côté, un au-dessous de la mamelle droite; tous ont l'aspect scrofuleux. Le péritoine contient une petite quantité de sérosité. Douleurs pulsatives ou lancinantes dans le côté gauche de la tête et surtout à la région frontale, et qui se propagent quelquefois jusque dans l'intérieur de l'orbite. Exacerbations de la douleur, la nuit; absence du sommeil. Le bras et la jambe du côté droit, qui sont le siège de fourmillemens très incommodes, sont aussi sensiblement plus faibles que ceux du côté opposé; claudication dans la marche. Évacuation naturelle de l'urine et des selles. Le pouls est à peine sensible aux artères radiales à cause de l'œdème; le sthétoscope appliqué sur les artères carotides et sous-clavières, on n'entend aucun bruit morbide; les battemens de cœur sont réguliers (60 pulsations par minute), sans bruits morbides. Un peu de toux, pa d'expectoration, râle muqueux en arrière, plus abondant dan les fosses sus-épineuses que dans les autres points. Langue humide, inappétence, coliques après l'ingestion des alimens, diar rhée, surtout la nuit (sept à huit selles quotidiennement). L'u rine, fortement acide, trouble et blanchâtre peu de temps après l'émission, s'éclaircit lentement par le repos, et laisse déposer un sédiment blanchâtre principalement formé d'urates. Traitée par la chaleur, l'urine s'éclaircit d'abord, puis, si on prolonge l'action de la chaleur, elle donne un coagulum considérable.

L'acide nitrique produit également un précipité très abondant d'albumine. Pas de douleurs dans les régions lombaires et vésicale.

Cette malade n'est restée que pendant six jours à l'hôpital dans mon service et a voulu retourner dans sa famille. L'urine est restée très acide, déposant beaucoup d'urates et contenant toujours une grande quantité d'albumine. La diarrhée était de plus en plus abondante. La malade est sortie le 21 novembre 1837.

§ 628. *Rapports de la néphrite albumineuse avec la syphilis constitutionnelle.*

Il n'est pas facile de bien apprécier l'influence que peut exercer la syphilis constitutionnelle sur le développement de la néphrite albumineuse ; car il est bien rare de voir cette dernière maladie chez des individus atteints de syphilis constitutionnelle, qui n'aient point été soumis à l'action d'autres causes dont l'influence sur le développement de la maladie des reins ne peut être contestée. Ainsi, parmi les malades atteints de néphrite albumineuse et de syphilis constitutionnelle, qui sont admis dans nos hôpitaux, la plupart ont abusé des liqueurs spiritueuses, ou ont été exposés plus ou moins à l'action du froid et de l'humidité. Cependant, j'ai vu des cas où l'influence de l'affection vénérienne constitutionnelle m'a paru si frappante que je n'ai pas hésité à attribuer, au moins en grande partie, le développement de la maladie des reins à la cachexie vénérienne. Au reste, ceci s'accorde parfaitement avec ce que j'ai dit de l'influence incontestable que les scrofules et la phthisie pulmonaire exercent sur le développement de cette affection des reins et surtout sur celui de sa forme chronique.

Je dois ajouter, cependant, que Wells et Blackall ont attribué à l'action du mercure, employé dans le traitement de la maladie vénérienne, l'affection rénale, que je suis disposé à regarder comme étant, en grande partie au moins, consécutive à la cachexie syphilitique. J'oppose à l'opinion de ces savans observateurs qu'il est bien rare que l'urine devienne albumineuse par l'effet des préparations mercurielles, lorsqu'on les administre contre les symptômes primitifs de la maladie vénérienne; qu'il est plus rare encore d'observer des hydropisies avec urine coagulable, chez des doreurs atteints de tremblement mercuriel, ou d'autres maladies dépendantes du mercure; enfin, ce qui me confirme dans mon opinion, c'est que les individus, chez lesquels Wells, Blackall et Gregory ont observé des hydropisies avec urine coagulable, attribuées par eux au mercure, étaient presque tous atteints de syphilis constitutionnelle. Toutefois, il est très probable que, dans un certain nombre de cas, l'affection des reins et l'hydropisie ont été le résultat simultané ou successif de plusieurs causes.

Les observations suivantes me dispensent d'entrer dans de longs détails sur cette complication de la néphrite albumineuse; mais il est une circonstance sur laquelle je veux appeler l'attention : c'est que, dans presque tous les cas, sinon dans tous les cas de la néphrite albumineuse chronique que j'ai observés chez des malades atteints de syphilis constitutionnelle, le foie était altéré. L'était-il devenu par l'effet des écarts de régime, par l'abus de liqueurs spiritueuses? C'est ce qu'il m'a été possible de découvrir dans un certain nombre de cas. J'ajoute qu'ayant observé, un assez grand nombre de fois, de semblables maladies du foie, sans lésion rénale, chez des individus atteints de syphilis constitutionnelle, j'ai été conduit à penser (et j'ai plusieurs fois déclaré ma conviction à l'hôpital) que ces altérations du foie me paraissaient liées, dans ces cas, à la cachexie vénérienne. J'ai déjà dit, et je crois devoir le répéter ici, que, lorsque l'altération du foie existe sans complication rénale, l'urine est ordinairement rare et d'un rouge foncé, et qu'elle dépose un sédiment briqueté, lors même qu'il y a ascite. Dans les cas de complication de ces affections du foie avec la néphrite albumineuse chronique, l'urine, tout au contraire, est citrine, plus ou moins chargée d'albumine, et n'offre point de sédiment rouge briqueté.

Je connais peu de maladies qui offrent aussi peu de chances de guérison que ces cas complexes : ces complications de la syphilis invétérée, avec des altérations du foie et des reins, sont presque toujours incurables. Cependant, j'ai été assez heureux, et tout récemment, pour améliorer la constitution détériorée d'un malade de notre hôpital qui se trouvait dans une semblable condition, et chez lequel l'urine est devenue de moins en moins albumineuse, après deux mois d'un traitement qui a consisté dans l'usage de la tisane de Feltz, des pilules de Sédillot, et de l'extrait gommeux d'opium.

Obs. LXXVII. — Syphilis constitutionnelle; altération particulière du foie, avec augmentation de son volume et confusion de ses deux substances. Urines citrines et albumineuses long-temps avant l'apparition d'une hydropisie; anasarque et ascite. Altération des reins (sixième forme anatomique).

Sanomin, âgée de 28 ans, polisseuse en caractères, entra à l'hôpital de la Charité, le 24 novembre 1836. Cette femme fut d'abord traitée pour une maladie du foie, dont le volume était considérablement augmenté, pour des ulcérations syphilitiques au pharynx, et des exostoses au tibia. L'urine était albumineuse, et il n'y avait aucun indice d'hydropisie.

Le 2 janvier 1837, cette femme était dans un état de dépérissement assez marqué. Elle avait eu, sept ans auparavant, une blennorrhagie qui avait été traitée par la liqueur de Van-Swieten; quatre ans plus tard, des ulcérations dans le pharynx et bientôt des douleurs ostéocopes dans les membres, des périostoses dans les tibias avec commencement d'exostoses au tiers supérieur de ces os. Elle a eu aussi quelques douleurs ostéocopes au front. Ces derniers symptômes ont offert des intermissions. Elle n'a jamais eu d'éruptions syphilitiques, ni d'alopécie. Elle a pris des pilules de Belloste et un grand nombre d'autres préparations mercurielles.

Elle a aussi, depuis plusieurs mois, et peut-être depuis plus long-temps, un gonflement assez considérable du foie, qui a été reconnu pendant qu'elle était en traitement, pour ses douleurs ostéocopes, dans un autre service de l'hôpital.

Maigreur; douleurs ostéocopes à la région frontale; périostoses et douleurs dans les deux tibias; de temps en temps douleurs dans les clavicules; insomnie causée par les douleurs ostéocopes qui sont plus fortes la nuit que le jour; règles peu abondantes. Urine pâle, citrine, acide, parfaitement transparente; précipitant par la chaleur et l'acide nitrique. Elle n'est ni augmentée ni diminuée en quantité, et l'excrétion n'est pas plus fréquente que dans l'état naturel. Point de douleur à la pression dans la région des reins. Cicatrices dans le pharynx; adhérences du voile du palais avec les piliers; point d'ulcérations; appétit diminué; langue humide; pas de douleurs au ventre; selles naturelles. Le foie, très volumineux, descend jusqu'au niveau d'une ligne qui de la crête iliaque irait au nombril; il est sensible à la pression; jamais d'ictère. La respiration est assez naturelle, point de toux ni de crachats; sonorité naturelle de la poitrine. Battemens du cœur naturels; point de fièvre. Pensant (d'après plusieurs cas analogues que j'ai observés) que l'altération du foie pourrait dépendre de la même cause que les ulcérations du pharynx et les douleurs ostéocopes, je prescrivis le traitement mercuriel par les pilules de Sédillot. Bientôt les douleurs ostéocopes furent calmées, mais, les gencives s'étant affectées, il fallut suspendre ce remède. Cette malheureuse femme ne cessa de souffrir dans tout le cours de l'année, soit d'une partie, soit d'une autre. Les douleurs ostéocopes et les périostoses reparurent à des intervalles plus ou moins éloignés; il survint un exostose à base large et dure au tiers supérieur de l'un des tibias; les préparations mercurielles, les tisanes sudorifiques procuraient un soulagement momentané, mais jamais de guérison. La malade n'obtint, non plus, qu'un soulagement passager de l'application de vésicatoires simples ou saupoudrés d'un demi-grain, de trois quarts de grain ou d'un grain d'hydrochlorate de morphine. Le foie n'augmenta ni ne diminua de volume; il ne survint pas d'ictère. Il y avait souvent des nausées, des vomissemens et de la diarrhée que l'on combattait, tour-à-tour, par l'eau de Seltz, l'opium, les alcalis et la potion de Rivière. L'urine resta constamment albumineuse. Dans les mois d'avril et de mai, les membres inférieurs commencèrent à devenir œdémateux; une véritable anasarque se forma lentement, et elle était considérable dans les derniers temps de la maladie. Dans les six derniers mois, il se déclara une bronchite avec expectoration muqueuse abondante. L'amaigrissement, qui était déjà considérable au commencement de l'année, fit insensiblement des progrès, et, quoique masqué par l'œdème, il paraissait extrême dans les derniers temps de la vie. Cette femme, épuisée par ces longues souffrances, mourut le 20 décembre 1837.

Autopsie du cadavre, le 21. — *Etat extérieur*. Maigreur extrême de la face et du cou; œdème considérable des membres inférieurs, moins prononcé aux supérieurs. Développement de l'abdomen par un liquide épanché dans le péritoine, exostose éburnée sur le tibia droit.

Abdomen. Il s'échappa de cette cavité plusieurs pintes d'une sérosité jaune, limpide comme celle de la plupart des ascites. Le foie avait un volume ordinaire, sa forme générale n'était point altérée; intérieurement il avait généralement une couleur jaunâtre un peu pâle, assez semblable à celle de la cire jaune; sa consistance était un peu molle; son tissu avait éprouvé une profonde altération dans sa couleur et sa texture. Dans quelques points, rares et disséminés, on remarquait des taches formées par un mélange de substances jaune et brune, faciles à reconnaître pour être les seules parties du foie qui ne fussent pas désorganisées. A la face inférieure du foie, une petite masse de substance squirrheuse commençait à se ramollir. La vésicule du fiel contenait de la bile assez foncée en couleur. Le volume et la consistance de la rate étaient à-peu-près naturels. L'estomac et les intestins ne présentaient pas d'altération notable, quoique la malade eût éprouvé, pendant la vie, des nausées, des vomissemens, etc.

Les reins sont tous deux sensiblement plus petits que de coutume; ils semblent ratatinés, et leur substance est beaucoup plus dure que dans l'état sain; leur forme est assez bien conservée, leur couleur est jaunâtre, sans être partout anémique; leur surface offre un grand nombre d'inégalités, de petites bosselures, de mamelons, de rugosités; ils présentent enfin l'aspect de reins attaqués de néphrite albumineuse chronique dans sa plus ancienne période, sans granulations de Bright apparentes. A la coupe, le tissu de ces organes est dur sous le scalpel; les deux substances sont beaucoup moins distinctes l'une de l'autre que dans l'état sain. Les mamelons contiennent un peu de sable urique. L'enveloppe celluleuse des reins se détache difficilement, et il reste quelques débris à la surface de ces organes. Les bassinets et les calices sont petits, mais leur surface intérieure est pâle.

Poitrine. Les poumons, exsangues à leur partie antérieure, sont très fortement engoués à leur partie postérieure. Les bronches sont livides. Le cœur, les principales veines et les grosses artères n'offrent aucune altération.

§ 629. Il y a long-temps que j'ai fait remarquer à mes élèves que l'urine, dans la blennorrhagie, dans la cystite et la pyélite, contient une certaine quantité d'albumine, par suite de son mélange avec le pus. Mais, dans les cas de blennorrhagie, il suffit de faire uriner les malades en plusieurs fois, pour reconnaître que l'albumine et les globules muqueux, quelquefois assez abondans dans la première émission, manquent en grande partie ou entièrement dans la dernière.

Dans le cas suivant, pour éviter toute erreur, j'ai examiné l'urine retirée par la sonde. L'urine fut albumineuse après la guérison de la blennorrhagie, comme pendant sa durée. En outre, elle était peu colorée et d'une très faible pesanteur spécifique.

Je note enfin que la lésion des reins était telle que l'affection du foie n'a pu se déceler par l'urine, ainsi que cela a lieu ordinairement lorsque les reins sont sains.

Obs. LXXVIII. — Plusieurs maladies vénériennes; hydropisie avec urine coagulable; écoulement purulent par l'urèthre. Mort. — Reins décolorés et mamelonnés. Foie dense. Tubercules dans les poumons et les testicules.

Borreman, âgé de 30 ans, tailleur, entra à l'hôpital de la Charité le 2 octobre 1838.

Cet homme, d'une taille élevée, d'une maigreur squelettique et d'une pâleur cadavéreuse, avait l'haleine fétide, la voix caverneuse, la démarche chancelante, et toute l'apparence d'un homme souffrant depuis long-temps d'une maladie grave, ou d'un malheureux épuisé par le défaut de nourriture. Cet homme ne paraissait souffrir que de la faim, à en juger par l'avidité avec laquelle il dévorait les alimens. Les principaux organes n'offraient aucun signe d'altération matérielle.

L'urine était trouble au moment de l'émission, d'une couleur jaune pâle, et d'une faible pesanteur spécifique ; traitée par l'acide nitrique ou la chaleur, elle blanchissait et laissait déposer une quantité notable d'albumine.

Il n'y avait nulle part d'œdème ni d'épanchement séreux. J'annonçai que, si l'albumine persistait et surtout si elle augmentait, on verrait tôt ou tard survenir l'hydropisie. La présence du mucus dans l'urine indiquait l'existence d'une inflammation de quelque point de la membrane muqueuse génito-urinaire ; en effet, un suintement purulent avait lieu par le canal de l'urèthre. De plus il y avait un chancre sur le prépuce, et le testicule droit était au moins une fois plus gros que le gauche.

Borreman, né à Bruxelles, est resté jusqu'à l'âge de vingt-six ans dans sa ville natale où il jouissait d'une aisance qui lui permettait de subvenir à ses besoins et même à ses plaisirs. Il s'est souvent livré aux excès vénériens, mais rarement il a fait excès de boisson. Depuis quatre ans il habite Paris, où son état de tailleur ne l'a jamais fait vivre que misérablement : avant cette époque, il avait toujours joui d'une bonne santé, et sa constitution robuste avait peu souffert d'une maladie vénérienne (chancres) qu'il avait eue en 1828, et qu'un traitement convenable paraissait avoir complètement guérie. Pendant l'hiver de 1834, il a de nouveau contracté des chancres dont l'apparition a été suivie d'une éruption syphilitique de nature tuberculeuse. La face et le dos ont bientôt été couverts d'ulcérations profondes, qui ont été traitées et cicatrisées au moyen de cautérisations avec le nitrate acide de mercure et de l'emploi, à l'intérieur, de la liqueur de Van-Swieten. Au printemps de la même année, la guérison paraissait complète, mais, pendant l'hiver de 1835, l'éruption a reparu et a été guérie par les mêmes moyens ; elle s'est montrée de nouveau pendant l'hiver de 1836 et de 1837. Le malade se cautérisait lui-même avec le nitrate acide de mercure. Dans le mois de décembre de cette dernière année l'éruption a été peu abondante et de courte durée. Les anciennes cicatrices ont pâli, et aujourd'hui elles couvrent le nez et le front. Celles du tronc sont beaucoup plus larges et plus profondes; on dirait des cicatrices d'anthrax.

En juillet 1838, Borreman est entré à l'hôpital des Capucins pour se faire traiter d'une chaudepisse avec chancres au gland et au prépuce, bubon et orchite. Ce dernier symptôme s'est déclaré après les autres, à la suite d'un traitement énergique dirigé contre la blennorrhagie. Le traitement fit résoudre le bubon et en partie les chancres, mais l'orchite et l'écoulement purulent persistèrent. Une pneumonie droite vint compliquer cet état. Après cinq saignées, l'usage de la potion stibiée et une diète de vingt-trois jours, le malade est sorti de l'hôpital guéri de sa pneumonie, mais non des symptômes de vérole qui persistaient encore à l'époque de son entrée à la Charité (*Salsepareille, deux pilules de Sédillot, pansement du chancre avec le cérat mercuriel, la demi-portion d'alimens*).

Le 10 octobre, le malade se plaignait de tousser beaucoup le matin, et son crachoir était plein de crachats muco-purulens. Pas de sueurs nocturnes ni de dévoiement. La maigreur et la pâleur sont les mêmes. Le malade se sent un peu plus fort que lorsqu'il est entré : il est levé presque toute la journée.

Le 17, le chancre et l'écoulement par l'urèthre ont disparu. Le testicule droit est toujours aussi volumineux, et les bourses sont devenues œdémateuses. Les malléoles sont entourées d'un engorgement de même nature. On suspend le traitement mercuriel, et on continue l'usage de la salsepareille.

Le 22, sensation de pesanteur dans le ventre, météorisme (*Un scrupule de carbonate de fer; eau de Seltz; le 1/2 de vin; le 1/4 d'alimens; viande rôtie*).

Les jours suivans, les nausées se dissipent, mais le météorisme du ventre est peu-à-peu remplacé par une ascite. Le malade retombe dans son premier état de faiblesse. Il passe toutes les journées dans son lit. Il perd l'appétit, et tout ce qu'il mange et tout ce qu'il boit détermine, peu d'instans après qu'il l'a pris, une ou deux selles liquides. Le pouls est faible; la peau est sèche et très sensible à l'impression du froid. La sécrétion urinaire, très peu abondante, continue à présenter les mêmes caractères. La quantité d'albumine est à-peu-près toujours la même. La pesanteur spécifique est 1011; point de douleur dans les reins.

Le 9 novembre, six à sept selles chaque jour; les matières rendues sont d'une couleur grise noirâtre (cette coloration est due à l'emploi prolongé du sous-carbonate de fer), d'une fétidité repoussante. On ajoute au traitement journalier une once de sirop diacode.

Epuisé chaque jour par un dévoiement continuel, par une augmentation progressive des dépôts séreux dans le ventre, les bourses et le tissu cellulaire sous-cutané des extrémités inférieures, le malade meurt le 7 décembre 1838.

Autopsie du cadavre.—Etat extérieur. Quelques-unes des cicatrices de la peau du front et du cuir chevelu sont adhérentes aux os du crâne, et ceux-ci, au niveau des cicatrices, offrent des dépressions superficielles et des rugosités qui ressemblent à des vermoulures.

Abdomen. Le péritoine contient huit à dix litres d'une sérosité claire et transparente comme l'eau la plus pure. Il n'y a ni flocons albumineux ni adhérences entre les circonvolutions intestinales. Le foie est très petit, d'une couleur brune violacée et d'une densité considérable.

La rate, presque aussi volumineuse que le foie, est saine d'ailleurs.

L'intestin, rempli de matières fécales liquides, n'offre aucune altération.

Les reins, d'un volume et d'un poids ordinaires, présentent de nombreuses bosselures, séparées par des sillons profonds. Dépouillés de leur capsule, leur surface est d'une couleur rose pâle, qui rappelle l'aspect de la chair de veau. Un piqueté rouge très abondant est disséminé par plaques sur ce fond anémique. Ces plaques existent surtout dans les petites cicatrices déprimées, éparses çà et là. Si l'on divise le rein en deux moitiés suivant sa grande circonférence, on voit que la substance corticale, épaisse d'une ligne et demie à deux lignes au niveau de la base des tubulures, est d'un jaune rosé et striée de lignes rouges, qui se portent de la base des cônes à la surface du rein. Ces stries, formées par les vaisseaux injectés, sont distantes les unes des autres d'1/4 à une 1/2 ligne, et les espaces qui les séparent sont d'une couleur tellement uniforme et d'une densité telle, qu'il est impossible d'y reconnaître les dispositions normales. On dirait que la substance corticale est engouée par un dépôt de matière étrangère à son organisation. Cette apparence s'observe aussi dans les portions de cette même substance qui séparent les tubulures, avec cette différence cependant que les stries rouges y sont irrégulièrement disposées et remplacées le plus souvent par un piqueté peu abondant.

Les cônes sont petits et leur coloration est naturelle. Il n'existe aucune altération notable dans les bassinets, les uretères ni dans la vessie. La prostate et le canal de l'urèthre sont sains. Les bourses sont infiltrées de sérosité, et il existe en outre une petite quantité de sérosité dans les tuniques vaginales. Le testicule du côté droit, doublé de volume, est converti en une masse tuberculeuse, au milieu de laquelle on distingue encore quelques parcelles d'un gris rougeâtre, véritable détritus du parenchyme testiculaire. Le testicule gauche, dont le volume est à-peu-près normal, ne contient que deux tubercules pisiformes. Il existe, en différens points de la substance de cet organe, quelques taches d'un blanc rosé sur lesquelles il n'est pas possible de trouver la suite des conduits séminifères.

Poitrine. Les poumons contiennent, dans leur lobe supérieur, plusieurs tubercules miliaires disséminés et quelques tubercules lenticulaires, jaunes, disposés en petits groupes.

Le lobe inférieur du poumon droit est seul congestionné; son parenchyme, quoique souple et élastique, ne crépite presque pas sous la pression des doigts, et, quoique très rouge, il ne laisse suinter, lorsqu'on l'incise, qu'une très petite quantité de sang. Bronches saines.

Le cœur et les gros vaisseaux, le cerveau et ses enveloppes sont sains.

Obs. LXXIX. — Maladies vénériennes, trois traitemens mercuriels; cachexie; urine albumineuse; ascite consécutive; entérite. Mort. Altération du foie. — Néphrite albumineuse (granulations et mamelons).

Joseph Pinchard, âgé de 33 ans, journalier, entra, le 11 septembre 1835, à l'hôpital de la Charité.

Il déclara qu'il avait eu, en 1827, une maladie vénérienne (chancre et blennorrhagie), pour laquelle on lui avait fait subir un traitement mercuriel. Plusieurs années après, il eut des douleurs à la tête et des tubercules au front, qui s'ulcérèrent : cette affection secondaire fut très rebelle et combattue par deux autres traitemens antisyphilitiques. Aujourd'hui, il ne présente aucun symptôme de syphilis constitutionnelle. On voit, au front, des cicatrices blanches, irrégulières, un peu déprimées, et autour desquelles la peau paraît adhérente aux os du crane. Cet homme est malade depuis sept mois; il est pâle, faible, et paraît beaucoup plus âgé qu'il ne l'est réellement. Il a déjà eu, il y a six mois, un léger œdème des jambes, qui s'est reproduit, il y a trois mois environ. Quelquefois, son ventre se gonflait; il a eu fréquemment du dévoiement dans ces derniers temps; il a souvent mal aux reins. Six semaines avant son entrée à l'hôpital, il a souffert, non pas continuellement, mais par accès, dans les deux testicules, et plus dans le gauche que dans le droit; il n'a fait aucune remarque sur ses urines.

Peu d'appétit; pas de douleurs au ventre; respiration naturelle; aucun phénomène morbide du côté du cœur; pouls de 60 à 64; maigreur, pâleur, faiblesse. Point de douleurs dans les voies urinaires; urine d'un jaune paille, claire, transparente, sans dépôt, rougissant légèrement le papier de tournesol, donnant, par la chaleur et par l'acide nitrique, un coagulum abondant : ce coagulum formait un dépôt qui occupait le tiers de la hauteur de la colonne du liquide. Point d'épanchement de sérosité dans le tissu cellulaire, ni dans les cavités séreuses.

Le 15 septembre, l'urine, claire, transparente, citrine, acide, se prend presque en masse par la chaleur (par le repos, le coagulum occupe la moitié de la colonne du liquide); coagulum considérable par l'acide nitrique et par l'alcool.

Le malade resta dans cet état jusque vers le 1er octobre, mangeant peu, ne se plaignant que de faiblesse. Son ventre commença à enfler, et en peu de jours on constata, par la fluctuation, la présence d'un liquide dans le péritoine. La matité remontait à trois travers de doigt au-dessus du pubis quand le malade était assis. Les urines ne paraissaient pas diminuées en quantité.

Après une vingtaine de jours, l'enflure diminua; il fut pris de diarrhée, sans changement dans l'état des urines, relativement à leur réaction acide et de leur coagulabilité par l'acide nitrique et la chaleur.

Le 28, la diarrhée augmente (quatre à six selles); langue très rouge; un peu de douleur aux reins (*Tisane de riz; opium, un demi-grain, matin et soir*).

Le 30, même état (*Quatre ventouses scarifiées aux lombes*).

Le 1er novembre, dix selles depuis vingt-quatre heures; peu de liquide dans le ventre; pas d'œdème aux jambes; langue rouge; soif; affaissement; douleurs vers la fosse iliaque gauche (*Quinze sangsues* loco dolenti; *cataplasmes*); point de toux ni d'expectoration; le malade conserve toute sa connaissance et meurt avant la visite du lendemain.

Autopsie du cadavre, vingt-quatre heures après la mort. — *Etat extérieur*. Marasme; cicatrices déprimées sur le front.

Tête. Au niveau des cicatrices, la peau du front adhère au péricrâne. Les os du crâne sont épais, extrêmement durs et compactes; l'arachnoïde, le cerveau et le cervelet à l'état normal.

Poitrine. Pas d'épanchement dans les plèvres, point d'adhérences. Poumon droit sain; engouement du lobe inférieur du poumon gauche. Péricarde sain; cœur très petit; l'endocarde dans l'oreillette et le ventricule droit est sain; cette membrane est blanche et a perdu sa transparence vers l'orifice aortique; la valvule mitrale présente quelques points opaques. Il y a quatre valvules à l'orifice aortique, trois d'égales dimensions entre elles et une quatrième de la moitié de la dimension des autres; quatre points d'insertion; deux de ces valvules sont percées de petits trous, vers leur bord libre.

Abdomen. Le péritoine contient environ un litre de sérosité citrine, transparente. M. Guibourt analysa cette sérosité et constata qu'elle contenait de l'urée. Il y a, sur le foie, des traces de péritonite très ancienne, et des adhérences celluleuses unissent cet organe, en plusieurs points, au péritoine pariétal. Le foie est volumineux, et déborde les fausses côtes droites de plus d'un pouce et demi; son lobe gauche occupe tout l'épigastre et descend très bas. Le foie est dur, pesant, compacte, de couleur jaune; à la section, il est ferme comme du saucisson; la coupe est très nette, et on peut le couper en tranches minces, dont l'aspect est remarquable. On voit des taches d'un jaune rouge, entourées d'un cercle blanchâtre, assez rapprochées les unes des autres, de six lignes de diamètre environ, plus ou moins circulaires, sur un fond presque uniformément jaune. Au milieu de ces taches il y a presque toujours des vaisseaux très apparens. En regardant attentivement la coupe, on y voit des grains de couleur différente, les uns blanchâtres, les autres jaunâtres. Les taches brunes et séparées les unes des autres, sont la substance du foie saine et injectée; la substance ayant l'aspect de la cire jaune, située dans leurs intervalles, est le foie profondément altéré. Le foie pèse plus du double de son poids ordinaire. La capsule de Glisson est un peu plus adhérente que de coutume; quand elle est enlevée, les grains de la surface du foie paraissent plus gris, plus blanchâtres et plus isolés que ceux qui existent dans l'intérieur de cet organe. La vésicule est pleine de bile verte; les canaux biliaires sont libres; si on déchire le foie, son tissu paraît composé de gros grains.

La rate, plus que doublée de volume, est très ferme, d'une couleur rouge; et, lorsqu'on l'incise, la coupe ressemble au tissu serré de certains saucissons.

Les veines caves, la veine splénique et la veine-porte ne contiennent pas de caillots.

La membrane muqueuse de l'estomac est injectée et moins consistante qu'à l'ordinaire vers le grand cul-de-sac de cet organe. Dans le duodénum et le jéjunum, la membrane muqueuse est pâle; sur le bord de quelques valvules, il y a de légères ecchymoses. Dans le colon, de distance en distance, on trouve de petites ulcérations assez profondes. La membrane muqueuse paraît épaissie ou soulevée par le tissu cellulaire infiltré ; elle est pâle, excepté au fond des ulcérations, où il y a un peu de rougeur.

Les reins, plus volumineux que dans l'état sain, sont fermes au toucher. En enlevant la capsule fibreuse, il reste à leur surface quelques lames celluleuses plus épaisses que de coutume : les scissures sont plus marquées que sur un rein sain ; leur surface, marbrée de rouge et de blanc, est grenue, mamelonnée. Sur quelques points, où la surface des reins n'est ni aussi grenue ni aussi inégale, on voit de très petites taches blanches, assez rapprochées les unes des autres, formant une espèce de pointillé blanchâtre (granulations de Bright). A la section, les reins sont fermes; la substance tubuleuse est rosée; la coupe de la substance corticale, plus décolorée que la surface du rein, est d'un jaune grisâtre, et contraste fortement avec la couleur des mamelons. A la surface des reins, il y avait plusieurs petites vésicules, grosses comme la tête d'une très petite épingle. Les bassinets et les calices étaient sains; vessie saine; urèthre libre ; prostate de volume ordinaire.

§ 630. *Rapports de la néphrite albumineuse avec le rhumatisme.*

M. Christison a insisté d'une manière particulière sur la liaison qu'il a cru remarquer entre le rhumatisme et l'affection granuleuse des reins. En examinant avec soin, dit-il, l'histoire antérieure de beaucoup de cas, qui se sont passés sous mes yeux, et qui étaient déjà parvenus à un état avancé, mon attention a été attirée par la fréquence des douleurs rhumatismales, parmi les symptômes antérieurs. Plusieurs fois aussi, la même complication s'est montrée après l'admission des malades à l'hôpital : en un mot, cette connexion m'a paru si commune que je ne rencontre jamais de cas de rhumatisme chronique rebelle, sans m'assurer de l'état de la sécrétion urinaire.

La forme sous laquelle cette affection se montre est celle de douleurs (*mere neuralgia*), sans gonflement, ni rougeur des parties affectées. Ces douleurs siègent plus fréquemment dans les muscles que dans les jointures, qui, cependant, dans quelques cas, sont gonflées.

Cette affection rhumatismale existe rarement quand l'hydropisie est considérable; on la voit plus fréquemment quand l'hydropisie est peu développée, et surtout lorsqu'elle a disparu. Le plus souvent, cette affection rhumatismale est douloureuse et opiniâtre.

J'ai moi-même observé plusieurs fois des douleurs rhumatismales chez des malades atteints de la néphrite albumineuse chronique, ou qui en avaient été affectés; mais, plus souvent encore, j'ai vu la néphrite albumineuse survenir chez des individus qui avaient eu antérieurement un ou plusieurs rhumatismes, et qui avaient été exposés habituellement à l'impression du froid et de l'humidité.

A l'appui des remarques de M. Christison et des quatre observations qu'il rapporte, on peut citer quelques autres observations recueillies par Blackall, par MM. Bright et Gregory, et dans lesquelles il est fait mention d'affections rhumatismales survenues avant ou après une hydropisie, avec urine coagulable. Dans un cas cité par Blackall (*Ouv. cité*, p. 103), il y eut : douleurs dans les jointures, œdème des jambes, et urine coagulable. Le cas 1 du même auteur (*Ouv. cité*, page 112) me paraît aussi un cas de rhumatisme articulaire chronique, coïncidant avec une hydropisie consécutive à une néphrite albumineuse. Le docteur Bright a rapporté (*Ouv. cité*, Obs. XXII) le cas d'un jeune garçon de 16 ans, atteint d'affection granuleuse des reins et d'une péricardite, et qui avait eu antérieurement une attaque sévère de rhumatisme. On lit aussi, dans le mémoire du docteur Gregory, sept cas d'individus atteints de l'affection granuleuse des reins (Obs. III, VIII, X, XVIII, XL, LVIII et LIX), et qui avaient eu antérieurement des attaques de rhumatisme aigu ou chronique.

Dans quelques cas de néphrite albumineuse, on a aussi observé de véritables névralgies de cause ou de nature rhumatismale; telles sont les Obs. II et XXI de M. Christison, et deux autres cas qui me sont propres. Dans l'un de ces derniers, la névralgie avait précédé l'hydropisie (Obs. XXXVII); et dans l'autre, elle se déclara dans la convalescence d'une anasarque survenue pendant la grossesse et guérie par l'accouchement; cette névralgie fut très opiniâtre (Obs. lxi).

En résumé, ces faits établissent suffisamment que la néphrite albumineuse a été plusieurs fois observée chez des individus qui ont été atteints d'affection rhumatismale. Peut-être, cette coïncidence est-elle uniquement due à ce qu'une même cause (l'action prolongée ou habituelle du froid et de l'humidité) a développé, à une certaine époque, le rhumatisme, et, à une autre, la néphrite albumineuse chronique; pour moi, il me paraît très probable que ces deux affections n'ont point d'autres points de contact, ni d'autres relations. Peut-être aussi que, dans un certain nombre de cas qu'on a cités comme des exemples d'hydropisie, avec urine coagulable, suite de rhumatisme, l'hydropisie et la présence d'une certaine quantité d'albumine dans l'urine, étaient-elles le résultat d'une affection du cœur, dont le développement est si fréquent à la suite du rhumatisme. (1)

§ 651. *Rapports de la néphrite albumineuse avec la goutte.*

On a observé quelques cas d'hydropisie avec urine coagulable chez des goutteux; on en lit trois exemples dans Blackall (*Ouv. cité*, Obs. ii, p. 165; Obs. ix, p. 174; Obs. iii, deuxième cas, p. 168). Le docteur Bright rapporte, d'une manière plus complète, un cas d'affection granuleuse des reins, avec hydropisie, chez un goutteux qui avait eu antérieurement une attaque de gravelle (*Reports of med. cases*, Obs. viii, p. 22). M. Anderson raconte que, chez un malade qui devint hydropique après avoir long-temps souffert de rhumatismes, on trouva à l'ouverture du corps les lésions suivantes : les reins étaient granulés; il y avait des concrétions crétacées dans les articulations des genoux, dont les cartilages avaient acquis presque le double de leur épaisseur ordinaire, et dont le tissu, d'une cou-

(1) Voyez les belles recherches de M. Bouillaud sur la péricardite et l'endocardite rhumatismales (*Traité clinique des maladies du cœur*, Paris, 1835, 2 vol. in-8).

leur brunâtre, était moins ferme qu'à l'état sain. Les articulations des coudes offraient une altération analogue. Le cœur était très hypertrophié; les valvules étaient saines, il y avait une demi-pinte de liquide dans le péricarde.

D'un autre côté, on a vu des goutteux, sans être hydropiques, présenter des urines albumineuses, dont la composition était tout-à-fait la même que celle de l'urine que les malades rendent habituellement dans la néphrite albumineuse chronique; tel est le cas suivant (1):

« T. W., âgé de 64 ans, d'un tempérament sanguin nerveux, fréquemment dyspeptique, et sujet aux obstructions bilieuses, martyr de la goutte, a de nombreuses concrétions uriques, aux mains et aux pieds. Personne de sa famille n'a été attaqué de la goutte, excepté une tante, qui en souffrait beaucoup. J'examinai d'abord son urine dans un paroxysme de goutte, avant qu'aucun gonflement œdémateux se fût déclaré, et je la trouvai albumineuse à un haut degré. Sa pesanteur spécifique était de 1,0141; elle devenait trouble à 120° (Fahrenh.), et, à mesure que la température était élevée, elle formait d'épais flocons : elle fournissait, par l'acide nitrique, un précipité dense. Cette urine contenait une très petite proportion de matière saline; elle ne donnait, pour quatre onces, et par le moyen du nitrate de plomb, que 4 grains, 6 dixièmes de précipité. Elle offait seulement de légères traces d'urée et d'acide urique.

« Lorsque le malade fut revenu à son état habituel de santé, je fus très surpris de trouver que l'urine avait conservé ces mêmes caractères. J'ai examiné l'urine, à plusieurs reprises et à des époques éloignées, jusqu'au moment actuel (janvier 1819), cet homme étant dans son état le plus satisfaisant, et paraissant, pour l'appétit et les digestions, fonctions qui cependant ne sont jamais entièrement bonnes, très voisin de l'état de la bonne santé. L'urine a toujours été sécrétée en quantité abondante, et je l'ai toujours trouvée plus ou moins fortement affectée par la chaleur et l'acide nitrique.

(1) Scudamore (Ch.). *A treatise on the nature and cure of gout and gravel, etc.* in-8, fourth edit. Lond. 1823, p. 317.

La pesanteur spécifique de l'urine, dans ces essais, a varié de 1,0041 à 1,0076. Ces échantillons d'urine ont à peine donné la plus légère trace d'urée ou d'acide urique, et une très petite proportion d'acide phosphorique; mais il est digne de remarque que les essais faits sur les échantillons du paroxysme de goutte fournissaient comparativement des indices plus évidens de chacun de ces principes, quoique leur proportion fût légère. Dans toutes ces expériences, l'urine rougissait le papier bleu de tournesol.

« A ma prière, le docteur Prout examina l'urine de ce malade au moment où il se plaignait le moins de son indisposition. Voici le résultat de son examen : « J'ai, dit-il, trouvé la pesanteur spécifique de cette urine, à la température de 45°, de 1,0014; elle se coagulait à la température d'environ 130 (Fahren.), qui est considérablement au-dessous du degré où l'albumine se coagule. Je ne pus être aussi certain que je l'aurais desiré de l'existence de l'acide urique, dans cette urine, quoique je pense qu'elle en contenait une petite quantité. Elle contenait aussi un peu d'urée, mais moins que dans l'état naturel. Après avoir été conservée quelques jours dans une bouteille, elle acquit l'odeur de petit lait aigri, et rougissait très fortement le papier bleu, évidemment par le développement de l'acide acétique. La matière animale différait de l'albumine, et se rapprochait un peu, par ses propriétés, du caséum, quoiqu'elle fût évidemment distincte de l'une et de l'autre. »

§ 632. Dans le cas suivant (1), la constitution de l'urine n'est pas décrite avec assez de détails; l'œdème des pieds me paraît avoir été un symptôme de la goutte et non d'hydropisie; je le cite donc comme un exemple d'urine albumineuse chez un goutteux, qui, très probablement, n'était point atteint de néphrite albumineuse. « E. L., de moyen âge, originairement d'une forte constitution, d'un tempérament nerveux, a dernièrement éprouvé un violent paroxysme de goutte aux deux pieds et à un des genoux. Les pieds sont très œdémateux; la peau est pâle; le pouls un peu faible. Le malade est faible,

(1) Scudamore, *Ouvr. cit.*, p. 315.

extrêmement nerveux, et se plaint beaucoup de lassitude. Parfois des spasmes affectent les membres supérieurs et inférieurs. L'urine est claire et légère, avec un sédiment muqueux. Je n'ai pas eu l'occasion de déterminer sa pesanteur spécifique: elle se coagule fortement à une température voisine de celle de l'eau bouillante, et fournit un précipité dense, par l'acide nitrique. Le malade fut bientôt rétabli, on employa un tonique martial, une diète fortifiante, des frictions avec un liniment stimulant, et la compression à l'aide d'une bande roulée. L'urine, examinée une semaine après le commencement du traitement, était parfaitement saine. »

D'autres cas, cités par Scudamore, me paraissent, comme le précédent, devoir être distingués des véritables cas de néphrite albumineuse, avec ou sans hydropisie. Dans un d'eux (Obs. iv, p. 293), l'albumine disparut complètement de l'urine après l'attaque de goutte.

Si ces faits sont évidemment distincts des précédens (§ 630), je reconnais qu'il est impossible, aujourd'hui, d'assigner la cause ou la condition qui donne lieu, dans ces derniers cas, au passage de l'albumine dans l'urine. La nature de ces cas, pour être bien appréciée, demande de nouvelles recherches; car d'assez nombreuses observations m'ont démontré que la présence d'une certaine quantité d'albumine dans l'urine n'était pas un phénomène ordinaire chez les goutteux; que, chez plusieurs, le développement de l'hydropisie, avec urine coagulable, pouvait être aussi bien attribué à l'abus des liqueurs spiritueuses qu'à la goutte; que, chez d'autres enfin, la présence d'une certaine quantité d'albumine dans l'urine pouvait dépendre d'une maladie du cœur concomitante, ou d'une modification du diabète (Voyez : *Diabète*).

Historique de la néphrite albumineuse.

§ 633. Il est, en pathologie, peu d'observations nouvelles dont on ne trouve, d'une manière plus ou moins évidente, la racine dans les observations de la plus haute antiquité. On est surtout frappé de cette vérité, en recherchant par quelle voie la médecine est parvenue à reconnaître, avec précision, l'affection dont j'ai traité dans cet article. En effet, d'une part, des rapports vagues, il est vrai, mais certains, avaient été entrevus depuis long-temps entre des maladies des reins et quelques hydropisies; d'autre part, des rapports plus précis avaient été reconnus entre certaines hydropisies et la coagulabilité de l'urine. La découverte de M. Bright a essentiellement consisté à rapprocher ces trois choses, l'hydropisie, la coagulabilité de l'urine, et l'affection des reins, dont, en même temps, il a trouvé les caractères spéciaux. Ainsi, cette belle découverte a été le fruit naturel du passé, et la conclusion tirée par un esprit sagace de ses propres observations et des recherches antécédentes. Prise au point de vue de la science contemporaine, elle est un fait simple, et un tout unique; mais, prise au point de vue de l'histoire, elle paraît complexe; les parties qui la composent se montrent à la vue, et l'on comprend comment un fait scientifique nouveau reçoit, si je puis ainsi parler, l'existence de faits générateurs qui l'ont précédé. L'histoire seule est capable de faire cette intéressante analyse; et, dans ce but, je partage l'historique de la néphrite albumineuse en trois sections: dans la première, je passe en revue les travaux qui ont démontré une liaison quelconque entre des hydropisies et des lésions rénales; dans la seconde, j'expose les études de ceux qui ont établi une liaison entre des urines albumineuses, pauvres en urée et en sels, et certaines hydropisies; enfin, dans la troisième, je signale le point de concours de ces diverses études. Là, elles cessent d'être isolées et sans lien, et elles forment un fait qui devient, à son tour, simple et élémentaire, et qui sert déjà de base à de nouveaux travaux.

C'est dans l'historique de l'anasarque et des hydropisies générales qu'il faut rechercher les élémens de l'histoire des observations faites pendant long-temps sur la néphrite albumineuse.

I. *Des relations de certaines hydropisies avec les maladies des reins.* Hippocrate avait déjà signalé certaines hydropisies qui provenaient des lombes ou des reins (car il est impossible qu'il désigne autre chose que les reins), et le passage dans lequel il émet cette opinion est trop remarquable pour que je ne le rapporte pas ici.

« Les hydropisies survenant aux maladies aiguës sont toutes mauvaises, car elles ne délivrent point de la fièvre; elles font accroître les douleurs et conduisent à la mort. Certaines proviennent des flancs et des lombes; d'autres, du foie. Dans les premières, les pieds deviennent enflés, et il s'y joint des diarrhées obstinées, qui ne diminuent point les douleurs des flancs ni des lombes, ni ne vident point l'abdomen (1). » Or, il semble que l'hydropisie qui survient à la suite de maladies aiguës, qui est distincte de celle que produisent les affections du foie, qui est accompagnée d'une diarrhée obstinée qui ne vide point l'abdomen, n'est autre chose que l'hydropisie qu'on voit souvent survenir à la suite de la néphrite albumineuse aiguë ou chronique.

Sans doute, ces premières données ont un certain vague qui les a empêchées de prendre dans la science le rang qu'elles méritent; sans doute, elles sont obscurcies, dans d'autres passages, par des considérations hypothétiques; mais il n'en est pas moins vrai que deux grandes causes des hydropisies, les maladies du foie d'une part, et l'affection des lombes d'autre part, y sont très nettement indiquées.

Ailleurs, Hippocrate indique aussi l'influence de la diminution de la sécrétion urinaire, comme cause d'hydropisie : « Biliosis alvus perturbata, exigua reddens genituræ similia et mucosa, doloremque ad imum ventrem inferentia, urinæ quoque non facile prodeuntes, ad hydropem ex hujus modi casibus (*Coac. Prænot.* n. 443. — *Hippocratis opera,* in-fol. ed. Foes, p. 190, Francofurti, 1621).

Galien combattit Erasistrate, qui attribuait toutes les hydropisies à la gêne qu'éprouvait le sang à traverser le foie. Il remarque d'abord que, sans aucune tuméfaction apparente,

(1) Gardeil (J.-B.). *Traduction des OEuvres d'Hippocrate sur le texte grec, d'après l'édit. de Foës.* — Prognostic 21. 4 vol. in-8. 1801.

sans aucune obstruction dans le foie, il survient des hydropisies, lesquelles sont dues, soit à des lésions de l'intestin grêle, du mésentère, du poumon ou *des reins*, soit à un flux hémorrhoïdal excessif, soit à la métrorrhagie, soit à l'aménorrhée, soit à toute autre altération de l'utérus (*De loc. affectis*, liv. v, tom. III, p. 204, Ed. Frob.).

Et ailleurs :

« Il y a quelques-uns, et surtout les Erasistratéens, qui pensent que l'hydropisie ne se produit que par l'obstacle mis au cours du sang au-devant du foie ; qu'elle ne s'opère jamais par l'effet de la rate ou de toute autre partie, et qu'elle s'opère toujours par un squirrhe dans le foie. Et cependant nous voyons tous les jours qu'un flux hémorrhoïdal chronique, supprimé, ou une évacuation excessive menée jusqu'à un extrême refroidissement, engendre l'hydropisie. De même, chez les femmes, la suppression complète des menstrues et les pertes prolongées amènent ce résultat (*Comm. de hum.*, t. XVI, p. 447, Ed. Kühn).

Ailleurs, Galien (1) suppose que l'hydropisie a lieu lorsque le sang devient trop séreux et que les reins ne rejettent point au dehors cette sérosité :

« A succis quidem qui in venis habentur, in serosam saniem solutis, renes qui ad excrementum id trahendum sunt nati, potissimum cum sani sunt, serum quidem a venis expurgant, fluxionem autem ad vesicam assidue mittunt. *Ubi autem renes trahere non valent*, aut venæ ejusmodi serum in ventrem mittunt, aut toti id corpori partientes, *subitaneos hydropum status indicunt.* »

On ne retrouve plus, il est vrai, dans Galien, la distinction importante des hydropisies fébriles *provenant des lombes* et de celles qui proviennent du foie ; mais de trois espèces d'hydropisies qu'il admet (*anasarque, ascite, tympanite*), l'une l'*anasarque fébrile* (2), pourrait correspondre par ses carac-

(1) Galeni *Omnia quæ extant*, t. II, classis 3. De sympt. causis. lib. tertius. p. 57. In-fol. Basileæ, 1601.

(2) Anasarca i. per carnem dicitur, est, cum corpus totum intumescit œdemate, atque circumluitur ; pervertuntur et ægrotis pudenda, ciborum ap-

tères à l'anasarque, suite de la néphrite albumineuse. Dans tous les cas, il a, d'une façon quelconque, reconnu que les *reins* prenaient part à certaines hydropisies. Les auteurs qui à la renaissance ont combattu Galien comme attribuant toutes les hydropisies à une affection de foie, ne l'avaient pas bien compris ; car on voit dans ces passages non-seulement qu'il reconnaît des hydropisies sans lésions du foie, mais encore qu'il en rattache plusieurs à des lésions d'autres organes.

En énumérant les organes dont les lésions peuvent donner lieu à l'hydropisie, Cœlius Aurelianus fait aussi mention de lésions des reins. (1)

En traitant des maladies des reins, Arétée (2) décrit, d'une manière confuse, *une affection de reins* dont les principaux symptômes (urines sanguinolentes, *enflure*, accidens cérébraux, trouble des fonctions digestives) pourraient correspondre à la néphrite albumineuse avec hydropisie, quoiqu'il rattache ces accidens à une affection calculeuse.

Alexandre de Tralles (3) a recommandé la saignée dans certaines *anasarques*, considérées plus tard comme inflam-

petitus tollitur et febris comitatur » (Galeni *Omnia quæ extant*. Basileæ, in-fol. 1562, t. 1, p. 94. *Galeno ascriptæ definitiones medicæ*).

(1) « Erasistratus namque jecur inquit pati : in apertionibus enim saxeum semper invenire confirmat : alii vero colum, sed consentire jecur : alii splenem ac jecur et colum ; alii etiam peritonæum : *alii renes quoque* et matricem principaliter pati dixerunt » (Cœlii Aureliani, *de morbis acutis et chronicis*; morb. chron. lib. 3, cap. VIII, in-4. Amstelodami. 1654, p. 473).

(2) « Nam *valde pallescunt*, torpent, ignavi sunt, cibum fastidiunt, cruditate laborarant : et quum excretus est sanguis, languidi fiunt, membra resolvuntur, caput vero levius et agilius redditur. At si per circuitum nihil sanguinis affluxerit, capitis dolore vexantur, oculorum acies hebet, tenebræ eis obversantur, vertiginem patiuntur, inde alii infiniti in comitialem morbum incidunt, *tumidi*, veluti caligini perfusi, aquam intercutem patientibus similes » (Aretæi, *de causis et signis acutorum et diuturnorum morborum*. Ed. A. Boerhaave, in-fol. Lugduni Batavorum, 1735, p. 54).

(3) « Hydropem igitur anasarca et vena secta interdum et purgatione curare oportet. » (Alexandri Tralliani, *libri duodecim*. Lib. 9, p. 531, in-18. Lugduni, 1560).

matoires ou sthéniques, mais il ne dit rien de leur origine.

Aétius (1), dans un passage très remarquable, dit que les individus qui sont atteints de l'*endurcissement des reins* deviennent à la longue manifestement hydropiques, comme cela arrive à ceux qui sont atteints d'induration d'autres viscères.

Non-seulement la connaissance de la coïncidence *d'une hydropisie avec des reins durs*, n'est pas perdue chez les Arabes, mais Avicenne (apparemment d'après des observations personnelles) a décrit d'une manière frappante l'état des urines des hydropiques atteints de l'endurcissement des reins ou de l'apostème dur de ces organes. (2)

Ailleurs il suppose qu'il existe une sorte de consensus entre les reins malades et le foie, dont l'affection détermine l'hydropisie (3); mais il ne croit pas nécessaire que les deux organes soient malades à-la-fois (4) pour que l'hydropisie se forme.

(1) « Quæcunque *durities circa renes oboriantur*, dolores quidem non amplius inferunt : ægris autem ex vacuo ventris loco veluti quippiam pendere videtur, et stupor adest coxendicum, et impotentia crurum, minguntque pauca, et reliquo corporis habitu aqua inter cutem laborantibus maxime similes existunt. Quidam etiam temporis progressu manifeste in hydropem incurrunt, veluti etiam ab aliis visceribus induratis contingit » (Aetius, *tetrabiblos*, lib. III, cap. XVII, in-4. Basileæ. 1549, p. 606).

(2) « Aut est *lapideitas* ex apostemate calido propter frigus, quod convertit ipsum in lapidem, aut calorem ingrossantem ipsum; quæ ambo sunt causæ in hoc, ne proveniat maturatio. . . . . . *Et urina est subtilis, pauca in quantitate*, propterea quia ipsi ambo parum aquositatis attrahunt propter debilitatem virtutis, et debilitatem expulsionis eorum amborum : et est, privata digestione, tenuis : et causa in hoc est oppilatio; ipsa enim prohibet, quod turbidum est, penetrare; et plurimum ejus, quod tenue est; imo oppilatio quandoque captivat urinam; et debilitas prohibet virtutem digerere. Et quandoque provenit extra ea commotio. Et multoties perducit ad hydropisim, propter oppilationem viæ aquositatis sanguinis et redditionem ejus ad corpus » (Avicennæ, *In re medica*, lib. III, f. 18, tract. 2, in-fol. Venetiis. 1514, p. 858).

(3) « Et *quando multiplicantur ægritudines in renibus*, debilitatur hepar adeo, donec perveniat res ad hydropisim, sive renes sunt calidi, sive frigidi » (*ibid.* 852).

(4) Causa (ascitis) itaque, quæ est in virtute separativa, est quoniam se-

Ce qui est surtout bien digne de remarque, c'est qu'Avicenne a traité nettement d'une hydropisie au chapitre *des maladies des reins ;* qu'il essaie de distinguer cette espèce d'hydropisie de l'ascite, produite par les maladies de foie, et qu'en commentant le passage d'Hippocrate relatif aux hydropisies qui proviennent des lombes, il donne une esquisse rapide, mais animée, de l'hydropisie aiguë (1); enfin il parle d'ulcérations intestinales dans ces mêmes cas (2). De sorte qu'il est évident qu'à cette époque il était bien connu qu'il y avait des hydropisies qui provenaient des lombes, *des reins altérés et durs*, et que dans ces hydropisies l'urine était rare et *ténue*.

Les premiers et les plus célèbres médecins de la renaissance ne se sont pas exprimés d'une manière aussi nette et aussi complète sur ces espèces d'hydropisie.

Fernel (3) suppose que, dans l'ascite, l'humeur séreuse qui sort naturellement par les reins s'épanche dans la cavité de

paratio est communis inter virtutem expulsivam in hepate, et virtutem attractivam in renibus: quum ergo debilitantur ambæ *aut una earum*, aut fuerit in viis oppilatio, et proprie *quum est in renibus apostema durum et non separatur aquositas*, et non recipit eam corpus, et non tolerant eam viæ, *tunc necessario est unus modorum casuum hydropisis ascitis* (*Ibid.* p. 771).

(1) Et si incipiat (hydrops) *in ambobus ilcis*, et alchatin, incipit apostema ex pedibus : *deinde accidit fluxus ventris*, sanguinolentus longus, qui *non resolvitur* et non egreditur cum eo aqua. Et hydropisis cujus causa est calida, est cum signis caliditatis, et ex inflammatione et siti, et citrinitate coloris; amaritudine oris; et vehementia siccitatis in corpore; et casu appetitus cibi; *vomitu citrino et viridi;* et fortis fit adustio urinæ in fine ejus propter vehementiam choleræ. Et si est ex genere, in quo multiplicatur liquefactio et expulsio ad vias naturales, significant ipsam multitudo citrinitatis, et signa liquefactionis, et antecessatio egestionis et urinæ lavativæ et virulentæ. Et INCIPIT EX PARTIBUS ILIORUM et alchatin. Et similiter omnis hydropisis facta ab ægritudinibus acutis (*Ibid.* pag. 773).

(2) Et quandoque fit cum hydropisi egestio sanguinolenta quæ non abscinditur et neque sanatur : quoniam non solutione educitur aquositas; imo solutione educitur illud, quod debilitat corpus. Et *quandoque perducunt excoriatio et ulceratio intestinorum* ad hydropisim. (*Ibid.* p. 800).

(3) Fernel. *Universa medicina*, p. 510. In-fol. Coloniæ Allobrogum. 1679.

l'abdomen par quelque ouverture accidentelle des parties qui la contiennent (*serosus humor* utpote tenuis, sine sanguine solus, uti solet, *per renes excidit*, et in abdominis capacitatem illabitur, p. 510); « car sans cela, dit-il, tous ceux qui ont des suppressions d'urine deviendraient hydropiques, ce qui n'a pas lieu ». Il dit que l'anasarque est presque toujours accompagnée de fièvre, et que les urines sont pâles, ténues et crues (febris ferè assidua, sed lenta, conficit, cum pulsu parvo, crebro et inæquali: *urinæ albæ, tenues et omnino crudæ*, p. 508); et, s'il n'a pas saisi le rapport de ces urines ténues avec l'altération des reins, il a dit nettement que l'urine était bien différente dans l'ascite (que l'on sait dépendre le plus souvent des lésions du foie) : « Urina admodum pauca est, eaque *fere crassa, et rubicunda; præsertim si jecur morbo initium dedit*, p. 509. »

Toutefois si, à l'aide de différences remarquables de l'urine dans l'anasarque et dans l'ascite, on était déjà parvenu, du temps de Fernel, à distinguer les *hydropisies dépendant des maladies du foie*, de l'anasarque *avec urine ténue* (et dépendant des lésions des reins), il faut ajouter qu'on ne distinguait pas alors ces anasarques de celles qui surviennent dans les affections du cœur, et dans lesquelles l'urine aussi est généralement pâle ou décolorée, et n'offre jamais les caractères physiques et chimiques de l'urine des individus devenus hydropiques par suite de maladies du foie.

En ce temps-là on examinait rarement tous les organes après la mort, et il ne faut pas s'étonner que l'état des reins soit indiqué dans bien peu d'observations, surtout lorsqu'on réfléchit qu'il y a peu d'années encore que l'on constate avec soin l'état des reins des hydropiques. Ce n'est donc pas sans une sorte d'étonnement que j'ai lu, dans Schenck (1), un cas rapporté par Jean Hesse, et qui me paraît être incontestablement un exemple de néphrite albumineuse chronique, avec hydropisie. Pendant la vie, urine sanguinolente que suivirent et plus tard une hydropisie et la diminution notable de la

(1) Schenck (J.). *Obs. med. rar.*, lib. VII. In-fol. Lugduni. 1644. *De hydrope*. lib. 3, obs. XII, p. 417.

sécrétion urinaire; après la mort, altération remarquable des reins. Voici le fait : « D. Christophorus Furer, ex vectura per loca aspera mense julio, incidit in mictum sanguinis copiosum, quem cum per multos menses neglexisset, attenuatum est corpus mirum in modum, ut videretur tabidus. Tandem cœperunt diminui urinæ, et intumescere corpus, ita ut fieret asciticus. Adhibita fuerunt multa et varia remedia, sed frustra. Ultimo totalis urinæ suppressio secuta est, nec tamen unquam regio vesicæ intumuit. Exhibuimus quæ urinam possunt provocare, sed levia, ut oleum anisi, nucis moschatæ, et similia : sed frustra; non tamen ausi sumus descendere ad fortiora, ob virium casum, et metum ne rediret mictus sanguinis. Mortuus est igitur mense februario, cum per octo dies nihil urinæ excrevisset. Nulla aderat sitis, et alvus copiose fluebat. Judicavimus morbum esse in renibus, quod etiam exitus ostendit. Nam inciso cadavere, hepar erat aliquo modo duriusculum, sed satis sanum, nisi in parte quâ tangebat dextrum renem, erat semiputridum. *Dexter ren omnem amiserat colorem, ut albam haberet carnem*, et plane nihil continebat urinæ. Sinister vero paulo erat melior, continebat aliquantulum urinæ. Vesica plane nullam habebat urinam. Unde conjecimus totum illum morbum ortum esse ex renibus debilitatis ab illo sanguinis fluxu, ut serosa corporis excrementa ad se attrahere non potuerint. Invenimus etiam omentum disruptum, et in globulos arctissime contractum. Et hanc puto fuisse causam debilitatis concoctionis stomachi, de qua semper est conquestus, sicut testatur Galenus (*de usu partium*). In folliculo fellis invenimus bilem prasinam crassam, quæ quotidie ad stomachum defluebat, et nauseam procurabat, unde evomebat viridia.

Foreest (1), moins net que les Arabes sur l'influence des reins

(1) « Nam et renes propter eorum obstructionem, alias quoque ob eorumdem imbecillitatem, serosam sanguinis substantiam non secernunt. » (Foresti. *Obs. et cur. med. ac chirurg. opera omnia*, lib. XIX, obs. 28, scholium, p. 371); et plus bas (*ibidem*): « A renibus vero non solum fit communicantia noxæ per se, sed ex accidenti, si aquositatem non purgent, unde multa remanet in venis; fitque sanguis aquosus, et excolatur serum. »

dans les productions des hydropisies, n'a rien ajouté aux observations de ses prédécesseurs.

Van Helmont (1) est un des auteurs qui ont attaqué avec le plus de force, le rôle exclusif qu'on supposait généralement que Galien avait attribué au foie dans la production des hydropisies. Van Helmont cite plusieurs ouvertures des corps d'hydropiques dans lesquelles on trouva le foie sain ; et d'un autre côté, il insiste, d'une manière toute particulière, sur l'influence que les affections des reins ont dans le développement de l'hydropisie. Enfin il rapporte un cas dans lequel un hydropique rendit, pendant la vie, une petite quantité d'urine rouge-brunâtre, et chez lequel on trouva après la mort une altération du rein gauche.

C'est, dit Van Helmont, par les reins que se forment et se guérissent les hydropisies : *Cumque ren sit principalis effector hydropis, quanquam aliud subinde membrum causam occasio-*

(1) Van Helmont. *Ortus medicinæ*, art. *hydrops ignotus*. In-4. Amstelodami, 1748. Voici les passages de Van Helmont auxquels je fais allusion : « Siquidem, si a defectu lotii tumeat venter, itaque ad oblivionem renum referendus hydrops videbatur..... At nunquam potui capere quod jecur causa foret hydropis, si totus hydrops solvatur per urinam.... Quapropter *vitium potius in rene* mihi subsistere quam in hepate.(p. 508). Civis quidam, dudum inter nothas costas doluit, nec citra dolorem respirabat, tentatis medentum conjecturis tandem hydropicus obiit, jecur autem absque noxa visum fuit. Fiscalis Brabantiæ, a mictu cruoris repentino, dudum per medicos agitatus frustra, ideo que ad fontes spadanos a suis oblegatus; rediens, cœpit duritiem sinistro abdominis latere subter costas ostendere, tumuitque inde tibia illius lateris. Archiatri vero, atque Lovanienses, etsi urinam illius sanis similem cernerent indicarentque inde ejus hepar insons, non destiterunt tamen a continuo usu solutivorum, deoppilantium et diureticorum; imo chalybem contra hepatis obstructiones, diversimode larvatum propinarunt, tandemque immenso abdomine, hydrope periit. Nec enim se tarde vocatos dicere, excusationi locus, qui ab hora cruentæ mictionis adfuerunt. Dissecto autem ejus cadavere, fuit hepar inventum insons: *sed ren sinister grumo cruoris extravenati* (*qualis farcimini elixato inest*) *intumuerat*, et justo major (p. 510). Plus loin, dans son style animé en parlant de ce fiscal, il dit : « Atque insuper quod ren sit adæquatus, artifex, patrator, exsecutor et arbiter veri hydropis (p. 513). »

nalem contineat. Hydrops itaque ascites semper est *effectus immediatus renum.....* Ergo verus hydrops ascites est in renibus (p. 515).

Il remarque cependant que les calculs rénaux dans les reins ne produisent pas l'hydropisie, et il explique cela par un certain rôle qu'il attribue à l'archée, et qui est loin d'être clair.

Lazare Rivière a étudié les hydropisies d'une manière plus large que la plupart de ses prédécesseurs; il attribue à tort à Galien l'opinion, adoptée par un grand nombre d'auteurs, que toute espèce d'hydropisie dérive du foie. Et, à cette occasion, il rappelle qu'Hippocrate avait déjà indiqué que les hydropisies provenaient non-seulement du foie et de la rate, mais encore d'autres parties *situées dans l'espace compris entre les côtes et les îles*; et il ajoute, contre l'opinion supposée de Galien (1): « Propterea quod *in multorum hydropicorum dissectionibus* hepar incolume et illæsum inventum sit, ut ex plurimis historiis constat ab authoribus propositis. » Suivant lui, l'hydropisie est due non-seulement au foie et à la rate, mais encore aux reins : « Post hepar et lienem, serosam materiam, ad venam cavam translatam, attrahunt renes, et totum corpus à superflua illius copia liberant, *ita ut, si functio eorum* cessaverit, maxima seri copia in venis retineatur; quæ in abdomen effusa, hydropem ascitem brevi producit. Cessare autem potest renum attractio ex multis causis, *frigidiori intemperie, tumoribus, ulceribus*, et obstructionibus quæ functionem eorum imminuere, abolere, vel intercipere valent (*Ibidem*). » Ainsi, il suppose (et en cela je crois qu'il a raison) que plusieurs espèces de maladies des reins peuvent rendre hydropique; mais il n'a pas connu les lésions des reins qui rendent spécialement hydropique, et il n'a pas dit que plusieurs affections de ces organes n'étaient point suivies d'hydropisie.

Ploucquet cite comme une affection du rein dans l'hydropisie, une observation de Baillou (2), dans laquelle il n'existait

(1) Lazari Rivieri *Opera med. universa*; praxeos medicæ lib. XI. cap. 6: de hydrope, p. 326. in fol. Lugduni, 1738.

(2) Ballonii (G.) *Opera omnia*, t. I. p. 192. epid. et ephemer. lib. 2. in 4. Genevæ. 1762.

qu'un seul rein, double en volume d'un rein ordinaire. Le foie offrait une altération qui me paraît correspondre à la cirrhose (hepar durum, siccum, infinitis coloribus variegatum; color erat cineritius multis locis : denique tota sua substantia vitium fecerat).

Le Pois (1) répéta ce que Fernel avait dit de l'influence des maladies des reins sur la production de l'hydropisie, et il ajouta également qu'il n'était pas nécessaire que le foie (2) fût malade pour que les dépôts séreux s'opérassent; mais à l'appui de son opinion, il cita un cas dans lequel cependant il se forme bien rarement une hydropisie : « Fit et nonnunquam seri collectio ex retentione urinæ, et, si ob calculos in ureteribus contentos aqua non descendat in vesicam, retrocedit, et habitum corporis sero replet : ut corpus tumidum appareat sine hepatis læsione. »

Indépendamment de l'observation de Hesse, citée plus haut, je dois faire une mention particulière d'un cas d'anasarque rapporté par Bonet (3) d'après Heurne :

« Sexagenarius qui mendicando vitam sustentaverat, postea valetudinarius in nosocomium delatus est, ubi per tres septimanas commoratus obiit. Ante sex circiter menses ex victu pravo *in leucophlegmasiam inciderat*, quæ paulatium *in hydropem ascitem* et *hydrocelem scroti insignem* degeneraverat. Aderat insignis pedum tumor, *appetitus dejectus cum perpetuo alvi profluvio* ex dejecto viscerum tono. Cadavere aperto, hæc erant præcipua : in abdomine aqua reperta mediocri copia, multum enim natura aut per secessum aut per

(1) Pisonis (M.). *De cognoscendis et curandis præcipue internis humani corporis morbis libri tres.* t. II, p. 220. In-4. Lugduni Batavorum, 1736.

(2) Cette idée que Galien attribuait l'hydropisie à une affection du foie, a été reproduite par une foule d'auteurs; cependant elle est complètement fausse : les passages cités plus haut de Galien ne permettent aucune équivoque. Ce qui a donné lieu à cette erreur, c'est peut-être le rôle médiat que Galien accordait théoriquement au foie dans la production des hydropisies.

(3) Boneti (Th.). *Sepulcretum sive anatom. pract.* lib. III, sect. XX : De cachexia, anasarca, leucophlegmatia, obs. XVI, t. II, p. 359, in-fol. Lugduni. 1700.

diadosin exonaverat. *Hepar a naturali statu non multum aberat,* nisi quod paulo pallidius. Sed lien tam exiguus ut dimidiam magnitudinem, quæ reni naturali est, vix haberet; similiter flaccidus valde et pallidus erat. Ipsiusque vasa, quæ ad portæ truncum et ventriculi fundum feruntur, vix præ tenuitate conspicua. In folliculo fellis (qui tamen mediocrem bilis quantitatem tenebat), tres erant calculi miræ constitutionis, unusquisque enim eorum mori fere figuram repræsentabat, nisi quod altius incisi erant, et partes ita sibi cohærebant ut uvæ rariores in uno racemo, cæterum leves, nigræ et friabiles, carbonis tenerioris instar. *Renes* a naturali magnitudine et situ ut non aberant, *sic colore multum a naturali recesserant; nam lactis fere instar albicabant.* In thoracis cavitate sinistra aquæ nonnihil inventum, quæ et in pericardio debito plus abundabat. Dextri autem lateris pulmo passim partibus continentibus erat adnatus, totusque fœdo ichore scatebat, cujus vitia etiam in sinistro apparebant. Cordis autem cavitas, ut et magna ejus vasa, humore viscido, albo et tenacissimo infarcta erant, adeo ut credibile talem et sanguinem in ipso fuisse.»

Après avoir rapporté ce fait, Bonet déclare que l'hydropisie était évidemment due à l'altération des reins, et il rapproche ce cas de celui de Hesse, rapporté par Schenck. Enfin il explique ainsi la formation de l'hydropisie :

«Renes, ait Lindenius, sunt aquæ ductus ad aquas a tota domo defluentes colligendum ac demittendum in vesicam velut in cisternam. *Hoc munere si non fungantur refluæ illæ aquæ totum domicilium inficiunt.* » (Ibidem, p. 362); (1)

(1) Un autre cas cité par Bonet (même volume, p. 354, obs. 11) est moins concluant : « Civis N. paulatim in cachexiam incidit, hepar fere totum putrefactum habuit; vesica fellis vacua, cholidochus præter modum laxus et apertus. *Renes flavo colore tincti, parenchyma eorum lividum.* » Cette altération des reins, ainsi indiquée, m'avait paru correspondre à la troisième forme de la néphrite albumineuse; mais, dans un autre passage (Obs. v. p. 212 du même volume) où il est question du même malade, ce n'est pas la substance corticale, ce sont les bouts des mamelons qui sont notés comme jaunes et décolorés.

Sans doute plusieurs médecins s'étaient formé une idée vague des altérations rénales qui pouvaient produire l'hydropisie. Ainsi Stoffelius (1) affirme que, dans toute anasarque (*ab excrementorum copiâ nata*), Schwartz avait trouvé les veines émulgentes occupées par une matière muqueuse ou pituiteuse (*deprehensum semper fuisse in venis emulgentibus*, ad renes usque, mucum, seu pituitam vitream). D'autres avaient négligé d'examiner les reins après la mort dans des cas où la maladie était très probablement consécutive à une affection des reins, comme dans le cas suivant rapporté par Plater (2) : « Ita nuper tractavi virginem nubilem, quæ, febre erysipelato delaborans, *aeri pluvioso et frigido se exponens*, et linteamina lavans, subito, cum *tumore seroso totius corporis*, pedum imprimis exorto, in gravem dyspnœam incidens, tandem sero in femore prorumpente, tumore totius corporis nullatenus subsistente, sed in dies aucto, postquam per paucos menses decubuerat, extincta fuit. »

C'est surtout dans l'histoire de l'anasarque, ou dans des cas particuliers de cette maladie, qu'on trouve les lésions rénales indiquées comme cause d'hydropisie ; cependant quelques observateurs, et Willis à leur tête, attribuèrent l'anasarque à une altération primitive du sang, opinion qui a été renouvelée dans ces derniers temps. Willis suppose que le sang contient alors une matière qui n'en peut sortir par les voies ordinaires (3) ; c'est une pure hypothèse.

D'un autre côté, la diminution de la sécrétion urinaire fut

(1) Bonet, *Sepulcretum* t. ii. p. 359.

(2) Felicis Plater : *Praxeos*, t. III de extuberantiæ, cap. 3, p. 186, in-4°. Basileæ, 1736.

(3) Humor aquosus anasarcam constituens, omnino aut maxima ex parte a sanguine procedit ; iste nimirum hæmatoseos defectu et vitio, intra massam sanguineam jugi productus, ex arteriarum finibus in majori copia profunditur, quam ut per venas, et lymphæ ductus excipi, et reduci, ac per renes, et poros cutis, aliaque serosi laticis emissaria amandari queat. Ex his sequitur, morbi hujus causam materialem esse humorem aquosum, et efficientem esse sanguinem qui scilicet aquas progignit, inque locis affectis deponit (Willis (Thom.). *Opera omnia*, t. II, p. 245, *de anasarca*).

regardée par Sydenham (1) comme un effet de l'hydropisie et non comme sa cause, et il ne fit aucune mention des observations antérieures qui tendaient à prouver l'influence de la diminution de la sécrétion urinaire et des maladies des reins sur la production de l'hydropisie. Schrœck, cité par Lieutaud (2), rapporta, au contraire, un cas d'hydropisie avec lésion rénale, et qui fut précédé d'une diminution très notable de la sécrétion urinaire. Ce cas me paraît correspondre au sixième degré de la néphrite albumineuse : « Vir quinquagenarius, crapulæ deditus, *ischuria subito corripitur.* Frustra adhibetur catheter; nullus enim dolor, nec tumor in vesica. *Dolor erat gravativus in sinistro rene.* Dein vel post septemdecim dies, accidit vomitus; *corpus intumescit*; læditur memoria, impeditur loquela, ac tandem suffocatus obiit. Exenterato cadavere, *loco renis dextri invenitur corpusculum induratum et cartilagineum, ovi gallinacei minoris magnitudine.* Quo dissecto, intus apparuere grumi sanguinis, cum hydatidibus, et exigua portiuncula substantiæ renis putridæ. *Sinister naturali triplo major, semi-cartilaginosus, in parte convexa reperitur.* »

Boerhaave (3) énumère aussi les reins parmi les organes dont les obstructions peuvent occasioner l'hydropisie, et il rapporte un fait remarquable (4) qui tend à prouver, ce qui a été démontré plus tard dans la néphrite albumineuse et dans la néphrite simple, que des matières propres à l'urine peuvent, dans certaines maladies des voies urinaires, se trouver dans le liquide des ventricules de cerveau. Voici le fait :

« Un négociant de La Haye, occupé d'affaires importantes,

(1) « Urina idcirco parce redditur, quia sanguinis serum, quod per ductus urinarios ex lege naturæ excerni debuerat, jam in cavitatem abdominis deponitur, et in cæteras partes eidem excipiendo aptas. » (Thomæ Sydenham, *Opera medica*, tractatus de hydrope; t. 1, p. 334, in-4. Genevæ. 1769).

(2) Lieutaud, *Hist. anat.*, t. 1, p. 252. — *Ephem. nat. cur.*, t. 1, an. 9 et 10, p. 410.

(3) Van Swieten, Gerardi, *Commentaria in Hermani Boerhaave aphorismos*, § 1229, t. IV, p. 168. In-4. Parisiis. 1773.

(4) Boerhaave. *Prælectiones academicæ*, t. III, p. 315. Gottingæ. 1741.

s'abstient d'uriner pendant un jour et une nuit. Voulant uriner le lendemain après midi, il ne put satisfaire ce besoin. Boerhaave remarque que la vessie avait perdu sa force contractile par sa distension démésurée. Le troisième jour, la sonde introduite dans cet organe n'en fit rien sortir. Le sixième jour, stupeur, somnolence, sueurs considérables dont l'odeur était fétide, ainsi que celle de l'exhalation pulmonaire; fréquence du pouls, convulsions, léthargie. Le quatorzième jour, le malade mourut. On trouva un liquide semblable à de l'urine dans les ventricules du cerveau.» Boerhaave ne parle ni de l'état des reins ni de celui de la vessie.

Morgagni (1) a bien reconnu que l'hydropisie pouvait survenir à la suite d'altérations d'autres parties du ventre que le foie: «Et certe, quæcunque pars, imo quæcunque causa diutius potest sanguinis, aut lymphæ cursum morari, aut humoris quo caveæ corporis madent, præter modum aut secretionem augere, aut exitum deinde imminuere, morbo huic potest originem præbere.» Et il met le rein au nombre des parties dont l'affection peut produire l'hydropisie. Il rapporte que la structure des reins était profondément altérée chez un homme qui mourut d'une manière subite, et dont la cuisse et le genou gauches étaient gorgés de sérosité, et dans le ventre et la poitrine duquel on trouva quelques onces de sérosité. « *Renis tandem utriusque*, dit-il (2), *structura intima confusa apparuit:* neque deerant parvæ cellulæ humoris plenæ quarum aliqua (nam cæteræ aliquanto interiores latebant); ex parte se in superficie ostendebat.» Les uretères de ce même sujet offraient une altération remarquable (Voyez: *Maladies des uretères*).

Morgagni cite encore le cas d'une vieille femme hydropique, chez laquelle les reins offraient, ce me semble, les granulations décrites plus tard par M. Bright. « Mulieris, in nosocomio hoc mortuæ, viscera quædam et caput in gymnasium illata sunt, cum anatomen haberem, anno 1726. — Cerebri fusca erat medullaris substantia et crebris sanguineis punctis distincta;

(1) Morgagni. *De sed. et caus. morborum*, epist. XXXVIII, art. 9.

(2) Morgagni. *De sed. et caus. morborum*, epist. XLII, art. 11.

laterales ventriculi *non sine aqua intro effusa* ; cerebellum præmolle. Ut in thoracis cavo, sic etiam *in ventre aqua non defuerat*, eaque fœda. Uteri tubæ majus orificium habebant occlusum, quippe extremo illo ad ovarium firmiter agglutinato. *Ren uterque inæquali erat superficie, et maculis albis hic illic qua subsidebat, variegata* ; ut inæqualitatem illam a natura non esse, facile intelligeres. Urinaria autem vesica intus rubebat. » (Epist. XL, art. 21).

Mais, ailleurs, il expose le développement de l'hydropisie d'une manière tout-à-fait hypothétique (1). Ainsi, il cite un cas dans lequel un malade, après avoir pris une grande quantité de boisson, sans rendre d'urine, et dans lequel on trouva, après la mort, le rein presque déchiré par un calcul, et il suppose que l'urine était tombée dans le ventre. Enfin il cite encore une observation de Plater et une autre de Dodoens, dans lesquelles le foie et la rate étaient sains ; et il attribue le développement de l'ascite à un épanchement d'urine, provenant du rein ou de la vessie. Ces cas d'épanchemens urineux dans l'abdomen sont évidemment distincts des hydropisies.

Si on consulte les différens chapitres de son immortel ouvrage, indiqués dans l'*Index* (à l'art. *Hydropisie*), on voit que, dans ses observations, qui sont un peu trop concises, l'état du foie et de la rate (dont les lésions étaient regardées, à cette époque, comme produisant principalement les hydropisies), a été soigneusement indiqué, tandis que le plus souvent il n'est pas fait mention de l'état des reins. Cependant, dans un cas d'ascite avec maladie du foie, Morgagni décrit une altération rénale, remarquable. (2)

Fréd. Hoffman (3) s'exprime très clairement sur les caractères distinctifs de l'urine, dans l'anasarque et dans l'ascite. « Posthac notabile est *in anasarca urinam mingi tenuem, et*

(1) Morgagni. *De sed. et caus. morb.* epist. XXXVIII, art. 19.

(2) « Renis alterius (nam alterum non inspexi) membrana propria, crassior facta, trahentem facillimè sequebatur; canaliculi quoque crassiores quam solent, eoque multa evidentiores (*Epist.* XXXVIII, art. 28). »

(3) Hoffman (Fred.), *Medicinæ rationalis syst.*, cap. XIV, t. III, p. 324. *De hydrope*. In-fol. Genevæ, 1761.

album, in ascite *paucam* et *crassam*, cum copioso *sedimento rubro lateritio.* » Du reste, il ne fait aucune mention des maladies des reins comme cause d'hydropisie. Dans un paragraphe (*Sectio anatomica hydrope mortuorum*), il énumère les altérations du foie, de l'épiploon, de la rate, du mésentère, des poumons et du cœur, qui ont été observées, et ne fait aucune mention de l'altération des reins.

Lieutaud a eu l'heureuse idée de mettre en regard les lésions des viscères, notées après la mort des hydropiques; mais cette analyse a été faite sur des observations si incomplètes, et dans lesquelles les noms des principaux organes ne sont pas même indiqués. Pourtant, dans plusieurs ouvertures de corps d'hydropiques (1), il fait mention de lésions rénales plus ou moins graves, et notamment de reins calculeux.

J. P. Frank indique plusieurs maladies, la scarlatine, les scrofules, la syphilis, les fièvres intermittentes, les maladies du foie, les maladies du cœur, etc., comme causes générales des hydropisies; mais il ne fait mention ni de l'ischurie, ni des maladies des reins. Toutefois il raconte un cas (2) d'hydropisie avec *douleur aux lombes* et *urine semblable à de la bièr trouble* (double circonstance qu'on rencontre souvent dans les hydropisies consécutives à la néphrite albumineuse), que je trouve assez curieux pour le citer, ici, textuellement :

« Une femme de 26 ans, d'un teint fleuri, fut reçue à l'hôpital de Pavie, comme enceinte plutôt que comme malade. Nous l'interrogeâmes sur son état : elle nous répondit qu'elle était ascitique, et qu'elle venait réclamer pour la troisième fois la ponction, parce que ni la scille, ni les autres remèdes n'avaient pu jusqu'alors la soulager. Comme elle avait confiance à un médecin expérimenté de l'hôpital, nous la laissâmes entre ses mains. Mais, quelques heures après, elle nous fit dire qu'elle desirait être reçue à la clinique. Nous y consentîmes avec plaisir.

(1) Lieutaud. *Historia anatomico-medica*, pars 1, obs. 231 : pars 1, obs. 458, pars 1, obs. 1117; pars 1, obs. 1118; pars 1, obs. 1119, et pars 1, obs. 1075, in-4. Paris, 1767.

(2) Frank (J.-P.). *Traité de médecine pratique*, traduction française de Goudareau, t. IV, p. 199.

Elle nous raconta que, plusieurs mois auparavant, elle jouissait de la plus parfaite santé, lorsque ses règles furent supprimées par une impression de frayeur ; que, peu de temps après, elle était tombée dans cette hydropisie rebelle à tous les remèdes et à la paracentèse, qu'on avait été obligé de pratiquer deux fois. Au moment où elle réclamait nos soins, elle rendait, toutes les vingt-quatre heures, 2 ou 3 *onces d'urine, semblable à de la bière trouble.* Les fonctions n'étaient pas dérangées; seulement la malade éprouvait de la soif, une *douleur dans les lombes*, un peu de chaleur; elle était constipée, elle avait le pouls grand, plein, sans être fréquent. Des jeunes gens du plus grand mérite, mais amateurs de la nouveauté, étaient alors enthousiasmés de la doctrine du médecin Écossais, doctrine sublime dans plusieurs points, erronée dans beaucoup d'autres. Je demandai donc à un de mes élèves les plus distingués, mais zélé partisan du nouveau système, comment il traiterait la malade. Il regarda la maladie comme asthénique, et proposa l'opium, l'éther à grande dose, avec une décoction saturée de quinquina... Je prescrivis *une saignée d'une livre*, une décoction d'orge, avec un peu de crème de tartre et de nitre. Plusieurs élèves désapprouvaient tout bas cette méthode, considérant l'hydropisie comme asthénique, parce qu'elle était le produit d'une passion débilitante, de la frayeur. Cependant, le lendemain, il coula une pinte d'urine moins chargée, le pouls devint plus élevé et plus libre. *On tira encore une livre de sang.* Les urines augmentèrent si rapidement que dans l'espace de quinze jours, l'hydropisie disparut, au grand étonnement des partisans de l'asthénie. L'année suivante, cette femme vint nous voir à la clinique; sa santé ne s'était pas démentie.»

Sauvages a décrit plusieurs variétés d'ascite indiquées par les anciens (ascites *ab hepate*; ascites *a liene;* ascites *a mesenterio strumoso*, etc.); mais il ne mentionne pas l'ascite *a renibus*, déjà indiquée par Aétius et les Arabes; cependant il admet une *anasarca urinosa* (1) consécutive à une ischurie et à une suppression d'urine. Cette espèce d'anasarque n'est point la même

(1) Sauvages. *Nosol. method.* t. II, p. 474, in 4°. Amstelodami. 1768.

que celle qui a été décrite au long dans cet article; mais elle s'en rapproche en ce qu'elle a pour *origine* une lésion rénale, une suspension ou une diminution de la sécrétion urinaire.

L'observation sur laquelle Sauvages fonda cette espèce d'anasarque, est assez curieuse pour que je la rapporte ici (1) :

« Le fils de M. Boudon, sculpteur de notre ville, âgé de 5 ans, était attaqué de la pierre; il souffrait peu; mais, par intervalles, la pierre bouchait si exactement l'entrée du canal de l'urèthre que les urines, après avoir rempli la vessie, refluaient dans la masse, et procuraient peu-à-peu une anasarque ou leucophlegmasie urineuse, qui inondait tout le tissu cellulaire. L'enfant restait affaissé et assoupi, jusqu'à ce que les urines reprissent leur cours; l'anasarque se dissipait entièrement, et, si on en excepte un peu de bouffissure à la peau, ce petit malade paraissait jouir d'une bonne santé. Pour rendre raison de la cessation naturelle de ce symptôme, il suffit d'observer que l'extension graduée de la vessie, en lui faisant perdre son ressort, évasait l'entrée du canal de l'urèthre, et que la pierre, alors n'étant plus resserrée par les côtés, se dégageait facilement. Les parens de l'enfant, accoutumés à cet accident, ne s'en effrayaient plus, puisqu'il cessait de lui-même; mais, devenu plus fréquent et de plus longue durée, on me fit voir le malade.

« Je le sondai, et, après une préparation relative au tempérament, je le taillai. Au moment que j'eus entamé le col de la vessie, le premier jet des urines entraîna la pierre; elle tomba heureusement dans un bassin, et fit du bruit, ce qui m'épargna des recherches inutiles. Elle était exactement semblable en forme et en grosseur, à un noyau d'olive; comme sa surface était partout raboteuse, je jugeai qu'elle devait être seule. Le malade était presque guéri le douzième jour, et, du moment

(1) Pamard, fils. *Sur une leucophlegmasie urineuse, causée en premier lieu, par la présence d'une pierre dans la vessie, guérie par l'opération, et, en second lieu, par la crispation des filières sécrétoires des reins, guérie par les humectans* (Journal de médecine de Roux, t. XXIII, p. 421. 1765).

de l'opération, il n'avait plus été question d'enflure. Lorsque je la vis reparaître avec la même rapidité, j'en fus d'autant plus surpris que je n'avais pas lieu de l'attendre ; et, dès que la mère de l'enfant et sa garde m'eurent protesté de leur exactitude dans l'observance du régime que j'avais prescrit, je me sus mauvais gré de mon peu de recherche dans la vessie, où je soupçonnai dès-lors encore quelque pierre, vu la similitude du symptôme. Ce reflux urineux avait déjà gagné jusqu'aux épaules, dans l'espace de trois heures. Je sondai le malade dans la vue de dégager la vessie de l'obstacle que j'y soupçonnais ; mais je ne rencontrai rien, et je ne tirai pas une seule goutte d'urine. En mettant la main sur le ventre, quoique tuméfié, je ne sentis pas cette rondeur de la vessie qui en caractérise la dilatation, surtout chez les enfans, où elle est ordinairement très grande ; je jugeai que le mal venait des reins : on mit en usage les diurétiques chauds, qui augmentèrent visiblement le mal. L'enflure avait gagné le visage; et le cours de l'urine, dans le tissu cellulaire, était si libre, que l'enflure augmentait du côté qu'on couchait l'enfant; il était affaissé et assoupi, son pouls était dur et concentré ; le danger devenait pressant, et ce fut dans cette situation, que je ne saurais peindre avec des couleurs assez vives, tant pour le petit malade que pour moi, que j'accusai le spasme des reins occasioné par quelque imprudence qu'on ne voulait pas m'avouer. L'état du pouls me rassura sur la faiblesse ; ainsi, pour relâcher les reins, et malgré la bouffissure, qui avait grossi cet enfant du double, je le saignai du bras; je lui tirai deux palettes de sang noir ; je le fis envelopper dans un drap de lit plié en six doubles et trempé dans l'eau tiède, lui donnant en même temps beaucoup d'eau froide à boire.

« Par ces fomentations universelles, réitérées tous les quarts d'heure, et continuées quatre heures de suite, j'eus la satisfaction de voir couler les urines. Le relâchement fut annoncé par une syncope, qui dura quelques minutes. Il fut ranimé par l'application de linges chauds et secs, et, dans peu de jours, il fut parfaitement guéri. Pour achever la cure, j'eus recours à des purgatifs légèrement hydragogues, qui, en expulsant les matières contenues dans les premières voies, enlevèrent entièrement la bouffissure ; elle fut plus rétive que dans les premiers temps, où il n'était pas question d'inflammation ni d'éréthisme. »

Il faut rapprocher de ce cas et de celui de Boerhaave, le suivant cité par Henri-Auguste Wrisberg (1). Chez un malade qui n'avait pu rendre une goutte d'urine depuis plus de dix jours, on trouva, après la mort, la vessie distendue par cinq livres d'urine, les uretères dilatés, les bassinets dilatés et gangrénés. Le liquide épanché dans l'abdomen, la poitrine et même le cerveau, avaient une odeur urineuse.

Portal (2), aussi, admet l'influence des lésions rénales sur le développement de l'hydropisie. « De toutes les altérations morbides abdominales, dit-il, il n'en est point qui donne plus souvent lieu à l'hydropisie, *que celles des voies urinaires*, qui, de nature scrofuleuse ou autre, tendent plus ou moins à troubler l'excrétion des urines. En effet, si cette excrétion n'est pas proportionnée par sa quantité à la sécrétion opérée par les reins, il en résulte nécessairement une accumulation de fluide urineux qui s'épanche d'abord dans le tissu cellulaire de diverses parties du corps, et ensuite consécutivement plus ou moins vite dans ses cavités, au point que quelquefois on reconnaît dans les liquides épanchés la véritable odeur de l'urine.

« Le même effet pourrait avoir lieu, si, par quelque affection morbide particulière, les reins ne sécrétaient pas une assez grande quantité d'urine, puisque alors il en résulterait une surabondance de liquides aqueux qui finiraient plus ou moins promptement par produire l'hydropisie.

« En effet, combien cette cause ne serait-elle pas efficace pour opérer un pareil effet, l'excrétion de l'urine étant celle, après la transpiration, qui est généralement la plus copieuse, et quel-

(1) Wrisberg (H. Aug.) *Commentat. medic. physiol. anatomic. etc.* 8o Gottingæ, 1800, p. 168.

(2) Portal. *Observations sur la nature et le traitement de l'hydropisie*, t. 1, p. 151, in-8o Paris, 1824.

quefois même qui est la plus abondante, comme dans les temps froids et humides!

« Les altérations morbides qui peuvent diminuer l'excrétion des urines sont très nombreuses, quelquefois pouvant exister dans les reins mêmes et très souvent dans les uretères, la vessie et le canal de l'urèthre. »

Dans un ouvrage antérieur (1), Portal avait dit: «J'ai reconnu l'odeur d'urine dans un épanchement d'eau qui s'était fait dans les ventricules du cerveau d'un homme mort d'une suppression d'urine. »

M. Andral (2) a observé, en 1825, et publié, en 1826, un cas d'hydropisie sans maladie du cœur, ni du péritoine; mais, dit M. Andral, « il y avait un autre organe qui présentait une altération qui ne doit pas être perdue de vue: c'étaient les reins, dont la substance corticale extérieure et une partie de la tubuleuse n'étaient plus constituées que par un tissu granuleux blanchâtre, divisé en petites masses ou grains qui séparaient des restes du tissu rougeâtre naturel au rein. En plusieurs points cependant, l'on apercevait encore intacts des cônes de substance tubuleuse et mamelonnée. » Et quoique M. Andral cite ce cas comme un exemple d'*hydropisie essentielle*, en ce sens qu'aucune altération organique n'en pouvait rendre compte, cependant il fut tellement frappé de la lésion des reins qu'il termina son observation par les remarques suivantes: « Cette altération particulière des reins avait-elle apporté un obstacle à la libre sécrétion de l'urine, et, par suite, contribuait-elle d'une manière plus ou moins directe à la production de l'hydropisie? Quoi qu'il en soit, ce fut là la seule espèce de lésion que nous révéla l'ouverture du cadavre; mais, si la cause de la maladie est ici au moins très obscure, la cause de la mort est, au contraire, évidente; elle fut due bien manifestement au double hydrothorax. »

M. Barbier d'Amiens a évidemment observé, un des premiers, deux des altérations des reins dans la néphrite albumineuse.

(1) Portal. *Cours d'anatomie médicale*, t. IV, p. 77.

(2) Andral. *Clinique médicale*, t. III, 1re édition, 1826, p. 567.

« On rencontre souvent, dit-il (1), les reins d'une petitesse remarquable. Un défaut de nutrition, un excès d'absorption à la suite d'un travail inflammatoire de leur tissu, réduit leur volume au tiers, au quart de ce qu'il devrait être.

« Dans l'oligotrophie (d'ὀλίγος peu ou petit, et de τρέφω je nourris; dénomination que M. Barbier a employée en place de celle d'atrophie) des reins, la sécrétion urinaire est toujours notablement diminuée, il survient souvent un œdème général.

« Nous venons d'avoir sous les yeux un cas fort curieux d'oligotrophie des reins. Une femme vient à l'Hôtel-Dieu avec un état de leucophlegmasie très prononcé. Le cœur me parut légèrement dilaté; tous les autres appareils étaient en bon état. Nous nous étonnions de ne pas trouver plus de lésions avec cette hydropisie; nous nous étonnions surtout de ne pouvoir, par aucun moyen, augmenter le cours des urines qui étaient rares. Les boissons nitrées, les pilules scillitiques, la digitale pourprée étaient en vain employées, et la situation saine de l'estomac permettait d'insister sur leur administration. Une pleurésie, qui survint brusquement, fit périr cette malade. On trouva les deux reins dans un état remarquable d'oligotrophie; l'un avait à peine le quart du volume qu'il devait avoir, l'autre était réduit des deux tiers. Il est certain que les diurétiques ne pouvaient produire leur effet ordinaire, opérer une grande évacuation d'urine sur des malades qui ont cette vicieuse conformation. L'oligotrophie des reins est une cause de leucophlegmasie que l'on n'avait pas reconnue. »

Le passage suivant n'est pas moins remarquable :

« Le tissu des reins, dit M. Barbier (2), est susceptible d'éprouver un endurcissement morbide; alors la sécrétion de l'urine est toujours peu abondante. Les médicamens diurétiques ne l'augmentent pas, et une anasarque rebelle se manifeste. Cette lésion des reins est une cause de cette dernière maladie que l'on méconnaît souvent. »

(1) Barbier (J. B. G.). *Précis de nosologie et de thérapeutique* t. 1, p. 410, in-8° Paris, oct. 1827.

(2) Barbier, *Ouv. cité*, Scleriasie des reins, t. 1, p. 553.

« Une femme entre à l'Hôtel-Dieu dans un état de leucophlegmasie. Après une investigation suivie pendant plusieurs jours, nous ne pouvons assigner une cause matérielle à cette affection. Les organes contenus dans les cavités splanchniques paraissent sains ; le cœur seulement est légèrement dilaté. Malgré l'usage prolongé des diurétiques, du nitrate de potasse, des préparations scillitiques, de la digitale pourprée, l'hydropisie continue, elle fait des progrès ; la malade meurt le 23 juin 1827.

« A l'ouverture du cadavre on reconnaît que l'encéphale est dans un état sain ; mais on découvre une mollesse morbide et une oligotrophie dans la partie scapulaire et dorsale de la moelle épinière. Le pouls de cette femme était assez faible ; son sang n'était pas d'une complexion riche ; le caillot que fournissait celui des veines était très petit et mou ; la *sérosité avait une couleur lactescente.* Cette malade avait de la gêne pour respirer, une grande faiblesse musculaire ; elle restait habituellement couchée. Ces phénomènes ne procèdent-ils pas de la lésion de la moelle épinière ? L'estomac est un peu oligotrophié ; la malade avait peu d'appétit : les intestins, le foie sont dans l'état normal. Les poumons n'offrent aucune altération. Le ventricule droit du cœur est légèrement dilatée.

« Nous portons notre attention sur les reins, et nous trouvons, sur les deux organes, une dégénérescence dure bien remarquable ; leur tissu est plus consistant, plus solide ; le scalpel ne les coupe qu'avec peine. Le sclériasie du tissu des reins, la diminution de sécrétion urinaire qui en est la suite, ne donnent-elles pas l'explication de la leucophlegmasie ? Nous avons vu l'oligotrophie des reins donner naissance à cet accident, et empêcher que les diurétiques ne produisissent leur effet accoutumé. Dans le mois de janvier précédent, cette femme avait été saignée au bras. *On fut frappé de la couleur laiteuse de la sérosité du sang* : on avait eu l'intention de faire analyser ce fluide ; mais il fut, par inadvertance, mêlé à une solution de chlorure de chaux, et rejeté. »

Dans cette observation de M. Barbier, on trouve non-seulement un exemple de la 3e forme de l'altération des reins décrite par M. Bright, mais l'indication de l'état laiteux du sérum du sang, observé d'abord par Blackall et M. Bostock, et plus tard par M. Christison, qui a démontré que cette apparence était due à un excès de matière grasse.

II. *Des rapports de l'urine albumineuse avec certaines hydropisies.* — Toutes les observations, toutes les remarques, toutes les recherches que je viens de rappeler dans la première partie de cet aperçu, ont certainement eu pour résultat d'établir, d'une manière incontestable, que certaines hydropisies dépendaient d'une altération des reins ou d'une diminution de la sécrétion urinaire. D'autres recherches prouvèrent que l'urine pouvait contenir de l'albumine, et que, dans certaines hydropisies, ce liquide était coagulable; qu'il ne l'était pas dans d'autres; et que la présence de l'albumine dans l'urine de ces hydropiques coïncidait avec d'autres changemens dans la composition de l'urine, et notamment avec une diminution considérable d'urée et de sels.

Cotugno (1) est, à ma connaissance, le premier observateur qui ait constaté expérimentalement la présence de l'albumine dans l'urine des hydropiques. J'excepte les observations antérieures qui avaient été faites sur la présence du sang (et par conséquent du sérum) dans l'urine, chez des individus atteints d'hydropisie à la suite de la scarlatine; observations que j'ai déjà fait connaître (voyez § 606).

Or, Cotugno paraît être arrivé à constater la présence de l'albumine dans l'urine, d'après une vue purement théorique. Il avait reconnu que les liquides sécrétés par les membranes séreuses ne contenaient pas, dans l'état normal, au moins d'une manière notable, la matière animale qui existe naturellement dans le sérum du sang, et qui est coagulable par la chaleur. D'un autre côté, il avait constaté que le liquide sécrété par ces mêmes membranes enflammées, et l'humeur des épanchemens séreux dans ces membranes et dans le tissu cellulaire

(1) Cotunnii, *De ischiade nervosâ commentarius*; in-8° Vienne, 1770, pag. 24 et 25.

des hydropiques, contenaient cette même matière, qui se transformait par la chaleur en une substance semblable à du blanc d'œuf cuit; enfin, il s'était assuré que l'urine saine n'était pas coagulable par la chaleur. Connaissant ces faits, et ayant été témoin de la diminution brusque d'une hydropisie, en même temps que l'excrétion des urines du malade avait été très notablement augmentée (circonstance qui ne pouvait pas être attribuée à la quantité des boissons ingérées), Cotugno, supposant que le liquide de l'hydropisie était évacué par les urines, voulut constater si en effet l'urine avait la propriété des liquides hydropiques. « Placuit tamen, ad ignem admotis urinis, rem certo experimento definire. Qui enim ex cadaveribus tali hydrope confectorum, aquas intercutes plurimum materiæ coaguli capacis continere pernoveram, in spem veni fore ut, si tales aquas per urinæ vias æger excerneret, coaguli materiem, qua scaterent, essent ad ignem ostensuræ. Quæ res, ut præceperam, experimento comperta. Nam duabus libris ejus urinæ ad ignem admotis, cum pene dimidium evaporasset reliquum facessit albam in massam, tenerrimo jam coacto ovi albumini persimilem. Idque stetit experimentum donec uber ille urinæ fluxus persistit; quod et ipsi auditores, qui frequentes priori affuerant experimento, idem sæpe repetendo sunt experti. » Ainsi Cotugno considère cet état coagulable des urines comme dépendant du passage du liquide de l'hydropisie par les voies urinaires. La même idée est reproduite dans un autre passage où, le premier, il fait connaître la présence de l'albumine dans les urines des diabétiques :

« Neque tantum *in auctis hydropicorum urinis* (1), sed in illis etiam quas excreverint diabete correpti, hanc urinæ naturam coaguli materiem ad ignem exhibentem, quanquam non adeo insignem, pari tentamine non semel comperimus. Primum

(1) Cotugno se trompe; il est rare qu'on observe de l'albumine dans les urines augmentées des hydropiques, lorsque la maladie se termine d'une manière favorable. Dans les hydropisies avec urine coagulable, l'urine devient moins chargée d'albumine lorsqu'elle augmente en quantité; dans les autres l'albumine ne passe pas, ou bien rarement, et toujours en petite quantité.

itaque constat, urinas, quas in sanis nemo coagulabiles invenerit, quandoque posse coaguli materiem continere » (*Ibidem*, p. 24 et 25).

Sans doute Cotugno s'est trompé en attribuant la présence de la matière coagulable au passage de la sérosité de l'hydropisie par les voies urinaires; car une foule d'observations m'ont prouvé que ce passage n'a pas lieu ou bien rarement dans les conditions indiquées par Cotugno; mais la découverte de l'albumine dans l'urine d'un hydropique, et les autres recherches de Cotugno sur le sérum contenu dans les urines des diabétiques, et dans d'autres humeurs morbides, doivent être notées comme une des premières conquêtes de la chimie appliquée à la pathologie, et comme l'origine des recherches postérieures sur la présence de l'albumine dans l'urine.

Fordyce (1) observa le passage du sérum du sang dans l'urine. « Si, dit-il, les reins sont *relâchés* ou *stimulés*, du chyle, du sérum, de la lymphe coagulable et même la partie rouge du sang peuvent être excrétés avec de l'urine. » Mais Fordyce ne dit pas quelles sont les maladies dans lesquelles a lieu ce relâchement ou cet excitement des reins; il ne fait point mention, en particulier, de l'hydropisie.

Cruickshank (2) a incontestablement le mérite d'avoir pris la présence ou l'absence de l'albumine dans l'urine des individus affectés d'hydropisie, pour base d'une distinction importante. En séparant les hydropisies dans lesquelles l'urine est coagulable, de celles dans lesquelles elle ne l'est pas, le premier il a fondé une distinction établie plus solidement plus tard par Wells et Blackall. En effet, Cruickshank remarque: « que, dans l'hydropisie générale (3), l'urine est coagulable par la chaleur et par l'acide nitrique, et par ce moyen, dit-il, on

(1) Fordyce (G.). *Elements of the practice of physic*, 5 edit. in 8°. Lond. 1784, p. 34.

(2) Cruickshank dans Rollo: *Cases of the diabetes mellitus*, chap. VI, Experiments on urine and sugar, p. 443, 447, 448, in-8°. London. 1798.

(3) Quoiqu'on attribue généralement à Cruickshank l'expression d'*hydropisie inflammatoire*, c'est dans l'hydropisie générale qu'il dit avoir observé l'urine coagulable.

peut facilement distinguer cette affection des hydropisies qui dépendent des viscères, » et par hydropisie dépendante des viscères, dans son temps, on entendait parler surtout des hydropisies produites par les maladies du foie ou de la rate. Entre autres cas d'hydropisie, Cruickshank en cite un qui se termina par la mort au bout de six semaines, et dans lequel l'urine contenait tant d'albumine que, à l'égard de la coagulabilité, elle différait très peu du sérum du sang.

Non-seulement Cruickshank et Cotugno avaient démontré que l'urine contenait de l'albumine dans certaines hydropisies; mais leurs recherches avaient aussi établi que, dans le diabète et dans certaines hydropisies qui surviennent à la suite de cette maladie (et dans lesquelles l'état des reins est peu connu), l'urine pouvait également contenir de l'albumine. Ce fait important fut de nouveau signalé par le docteur Latham (1), dans un cas qui me paraît d'autant plus remarquable que l'urine ne contenait plus de sucre lorsqu'elle devint albumineuse, et qu'elle continua d'être sécrétée en abondance.

Darwin (2) décrivit aussi une espèce de diabète dans lequel l'urine est albumineuse. L'urine, dit-il, mucilagineuse et filante quand on la verse d'un vase dans un autre, se coagule quelquefois par la chaleur; cette maladie disparaît par intervalles, et semble être occasionée par une hydropisie antérieure de quelque partie du corps. On voit que Darwin, comme Cotugno, considère le passage de l'albumine dans l'urine, non comme le symptôme d'une maladie grave, mais plutôt comme le signe de la guérison d'une hydropisie évidente ou cachée. Plus tard, Dupuytren (3) annonça que, si on donnait à des diabétiques des alimens très animalisés, leurs urines changeaient assez promptement de nature; que d'abord on y trouvait une matière albumineuse; que cette matière albumineuse, dont la quantité allait, pendant quelques jours, en croissant, paraissait être un

(1) Latham. *Facts and opinions concerning diabetes*, p. 139. Lond. in-8. 1809. — Blackall. *Ouvr. cité*, Introduction, p. v.

(2) Darwin. *Zoonomia*, vol. 1, page, 467; third edit. 8°. London 1801.

(3) *Bulletin de la faculté de médecine de Paris*, t. 1, février 1806, p. 41.

signe non équivoque de la guérison de la maladie; qu'ensuite l'albumine disparaissait peu-à-peu, et qu'alors les reins commençaient à sécréter l'urée, l'acide urique, etc., et que l'urine ne tardait pas à être la même que celle d'un individu sain. Pour lui, la présence de l'albumine dans l'urine n'est pas l'indice de l'existence d'une hydropisie ou de son développement plus ou moins éloigné; c'est une condition pathologique, toute différente; c'est le signe de la guérison du diabète. Watt (1) déclare aussi avoir trouvé de l'albumine en quantité notable dans l'urine de diabétiques, sans qu'il se soit manifesté plus tard d'hydropisie.

Toutefois, il ne faut pas se dissimuler que des observations ultérieures, avec ouverture des corps, ne soient nécessaires pour éclairer l'histoire des hydropisies, qu'on voit assez fréquemment survenir chez les diabétiques. Chez de tels malades, j'ai vu des hydropisies avec urine non coagulable, et d'autres hydropisies avec urine coagulable, et dont j'ai obtenu la guérison (Voyez *Diabète*).

Les travaux de Wells (2) sur les hydropisies, trop peu connus en France, sont, sans contredit, un des points les plus remarquables de l'histoire des hydropisies avec urine coagulable, et des lésions rénales qui les accompagnent. Non-seulement Wells a constaté que la coloration rouge de l'urine, dans l'anasarque, suite de scarlatine, était due à la matière colorante du sang, mais encore il a reconnu (ce que personne n'avait démontré avant lui) que l'urine, dans cette espèce d'hydropisie, contenait du sérum du sang lors même qu'elle avait sa teinte naturelle: « L'urine, dit-il, ayant dans cette maladie (anasarque suite de scarlatine) précisément la même apparence que l'urine saine dans laquelle on aurait mélangé la matière rouge du

(1) Watt. *Cases of diabetes, consumption, etc. with observations etc.* Paisley, in-8. 1808.

(2) Wells. *Observations on the dropsy which succeeds scarlet fever. — On the presence of the red matter and serum of the blood in the urine of dropsy which has not originated in scarlet fever* (Transact. of a society for the improvement of medical and chirurg. knowledge. Vol. III, p. 16 and 194).

sang, il m'a paru probable que la couleur rouge de l'urine malade était due à la présence de la même matière. Pour juger de cette opinion, j'exposai de l'urine rouge, malade, à la chaleur de l'eau bouillante; il s'y forma alors de nombreux flocons d'une couleur brune sale, qui se précipitèrent au fond du vase; et au-dessus du dépôt, l'urine devint claire et de la couleur d'une urine pâle ordinaire..... Il y a une autre partie de sang, ajoute-t-il, que j'ai toujours trouvée dans l'urine de personnes atteintes de cette hydropisie, c'est le *sérum*; car, dans tous les cas que j'ai observés (excepté dans deux où cette hydropisie était très légère), lorsque j'ai exposé l'urine à la chaleur de l'eau bouillante, une matière floconneuse s'est formée, dans l'urine, même lorsqu'elle n'était pas rouge. »

Dans un autre travail, fondé sur des observations commencées dès 1798, mais qui ne furent publiées qu'en 1812, Wells compléta ses premières recherches sur les hydropisies avec urine coagulable. Pour constater la présence du sérum du sang dans l'urine, il employa les mêmes agens que nous employons aujourd'hui : l'acide nitrique et la chaleur. Ayant plusieurs fois observé que la même urine ne donnait pas toujours le même coagulum par l'acide nitrique et par la chaleur, depuis lors il a toujours soumis l'urine à ces deux épreuves. Pour mieux étudier comment l'albumine se comportait dans l'urine, et pour juger approximativement de sa proportion, il a mélangé différentes proportions de sérum avec l'urine, afin d'étudier l'apparence des précipités obtenus par la chaleur et l'acide nitrique, sur des proportions déterminées de sérum. Il examina, à l'aide d'un de ces agens ou de ces deux agens, l'urine de cent trente-huit personnes atteintes d'hydropisies produites par d'autres causes que la fièvre scarlatine, et il trouva du sérum dans l'urine, en soixante-dix-huit cas. En étudiant la proportion de l'albumine dans l'urine, il remarqua qu'elle pouvait contenir une grande quantité de sérum, et avoir l'apparence de l'urine saine; que quelquefois elle était très pâle, sans sédiment, ou légèrement opaque, et semblable à du petit-lait. En outre, il étudia les légers sédimens de ces espèces d'urine; il nota les variations des proportions du sérum dans vingt-neuf cas d'anasarque non dépendans de la scarlatine ; il constata, dans vingt-trois, la présence du sérum dans l'urine. Il observa que la présence du sérum dans l'urine était non-seulement indépendante de la faiblesse, mais qu'elle était souvent accompagnée d'un pouls plein et fréquent, et que les malades souffraient souvent *de vives douleurs dans les reins* et les membres, avant et après l'apparition de l'hydropisie. Enfin il fit tous ses efforts pour examiner, après la mort, l'état des principaux viscères dans cette espèce d'hydropisie ; et le premier il a nettement décrit *des lésions rénales en rapport avec des urines coagulables.* Chez un soldat âgé de quarante-sept ans, dont l'urine contenait beaucoup de sérum, et qui mourut hydropique après avoir présenté les symptômes d'une inflammation de la poitrine, Wells trouva le lobe inférieur du poumon droit fortement enflammé ; *les reins étaient plus durs qu'ils ne le sont ordinairement ;* la substance corticale était *épaissie* et sa *structure altérée*, par un dépôt de lymphe coagulable; il y avait un peu de pus dans le bassinet d'un des reins. « Mais je n'en conclus pas, ajoute Wells, que ces apparences des reins et celles qui ont été notées dans d'autres cas (reins plus volumineux et plus mous, avec vésicules, kystes, etc.) existent toujours, ni que les reins sont toujours malades, quand les urines contiennent beaucoup de sérum. »

Après avoir constaté la présence du sérum dans l'urine de certaines hydropisies, et son absence dans celles de plusieurs autres, pour savoir jusqu'à quel point la présence de l'albumine était propre à l'hydropisie, Wells soumit à l'action de l'acide nitrique et de la chaleur l'urine de 104 *malades qui n'étaient point hydropiques.* Dans 54 cas de maladies chroniques, l'urine ne contenait point de sérum ; dans 35, il y en avait très peu, et dans un (c'était celui d'un homme qui avait un écoulement par l'urèthre) l'urine donna, par la chaleur, un coagulum qui formait le quart du mélange ; mais, dans une autre épreuve, faite avec l'urine de la même personne lorsque (l'écoulement était moindre), la quantité du coagulum fut moindre aussi; de sorte, dit Wells, qu'il était évident que le sérum contenu dans l'urine provenait de la matière purulente.

Enfin, voulant savoir si l'on ne rencontrait pas quelquefois de l'albumine dans l'urine de personnes qui étaient en bonne santé du moins en apparence, il trouva de l'albumine chez l'une d'elles, qui plus tard devint hydropique, *après avoir éprouvé des douleurs dans les lombes* et une diminution de la sécrétion urinaire.

Pendant que Wells étudiait ainsi la présence de sérum dans l'urine, en se plaçant à une foule de points de vue; pendant qu'il cherchait ce principe dans l'urine des hydropiques, dans l'urine rendue durant plusieurs maladies chroniques, dans l'urine de plusieurs maladies aiguës, enfin dans l'urine des personnes jouissant en apparence d'un bon état de santé, des observations beaucoup moins importantes, mais non sans valeur, étaient faites par d'autres observateurs.

Le docteur Baillie, ayant eu l'idée d'examiner comparativement deux urines provenant de deux hydropiques, dont l'un ne l'était pas par l'effet d'une maladie de foie, remit ces deux urines au professeur Brande (1), qui dans la première (laquelle était alcaline) constata la présence de l'albumine et la diminution de la quantité naturelle de l'urée, et un dépôt qu'il crut être l'acide rosacique de Proust. L'autre urine, celle qui avait été recueillie dans un cas d'hydropisie dépendant d'une maladie du foie, ne contenait point d'albumine, et n'offrait point la diminution d'urée observée dans l'autre échantillon. Le fait de la diminution de l'urée dans l'urine albumineuse des hydropiques, est ici signalé pour la première fois.

Alors on s'occupait fort peu, en France, de la recherche de l'albumine dans l'urine des personnes atteintes d'hydropisie ou d'autres maladies. Personne, à ma connaissance, ne l'avait recherchée dans les urines des hydropiques. Toutefois, Séguin, dans ses études sur le tannage, avait noté qu'une dissolution de tan, versée dans l'urine, y produisait des précipités variables suivant les différens états des sujets: ce qui l'avait con-

(1) Brande. *An account of some changes from disease in the composition of human urine* (Transactions of a soc. for the improvement of med. and chir. knowledge, vol. III, p. 187). Ce mémoire fut lu le 3 février 1807.

duit à penser que l'essai de l'urine, par le tannin, indiquant la proportion de *substance nourricière qui sortait par cette excrétion*, pourrait être utile en médecine.

Fourcroy (1), en rappelant cette observation de Séguin, émit, d'une manière un peu incertaine, l'opinion que le précipité produit par le tannin pouvait être dû à l'albumine; mais, absorbé par d'autres travaux, il ne se livra point à la recherche de l'albumine dans les urines rendues dans les maladies.

C'est dans des études pathologiques, générales, faites par Nysten (2) sur l'urine, qu'on trouve les premières observations chimiques un peu détaillées faites, en France, sur les urines des hydropiques. Nysten ne tarda pas à reconnaître que l'urine n'avait ni les mêmes apparences, ni la même composition, dans toutes les espèces d'hydropisie. Chez un malade qu'il observa, l'urine était d'un rouge foncé, trouble, même en sortant de la vessie, et avait une odeur ammoniacale : elle était alcaline; elle *moussait fortement* par l'agitation, et *restait long-temps écumeuse* (3), et déposait, par le repos, un sédiment blanc floconneux, au-dessus duquel elle restait claire. Le sédiment était formé de phosphate de chaux et de phosphate ammoniaco-magnésien; la

(1) Fourcroy. *Système des connaissances chimiques, etc.* t. x, p. 146. 1800.

(2) Nysten, *Recherches de physiologie et de chimie pathologiques*, p. 256 etc. in-8°. Paris. 1811.

(3) J'ai noté souvent cette apparence mousseuse ou écumeuse de l'urine lorsqu'elle contient une quantité notable d'albumine. M. Tissot en avait fait la remarque dans sa thèse; mais je dois dire que, si ce caractère de l'urine peut faire soupçonner la présence de l'albumine, il ne l'indique point d'une manière sûre. Non-seulement des urines très notablement albumineuses n'offrent quelquefois pas une seule bulle au bout d'un certain nombre d'heures, tandis qu'au bout du même laps du temps, d'autres urines qui ne contiennent pas d'albumine, qui ne donnent point de coagulum par la chaleur ou par l'acide nitrique, peuvent présenter, à leur surface, un anneau de bulles contiguës aux parois du vase. Plusieurs de ces urines contenaient une quantité notable de matière animale dans leur extrait. Toutefois je rappellerai à cette occasion un aphorisme d'Hippocrate : « Si des bulles surnagent à la surface des urines, il existe une maladie de reins, et la maladie sera longue » (VII, 341).

couleur foncée de l'urine était due à une matière huileuse; il n'existait pas sensiblement d'urée; enfin, elle contenait une très grande quantité d'albumine.

Nysten constata aussi que l'urine, dans un cas de péritonite aiguë, contenait une grande quantité d'albumine et un tiers d'urée de plus que l'urine d'un homme sain. Si Nysten eût connu les recherches de Brande, il eût remarqué que l'urine albumineuse provenant d'un hydropique, analysée par Brande, différait notablement de l'urine albumineuse observée dans un cas de péritonite : dans l'une, l'urée était en bien moindre proportion que dans l'état sain; dans l'autre, au contraire, l'urée était en excès.

Chapotain (1) avait constaté, peut-être le premier, l'existence de l'albumine dans les urines dites *laiteuses* (albumino-graisseuses) qu'on observe assez fréquemment chez les habitans de l'Ile de-France. Dans cette affection des plus curieuses, les malades rendent habituellement, pendant plusieurs années, de l'albumine dans l'urine, sans devenir hydropiques; et j'ai constaté récemment que les reins étaient sains. Le passage habituel du sérum du sang dans l'urine, pendant plusieurs mois, pendant plusieurs années, ne suffit donc pas pour rendre hydropiques.

L'idée de classer les hydropisies en deux grandes divisions, suivant que l'urine rendue par les malades est ou non coagulable, d'abord indiquée par Cruickshank, vérifiée et développée par Wells, fut ensuite appliquée, à-peu-près à la même époque, par Blackall (2) dans un traité *ex professo* sur les hydropisies.

Blackall rapporte trente-et-un cas d'hydropisie dans lesquels l'urine n'était point albumineuse, dont deux étaient survenus après la scarlatine, et cinquante-six cas avec urine coagulable, dont onze attribués à la scarlatine, neuf à des traitemens mercu-

(1) Chapotain. *Topographie médicale de l'île de France*, in-4o, Paris, 1812 pag. 57.

(2) Blackall (John). *Observations on the nature and cure of dropsies*, in-8. London 1813. — 2d 1814. — 3d 1818. — 4th edit. 1824.

riels, neuf à l'impression du froid et de l'humidité, ou à l'abus des liqueurs spiritueuses, et deux à l'eau froide prise en boisson, le corps étant en sueur. Ces faits donnent à son ouvrage un caractère véritablement pratique. Blackall a noté, avec soin, les propriétés de l'urine, et il pense que, dans quelques cas (indépendamment des modifications qu'elle avait éprouvées par la présence de l'albumine), elle avait notablement perdu des propriétés qui la caractérisent comme urine, et que probablement l'urée manquait.

Dans cet état, dit-il, elle paraît transparente et aqueuse, et reste long-temps sans se putréfier.

Quant au rapport de l'altération de la sécrétion urinaire avec des lésions rénales, quoique Blackall ait plusieurs fois observé des lésions des reins après la mort de ces hydropiques, il ne paraît pas avoir entrevu aussi clairement que Wells les rapports de ces lésions avec l'urine albumineuse. Il cite neuf autopsies. Dans un cas d'hydropisie, après scarlatine, compliquée de pleurésie, d'érysipèle, de gangrène et de carie au sacrum, Blackall trouva les reins *un peu mous et flasques*; dans un autre cas d'hydropisie avec péricardite et pleurésie, les reins étaient *extrêmement durs*, et contenaient de petits kystes. Dans un troisième cas (hydropisie, syphilis constitutionnelle et maladie de foie), les reins étaient remarquablement solides et fermes, et *leur structure était confuse*; dans un quatrième cas (hydropisie, péritonite, ulcération dans le cœcum, diarrhée, usage antérieur du mercure, tubercules pulmonaires), les *reins étaient gorgés de sang comme s'ils en avaient été injectés*. Dans un cinquième cas d'hydropisie compliquée de pleurésie et d'érysipèle, les reins étaient plus volumineux que dans l'état sain, et *leur substance corticale un peu plus brune et plus mate* qu'à l'ordinaire. Ainsi, Blackall avait reconnu que les reins étaient notablement altérés dans cinq cas d'hydropisie avec urine coagulable. Cependant il conclut de ses recherches que les organes urinaires sont souvent exempts de toute apparence d'altération de structure, nonobstant la grande altération de leur sécrétion; que, dans deux cas d'hydropisie produite par le mercure, les reins étaient plus fermes qu'à l'ordinaire (dans l'un d'eux, cet état était si prononcé qu'il approchait du squirrhe); enfin, que des recherches ultérieures peuvent seules décider si cet état des reins est purement accidentel ou l'effet des remèdes, et s'il y a un rapport entre cette altération des reins et la présence du sérum du sang dans l'urine.

Blackall ayant constaté, dans des cas d'hydropisie avec urine coagulable, pendant la vie et après la mort, des inflammations des membranes séreuses; ayant constaté, en outre, l'utilité des antiphlogistiques, et en particulier de la saignée, dans un grand nombre de cas; ayant, en outre, noté fréquemment l'état couenneux du sang, quelquefois porté à un très haut degré, et d'autant plus prononcé que l'urine était plus coagulable, et lorsque l'économie offrait les marques les moins équivoques d'un état inflammatoire (*and the whole system bears the greatest marks of inflammation*); Blackall, dis-je, a exprimé l'opinion que ces hydropisies, avec urine coagulable, étaient le résultat *d'un état ou d'une disposition inflammatoire générale*. Enfin, pour donner une nouvelle force à ses observations, et pour appuyer cette opinion, il rappelle qu'Alexandre de Tralles, Paul d'Égine, Spon, Home, Stock, Grapengiesser, ont recommandé les émissions sanguines dans cette espèce d'anasarque.

En résumé, quoique Blackall remarque, plus tard, dans son *postscriptum*, qu'on a trouvé les reins malades dans un grand nombre de cas (*in an unusual proportion*), il semble disposé (influencé probablement par les lésions qu'il avait observées dans les membranes séreuses et d'autres parties du corps) à regarder cette hydropisie plutôt comme le résultat *d'une affection générale inflammatoire*, que comme la conséquence d'un état inflammatoire des reins; mais il n'est pas moins évident que cet habile observateur, dont le travail a un caractère éminemment pratique, a été frappé, comme les meilleurs observateurs qui l'avaient précédé, et surtout comme ceux qui avaient spécialement étudié l'anasarque, suite de scarlatine, de *la nature phlogistique* des hydropisies avec urine coagulable. C'est probablement au caractère pratique de ce travail qu'a été due l'influence qu'il a exercée sur les opinions et la pratique des médecins; influence beaucoup plus marquée que celle de Wells, dont les travaux l'emportent peut-être pour le mérite scientifique. J'ajouterai cependant une dernière remarque, c'est que Blackall a eu tort de dire, d'une manière absolue, qu'on pouvait être guidé sûrement, dans l'emploi de la saignée, par l'apparition plus ou moins rapide de l'état albumineux de l'urine, et par la fermeté et l'abondance du coagulum (1); car j'ai maintes fois constaté l'existence d'un coagulum ferme et abondant dans des cas de néphrite albumineuse très ancienne, et lorsque la saignée n'était nullement applicable.

L'ouvrage du docteur Blackall ayant vivement appelé l'attention des praticiens, plusieurs s'empressèrent de vérifier ses observations. Dans ce but, le docteur Crampton (2) entreprit un travail qui aurait été du plus grand intérêt, s'il eût été exécuté avec plus de soin et de précision. Il rapporte sommairement l'histoire de 74 cas d'hydropisie traités à l'hôpital de Steeven, à Dublin, pendant l'année 1817. On ne conçoit pas qu'il ait omis de noter l'état albumineux ou non albumineux de l'urine. Pour se justifier de cette omission, qui lui fut reprochée lorsqu'il lut son travail à l'association médicale de *King's and Queen's College*, le docteur Crampton dit qu'ayant noté ces conditions des urines dans plusieurs cas, et que n'ayant pu en tirer aucune induction pratique, il avait cru pouvoir négliger cette circonstance dans ses dernières observations; que le nombre des cas dans lesquels il avait trouvé l'urine coagulable, comparé à celui où elle ne l'était pas, avait été peu considérable, et qu'il n'avait pas trouvé de rapports *entre les symptômes inflammatoires* dans l'hydropisie, et la *coagulabilité de l'urine*; que, d'un autre côté, il avait observé

(1) « A correct guide to it (venæ-section) may be found in the firmness, copiousness, and early appearance of coagulum in the urine » (Blackall *Ouv. cit.* p. 286).

(2) Crampton. *Clinical report on dropsies* (Transactions of the association of fellows and licentiates of the King's and Queen's college of physicians in Ireland, vol. II, 1818, p. 140).

un certain nombre des cas dans lesquels la saignée était fortement indiquée, quoique l'urine ne fût pas coagulable. Il ajouta que cette opinion sur l'impossibilité de tirer des inductions pratiques de l'état coagulable ou non coagulable de l'urine était partagée par le docteur Percival, qui pratiquait dans le même hôpital, et par le docteur Reid, qui y était alors attaché.

On comprend que, pour attaquer avec succès la distinction de Blackall, il eût fallu procéder plus logiquement que ne le fit le docteur Crampton. Aussi ne fais-je ici mention de son travail que pour montrer qu'alors, comme aujourd'hui, l'opposition que rencontrait un fait pathologique, devenu incontestable, tenait surtout à la manière fautive et incomplète dont on procédait dans l'observation et la discussion des faits. Parmi le grand nombre d'observations que rapporte M. Crampton, il y en a un certain nombre cependant qui ne sont pas dépourvues d'intérêt; il y en a entre autres dans lesquelles les reins étaient *très augmentés de volume et mous* (Obs. XII).

Bientôt après, Abercrombie (1) publia plusieurs observations en faveur de la méthode antiphlogistique que Blackall avait recommandée contre les hydropisies sthéniques, avec urine coagulable. Ces recherches, au reste, n'ajoutèrent rien aux connaissances acquises.

Il n'en est pas de même des travaux du docteur Scudamore.

Dans ses recherches sur la goutte (2), ayant remarqué que les urines (pendant ou après les paroxysmes de goutte, que les malades fussent hydropiques ou non) contenaient quelquefois de l'albumine, il étudia avec beaucoup de soin la composition de ces urines. Mais il émit, sur la condition générale qui donne *lieu au passage de l'albumine*, des opinions qu'il aurait probablement modifiées s'il eût eu l'occasion d'examiner les reins après la mort. Ainsi, il dit que, toutes les fois

(1) Abercrombie. *Observations on certains dropsical affections which are successfully treated by blood-letting* (Edinb. med. and surg. journ. vol. XIV, p. 163).

(2) Scudamore, *A treatise on the nature of gout and gravel, etc.* fourth ed. p. 313 et suiv. in-8°. London 1823.

qu'il a trouvé l'urine albumineuse chez des individus hydropiques ou non, les reins montraient *une action irritable et précipitée*, que les émissions étaient fréquentes et accompagnées d'irritation, et quelquefois très abondantes. Je n'attribue pas, continue-t-il, ces phénomènes, simplement *aux troubles nerveux*; dans ce cas, comme dans la plupart des actions morbides des reins, il y a probablement *quelques troubles des fonctions digestives*. Il ajoute, ce qui n'avait pas été constaté aussi nettement avant lui, que, dans huit exemples d'urine albumineuse provenant de malades *non hydropiques*, il y avait une diminution très remarquable de l'urée et de l'acide urique, ainsi que des principes salins ordinaires de l'urine; de sorte que dans ce cas, dit-il, l'action sécrétoire des reins était très imparfaite.

L'auteur des travaux les plus remarquables faits sur les altérations de l'urine dans ces derniers temps, le docteur Prout (1) a consacré, dans son *Traité*, un chapitre important à l'étude de l'urine albumineuse. Mais, au point de vue où il a dû nécessairement se placer (étudiant les altérations de l'urine, abstraction faite des affections qui les produisent), il a été inévitablement conduit à exposer des vues générales sur l'urine albumineuse, qui ne peuvent être appliquées sûrement à aucun état morbide bien déterminé. Cependant, pour rendre ses remarques plus précises, M. Prout a d'abord déclaré qu'il écartait de son sujet l'urine devenue albumineuse par simple mélange avec le sang; et il a consacré presque uniquement ses remarques à une altération très notable de l'urine (Voyez: *Urine chyleuse*). Ses recherches sur les urines albumineuses se portèrent aussi sur d'autres conditions : il analysa des urines albumineuses rendues par des goutteux; et, dans ce cas, comme dans l'urine chyleuse, il a cru remarquer que l'albumine contenue dans l'urine différait de l'albumine du sang; qu'elle se rapprochait, par quelques propriétés, du ca-

(1) Prout, *Inquiry on the nature and treatment of gravel, calculus and other diseases connected with a deranged operation of the urinary organs.* Lond. 1821. — 2d edit. revised. 1825. in-8°.

séum, quoiqu'elle fût distincte de l'une et de l'autre; qu'elle présentait, enfin, les caractères propres à la matière albumineuse contenue dans le chyle. Il constata, en outre, que, dans un petit nombre de cas, l'albumine contenue dans l'urine était la même que celle du sérum du sang.

On ne peut dissimuler que cette manière générale d'étudier l'état albumineux de l'urine n'ait quelquefois induit en erreur M. Prout, surtout lorsqu'il a appliqué à l'appréciation des opinions de Blackall sur l'hydropisie sthénique, avec urine coagulable, ses observations personnelles sur une maladie tout-à-fait différente, caractérisée par l'urine chyleuse. Au reste, pressentant lui-même ce que son sujet ainsi envisagé (l'albumine dans l'urine étant prise pour point de départ) offrait d'incertain, il termine en disant : « que cet état albumineux de l'urine, considéré comme un *symptôme isolé*, ne peut, dans l'état actuel de nos connaissances, indiquer l'emploi d'aucun remède particulier ; néanmoins, ajoute-t-il, cette condition de l'urine doit être toujours prise en considération, attendu que *ce symptôme réuni aux autres* peut quelquefois rectifier le jugement que nous avons à porter sur la nature générale de la maladie. »

Poursuivant les recherches de Wells et Blackall sur les hydropisies avec urine coagulable, consécutives à la scarlatine ou produites par d'autres causes, le docteur Alison, professeur de clinique à Édimbourg, annonça dans ses leçons orales en 1823, qu'il avait trouvé, dans de semblables cas, *les reins durs et mamelonnés*. Le docteur Gregory, qui rapporte cette circonstance, a publié plusieurs cas intéressans observés par M. Alison, entre autres celui d'une jeune femme (1) qui, après avoir été atteinte, en 1820, d'une hydropisie générale avec urine fortement coagulable, jouissait d'une bonne santé et vaqua à ses affaires jusqu'au commencement de l'année 1829, époque à laquelle elle fut de nouveau atteinte d'une hydropisie, avec urine coagulable, dont elle mourut après un an de maladie.

(1) *Edinb. med. and surg. journ.* vol. XXXVII, p. 67, obs. LXVII.

Lorsque la membrane muqueuse des voies urinaires, et en particulier celle de la vessie, est enflammée, il s'opère une sécrétion d'une matière muqueuse ou purulente qui contient une certaine quantité d'albumine, et qui se dépose sous forme de sédiment lorsque l'urine est abandonnée à elle-même. Je rappelle ce fait, parce que M. Howship (1), en traitant de l'*apparence de la matière albumineuse dans l'urine*, a décrit, sous ce titre, ces sédimens muqueux, et non l'état véritablement albumineux de l'urine. Dans ces derniers temps, plusieurs observateurs ont aussi réuni, à tort, de semblables urines, rendues albumineuses par leur mélange avec du mucus et du pus, à celles qui sont rendues dans la néphrite albumineuse et cela a été, pour le diagnostic et le traitement de cette maladie, une source de confusion. Quant aux globules que M. Howship dit avoir observés dans la matière albumineuse, ce ne sont autre chose que les globules muqueux ou purulens; car l'albumine liquide ou solidifiée ne présente pas des globules à l'inspection microscopique. M. Howship a fait un rapprochement encore plus malheureux, en mettant les sédimens pulvérulens, et notamment composés d'urates sur la même ligne que les sédimens muqueux ou purulens qui contiennent souvent de l'albumine.

III. *Des rapports entre l'urine albumineuse, certaines lésions des reins et certaines hydropisies.*—Telles étaient les principales acquisitions de la science sur l'existence et l'influence des lésions rénales dans la production des hydropisies, et sur les rapports, à peine entrevus, entre ces lésions et la sécrétion d'une urine coagulable, lorsque M. Bright publia son beau travail. Après avoir rappelé l'influence remarquable que les maladies du cœur et des gros vaisseaux, les maladies du foie et des veines, et celle de l'inflammation des membranes séreuses, exercent sur le développement de l'hydropisie, M. Bright annonça nettement que l'hydropisie avait encore une autre source dans des *altérations particu-*

(1) Howship. *A practical treatise on the symptoms, causes etc., of the most important complaints that affect the secretion and excretion of the urine*, p. 70 et suiv. in-8°. London, 1823.

lières des reins (1); et il ajouta que, toutes les fois que l'hydropisie dépendait de ces altérations rénales, l'urine était plus ou moins albumineuse, tandis qu'il ne l'avait jamais trouvée coagulable dans un grand nombre d'autres hydropisies qu'il avait observées, et qui dépendaient de maladies organiques du foie. Quant à l'action morbide sécrétoire des reins, il annonça qu'elle était le résultat d'un grand nombre de causes dont l'influence s'exerce surtout sur la peau et l'estomac, et dont le résultat définitif est de produire un état inflammatoire du rein lui-même (*or producing a decidedly inflammatory state of the kidney itself*); que, si cet état continuait, le rein, organe sécréteur de l'urine, éprouvait une *altération permanente en rapport avec cette action morbide*, ou un dépôt qui était la conséquence de cette action. Il rappela que ses observations sur la constitution de l'urine dans les hydropisies, étaient tout-à-fait en rapport avec celles du docteur Blackall. M. Bright ajouta qu'il avait observé des anasarques dues, en apparence, à un état opposé du système, quoiqu'elles fussent accompagnées d'urine coagulable; qu'il avait observé, en particulier, ces anasarques chez des personnes qui avaient été déjà sujettes à la même affection, laquelle avait présenté des disparitions et des retours, et chez des personnes qui avaient abusé de liqueurs spiritueuses.

Dans tous ces cas, continue-t-il, l'urine était albumineuse; et il m'a paru que les reins étaient *malades fonctionnellement ou organiquement* plus souvent qu'on ne croit ordinairement. Dans ces derniers cas, j'ai toujours vu les reins désorganisés, et dans les premiers, lorsque la maladie était récente, j'ai trouvé les *reins gorgés de sang*; dans des cas mixtes, où l'attaque était récente, mais dans lesquels la maladie était due à l'intempérance, j'ai trouvé les reins désorganisés.

Dans cet exposé du docteur Bright se trouve sommairement indiquée toute l'histoire de la néphrite albumineuse: sa forme aiguë et sa forme chronique. Il est seulement à regretter que, dans la description qu'il donne plus tard des lésions qui pro-

(1) Bright (R.). *Diseased kidney in dropsy* (Reports of medical cases. In-4. London. 1827).

duisent l'hydropisie, il perde de vue les caractères anatomiques de la néphrite albumineuse aiguë, qu'il avait si bien observés et si bien indiqués.

Je transcris ici la description générale que M. Bright donne des altérations rénales, et dans laquelle on ne trouve plus malheureusement que les lésions de la néphrite albumineuse chronique. Et, à cette occasion, je dois dire que, si le caractère pathologique de la maladie, à la connaissance de laquelle son nom restera attaché, a été méconnu par plusieurs auteurs qui ont écrit postérieurement sur cette affection, cela a été dû surtout, à ce qu'on s'est formé une idée incomplète de cette maladie uniquement d'après sa forme chronique; à ce qu'on n'a pas tenu compte des observations et des remarques que M. Bright avait faites sur la forme aiguë; enfin à ce qu'il n'a pas attaché lui-même à cette forme aiguë toute l'importance qu'elle méritait. Cela est résulté aussi d'une autre circonstance : de ce que, les lésions chroniques des reins étant observées bien plus fréquemment après la mort que la forme congestive de l'état aigu, on a pris, de la maladie, une idée inexacte et incomplète.

« Par les observations que j'ai faites, dit M. Bright, j'ai été conduit à croire qu'il peut y avoir différentes formes de maladie auxquelles le rein devient sujet, dans le progrès de l'affection hydropique. J'ai même pensé que les altérations organiques qui se sont déjà présentées à mon observation, autorisent l'établissement de trois variétés, sinon de trois formes complètement séparées qu'accompagne une urine positivement albumineuse.

« Dans la *première* forme, il pourrait exister un état de dégénérescence, lequel d'après son apparence, serait considéré comme n'exprimant guère qu'*une simple débilité de l'organe.* Le rein perd sa consistance ordinaire ; il devient bigarré de jaune au dehors ; et, quand on le coupe, on voit à-peu-près la même coloration jaune avec une légère teinte grise pénétrer toute la substance corticale; les portions tubuleuses sont d'une couleur plus vive qu'à l'ordinaire. Le volume du rein n'est pas notablement changé ; et on n'y découvre aucun dépôt morbide apparent (Pl. II, fig. 4 de M. Bright). Cet état de l'organe est quelquefois lié à une condition cachectique du corps, accompagnée d'affection chronique sans qu'aucun épanchement se soit opéré dans le tissu cellulaire ou dans les cavités. Je l'ai trouvé dans un cas de diarrhée et de phthisie, et dans un cas de tumeur ovarienne. Dans le premier cas, il était joint à une légère et presque douteuse coagulation de l'urine par la chaleur; dans le second cas, j'avais omis d'examiner l'état de l'urine. J'ai aussi rencontré presque la même condition du rein avec quelques dépôts opaques, jaunes, disséminés au milieu du tissu de l'organe, dans le cas d'un homme qui mourut épuisé par une diarrhée, résultat de misères endurées et de l'intempérance. Chez cet homme, la sécrétion de l'urine était très réduite, mais je n'eus pas l'occasion de m'assurer si ce liquide était coagulable ou non. Quand cette affection a atteint son point extrême, elle paraît finir par produire une altération plus décidée de structure; quelques portions des reins deviennent consistantes, de manière à n'admettre qu'une circulation très partielle. Dans cet état, la surface avait pris une apparence un peu tuberculeuse à élévations peu sensibles, qui étaient plus pâles que le reste et qui recevaient à peine quelques portions des injections poussées par les artères (Pl. II, fig. 1, 2 et 3 de M. Bright). Dans cet état plus avancé, si c'est la même maladie, l'hydropisie a existé, et l'urine a été coagulable (Salaway, Obs. III).

« Dans la *seconde* forme, toute la substance corticale est transformée en un tissu granulé, et il paraît s'être formé, dans les interstices, un dépôt abondant d'une substance blanche opaque. Dans le degré le moins avancé, quand la tunique est enlevée, on aperçoit seulement une augmentation du pointillé fin que présente le rein dans l'état normal; ou, dans d'autres circonstances, il semble qu'un sable fin a été jeté, en plus grande quantité, sur certaines parties que sur d'autres (Pl. V, fig. 3 de M. Bright). Une section longitudinale fait découvrir une légère apparence de la même espèce à l'intérieur. La maladie ayant continué pendant quelque temps, la matière déposée devient plus abondante, et on la voit, en taches innombrables de forme non définie, répandue sur toute la surface; si on coupe le rein, on trouve que ces taches sont distribuées plus ou moins régulièrement dans toute la substance corticale; elles n'offrent plus une apparence douteuse, mais elles sont très manifestes à l'œil sans aucune préparation (Pl. III, fig. 3 de M. Bright). Dans d'autres cas moins avancés, une macération dans l'eau de fontaine est nécessaire pour les rendre plus évidentes (Pl. IV, fig. 3 de M. Bright). Quand cette maladie a duré pendant un temps très considérable, la texture granulée commence à se montrer au dehors, sous forme de nombreuses élévations légères, inégales, qui se dessinent sur la surface du rein; de sorte que l'altération est reconnue sans peine, même avant que la tunique ne soit enlevée. Le rein généralement est plus volumineux qu'à l'ordinaire; quelquefois il est très augmenté de volume, mais d'autres fois il est peu au-dessus des dimensions naturelles (Pl. I de M. Bright). Parfois j'ai vu (Hobson, p. 59) le rein s'approcher beaucoup de l'apparence tuberculeuse observée dans un degré avancé de la première forme, tel qu'on la voit dans le dessin du rein de Salaway (Pl. II de M. Bright); mais alors on peut se convaincre, par la seule inspection, et beaucoup mieux après la macération, que tout cela est formé de petits dépôts opaques; il est évident que, dans le cas de Hobson, cet état du rein, où l'urine est aussi extrêmement coagulable, peut exister sans aucune trace d'anasarque.

« La *troisième* forme est celle où le rein est tout-à-fait rude et raboteux au toucher; on y voit souvent s'y dessiner de nombreuses élévations, n'excédant guère la tête d'une grosse épingle, jaunes, rouges et pourpres. La forme du rein a souvent de la tendance à devenir lobulée; il est dur au toucher; quand on le coupe, il résiste beaucoup au couteau et approche de la consistance demi cartilagineuse. On observe que les *tubuli* sont tirés vers la surface du rein; bref, toutes les parties de l'organe semblent avoir subi une contraction, et le dépôt interstitiel paraît moins abondant que dans la dernière variété. Cette forme de maladie existait dans un cas dont j'ai un dessin exécuté il y a environ trois ans; il existait aussi dans Bonham (p. 22); et un exemple très caractérisé s'en est trouvé dans Stewart (Pl. III, fig. 1 et 2 de M. Bright), chez lequel cependant le rein était d'une couleur plus vive que dans d'autres cas, où la teinte était davantage d'un pourpre gris. Je pense que le cas de Smith (p. 23) appartenait à la même catégorie. Dans la plupart des cas, l'urine a été très coagulable par la chaleur, formant parfois un large dépôt grumeleux; cependant, en un cas (Castles) où il y avait quelque chose d'approchant à cette altération sur l'extérieur du rein, mais avec un changement manifeste de structure dans le foie, et avec une congestion bronchique confirmée, l'application de la chaleur ne produisit qu'un dépôt brun semblable à du son.

« L'existence de ces trois *formes* d'altération est une conjecture que je hasarde; mais je ne suis nullement assuré de l'exactitude de cette vue. Au contraire, il se peut que la première forme de dégénérescence que je signale, n'aille jamais au-delà du premier degré, et que tous les autres cas, y compris Sallaway, avec la seconde série et la troisième, doivent être considérés seulement comme des modifications et des degrés plus ou moins avancés d'une seule et même affection.

« Je me suis quelquefois demandé si le cas de Peacock et de Thomas (Pl. III, fig. 3 et 4 de M. Bright) doivent être pris pour les premiers degrés de la granulation positive des reins (King, Beaver et Richardson), ou si les dépôts opaques et floconneux que les reins présentaient dans leur tissu, étaient une autre forme de la maladie. L'aspect me fait pencher pour la première alternative, et, bien que King fît remonter la maladie à une époque moins éloignée que Peacock ou Thomas, cependant il n'y a pas de raison pour ne pas admettre que la maladie n'eût pas fait des progrès plus insidieux ou plus rapides dans son cas que dans celui des autres.

« Outre ces trois *formes* de maladie qui passent presque les unes dans les autres, et qui sont ordinairement accompagnées d'une urine positivement coagulable, il y a deux autres altérations des reins où le coagulum s'observe quelquefois, mais dans un degré très secondaire, la coagulabilité qui se remarque un jour disparaissant complètement un autre jour. Un de ces états morbides consiste en une mollesse anomale de l'organe; l'autre, en une obstruction des *tubuli* par des particules d'un dépôt blanc qui offre l'apparence de petites concrétions. Dans le premier, on a observé qu'une diminution correspondante de consistance existait dans le foie, dans la rate et dans les parois du cœur, dont l'action avait diminué de force pendant la vie. Dans les autres cas, outre l'état d'obstruction des tubes urinifères, tout le tissu du rein avait souffert; la substance corticale était plus ferme qu'à l'ordinaire, et les *tubuli* avaient perdu leur convergence régulière et pris une direction flexueuse. Il n'est nullement improbable que nous trouverons plus tard d'autres sources d'irritation rénale que l'on doit rapporter à un état analogue de l'urine (*Reports of medical cases*, by Richard Bright, p. 67 et suiv. London, 1827). »

Enfin, une dernière circonstance n'a pas peu contribué, même dans ces derniers temps, à propager l'opinion que la néphrite albumineuse était une maladie chronique; c'est la description générale de cette maladie donnée par M. Bright lui-même dans son dernier travail (1836); car elle ne correspond réellement qu'à la forme chronique: et il n'y est point fait mention de la forme aiguë, à laquelle appartient le plus grand nombre des cas qu'on observe à la suite de la scarlatine. J'ajoute, enfin, qu'en Angleterre même, cette opinion, et suivant moi, cette erreur, se sont tellement propagées et répandues que presque tous les noms employés pour désigner cette maladie ont été empruntés à l'apparence des lésions rénales, consécutives ou secondaires à l'altération inflammatoire et primitive des reins (*Mottling; white degeneration, contraction or granulation; granular disease, etc.*).

Sentant qu'il était de la plus haute importance d'examiner avec le plus grand soin la composition de l'urine dans un grand nombre de cas d'hydropisie avec urine coagulable et dépendante de l'affection des reins, M. Bright eut l'heureuse idée d'invoquer la collaboration du docteur Bostock, familier avec ces sortes de recherches, et connu par des travaux importans de physiologie et de chimie pathologique. Le docteur Bostock (1) examina donc l'urine des malades traités par M. Bright.

(1) Les lettres de M. Bostock sont insérées dans le travail de M. Bright (*Reports of medical cases*, p. 75, etc.).

Les résultats de ces recherches sont consignés dans trois lettres qu'il lui adressa. M. Bostock constata que la proportion de l'albumine était généralement considérable (quoiqu'elle offrît des variations suivant les cas), que la proportion des sels et de l'urée était diminuée, et que la pesanteur spécifique de l'urine était presque toujours notablement moindre que celle de l'urine saine; comme M. Prout, il pensa que l'albumine contenue dans l'urine s'y trouvait quelquefois dans un état particulier, et qu'elle n'offrait pas tout-à-fait les mêmes caractères que celle du sérum du sang.

Présumant qu'une altération si remarquable de la sécrétion urinaire pouvait être précédée ou suivie de quelque altération du sang, M. Bostock ne se contenta pas de noter que le sang était souvent couenneux (remarque qui avait été déjà faite par Blackall), il chercha si ce liquide n'était pas modifié dans sa composition chimique. Le premier, je crois, il a constaté la diminution de la pesanteur spécifique du sérum devenu plus aqueux, et il a découvert, par l'analyse, que le sang contenait une matière qui présentait les principaux caractères de l'urée, matière que plus tard M. Christison reconnut pour l'urée elle-même.

Le docteur Bostock (1) émit l'opinion que l'urine d'un homme sain pouvait contenir de l'albumine sous l'influence de causes légères; mais, comme il ajoute que cette albumine était dans un état particulier, *et qu'elle n'était pas coagulable par la chaleur*, il me reste des doutes sur la nature des précipités *dits albumineux* qu'il a obtenus en versant dans l'urine de l'acide hydrochlorique, qui peut précipiter les urates lorsqu'elle en est très chargée. Il est encore plus douteux que le précipité que détermine le deuto-chlorure de mercure, versé dans l'urine lorsqu'elle ne donne pas de grumeaux ou de coagulum par l'ébullition, soit de l'albumine; enfin le prussiate de potasse acidulé précipite aussi le mucus de l'urine. Or, c'est d'après ces expériences et d'après d'autres qui ne

(1) Bright, *Med. reports*, p. 80. — Cyclopædia of practical medicine, art. *Urine*.

sont pas plus concluantes, qu'un grand nombre de pathologistes ont admis qu'on rencontrait souvent de l'albumine dans l'urine d'un homme sain sous l'influence des causes les plus légères.

Les recherches de Wells et de Blackall sur les hydropisies, avec urine coagulable, avaient déjà attiré l'attention des médecins d'Edimbourg, lorsque les travaux de M. Bright vinrent donner une forte impulsion à de nouvelles recherches sur cette espèce d'hydropisie, sur laquelle MM. Abercrombie, Alison et Home avaient déjà recueilli plusieurs observations. Bientôt les travaux de MM. Christison (1) et Gregory (2) vinrent donner une nouvelle force aux opinions du célèbre médecin de Londres qui avaient trouvé de l'opposition ou des restrictions parmi des médecins d'un grand mérite, tels que MM. Elliotson, Graves, Copland, etc.

M. Christison rapporta sept observations d'hydropisie avec urine coagulable, dépendante de lésions rénales. Par leur expression symptomatique et par les lésions trouvées après la mort, ces cas se rapportaient exactement aux trois formes décrites par M. Bright. M. Christison, dans ces observations, nota exactement la pesanteur spécifique de l'urine (dont la diminution est un des caractères importans de la forme chronique de la maladie); mais ce qui distingue surtout son travail, ce sont ses recherches sur l'altération du sang et l'exposé des expériences, à l'aide desquelles il obtint de l'urée (§ 298). M. Christison résuma ses observations, en disant qu'elles confirmaient pleinement les observations de M. Bright, qui pouvaient être ainsi formulées :

« 1° L'hydropisie a fréquemment son origine dans une maladie organique des reins, qui, quand elle est pleinement dévelop-

(1) Christison (Robert). *Observations on the variety of dropsy which depends on diseased kidney* (Edinb. med. and surg. journal, vol. XXXII, 1829, p. 262).

(2) Gregory (J. Cr.) *On diseased states of the kidney connected during life with albuminous urine* (Edinb. med. Journ. vol. XXXVI, 1831, p. 315. — Ib. vol. XXXVII, p. 54).

pée, consiste ordinairement dans le dépôt d'une matière jaunâtre, granuleuse dans sa texture; 2° cette maladie est toujours trouvée après la mort, lorsque l'urine, rendue pendant la vie, a été albumineuse; 3° dans de tels cas, l'urine est d'une faible pesanteur spécifique, et contient une proportion extrêmement faible d'urée et de sels; 4° la maladie des reins est souvent indiquée par des douleurs aux lombes ou en travers de la partie supérieure du ventre, par des nausées et des vomissemens, et parfois par une urine d'un rouge pourpre ou sanguinolente; 5° elle est très souvent accompagnée, dans son cours, d'une forte tendance à l'inflammation des organes intérieurs et aux affections de la tête; et la saignée est, dans la plupart des cas, à une époque ou une autre de la maladie, un remède approprié. »

Il faut le reconnaître: si plusieurs de ces propositions résumaient une découverte importante, plusieurs aussi, prises d'une manière absolue, n'étaient pas rigoureusement exactes. Ainsi il a été reconnu plus tard, et cela ne peut être contesté aujourd'hui, que l'urine pouvait être albumineuse pendant la vie, même chez des hydropiques, atteints de maladies de cœur par exemple, sans qu'on trouvât après la mort un des états des reins décrits par M. Bright, et, à plus forte raison, des reins granulés.

Il manquait, en outre, à ce résumé, une indication formelle et précise de l'altération primitive des reins qui amène plus tard le dépôt de la matière granuleuse, lorsque la maladie se prolonge pendant un ou plusieurs mois. Il y manquait surtout l'expression symptomatique nette, de la forme aiguë de l'hydropisie, avec urine coagulable, si commune après la scarlatine, forme dans laquelle les émissions sanguines sont si généralement salutaires et qui se termine si rarement par l'altération granuleuse des reins, lorsqu'elle est mortelle.

Dans un travail postérieur, publié en 1839, M. Christison (1) a donné une description générale plus complète de la maladie de Bright, surtout en ce qui a trait *à ses rapports avec l'hydropisie, les inflammations et d'autres maladies*. Dans ce travail, où il a mis

(1) *On granular degeneration of the kidnies*, etc. in-8, Edinb. 1839.

à contribution non-seulement ses propres recherches mais aussi celles des auteurs du continent qui sont parvenues à sa connaissance, il a, avec raison, distingué deux formes de la maladie, d'après ses symptômes : l'une *aiguë*, l'autre *chronique*. Mais il m'a paru que la forme aiguë décrite par M. Christison ne correspondait pas exactement à la forme aiguë la plus commune, la plus franche et la plus nette de la maladie, telle qu'on la voit à la suite de la scarlatine. Considérée d'une manière générale, la description de M. Christison représente plutôt les cas de néphrite albumineuse chronique qui *débutent avec des symptômes inflammatoires* pour prendre ensuite l'expression d'une maladie lente et parfois apyrétique; ou bien encore à d'autres cas dans lesquels la maladie, après avoir débuté d'une manière chronique, présente ensuite un ou plusieurs *paroxysmes inflammatoires* à des époques plus ou moins rapprochées. Quant à la forme chronique de la maladie, il en a exposé les caractères avec la plus grande exactitude. Il a surtout étudié les altérations de l'urine et du sang, avec un soin particulier qui est un des principaux mérites de son travail. Il a aussi donné une attention soutenue à l'étude des causes de la maladie et de ses affections secondaires. Quant aux caractères anatomiques de la maladie, il a cru devoir en admettre sept formes, d'après ses recherches et d'après d'autres descriptions qui avaient été données en France : 1° la congestion des reins avec ou sans dépôt granuleux dans leur substance; 2° la vraie dégénérescence granuleuse de la substance corticale et tubuleuse (*a finely granular-abotryoidal*); 3° la dégénérescence en une masse homogène, d'un jaune grisâtre, dont la consistance est intermédiaire entre celle du foie et celle du cerveau; 4° des tubercules disséminés; 5° une induration ou une dureté semi-cartilagineuse; 6° l'atrophie avec la disparition de la structure rénale, normale, avec ou sans un des états morbides ci-dessus mentionnés; 7° une simple anémie.

Pour moi, de ces formes, je n'admets comme appartenant à la néphrite albumineuse que celles qui sont caractérisées par la congestion sanguine, la dégénérescence jaune, les granulations de M. Bright, l'atrophie avec induration. Quant aux *tubercules disséminés* et à la *simple anémie*, ces altérations doivent être détachées de ce groupe; elles ne lui appartiennent pas.

Le docteur James Crawfurd Gregory, dont la science regrette la perte prématurée, publia, en 1831, un mémoire plein de faits et de remarques judicieuses sur les *maladies des reins en rapport avec l'urine albumineuse* (1). Il ne cita pas moins de quatre-vingts observations, recueillies par lui ou par ses collègues, médecins de l'Infirmerie royale d'Edimbourg. Sans doute il est à regretter que plusieurs de ces faits soient exposés d'une manière trop sommaire, et que la nature de plusieurs autres ne soit pas dégagée de toute incertitude; mais la manière dont le docteur Gregory les a présentés leur donne un véritable intérêt. Une *première série* se compose des cas dans lesquels l'hydropisie avec urine coagulable, s'est terminée par la mort, après avoir présenté, pour symptômes accessoires, saillans, des vomissemens ou de la diarrhée. La *seconde série* se compose des cas, également mortels, d'hydropisie avec urine coagulable, et dont les symptômes saillans, accessoires, provenaient des organes de la respiration ou de la circulation. Une *troisième série* comprend les cas dans lesquels il n'y avait point d'hydropisie, et d'autres dans lesquels l'urine n'avait pas été examinée pendant la vie, et dans lesquels la maladie des reins a été seulement reconnue après la mort. Enfin, une *quatrième série* comprend les cas dans lesquels les malades se sont rétablis ou ont été soulagés.

Je ne m'arrêterai point aux faits de la première, de la seconde et de la quatrième séries relatifs à des hydropisies avec urine coagulable, qui ont été accompagnées, pendant la vie, d'accidens abdominaux ou thoraciques plus ou moins prononcés; de semblables faits étaient déjà nombreux dans la science. Les faits compris dans le *troisième groupe*, au contraire, méritent une attention toute particulière. Il est vrai que M. Christison avait déjà dit qu'il avait observé, chez des individus non hydropiques, les altérations rénales qu'il avait

(1) *Edinb. med. and surg. journ.*, vol. XXXVI-XXXVII.

rencontrées dans les cas d'hydropisie avec urine coagulable ; mais Gregory, en rassemblant un certain nombre de faits où il a cru trouver cette particularité, a attiré plus fortement l'attention sur ce sujet. Ses observations XXVII, XXX, XXXI, XXXII, XXXIV et XXXV, et surtout les observations XXX et XXXV, me paraissent, en effet, des exemples de néphrites albumineuses sans hydropisie. Les autres observations, il faut que je le dise, appartiennent à d'autres maladies; et, comme les circonstances qui ont fait commettre une méprise à Gregory en 1831, sont encore aujourd'hui, en 1839, pour plusieurs personnes une source d'erreur, il importe de les signaler. 1° C'est d'abord la présence de l'albumine dans l'urine, dans d'autres maladies des voies urinaires; ainsi l'observation XXXV est un cas de cystite et de néphrite simple, dans lequel l'urine, mélangée avec une certaine quantité de muco-pus, était albumineuse. L'observation XXIX est également un cas d'inflammation du bassinet avec urine mélangée de muco-pus. 2° Une seconde source d'erreur, c'est qu'à l'époque où écrivait Gregory, les caractères anatomiques de la néphrite chronique simple n'étaient pas bien connus; car je crois avoir, le premier, prouvé que la décoloration jaune du rein, l'aspect marbré et induré sont des lésions qu'on trouve dans la néphrite simple comme dans la néphrite albumineuse. Et, à cette occasion, je ferai une remarque qui devra frapper ceux qui contestent aujourd'hui l'analogie de la néphrite simple avec la néphrite albumineuse; c'est que les différences entre certaines apparences anatomique de la néphrite simple chronique et de la néphrite albumineuse chronique doivent être bien plus légères qu'ils ne le pensent, quand des observateurs tels que M. Christison et Gregory ont pu prendre les unes pour les autres. Il est encore une circonstance que je dois signaler, et qui a probablement été une source d'erreur pour Gregory ; je veux parler du fait de la faible pesanteur spécifique de l'urine dans la néphrite albumineuse chronique. Cette diminution de la pesanteur spécifique de l'urine est, sans contredit, un symptôme important et qui acquiert surtout beaucoup de valeur lorsqu'on le rapproche d'autres symptômes de la maladie; mais j'ai établi que cette diminution notable de la pesanteur spécifique de l'urine était aussi un symptôme de la néphrite simple chronique, consécutive ou non, ainsi que cela a lieu souvent, à une cystite chronique. L'urine, mélangée d'une certaine quantité de muco-pus, offre alors deux caractères (*faible pesanteur spécifique et présence d'albumine*) que beaucoup de personnes croient encore aujourd'hui des signes non équivoques de néphrite albumineuse; mais, dans ce cas (comme je l'ai fait remarquer), l'urine offre un sédiment muqueux, glaireux ou purulent, ou au moins, à l'inspection microscopique, des globules muqueux ou purulens; il existe, en outre, d'autres symptômes propres à la cystite.

Si Gregory n'a pas comparé la pesanteur spécifique de l'urine dans la néphrite simple chronique avec la pesanteur spécifique de l'urine dans les cas de lésions rénales qui produisent ordinairement l'hydropisie, il est juste de dire que plus que personne alors, peut-être, il a étudié les variations que la pesanteur spécifique de l'urine présente dans *l'état de santé et dans les cas d'hydropisie avec urine coagulable*. En effet, il a observé les variations de la pesanteur spécifique de l'urine, chez deux hommes sains, à trois époques différentes du jour, pendant vingt jours. Il a donné l'indication de la pesanteur spécifique de l'urine de 58 hommes sains, et celle de la pesanteur spécifique de l'urine chez 50 individus atteints d'hydropisie avec urine coagulable. Il a fait des recherches analogues sur la pesanteur spécifique du sérum du sang des hydropiques. Il a constaté comme MM. Bostock et Christison, qu'elle était généralement moindre que dans l'état sain. C'est encore là un caractère important, mais non absolu; car la pesanteur spécifique du sérum diminue dans un certain nombre de maladies chroniques et dans les maladies aiguës, après des saignées plus ou moins répétées (Voyez les *Tableaux* n° 2 et 3).

M. Graves (1) ayant été un des antagonistes les plus prononcés

(1) *London med. Gazette*, vol. VII. February, 1831, p. 585. — *Dublin jour-*

des opinions que M. Bright avait émises relativement à l'influence de certaines lésions rénales sur la production des hydropisies avec urine coagulable, j'examinerai particulièrement ses objections, et je signalerai quelques erreurs qui lui sont échappées; mais, avant d'aller plus loin, je crois devoir reproduire ici les opinions de M. Graves telles qu'il les a présentées lui-même: « Je ne puis admettre, dit-il, que l'état albumineux de l'urine dans l'hydropisie, dépende d'une altération de texture des reins. J'ai observé tant de cas où l'albumine disparaissait complètement sous l'influence d'un traitement convenable, qu'un tel état de l'urine doit être fréquemment produit par un désordre fonctionnel des reins et non par l'altération de tissu décrite par M. le docteur Bright. J. P. Frank a dit, il y a long-temps, que quelques cas d'hydropisie peuvent offrir de l'analogie avec le diabète. Une observation attentive des diverses formes sous lesquelles l'hydropisie se présente, m'a porté aux conclusions suivantes: Quand l'hydropisie s'établit graduellement, d'une manière chronique, lorsqu'elle n'est accompagnée ni d'inflammation appréciable, ni d'affections organiques soit dans la cavité thoracique, soit dans l'abdomen, alors il y a raison de penser que l'hydropisie est analogue au diabète. Si, outre ces caractères, l'urine est plus abondante ou aussi abondante qu'à l'ordinaire, et surtout si elle est albumineuse, nos soupçons acquièrent un degré de certitude de plus, et nous devons employer le mode de traitement que réclame cette variété de l'hydropisie, et qui consiste non à saigner soit par la lancette, soit par les sangsues, non à administrer des purgatifs ou des diurétiques, non à mercurialiser l'économie, mais dans l'emploi de l'opium et d'une alimentation animale modérée. Ce traitement a réussi d'une manière remarquable à l'hôpital de Meath, dans des cas de cette nature. En voici un exemple, entre beaucoup d'autres:

« Arthur Noble entra à l'hôpital, le 16 mai, affecté d'anasarque générale. La maladie durait depuis plusieurs semaines, et, bien

nal of medical science, n. 16. — *Archives générales de médecine*, 2e série, t. VI, 1834, p. 559.

qu'elle parût avoir été causée dans son principe par le froid, et qu'elle ait eu alors une apparence inflammatoire, cependant, à l'entrée du malade, tout symptôme d'inflammation et de fièvre avait disparu; il ne restait qu'un peu de sensibilité à l'épigastre, probablement due à la distension de l'estomac par des gaz, plutôt qu'à une gastrite. Anorexie; soif; urine très albumineuse; peau humide; constipation; un peu de toux avec expectoration, causée par une légère bronchite; dyspnée peu intense, qui pouvait être causée par un léger œdème pulmonaire. Il faut remarquer que la santé de cet homme était détériorée depuis un an et demi, par conséquent long-temps avant l'apparition des symptômes d'hydropisie. Le premier jour, on le purgea activement; ensuite on prescrivit une poudre composée d'une drachme de surtartrate de potasse et d'un scrupule de quinquina, trois fois par jour. L'urine fut augmentée, mais son albumine ne fut pas diminuée en proportion. La peau continua à être humide; le malade prit un meilleur aspect, et ses forces s'améliorèrent; mais on remarqua qu'il dormait à peine une heure dans la nuit, et l'anasarque, qui d'abord avait diminué, devint stationnaire. Cet état stationnaire de l'hydropisie, l'insomnie, l'absence de fièvre, la soif vive, l'urine albumineuse et la moiteur de la peau, me déterminèrent à employer l'opium, qui fut d'abord employé en lavemens, et ensuite sous forme de pilules, à la dose d'un grain et demi. Sous l'influence de ce traitement, le sommeil se rétablit promptement; l'urine diminua de quantité, devint moins albumineuse de jour en jour; le malade reprit des forces et de l'embonpoint; enfin, la soif vive et l'œdème disparurent. Il quitta l'hôpital, le 17 juin; son urine n'était plus albumineuse (*Dublin journal of med. science*, n° 16. — *Archives générales de médecine*, série 2, tom. VI, 1834, p. 559). »

Et d'abord je concède que M. Bright a eu tort de dire qu'une urine albumineuse était toujours l'indice des altérations rénales qu'il a décrites; mais cela n'empêche pas qu'il ne soit bien démontré, aujourd'hui, que l'opinion exprimée par M. Bright est parfaitement exacte dans la grande majorité des cas, surtout lorsqu'il existe en même temps une anasarque. Quant aux hydropisies qu'on observe quelquefois chez les diabétiques, sans doute il n'est pas prouvé, il n'est même pas probable qu'elles dépendent d'une des lésions rénales décrites par M. Bright (quoique, à ma connaissance, on n'ait pas encore bien étudié les reins dans de semblables conditions); mais, en supposant qu'on trouvât les reins parfaitement sains chez de tels hydropiques, il resterait à démontrer que l'urine qui, dans ces cas, contient de l'albumine offre, dans sa composition, les modifications qu'elle présente dans l'hydropisie avec urine coagulable et lésions rénales: ce que ni M. Graves, ni personne, n'ont encore fait jusqu'à ce jour. Quant à l'emploi de la saignée, par la lancette ou les sangsues, personne n'ignore aujourd'hui que dans la néphrite albumineuse chronique, avec hydropisie, ces remèdes ne sont applicables que dans les paroxysmes et contre les inflammations intercurrentes. Enfin, quant au cas cité par M. Graves, il tend seulement à démontrer l'utilité de l'opium dans des cas d'anasarque chronique avec urine albumineuse. En supposant que ce cas fût indépendant d'une affection du cœur, ou d'un état cachectique de la constitution (analogue à celui qu'on observe chez les scorbutiques, dont les urines sont quelquefois albumineuses), ou d'autres conditions encore dans lesquelles l'urine peut se charger d'albumine, cela ne prouverait pas que des urines albumineuses, d'une faible pesanteur spécifique, peu acides, neutres ou alcalines, le plus souvent sans sédiment, ne fussent un indice à-peu-près certain des altérations décrites par M. Bright.

Ce n'est pas avec plus de fondement que M. Graves reproche à Blackall, d'avoir conseillé l'emploi de la saignée indistinctement pour tous les cas d'hydropisie avec urine coagulable; car, si Blackall a insisté avec force sur l'utilité de la saignée dans cette espèce d'hydropisie, c'est qu'il a reconnu qu'elle se présentait souvent sous la forme inflammatoire; qu'elle se compliquait, dans un grand nombre de cas, d'inflammations de plèvres, du péricarde, des poumons, etc., complications dont l'existence et la fréquence ont été confirmées par les recherches postérieures; mais Blackall, non-seulement ne proscrit pas les toniques d'une manière absolue, mais même il les recommande dans la dernière période de cette espèce d'hydropisie, et il rapporte un grand nombre de cas, dans lesquels il a employé le quinquina avec avantage.

Propagées par l'enseignement médical, les opinions de MM. Bright, Christison et Gregory furent exposées d'une manière concise, mais avec beaucoup de netteté et de précision, par M. Spittal, dans sa thèse inaugurale, soutenue à Edimbourg en 1832 (1). M. Spittal remarqua que la présence de l'albumine dans l'urine n'était point un signe absolu de l'altération des reins, décrite par M. Bright. Cette remarque était fondée; mais les observations dont il se servit pour la prouver ne l'étaient pas. En effet, M. Spittal affirme, sur l'autorité de Turner et de Gmelin, qu'il existe de l'albumine dans l'urine saine, et il en donne pour preuve, qu'elle précipite par le tannin et le deuto-chlorure de mercure: or, on sait que ces deux réactifs peuvent donner lieu, dans l'urine, à des précipités tout-à-fait étrangers à l'albumine.

Ce que M. Bright avait observé et dit de la forme aiguë de la maladie, avait échappé à l'attention des médecins d'Edimbourg; car lui-même n'en n'avait point fait mention dans sa description générale. A leur exemple, M. Spittal a dépeint la maladie de Bright comme une affection chronique, quoiqu'il indique la congestion des reins comme le 1er état de la maladie. Aussi, s'exprime-t-il ainsi relativement à l'origine du mal : « A lenta renum inflammatione hoc malum originem trahere creditur. » Le fait est qu'on ignorait alors que l'anasarque aiguë avec urine coagulable, à la suite de la scarlatine, est une des espèces les plus fréquentes de la maladie, et qu'une observation de M. Bright, relative à la forme aiguë de la maladie, était passée tout-à-fait inaperçue.

Le docteur Craigie (2) mentionna, dans son Rapport clinique de 1832 et 1833, deux cas d'induration des reins, qui avaient

(1) Spittal (R.). *Dissertatio de quodam vitio, quod urinæ mutatio particularis comitatur*, Edinb. 1832.

(2) Craigie. *Report on the cases treated during the course of clinical lectures at the royal infirmary in the session* 1832-33 (Edinb. med. and surg. journ., vol. XLI, p. 120).

été accompagnés, pendant la vie, d'une urine albumineuse et d'une anasarque ; altérations qu'il attribuait à un état inflammatoire, chronique, de la substance glanduleuse des reins. La surface des reins était irrégulière, avec de petites éminences et des dépressions dont le fond était plus vasculaire que les éminences.

M. Craigie suppose que cette altération est distincte de celles qui ont été décrites par M. Bright (quoiqu'elle me paraisse évidemment correspondre à sa troisième forme), et il regarde les dépressions comme consécutives à une congestion partielle, à la suite de laquelle une portion de la substance corticale aura été résorbée. Le fait est que de semblables dépressions, et même une atrophie plus ou moins considérable de la substance corticale, s'observent souvent dans la néphrite simple et dans la néphrite albumineuse chronique.

Dans un mémoire sur l'hydropisie avec urine coagulable, publié en 1832, le docteur Barlow (1) de Bath, déclara que, dans son opinion, M. Bright avait parfaitement établi une relation entre l'urine coagulable et l'altération organique des reins. M. Barlow a, en outre, publié, un cas de dérangement des reins qu'il regarde comme simplement fonctionnel, et dans lequel l'urine était albumineuse. Ce cas était celui d'un homme actif, d'une bonne constitution, qui fut reçu à l'hôpital de Bath dans le mois de mai 1830, pour s'y faire traiter d'une hydropisie générale, fortement inflammatoire. L'urine, par la chaleur se coagula en une masse solide ; à l'aide d'un traitement actif le malade fut guéri, en juillet. Cet homme, qui était laboureur, a continué de se bien porter quoiqu'il travaillât constamment ; ce qu'il n'aurait pu faire, dit M. Barlow, s'il eût été atteint *de la maladie organique des reins décrite par le docteur Bright*.

Il est évident, d'après ce passage, que le docteur Barlow comme tous les médecins anglais qui ont écrit sur l'hydropisie avec urine coagulable, regarde la maladie de Bright comme une maladie chronique, et ne suppose pas qu'elle existe sous forme aiguë.

Le docteur Elliotson a aussi combattu, en plusieurs points,

(1) *Midland medical and surgical reports*, may 1832.

les opinions de Blackall et du docteur Bright. Toutefois il reconnaît (1) que l'hydropisie peut être la conséquence de lésions rénales, et que l'urine est généralement albumineuse, lorsque le rein est affecté organiquement, ou bien lorsqu'il est le siége d'une forte congestion sanguine ou d'un état inflammatoire. Mais, de ce que l'urine est albumineuse, il pense qu'on ne peut en conclure que le rein est dans un état de maladie organique; car, ajoute-t-il, j'ai vu tant de personnes hydropiques, qui avaient l'urine albumineuse, revenir à un état de santé parfaite, que je ne puis supposer que le rein eût été organiquement malade. Je ne puis admettre, continue-t-il, non plus, qu'il existât, dans ces cas, un état d'inflammation ou de congestion du rein, parce que je n'observai pas les signes de ces affections. Enfin, j'ai vu l'urine albumineuse, sans qu'il existât aucune raison de soupçonner une maladie des reins. Il est possible, continue-t-il, que, dans la maladie des reins ou dans un état de congestion de ces organes, l'urine soit généralement albumineuse; mais, de ce que l'urine est albumineuse, je n'en conclurai pas que les reins sont malades. Je ne pense pas non plus que la quantité et la fermeté du coagulum de l'albumine de l'urine soient ordinairement proportionnées à l'inflammation, ni qu'on puisse trouver, dans l'abondance ou dans l'apparence plus ou moins prompte de l'albumine dans l'urine, une indication sûre et certaine de la saignée.

Je reconnais, avec M. Elliotson, que Blackall a eu tort de dire, d'une manière trop générale, qu'on pouvait trouver un guide sûr, pour l'emploi de la saignée, dans l'apparence du coagulum de l'urine; mais M. Elliotson remarque lui-même que Blackall a modifié ce que sa proposition avait de trop absolu, en disant qu'il fallait employer la saignée avec mesure, et tenir compte de ses effets avant de la renouveler.

Sans nier que la présence de l'albumine dans l'urine puisse, dans quelques cas, être occasionée par une maladie des reins, le docteur Darwall (2) pense qu'on a accordé trop de confiance

(1) Elliotson. *Reports of cases, etc.* (Lond. med. Gazette, vol. VII, p. 315).

(2) Darwall, *Cyclopædia of practical medecine*, art. DROPSY, 1833, p. 641.

à ce phénomène. Pour preuve de son opinion, il cite un cas d'hydropisie, avec urine coagulable, dans lequel on avait observé une grande diminution de l'albumine, pendant plusieurs jours, après l'administration du sulfate de quinine; après la mort, ajoute-t-il, les reins furent trouvés parfaitement sains, à l'exception de leur substance corticale qui était plus pâle qu'à l'ordinaire.

J'ai déjà remarqué (§ 562) que ce malade avait une affection du cœur; que les reins n'étaient pas parfaitement sains, et qu'il n'était pas dit, dans l'observation, si la pesanteur spécifique de l'urine était, ou non, peu considérable, ainsi que cela a lieu dans la néphrite albumineuse chronique.

M. Copland (1), après avoir divisé les hydropisies en deux classes, dont l'une (*hydropisies primaires*) correspond à celles que j'ai décrites sous le nom d'*hydrophlegmasies*, et dont l'autre (*hydropisies secondaires*) comprend les hydropisies consécutives aux maladies du cœur, à certaines affections des veines, des poumons, aux maladies du foie, des reins, etc., a fait quelques remarques sur les hydropisies qui proviennent des reins. Il rappelle d'abord que les lésions de ces organes, comme celles des autres viscères qui ont été trouvés malades dans l'hydropisie (les maladies du cœur, par exemple), peuvent exister avec ou sans hydropisie. Il pense que tout changement de structure des reins peut se lier à la production d'épanchemens séreux, spécialement lorsqu'il empêche ou interrompt les fonctions naturelles de ces organes. De toutes les lésions des reins qui produisent l'hydropisie, la principale, suivant le docteur Copland, est la maladie décrite par le docteur Bright. Mais M. Copland croit que l'hydropisie se forme rarement lorsque les reins sont seuls affectés. Pour lui, l'hydropisie résulte le plus souvent *de l'association des lésions des reins avec des lésions du cœur*, des poumons et du foie. Dans de tels cas, ajoute-t-il, les maladies des reins peuvent être primitives ou consécutives, et le plus souvent elles sont consécu-

(1) Copland. *A dictionary of practical medecine.* art. DROPSY. Lond., in-8, 1833.

tives. Dans ce dernier cas, l'hydropisie commence comme lorsqu'elle survient dans les maladies des organes de la circulation et de la respiration; l'association de la maladie des reins est souvent distinctement indiquée par une douleur dans les lombes, par des nausées, des vomissemens, de la diarrhée et par une urine coagulable. Dans quelques cas, cependant, la maladie rénale peut exister sans ces symptômes, et l'urine peut être coagulable, sans que le rein soit particulièrement engagé.

Lorsque l'affection rénale est primitive, l'hydropisie commence par une anasarque; elle s'étend rapidement aux cavités des plèvres, du péricarde, du péritoine, et quelquefois de l'arachnoïde. Dans la plupart des cas, les symptômes sont plus aigus et les progrès de la maladie plus rapides que dans aucune autre forme d'hydropisie symptomatique. Dans ce cas, il n'est pas rare d'observer des symptômes de pleurésie, de péricardite et de péritonite avant la période la plus avancée de ces hydropisies. M. Copland paraît disposé à attribuer ces lésions inflammatoires consécutives, à l'altération des sécrétions des membranes, dues elles-mêmes à l'altération du sang (par défaut d'élimination des principes que la nature rejette au-dehors, lorsque l'action des reins est normale et régulière). Quant à la présence de l'albumine dans l'urine, elle a lieu dans d'autres maladies sans lésions des reins. Mais il est constant qu'on observe fréquemment de l'albumine dans l'urine, quand ces lésions existent, et dans des hydropisies aiguës. Enfin M. Copland ajoute qu'il a souvent observé, dans les maladies aiguës des enfans, où il n'y avait aucune altération rénale, de l'albumine dans l'urine, et que ce phénomène n'est pas rare après les fièvres éruptives.

Plusieurs des remarques de M. Copland sont fondées, d'autres ne me le paraissent pas. Ainsi, il est fort contestable que les reins, dans l'hydropisie avec urine coagulable, soient plus souvent affectés consécutivement à d'autres malidies que d'une manière primitive. Dans l'anasarque aiguë, à la suite de la scarlatine, et dans un grand nombre de cas d'anasarque chronique, produits par l'impression du froid et de l'humidité ou par l'abus de liqueurs spiritueuses, les reins sont aussi primitivement affectés et quelquefois même uniquement affectés.

Les cas de coïncidence des lésions rénales avec les maladies du cœur ou avec la phthisie pulmonaire, etc., dans lesquels l'affection des reins est le plus souvent secondaire, sont plus rares que les cas d'affection primitive. L'excrétion de l'albumine, dans d'autres maladies aiguës ou chroniques, qui n'ont pas leur siège dans les voies urinaires, est un fait incontestable; mais je regarde comme fort douteux que l'albumine existe dans l'urine des enfans malades en un aussi grand nombre des cas que paraît le supposer M. Copland (Voyez le *Tableau* n° 1).

Je continue l'exposé des travaux faits en Angleterre, sur la maladie de Bright; je reviendrai, plus loin, sur les recherches faites en France, et dont l'origine remonte à mes premières études sur les maladies des reins, en 1830.

On sait qu'il se développe assez fréquemment des symptômes cérébraux dans les néphrites simples, graves et parfois dans la néphrite albumineuse. Le docteur Wilson (1) cite plusieurs cas d'affection cérébrale qui se rapportent évidemment à l'une ou l'autre de ces inflammations rénales.

En 1833, M. G. Hamilton (2) publia un travail qui mérite une mention toute particulière, en ce qu'il établit, par des ouvertures de corps, ce qui ressortait évidemment des observations de Wells et Blackall, rapprochées de celles de M. Bright, savoir que l'anasarque avec urine coagulable, suite de scarlatine, devait être rattachée à la maladie décrite par M. Bright. Les observations de M. Hamilton ont été confirmées par les observations faites en France à-peu-près à la même époque, et par des observations postérieures, publiées par MM. Wood, Mateer, etc.

Le docteur Burrows (3), dans ses *Lectures sur le sang et l'urine*, a exprimé l'opinion que la chaleur seule ne pouvait faire

(1) *Gazette médicale de Paris*, 1833, p. 27.

(2) Hamilton. *On the epidemic scarlatina and dropsical affection which prevailed in Edinburgh during the autumn of* 1832 (Edinb. med. and surg. journ., vol. XXXIX, p. 140). — *Cases* (ibidem, vol. XLII, p. 303). — *On the treatment of scarlatina anginosa* (ibid., vol. XLVII, p. 141).

(3) Burrows. *Physiological and pathological observations on the blood and urine.* Lecture II (Lond. med. Gazette, vol. XIV, p. 553).

reconnaître, d'une manière sûre, si une urine était ou non albumineuse.

« Un matelot, dit-il, atteint d'une ascite et d'une anasarque générale, fut admis à l'hôpital de Saint-Bartholomew. Comme il affirmait que sa maladie était due au froid, on le traita, comme d'habitude, par les diurétiques salins; après un court séjour à l'hôpital, les symptômes indiquèrent une cause de maladie plus profonde; on soupçonna que les reins étaient affectés. L'urine fut fréquemment traitée par la chaleur, pendant les trois dernières semaines de la vie du malade, mais il ne s'y forma aucun coagulum d'albumine. Cet homme mourut, et l'examen du corps, fait après la mort, montra que les reins avaient subi le genre de désorganisation, décrit par le docteur Bright; et ces reins lui ayant été montrés, il affirma qu'ils offraient d'excellens exemples de la maladie qu'il avait décrite.

M. Burrows attribue la non-coagulation de cette urine par la chaleur à un état neutre ou alcalin de ce liquide, produit par l'ingestion de sels neutres végétaux.

Il est à regretter que M. Burrows ne dise pas si cette urine était coagulable par l'acide nitrique, ni à quelle forme de la maladie de Bright correspondait l'altération. J'ai vu, en effet, la quantité de l'albumine dans l'urine diminuer considérablement *ou disparaître complètement* dans des cas où les reins étaient devenus fortement indurés, à la suite de la néphrite albumineuse.

Après avoir rappelé l'ancienne division des hydropisies, en *aiguës* et en *chroniques*, en *sthéniques* et en *asthéniques*, M. Anderson (1) dit que ces divisions correspondent assez exactement aux distinctions faites par Blackall entre les hydropisies *avec urine coagulable* et celles avec *urine non coagulable*. Il pense que la présence de l'albumine dans l'urine est, en général, l'indice d'un état inflammatoire qui demande un traitement antiphlogistique des plus actifs.

Ces opinions de M. Anderson me paraissent trop absolues car il est incontestable que les altérations chroniques des reins et

(1) Anderson (John). *Observations on renal dropsy* (Lond. med. Gazette, vol. xv, p. 855 et 903).

l'hydropisie avec urine coagulable, qui les accompagne, sont, de toutes les formes de la néphrite albumineuse, la plus fréquente, et qu'elles ne réclament point un traitement antiphlogistique actif.

Dans cette espèce d'inflammation des reins, comme dans beaucoup d'autres inflammations, et, en particulier, dans les inflammations simples et chroniques de ces organes, le traitement antiphlogistique actif, qui consiste principalement dans des émissions sanguines, non-seulement est impraticable, mais funeste. Il faut reconnaître aussi qu'il est impossible de rattacher méthodiquement aux deux divisions de Blackall toutes les hydropisies aiguës; car il y a des hydropisies consécutives aux maladies du cœur, dans lesquelles l'urine contient de petites quantités d'albumine et qui n'offrent point un caractère phlogistique; et d'un autre côté, il y a des hydropisies consécutives à une péritonite chronique, dans lesquelles l'urine n'est pas coagulable.

M. Anderson a publié un cas fort intéressant d'hydropisie avec urine coagulable, suite de rhumatisme, et il a donné un tableau de la coagulabilité et de la non-coagulabilité de l'urine dans plusieurs maladies.

Après avoir étudié les maladies chroniques pendant plus de huit ans dans l'hôpital de sir Patrick Dun, le docteur Osborne(1) a eu souvent occasion d'étudier la maladie qui nous occupe. Il résume ainsi ses observations sur l'hydropisie dépendante de lésions rénales : 1° L'hydropisie avec urine coagulable est liée à une maladie des reins, qui, lorsqu'elle est parvenue à une période assez avancée, est caractérisée par un dépôt granuleux grisâtre dans leur substance. 2° La suppression de la transpiration est la cause la plus fréquente de cette maladie ; un long excitement des reins par des liqueurs spiritueuses ou les diurétiques en est ensuite la cause la plus ordinaire. 3° Le traitement qui compte le plus de succès consiste à rétablir les fonctions de la peau; et, lorsque ce rétablissement peut être obtenu,

(1) Osborne. *On dropsies connected with suppressed perspiration and coagulable urine*, in-12, London, 1835.

la maladie, si elle est exempte de complication, se termine toujours par la guérison. 4° La saignée et les purgatifs sont aussi des remèdes appropriés; les diurétiques sont nuisibles.

M. Osborne n'ignore pas que l'urine contient de l'albumine dans d'autres affections. Il dit que, dans les fièvres et d'autres maladies inflammatoires, on obtient un dépôt albumineux, en traitant l'urine par la solution concentrée de sublimé corrosif; que de telles urines sont fortement colorées, chargées d'urée, et que, lorsqu'elles sont traitées par l'acide nitrique, elles donnent des cristaux abondans, sans qu'il soit nécessaire d'évaporer l'urine; qu'aucune coagulation n'est opérée par la chaleur si on ne continue l'évaporation.

Il est très probable que ce précipité que M. Osborne paraît considérer comme formé par du nitrate d'urée était constitué par des urates avec ou sans albumine.

Dans quelques cas de lésions rénales, M. Osborne a observé, dans les veines émulgentes, une substance qui ressemblait à la fibrine du sang, mais qui avait une consistance caséeuse.

Le docteur Seymour (1), dans ses remarques sur l'hydropisie avec urine coagulable, consécutive à des affections des reins, a émis quelques assertions que je ne crois pas exactes. Ainsi il dit que, dans les cas les moins graves de la maladie, cas où le rein est sensiblement congestionné ou engorgé, l'urine est le moins coagulable; tandis qu'il m'est démontré, qu'à cette période, notamment dans les cas aigus qui adviennent à la suite de la scarlatine, le coagulum albumineux est souvent considérable dès le premier jour. Mais M. Seymour a fait une remarque fondée, sur les cas de coïncidence d'affections des reins et de maladies du cœur. Contrairement à M. Bright, le docteur Seymour pense que les maladies du cœur et du foie ne sont pas consécutives à l'affection rénale, mais qu'elles sont souvent le résultat d'une même cause, de l'abus de liqueurs spiritueuses. Quant à la proportion des cas d'hydropisie dans lesquels les reins étaient affectés, le

(1) Seymour (E.). *The nature and treatment of dropsy, considered especially in reference to the diseases of the internal organs of the body which most commonly produce it* (The medico-chirurgical review).

docteur Seymour dit que, dans la moitié des cas reçus à l'hôpital Saint-George l'urine était coagulable, et que, dans le tiers environ de ces cas, terminés par la mort, les reins étaient le seul viscère malade; dans les deux autres tiers il se joignait, à la granulation des reins, des maladies du cœur et du foie. M. Seymour, comme tous les pathologistes anglais, considère la maladie décrite par M. Bright comme une *altération organique des reins,* ce qui l'a conduit à regarder comme résultant d'un simple dérangement fonctionnel des reins les hydropisies aiguës et éminemment curables, consécutives à la scarlatine; tandis qu'en fait elles sont le résultat du premier degré du travail morbide qui amène plus tard, s'il n'est arrêté, une des trois formes décrites par M. Bright.

Non-seulement les pathologistes anglais n'ont pas saisi le rapport entre le premier degré de la néphrite albumineuse et les altérations, variées dans leur apparence et leur structure, qui lui succèdent; mais un d'eux, le docteur Corrigan (1), en présentant à la Société pathologique de Dublin deux reins *dits* granulés, a émis l'opinion que ces deux reins qui correspondaient à deux formes décrites par M. Bright, n'étaient pas des états successifs d'une même maladie. L'un de ces reins, beaucoup plus volumineux que dans l'état sain, était pâle et lisse à sa surface; la substance corticale offrait une couleur jaune uniforme, due, selon M. Corrigan à un dépôt interstitiel de lymphe. Suivant M. Corrigan, cette altération serait analogue à certains foies volumineux connus en Angleterre sous le nom de *large, yellow, hardened liver* (foie gros, jaune, endurci). L'autre rein était rugueux et granulé à sa surface; sa substance était très mince, ce rein était déformé et plus petit que dans l'état naturel.

Le rein jaune était évidemment un exemple de la première forme de la maladie décrite par M. Bright; le second correspondait à sa troisième forme. Je ne pense pas, en outre, comme M. Corrigan, que le rein jaune soit une altération semblable à celles des foies gros, jaunes et *durs :* les reins jaunes sont le plus sou-

(1) *The Dublin journal of medical science*, vol. XV. March., 1839, p. 185 n. XLIII).

vent mous. M. Corrigan ne fournit d'ailleurs aucune preuve de l'impossibilité de la transformation d'un rein jaune et volumineux en un rein dur, mamelonné et moins volumineux que dans l'état naturel, et d'autres faits de pathologie prouvent au moins la possibilité de cette transformation. Et pour ne pas sortir du rein, on sait qu'il est ordinaire de trouver des reins volumineux et marbrés de jaune à la suite de certaines néphrites, consécutives à des maladies chroniques de la vessie, de la prostate et de l'urèthre; il est bien connu aussi qu'il n'est pas rare de trouver des reins durs, mamelonnés, atrophiés, chez des individus qui ont souffert, pendant long-temps, des mêmes maladies; pareille chose se voit dans le testicule et dans le foie, qui, d'abord plus volumineux que dans l'état sain, dans les premières périodes de l'inflammation, sont ensuite plus ou moins décolorés, deviennent durs, mamelonnés, rugueux et plus ou moins atrophiés, dans la période la plus avancée de la maladie.

M. Mateer (1) a divisé les hydropisies en trois séries. La première comprend celles dans lesquelles on observe des urines coagulables; la seconde, les hydropisies avec urine non coagulable, et dépendantes de lésions d'autres organes que les reins; la troisième se compose d'hydropisies avec urine non coagulable, et qui dépendent, suivant M. Mateer, d'une anémie des reins. Suivant M. Mateer, les granulations de Bright ne sont autre chose qu'un dépôt de lymphe coagulable dans le tissu cellulaire des reins; et il se prononce pour le caractère inflammatoire de la maladie et pour la méthode antiphlogistique. D'un autre côté, il cite sept cas d'hydropisie qu'il croit dépendre d'une *anémie des reins*; mais aucune autopsie ne prouve l'existence de cette altération. M. Mateer l'admet, parce que les diurétiques stimulans ont six fois guéri la maladie, en produisant, dans la plupart des cas, un état albumineux léger et temporaire de l'urine; parce qu'un état anémique des reins lui paraît favorable au développement d'une hydropisie, et que cette anémie des reins existe souvent dans les maladies chroniques. Ces induc-

(1) Mateer (W.). *On the coagulability of urine as a diagnostic and therapeutic sign of dropsy* (Edinb. med. and surg. journal. 1837, vol. XLVII, p. 68).

tions, il faut le dire, ne peuvent être admises, ainsi dépourvues de preuves.

M. Mateer ayant eu fréquemment occasion d'examiner l'urine des fiévreux (dans l'hôpital des fiévreux de Belfast), remarqua qu'elle contenaient assez fréquemment de l'albumine vers la fin de la maladie, et il considéra ce phénomène, conjointement avec le dépôt d'urates, qu'on observe plus tard dans l'urine, comme *critique*. (1)

Le docteur Willis (2), sous le nom d'*urine séro-albumineuse*, a compris tous les cas où l'urine se charge d'albumine, en détachant toutefois de ce groupe ceux dans lesquels l'albumine est accompagnée d'une quantité notable de matière grasse et qu'il a désignés sous le nom d'*urine oléo-albumineuse*. Dans le premier groupe, il a réuni l'urine rendue dans la néphrite albumineuse, et des urines albumineuses, provenant d'autres conditions morbides, qui n'avaient point la même composition et qui n'étaient pas accompagnées des mêmes symptômes pendant la vie, ni des mêmes lésions après la mort. Dans le groupe des urines albumino-graisseuses, il a compris l'urine chyleuse, les urines huileuses, et tous les cas dans lesquels l'urine peut contenir de la matière grasse et de l'albumine. De tels groupes peuvent être formés, en sémiologie, lorsqu'on étudie la valeur de la présence de la matière grasse et de l'albumine dans l'urine, comme signe; mais ils ne peuvent subsister en pathologie, où il ne faut décrire, dans un état morbide, qu'une affection bien déterminée.

Depuis que je me suis livré à des recherches spéciales sur les maladies des reins (c'est-à-dire, depuis 1830), je me suis oc-

(1) » By and by the urine becomes towards the *turn* of the fever albuminous, thus showing that the kidneys are called into excited action, and roused from their state of anæmia. At the same time, too, the general febrile excitement is lowered. After the kidneys have for some time secreted albumen, this suddenly disappears, and uric acid and the urate salts are formed in its place, and in this way the *crisis per urinas* is effected » (Ibid., p. 93).

(2) Willis (Robert). *Urinary diseases and their treatment*, p. 150. In-8. Lond. 1838.

cupé de répéter les observations de M. Bright, sur les lésions des reins qui produisent l'hydropisie, et sur les altérations de l'urine qui les accompagnent. Ces études, faites à l'hôpital de la Charité, attirèrent bientôt l'attention des élèves. Un d'eux, M. le docteur Tissot (1), prit pour sujet de sa thèse, en 1833, l'hydropisie produite par l'affection granuleuse des reins. C'était la première dissertation inaugurale soutenue, sur ce sujet, à l'École de médecine de Paris. Il rapporta dix-sept histoires particulières de la maladie (la plupart recueillies dans mon service), et propres à faire connaître les principales formes de la maladie, savoir : la forme aiguë avec solution favorable (Obs. v et xii); l'état anatomique du rein, dans le premier degré de la maladie, avant la formation des granulations (Obs. xi); l'inflammation concomitante de la veine rénale (Obs. xv); certains symptômes prédominans, tels que la diarrhée (Obs. iv et x); les symptômes cérébraux (Obs. vii); et les principales complications de la maladie rénale, avec le catarrhe pulmonaire (Obs. viii), la pneumonie (Obs. i), la péritonite (Obs. ii), la phthisie pulmonaire (Obs. vi, ix, xi et xiii); et avec les scrofules (Obs. xvi). Ces observations, recueillies avec le plus grand soin, sont en général plus détaillées que la plupart de celles qui avaient été publiées jusqu'alors. M. Tissot étudia la constitution de l'urine, et signala un caractère des urines albumineuses, facile à constater, celui de former, *par l'insufflation*, *de grosses bulles persistantes*, analogues aux bulles de savon. Il cita un cas dans lequel la maladie n'était point accompagnée d'hydropisie; et, tout en reconnaissant la valeur de la présence de l'albumine dans l'urine, comme signe de la maladie de Bright, il indiqua plusieurs maladies dans lesquelles l'urine est plus ou moins albumineuse : l'hématurie, le cancer des reins, la cystite, l'affection tuberculeuse des reins parvenue à son plus haut degré, l'hydronéphrose, etc. Il signala la phthisie pulmonaire comme une cause assez fréquente de l'altération des reins, et les bons effets que j'avais obtenus des

(1) Tissot (E.). *De l'hydropisie causée par l'affection granuleuse des reins*, in-4. Paris, 1833.

bains de vapeur, de la saignée et du l'usage de raifort dans cette maladie.

Un jeune médecin, dont la science regrette la perte, et qui avait été attaché à ma division comme Interne, J.-C. Sabatier (1), publia aussi plusieurs observations: les unes recueillies dans mon service, les autres à l'hôpital des Enfans; et il les accompagna de remarques pratiques sur le caractère de la maladie. Une des observations les plus curieuses qu'il cite, est celle d'un enfant de cinq ans, atteint d'hydropisie avec urine coagulable, développée sous l'influence du froid et de l'humidité, et chez lequel la maladie disparut sous l'influence de la scarlatine. Cet enfant mourut quelque temps après d'une nouvelle attaque d'hydropisie avec urine coagulable. A l'occasion de ce fait, Sabatier se demande comment a agi, dans ce cas, la scarlatine, en guérissant une maladie dont elle est assez souvent suivie? Pour moi, je l'ignore; mais j'ai rapporté également un cas d'hydropisie avec urine coagulable, qui s'améliora dans le cours d'une varicelle (Obs. LXXIX).

Sabatier essaya aussi d'expliquer comment l'affection des reins pouvait produire l'hydropisie. Dans cette maladie, dit-il, l'albumine abonde dans l'urine, et diminue proportionnellement dans le sérum du sang, et la pesanteur spécifique du sérum est d'autant moindre, que les urines sont plus albumineuses; le sérum du sang, se trouvant appauvri, devient plus fluide, plus ténu, et par cela même il peut pénétrer plus facilement les parois des capillaires artériels. Si, comme il est permis de l'admettre, d'après cette modification du sang, l'absorption veineuse est moins active, on concevra dès-lors comment se forment en pareils cas, les épanchemens dans les cavités séreuses et les infiltrations du tissu cellulaire. » Sabatier suppose que le sérum ne passe pas en nature dans le rein; mais que, par une modification inexplicable de ses fonctions, le rein

(1) Sabatier. *Considérations et observations sur l'hydropisie symptomatique d'une lésion spéciale des reins* (Archives générales de médecine. 2e série, t. v, 1834, p. 333).

laisse passer l'albumine du sérum, et parfois aussi, la matière colorante du sang.

Quoique ingénieuse, cette théorie de Sabatier n'est point à l'abri d'objections; d'abord, il est peu probable que l'albumine contenue dans le sérum du sang, en soit séparée par le rein, dans un état plus concentré qu'elle ne l'est dans le sérum du sang. Quant au fait de la diminution de la pesanteur spécifique du sérum du sang, il est facile de trouver une explication plus simple et plus naturelle. Dans la néphrite albumineuse, avec anasarque considérable et dépôts séreux abondans dans les plèvres et le péritoine, par le fait de ces dépôts et surtout par le passage de l'albumine dans l'urine une quantité très considérable de sérum est soustraite au sang : et si, ce qui est très probable, par le fait des boissons, lorsque la maladie est fébrile, ou par celui d'une alimentation peu abondante, ou d'une digestion peu réparatrice, lorsque la maladie est chronique, le sang s'appauvrit, la pesanteur spécifique de son sérum peut diminuer sans qu'il soit nécessaire de supposer que les reins séparent du sang plus d'albumine que le sérum n'en contient proportionnellement. C'est par un mécanisme analogue à celui que je viens de supposer, que la pesanteur spécifique du sérum diminue, au fur et à mesure qu'on répète la saignée dans une maladie aiguë. Dans ce cas, le sang s'appauvrit, et son sérum diminue de densité, non pas parce qu'on soustrait une plus grande quantité de ses élémens solides, eu égard à l'eau qu'il contient, mais bien parce que la partie aqueuse du sang a été réintégrée plus rapidement que ses élémens organiques.

D'un autre côté, plusieurs objections peuvent être faites à l'opinion qui attribue les dépôts séreux dans le tissu cellulaire et les cavités des membranes séreuses à un état plus ténu de sérum que dans l'état sain. D'abord le sérum peut devenir ténu, sans qu'il se forme d'hydropisie (quoiqu'il n'ait peut-être, dans aucune maladie, une aussi faible pesanteur spécifique que la néphrite albumineuse); des malades atteints de néphrite albumineuse chronique, non hydropiques, ayant été saignés, le sérum a présenté cette faible pesanteur spécifique sans qu'il existât de dépôt séreux dans le tissu cellulaire ou les membranes séreuses, etc. D'un autre côté, on observe, après la scarlatine, des anasarques très considérables, avec épanchement dans les plèvres ou dans le bas-ventre, sans qu'il soit possible de supposer que la déperdition de l'albumine par l'urine ait été très considérable avant l'apparition de l'hydropisie. Enfin, on sait que ces hydropisies aiguës avec urine coagulable, sont traitées avec succès par les émissions sanguines; ce qui n'aurait pas lieu probablement si leur formation pouvait être expliquée par l'appauvrissement du sang, par la diminution de la pesanteur spécifique du sérum et sa plus grande ténuité.

M. Monassot (1), qui avait observé des cas de néphrite albumineuse dans mon service, et d'autres à l'hôpital de la Pitié, fit un exposé exact des caractères généraux de cette maladie, surtout de sa forme chronique. Il combattit la théorie de Sabatier qui avait attribué l'hydropisie à une plus grande ténuité du sérum, et il crut pouvoir expliquer le développement de l'hydropisie par la diminution de la sécrétion urinaire; mais cette théorie ne peut rendre compte, ni des hydropisies générales qui surviennent quelquefois, presque tout-à-coup après la scarlatine, ni de celles qui se forment lorsque la sécrétion d'urine n'est pas sensiblement diminuée.

A la même époque, MM. Guersent (2) et Baudeloque (3), médecins de l'hôpital des Enfans, et un de leurs meilleurs élèves, Constant (4), trop tôt enlevé à la science, étudiaient l'hydropisie avec urine coagulable chez les enfans, parmi lesquels elle avait été peu observée, excepté à la suite de la scarlatine; et il est à regretter qu'ils n'aient publié qu'un petit nombre de leurs observations.

Bientôt l'étude de l'urine et en particulier la recherche de l'albumine, dans ce liquide, devint plus générale dans les hôpitaux de Paris; mais il arriva, ce qui était arrivé en Angle-

(1) Monassot. *Etude sur la granulation des reins*, in-4. Paris, 1835.

(2) *Gaz. méd. de Paris.* 1834. p. 553.

(3) *Gaz. méd. de Paris.* 1834. p. 105, — *Gaz. des hôpitaux.* 1834, p. 102. — *Gaz. des hôpitaux.* 1835. p. 521.

(4) *Ibidem.*

terre, que des médecins, d'ailleurs fort instruits, mais peu familiarisés avec l'étude des lésions rénales, annoncèrent qu'ils n'avaient point trouvé de *granulations* dans les reins chez des malades hydropiques, dont l'urine était fortement albumineuse. Trompés par la dénomination de la maladie (*maladie granuleuse*), et faute de connaissance de ses autres formes anatomiques, ils la méconnurent lorsqu'elle existait réellement sous une autre apparence. Le fait est que la possibilité d'une hydropisie générale avec urine fortement coagulable, sans lésions rénales, dites de Bright, fut alors une opinion facilement admise par les uns, et plus facilement encore propagée par les autres.

La recherche de l'albumine dans l'urine devint aussi l'occasion d'une autre méprise. Plusieurs médecins annoncèrent, comme un fait contradictoire, qu'ils avaient trouvé de l'albumine dans des cas où les lésions rénales décrites par M. Bright n'existaient pas, et chez des individus nullement hydropiques; et ils en conclurent que la présence de l'albumine dans l'urine était de nulle valeur ou de peu de valeur, puisqu'on rencontrait l'albumine dans l'urine, en une foule de maladies différentes par leur siège, leur nature, etc.

Ces erreurs, au reste, n'étaient pas générales. Plusieurs médecins restaient convaincus qu'un phénomène morbide qui, considéré isolément, n'avait pas une valeur absolue comme signe, pouvait en avoir une grande, lorsqu'on le rapprochait d'autres conditions qui l'accompagnaient ou qui l'avaient précédé, et, par cela même qu'ils savaient qu'on rencontrait de l'albumine dans un grand nombre de maladies, ils insistaient sur la nécessité d'étudier comparativement les urines albumineuses, sous le rapport de leur composition, afin de saisir leurs différences, et de voir jusqu'à quel point les deux conditions de l'urine signalées par les pathologistes anglais (albumine et faible pesanteur spécifique), indiquaient, pendant la vie, les lésions décrites par M. Bright. C'est au moins ainsi que j'avais procédé; et ce fut aussi ce qui détermina un de mes élèves, le docteur Desir, à prendre pour sujet de sa thèse inaugurale l'étude de l'albumine, considérée comme phénomène et comme signe dans les maladies (1); en même temps que d'autres considérations, présentées plus haut, l'engagèrent à exposer sommairement les caractères anatomiques des *six apparences* principales que pouvaient présenter les reins dans la néphrite albumineuse. La description qu'il fit de ces lésions étant à-peu-près la même que celle qui a été donnée dans cet ouvrage (§ 502), il est inutile de la reproduire ici. M. Desir indiqua clairement que, dans les cas d'hydropisie avec urine coagulable, il ne fallait pas s'attendre à toujours trouver des granulations dans les reins, et qu'on était inévitablement exposé à méconnaître la maladie, lorsqu'on ne connaissait pas toutes ses formes. M. Desir indiqua aussi un assez grand nombre de maladies aiguës et chroniques, dans lesquelles l'urine pouvait être légèrement coagulable.

1° Dans une inflammation de l'origine de l'aorte avec maladie des valvules sigmoïdes. Dans les derniers jours, l'urine devint sanguinolente; elle était coagulable par la chaleur et par l'acide nitrique. A l'autopsie, les reins étaient rugueux à leur surface, durs et injectés. La membrane muqueuse de la vessie était injectée en rouge, et celle des calices et des bassinets était ecchymosée.

2° Dans un cas d'endo-péricardite, avec rapidité extrême de la circulation, l'urine a été légèrement coagulable pendant trois jours, au commencement de la maladie, qui s'est terminée heureusement.

3° Dans une pleurésie, survenue le dixième jour après l'accouchement, l'urine a été coagulable pendant les trois premiers jours.

4° Dans un cas de bronchite double, terminée par gangrène du poumon, à la suite d'un avortement à six mois, l'urine a été très coagulable pendant les trois derniers jours. A l'examen cadavérique, on a trouvé les reins à l'état naturel, la vessie très injectée.

5° Dans une pneumonie du côté droit, avec beaucoup de

(1) Desir (A.). *De la présence de l'albumine dans l'urine, considérée comme phénomène et comme signe dans les maladies.* In-4, Paris, 1835.

fièvre, chez une femme de cinquante-huit ans, l'urine a été coagulable les troisième, quatrième, cinquième jours de la maladie. Le septième, elle a complètement cessé de l'être; la guérison était parfaite le quinzième jour.

6° Dans une gastro-entérite avec ictère et rapidité du pouls, l'urine a été coagulable durant les premiers jours.

7° Nous avons vu l'urine sanguinolente dans un cas de variole hémorrhagique. A l'autopsie, on trouva un épanchement sanguin considérable dans les calices et le bassinet du rein droit.

8° Dans une variole confluente, l'urine fut albumineuse les deuxième, troisième, quatrième et cinquième jours; la membrane muqueuse de la vessie fut trouvée très injectée en rouge.

9° La même remarque a été faite sur l'urine d'une personne affectée de malaise et de lassitude. Le lendemain l'urine n'était plus coagulable.

Dans 76 autres cas de maladies aiguës, elle n'était coagulable ni par l'acide nitrique ni par la chaleur.

Dans aucun des cas précédens, continue M. Desir, le dépôt obtenu par l'acide nitrique et par la chaleur ne fut considérable; il n'a jamais été plus du huitième du liquide examiné, et en cela nous sommes d'accord avec les observations de Wells; ce phénomène n'a jamais été que de courte durée. Sur ces neuf observations d'urine albumineuse dans les maladies aiguës, nous avons eu quatre fois l'occasion d'examiner les organes après la mort, et toujours nous avons constaté un état morbide des voies urinaires. Il existait vers la vessie et les reins une fluxion, une congestion avec un épanchement de sang, comme il s'est montré vers les fosses nasales, les voies respiratoires, les gencives, les yeux, et quelquefois à la peau, dans certains états et à certaines périodes des maladies. L'urine, dans cinq cas de grossesse, a été trois fois légèrement coagulable, sans aucun dérangement dans la santé. L'affluence du sang vers le bassin et la gêne de la circulation dans la vessie comprimée peuvent-ils suffire pour rendre compte de cet état?

Sur cent sept cas de maladies chroniques étrangères aux voies urinaires, M. Desir n'a point trouvé d'albumine dans l'urine : il en a rencontré dans quelques cas de paralysie des membres ; mais ce phénomène tenait à des cystites consécutives à la rétention de l'urine. M. Desir note que dans la blennorrhagie, la cystite aiguë et chronique et l'inflammation des uretères, des calices et des bassinets, dans le cancer des reins et de la vessie, dans les tubercules des reins, dans l'hydro-néphrose, l'urine peut contenir une certaine quantité d'albumine. Il examina avec moi l'urine de 133 malades, atteints de maladies vénériennes, dont 106 avaient des symptômes primitifs, et 27 avaient des symptômes secondaires. Enfin il résuma sa thèse par les propositions suivantes :

« 1° Toutes les fois que l'urine contient une matière coagulable par la chaleur et par l'acide nitrique, elle est albumineuse. »

Il était d'autant plus nécessaire de dire qu'il fallait que l'urine *fût coagulable par la chaleur et par l'acide nitrique* pour annoncer qu'elle était albumineuse, que l'acide nitrique comme la chaleur, employé seul, pouvait être une source d'erreurs ; certaines urines très chargées d'urates donnant un précipité par l'acide nitrique et des urines neutres et phosphatiques, se troublant par la chaleur. En outre, d'autres réactifs tels que le sublimé, le tannin, l'alun avaient induit en erreur d'habiles observateurs.

« 2° Quand l'urine est albumineuse, il existe une lésion de l'appareil urinaire ou de sa fonction. »

Cette proposition résumait plusieurs observations consignées dans sa dissertation et qui prouvaient non-seulement que plusieurs lésions matérielles des reins (y compris les six formes de la néphrite albumineuse) pouvaient être accompagnées d'urine albumineuse, mais encore que l'albumine existait dans l'urine, dans de simples cas de désordres fonctionnels des reins.

« 3° Que si l'urine est albumineuse *dans une hydropisie*, le plus souvent il existe en même temps absence ou diminution de l'urée, qu'on retrouve dans le sang et dans les liquides des cavités séreuses. »

Cette proposition indiquait un des principaux caractères de *cette espèce* d'urine albumineuse.

« 4° Dans le cours d'un traitement mercuriel, l'urine n'est pas albumineuse, à moins d'une maladie intercurrente de l'appareil urinaire. »

Cette proposition, résultant des expériences faites à l'hôpital des Vénériens ou dans mon service, modifiait l'opinion émise par Wells et d'autres observateurs qui attribuaient aux préparations mercurielles la propriété de rendre l'urine albumineuse.

« 5° Dans une maladie aiguë, l'urine peut contenir une certaine quantité d'albumine durant plusieurs jours; ce phénomène a quelquefois indiqué une congestion sanguine des reins, des uretères ou de la vessie. »

L'exactitude de cette observation a été prouvée par une foule d'observations postérieures.

« 6° Chez un homme sain, l'urine peut être accidentellement, et pendant vingt-quatre heures, albumineuse, à la suite d'une excitation des voies urinaires. »

Antérieurement, M. Bostock avait annoncé qu'il avait trouvé, dans l'urine d'hommes sains, *de l'albumine précipitable par le sublimé corrosif* et qui n'était pas coagulable par la chaleur. Cette dernière circonstance laissait des doutes sur l'existence de l'albumine dans l'urine saine, d'autres matières pouvant être précipitées par le sublimé. L'emploi de la double action de la chaleur et de l'acide nitrique dans les expériences rapportées par M. Desir ne laisse aucun doute sur ce fait. Récemment, M. Christison a annoncé que l'usage de certains alimens pouvait donner lieu au même phénomène.

« 7° Dans la cystite aiguë, l'urine contient beaucoup de mucus; mais, lorsqu'elle est colorée par une certaine quantité de sang, elle est albumineuse. »

L'existence de l'albumine dans l'urine (en certains cas de cystite) est un fait d'autant plus à noter que j'ai eu l'occasion de remarquer, plus haut, que cette circonstance a induit Gregory en erreur; et j'ai vu un certain nombre de cas de rétention d'urine avec distension de la vessie et œdème des membres inférieurs qui avaient été pris, à tort, pour des néphrites albumineuses avec hydropisie, par cela seul que l'urine, avec ou sans globules sanguins, mais toujours chargée de globules muqueux ou purulens, était coagulable.

« 8° Lorsque l'urine contient beaucoup de mucus, et qu'elle est albumineuse, s'il existe en même temps des douleurs suivant le trajet des uretères ou dans la région des reins, ces symptômes doivent être rattachés à une inflammation aiguë de la membrane muqueuse des calices, des bassinets ou des uretères, et non à une inflammation de la substance propre des reins. »

Le but de cette proposition était de prévenir l'erreur que plusieurs auteurs avaient commise en confondant les urines rendues albumineuses par le mélange du mucus, avec les urines coagulables qu'on observe dans l'hydropisie consécutive aux lésions rénales.

« 9° Si, dans l'urine, l'albumine est concrète, en dépot, sous forme de flocons, elle provient de la vessie ou des uretères, des bassinets ou des calices enflammés d'une manière chronique, ou d'un rein tuberculeux dont les calices et les bassinets sont affectés, d'un abcès de la prostate ou des parties environnantes qui s'est ouvert dans la vessie. »

J'ajoute que de telles urines, filtrées, contiennent quelquefois de l'albumine.

« 10° Une urine albumineuse et purulente, dans un cas de tumeur des reins, est le principal symptôme d'une pelvite rénale avec distension. »

J'ajoute que dans l'hydro-néphrose l'urine contient aussi une certaine quantité d'albumine, lorsque la communication entre le rein et la vessie n'est pas complètement interceptée.

« 11° Une urine purulente et albumineuse devient glaireuse, filante (catarrhale) par l'addition d'un alcali.

« 12° L'urine est alcaline dans un certain nombre de néphrites, et sans qu'il y ait rétention prolongée d'urine dans la vessie. »

J'ajoute que l'acidité de l'urine diminue non-seulement dans la néphrite simple chronique, mais encore dans la néphrite albumineuse chronique.

« 13° Si l'urine albumineuse est chargée d'un dépôt filant,

glaireux (dit catarrhal), elle annonce non-seulement une inflammation chronique de la membrane muqueuse de la vessie ou des uretères, des calices et des bassinets, mais encore de la substance des reins. Dans la cystite et la pelvite chroniques, l'urine est purulente et non glaireuse. »

Dans cette proposition et dans une autre citée plus haut (prop. II), M. Desir a exprimé l'opinion (que je crois fondée), que, dans les inflammations des voies urinaires, l'urine est quelquefois sécrétée, fortement alcaline, et que l'apparence glaireuse est due à l'action de l'alcali sur le mucus ou sur le pus. Lorsque l'urine reste acide, cette apparence en effet n'existe pas.

« 14° L'urine albumineuse, chargée de la matière colorante du sang et rendue habituellement, est un des principaux symptômes du cancer et des tumeurs fongueuses de l'appareil urinaire.

« 15° Si une urine, ordinairement sans dépôt, donne par la chaleur et par l'acide nitrique un coagulum un peu abondant, qu'il y ait ou non d'autres élémens du sang dans l'urine; si ce phénomène persiste sans fièvre, avec ou sans douleurs dans les lombes; s'il y a en même temps hydropisie, quelque légère qu'elle soit, on peut prononcer qu'il existe un des états du rein décrits plus haut, dont trois sont compris, en général, sous le nom de *maladie de Bright*, mais qu'il est plus convenable d'appeler collectivement *néphrite albumineuse*.

« 16° Si une semblable urine, albumineuse, se rencontre avec persistance chez une personne qui ne présente pas de signes d'autres maladies urinaires, cet état de l'urine suffit, dans un grand nombre de cas, pour faire reconnaître une néphrite albumineuse, et faire prévoir le développement ultérieur d'une hydropisie. »

Ces deux propositions sont vraies dans la grande majorité des cas; elles auraient été parfaitement exactes si M. Desir eût mentionné deux circonstances qui lui étaient bien connues, puisqu'il les indique dans sa thèse, la faible pesanteur de l'urine dans la néphrite albumineuse chronique, et l'exception formée par certaines maladies du cœur et des gros vaisseaux.

« 17° Si, après avoir été excessivement abondante, avec une saveur plus ou moins sucrée, l'urine devient coagulable par la chaleur et par l'acide nitrique, ce phénomène indique un des états de diabète que MM. Thenard et Dupuytren regardent comme un acheminement vers la guérison, et que d'autres signalent comme un passage à l'hydropisie.

« 18° Enfin, la présence de l'albumine dans les urines étant un phénomène commun à plusieurs maladies aiguës ou chroniques des voies urinaires, demande le concours de plusieurs autres symptômes ou de signes négatifs pour acquérir une signification positive dans le diagnostic. Utile dans la détermination de plusieurs maladies, elle a une importance capitale dans le diagnostic des hydropisies et des affections qui les produisent; c'est le symptôme le plus constant, et, pendant la vie, le signe le plus positif de la néphrite albumineuse. Enfin, la présence de l'albumine dans l'urine, comme signe, peut servir à fixer un point du pronostic du diabète, à établir le diagnostic des tubercules des reins, des calices et des bassinets, et à reconnaître d'autres altérations organiques des voies urinaires. »

M. Forget (1), qui, pendant son séjour à Paris, avait bien voulu prendre intérêt à mes recherches sur les maladies des voies urinaires, devenu professeur après un brillant concours à l'école de médecine de Strasbourg, a fait, sur la néphrite albumineuse, des recherches très intéressantes et qu'il a rassemblées dans une lettre qu'il me fit l'honneur de m'adresser.

M. Forget commença ses recherches avec la pensée que l'albumine, en quantité notable dans l'urine, chez un hydropique, indiquait toujours une des lésions rénales que j'ai décrites sous le nom de *néphrite albumineuse*; bientôt il découvrit des exceptions à cette règle, et il s'empressa de les signaler, en désignant les circonstances qui pourraient être, pour d'autres, une source d'erreurs. Il cite, d'abord, un cas de maladie de Bright, dans toute sa pureté, avec ses symptômes et ses lésions rénales; puis, après avoir rapporté un cas de cette maladie bien carac-

(1) Forget. *Lettre sur l'albuminurie* (*maladie de Bright*), *adressée à M. le Dr. Rayer* (Gazette médicale de Paris, p. 609. 1837).

térisée qui se termina par une guérison complète sous l'influence d'un traitement actif, il lui oppose un cas de guérison apparente, dans lequel l'infiltration disparut quoique l'urine restât albumineuse. Un autre fait lui sert à prouver que la maladie peut exister sans hydropisie, et qu'elle ne peut être soupçonnée pendant la vie, si l'on n'examine l'urine avec soin. Mais ce qui donne surtout un intérêt particulier au travail de M. Forget, ce sont les réflexions que lui suggérèrent quelques cas d'urine albumineuse qu'il observa dans des hydropisies consécutives à des affections du cœur; c'est la sagacité avec laquelle il montra combien il était difficile de faire la part des affections des reins et des affections du cœur, lorsqu'elles existaient simultanément chez un hydropique dont l'urine était albumineuse; ce sont ses doutes sur l'opinion émise par plusieurs pathologistes anglais, qui avaient regardé comme consécutives à la maladie de Bright, les hypertrophies du cœur qu'ils avaient rencontrées dans des cas d'hydropisie avec affection rénale; c'est la pénétration avec laquelle il établit le diagnostic de la néphrite albumineuse, dans un cas de phthisie pulmonaire accompagné d'anasarque et d'urine albumineuse sans maladie du cœur; enfin, c'est la réponse pleine de justesse qu'il fit à ceux qui lui opposaient qu'on rencontrait une urine albumineuse dans d'autres maladies que la maladie de Bright. « Combien, dit-il, la science du diagnostic possède-t-elle de signes univoques, infaillibles, pathognonomiques, en un mot? Eh bien! ce qui existe pour toutes les autres maladies, s'accomplira pour l'albuminurie: après avoir prétendu que ce symptôme annonçait constamment une affection des reins, on spécifiera les cas, on signalera les exceptions, comme pour tout autre symptôme; mais le fait fondamental restera, comme principe général, sinon infaillible, et la science n'en aura pas moins fait une précieuse conquête. » Cette réponse a conservé toute sa valeur.

Les travaux des médecins anglais sur l'hydropisie avec urine coagulable, et surtout les recherches de Wells, de Blackall, de M. Bright, de Gregory et de M. Christison, n'avaient pas attiré en France toute l'attention qu'elles méritaient, lorsque

M. Genest (1) se proposa de les faire connaître, en indiquant sommairement celles qui avaient été faites ; dans mon service, à l'hôpital de la Charité. M. Genest exposa l'état actuel de la science sur ce point de pathologie avec beaucoup de clarté et de précision, et contribua ainsi à répandre la connaissance des caractères de cette affection. Il n'est pas une seule circonstance importante de l'histoire de cette maladie, que M. Genest n'ait signalée.

Aux assertions de Wells et de Blackall relatives à l'influence des préparations mercurielles sur la production de l'hydropisie avec urine coagulable, il opposa les recherches que j'avais faites avec M. Desir à l'hôpital des Vénériens ; à l'opinion que M. Bright avait émise en disant que l'hydropisie avec urine albumineuse, ne se développait pas avant l'âge de la puberté, il opposa les recherches de Constant et de M. Hamilton d'Edimbourg. Il observa avec raison que M. Bright et les médecins d'Edimbourg n'avaient véritablement décrit que la forme chronique de la maladie. Le fait est que la description de M. Bright avait été jusqu'alors regardée comme la description générale et complète de la maladie. Il en analysa avec soin les symptômes ; et il rappela un fait indiqué par M. Tissot en 1833, et en 1835 par M. Desir, fait qui avait été souvent signalé dans mon service, savoir, que l'acide nitrique pouvait quelquefois déterminer dans l'urine un précipité dû à la surabondance de l'acide urique et des urates, précipité que la chaleur pouvait faire disparaître, et qu'il ne fallait pas confondre avec les précipités albumineux ; et il est à regretter, que, dans des observations postérieures, on n'ait pas toujours tenu compte de cette remarque. M. Genest signala, en outre, d'une manière particulière, mes observations sur la forme aiguë de la maladie qui n'avait pas encore été nettement exposée par aucun pathologiste. Enfin il termina son travail par quelques propositions qui résumaient mes opinions sur les principaux caractères de la maladie.

(1) Genest. *Etat actuel des connaissances sur la maladie des reins désignée sous les dénominations de maladie de Bright, affection granuleuse des reins, néphrite albumineuse* (Gazette médicale de Paris, 1836, p. 449).

1° L'altération des reins précède toujours l'hydropisie, et elle existe quelquefois long-temps sans elle.

2° L'hydropisie peut disparaître et l'altération des reins persister (Guérisons apparentes).

3° L'altération des reins précède l'altération du sang et des fluides séreux.

4° Les caractères anatomiques de la lésion des reins, et les symptômes observés pendant la vie démontrent que cette altération est de nature inflammatoire.

5° Le traitement antiphlogistique (émissions sanguines, diète lactée, bains tièdes), d'une haute efficacité au début, est souvent impuissant plus tard, comme tous les autres traitemens, lorsque l'altération des reins est tellement profonde qu'elle ne paraît plus susceptible de guérison.

6° Le développement des maladies secondaires inflammatoires, chroniques, des séreuses, du gros intestin, des bronches, des affections cérébrales, etc., paraît dû à des altérations du sang, consécutives au dérangement de la sécrétion urinaire.

Signalant chaque jour, dans ses leçons cliniques, l'importance des faits bien observés, et aussi complets que la science permet de les recueillir, M. Bouillaud (1) s'est attaché à en rassembler avec soin toutes les circonstances. Il n'a pas seulement noté l'état des principaux organes, des principales fonctions, mais encore il a observé, avec une attention particulière, l'état des humeurs, du sang, de la salive et de l'urine chez presque tous les malades qui se sont présentés à sa clinique. Un des premiers, il a appelé l'attention sur les précipités que l'acide nitrique et la chaleur déterminaient quelquefois dans l'urine des malades atteints d'affections aiguës, dans la pleurésie, dans la péricardite, dans le rhumatisme, dans la fièvre typhoïde, etc., et dans plusieurs maladies chroniques, dans certains diabètes, dans quelques maladies du cœur, etc.; et il a bien senti que la présence de l'albumine dans l'urine, étant un phénomène commun à plusieurs maladies

(1) Bouillaud. *Clinique médicale de l'hôpital de la Charité*, t. II, p. 270, t. III. p. 190, 197, 287, etc. Paris, in-8, 1837.

aiguës et chroniques, ne pouvait caractériser, seule, la néphrite albumineuse (maladie de Bright), et que ce symptôme important serait inévitablement une source d'erreurs si d'autres circonstances, tirées de la composition de l'urine ou d'autres symptômes, ne lui venaient en aide.

En 1837, M. Vincent-Victor Guillemin (1) prit pour sujet de sa thèse inaugurale la maladie de Bright; c'était la première fois que ce sujet était présenté à un examen public à l'école de médecine de Strasbourg.

L'objet de l'auteur était d'y exposer un simple énoncé de l'état de la science sur cette maladie, et il l'a rempli avec succès. Après avoir rappelé fidèlement les recherches faites en Angleterre et en France, il rapporta plusieurs exemples bien choisis de cette affection, recueillis à la clinique de l'hôpital de Strasbourg.

La première observation, communiquée par M. Forget, est un cas remarquable de guérison. Dans l'Obs. II, l'hydropisie guérit, mais l'albumine persista dans l'urine. L'Obs. III est un exemple remarquable de néphrite albumineuse, précédée de fièvre intermittente, et qui, après avoir été guérie d'une manière complète, fut suivie d'une rechute dans laquelle l'hydropisie seule disparut, tandis que l'albumine persista dans l'urine. L'Obs. IV est un fait complexe; les reins étaient non-seulement altérés, mais il existait des traces non équivoques d'une péritonite qui paraît avoir été consécutive à la paracentèse. Enfin, dans l'Obs. V, on fut aussi obligé de pratiquer la paracentèse, et, le lendemain de l'opération, la malade fut prise d'un violent frisson auquel succéda une prostration extrême; la mort eut lieu quelques jours après.

Ces deux derniers faits semblent confirmer ce que j'ai plusieurs fois observé, savoir, que la ponction, en de tels cas, est presque toujours nuisible; car, lors même qu'il ne survient pas de péritonite après l'opération, l'épanchement de sérosité dans la cavité du péritoine ne tarde pas à se reproduire; et souvent aussi les malades tombent dans un état d'affaissement bientôt suivi de la mort.

(1) Guillemin, *Essai sur la maladie de Bright*, in-4°. Strasbourg, février 1837.

Un de mes élèves, le docteur Bureau (1), après avoir rappelé qu'on trouvait de l'urine albumineuse dans plusieurs maladies aiguës et chroniques, et que M. Tissot, en 1833, et que M. Desir, en 1835, avaient déjà noté cette circonstance, s'exprima, avec une grande réserve, sur les caractères à l'aide desquels on peut reconnaître une néphrite albumineuse pendant la vie. Lorsqu'il y a hydropisie, il faut, dit-il, s'assurer d'abord que le phénomène hydropique ne tient à aucune maladie organique autre que celle des reins ; et en second lieu qu'il n'existe pas, non plus, d'autre cause de la présence de l'albumine dans l'urine. Il faudra aussi constater d'autres caractères de l'urine, tels que diminution du poids spécifique de l'urine et du sérum du sang, diminution de la proportion d'urée dans l'urine, présence de ce principe dans le sang, etc. Ainsi, dans cette maladie, comme dans toute autre, ce n'est pas seulement sur quelques symptômes, mais bien sur leur ensemble que l'on peut asseoir définitivement le diagnostic.

M. Bureau insista fortement sur le caractère phlogistique de la maladie. « Si vous la saisissez, dit-il, dans ses premières périodes, vous trouvez l'injection, une augmentation extraordinaire du volume de la substance corticale, puis de l'anémie, avec ou sans marbrures, des colorations ardoisées, caractères dont on ne saurait contester l'essence inflammatoire, puisqu'on les retrouve dans d'autres cas de néphrite simple avec dépôt de pus... De plus un grand nombre de symptômes propres de cette affection se retrouvent dans les maladies inflammatoires, telles sont la douleur locale, qui est, dans certains cas évidente ; l'état fébrile, la couenne inflammatoire dont se couvre le sang, enfin la grande tendance qu'ont les organes à se prendre de phlegmasie intercurrente, comme s'ils étaient sous l'influence d'une diathèse inflammatoire.... Et les causes sous l'influence desquelles se développe ordinairement la néphrite albumineuse, l'impression du froid humide, la suppression brusque de la transpiration, ne sont-ce pas les mêmes causes qui déterminent

(1) Bureau (J.-V.). *De la néphrite albumineuse ou maladie de Bright, affection granuleuse des reins.* In-4. Paris, 1837.

si souvent les pneumonies, les pleurésies, les bronchites, les rhumatismes.... Enfin, comme dernier témoignage, rappelons-nous ce fait consacré par l'observation, savoir : que dans les premiers temps de la maladie, les antiphlogistiques énergiques sont, de tous les moyens employés jusqu'à présent, ceux qui comptent le plus de succès. »

Je diffère avec M. Martin Solon (1) sur deux points que je crois de quelque importance, à savoir sur le groupe de maladies qu'il a réunies sous le titre commun d'*albuminurie*, et sur la nature de l'affection de Bright. Ce dissentiment ne m'empêche pas de rendre au livre de M. Martin Solon la justice qu'il mérite; car il contient une foule de faits intéressans, et relatifs soit à diverses formes anatomiques de la maladie de Bright, soit à l'existence d'une urine albumineuse dans quelques cas de maladies du cœur sans lésions rénales, et dans quelques cas de fièvres intermittentes, d'exanthèmes et de fièvres continues.

L'ouvrage de M. Martin Solon a paru en 1838. A cette époque, il résultait des recherches faites en Angleterre, par MM. Elliotson, Copland, etc., et des miennes, et notamment des remarques publiées par M. Tissot en 1833, et par M. Desir en 1835, et des observations de M. Bouillaud et de M. Forget en 1837, que l'urine peut contenir de l'albumine dans un grand nombre de maladies, indépendamment de la maladie décrite par M. Bright. Ce qui importait, c'était évidemment de la distinguer des autres affections, dans lesquelles l'urine contient également de l'albumine, et des hydropisies dans lesquelles elle peut en contenir accidentellement. En un mot, c'était de spécifier les circonstances, où la présence de l'albumine, dans l'urine, indique véritablement une lésion particulière des reins. Mais il y avait moins d'intérêt à réunir et à rapprocher, dans un même groupe, sous le nom d'*albuminurie*, des maladies différentes, parce qu'elles avaient un caractère commun, celui de la présence de l'albumine dans l'urine.

C'est pour s'être placé à ce dernier point de vue que M. Mar-

(1) Martin Solon. *De l'albuminurie ou hydropisie causée par une maladie des reins*, etc. In-8. Paris, 1838.

tin Solon a été inévitablement conduit à désigner tour-à-tour sous le nom d'*albuminurie*, la maladie de Bright, des maladies du cœur et des inflammations de la membrane muqueuse des voies urinaires, dans lesquelles l'urine contenait de l'albumine. Aujourd'hui, je ne crois pas plus possible d'adopter, en pathologie, un groupe de maladies sous le nom d'*albuminurie*, que de grouper sous le nom de *suette*, les maladies diverses dont un des symptômes saillans serait des sueurs plus ou moins abondantes.

Parmi les trente-deux observations d'*albuminurie* dont se compose la première partie de son travail, quatre sont relatives à l'inflammation simple des reins ou du bassinet, ou à l'hématurie; les vingt-huit autres appartiennent à la maladie de Bright.

Les observations de la première série que M. Martin Solon désigne sous les noms d'*hypérémie rénale avec anasarque*, et *albuminurie* (Obs. I, II, III et VII), sont des cas aigus de la maladie de Bright; les Obs. IV, V et VI, sont des exemples de la même maladie avec affection du cœur. L'observation VIII, dans laquelle l'urine donnait un sédiment blanchâtre, grumeleux, homogène, paraissant puriforme, est évidemment un cas de pyélo-néphrite sans hydropisie; maladie bien distincte de la maladie de Bright. L'Obs. IX est un cas de pyélo-néphrite avec cystite. Enfin, l'Obs. X est un cas d'hématurie. Ces trois dernières observations sont, à tort selon moi, rattachées, sous forme d'appendice, à cette série des cas que M. Martin Solon désigne sous le nom d'*albuminurie au premier degré*.

Quant aux dix observations d'*albuminurie au second degré*, ce sont des cas de néphrite albumineuse simple (Obs. XI et XII), de néphrite albumineuse, compliquée de maladie du cœur (Obs. XIII), de néphrite albumineuse subaiguë (Obs. XIV), de néphrite albumineuse chronique (Obs. XV et XVI).

La troisième série (*albuminurie au troisième degré*) ne renferme qu'une seule observation : c'est une néphrite albumineuse, combattue par quatre saignées, sous l'influence desquelles l'hydropisie disparut; l'albumine persista dans l'urine.

La deuxième section comprend les cas qui se sont terminés par la mort. Dans cette section, on ne retrouve plus la division de la maladie en premier, second et troisième degrés d'albuminurie. Les observations sont classées d'après la présence ou l'absence des lésions rénales.

La première série (*albuminurie sans lésion de tissu rénal*), comprend deux observations (Obs. XVIII et XIX) : la première paraît être une cachexie, la seconde une endocardite avec urine albumineuse.

La seconde série (*albuminurie avec lésion rénale*) est séparée en plusieurs sous-divisions ; la première (*albuminurie et hypérémie des reins*) se compose de deux observations (XX et XXII). Dans l'une (hypérémie des reins avec albuminurie), le passage de l'albumine dépendit très probablement d'une maladie du cœur; la seconde est une véritable néphrite albumineuse dont l'altération rénale correspond à celle que j'ai décrite comme la première forme anatomique de cette maladie. Les reins, dit M. Martin Solon, étaient le siége d'une hypérémie considérable et peut-être d'un commencement d'inflammation indiquée par la couleur et la friabilité plus grande du tissu organique.

Dans une autre série de faits (*mélange d'hypérémie et de dégénérescence jaunâtre*), correspondant à ma seconde forme anatomique, on lit un seul cas (Obs. XXII), celui d'une phthisie pulmonaire avec albuminurie et anasarque.

La troisième série, qui correspond à ma troisième forme anatomique, est intitulée : *hydropisie avec albuminurie, dégénérescence jaunâtre des reins*, et renferme quatre cas. Le premier est remarquable, en ce que le rein gauche, atrophié, n'avait qu'un pouce de long, sur quelques lignes de large. Ce cas doit être rapproché d'un cas rapporté par M. Christison où un des reins était presque entièrement atrophié par le développement d'un kyste énorme, et d'un autre cas recueilli dans mon service (Obs. XXVI) où il y avait absence complète d'un des reins. L'Obs. XXIV est un bon exemple du gonflement jaunâtre de la substance corticale des reins, qui avait quatre lignes au moins d'épaisseur dans ses parties les plus étroites, et plus d'un demi-pouce dans beaucoup d'autres. La malade avait une tumeur blanche au genou, et des tubercules pulmonaires. L'Obs. XXV est un cas analogue chez un phthisique ; l'Obs. XXVI est un autre exemple de cette forme de lésion rénale, avec avortement au troisième mois et demi de la grossesse.

La quatrième série (*albuminurie et production granuleuse du docteur Bright*) correspond à ma quatrième forme anatomique, et comprend une seule observation (XXVII). C'est un cas de néphrite albumineuse compliquée de maladie du cœur.

La cinquième série (*albuminurie, dégénérescence variée du tissu rénal et productions accidentelles*) comprend deux cas terminés par la mort. Dans l'un, l'autopsie n'a pas été faite, (Obs. XXIX); l'autre (Obs. XXVIII) est peut-être un cas de néphrite albumineuse, compliquée de phthisie pulmonaire, d'un cancer de l'estomac, et d'une infiltration de matière tuberculeuse ou cancéreuse dans le tissu des reins, dont la substance corticale était pâle et jaunâtre. M. Martin Solon prend ces reins comme type de son cinquième degré d'albuminurie. Mais est-il possible de considérer comme une forme distincte de la maladie de Bright, la dégénérescence jaunâtre des reins avec des *tubercules miliaires crus*, surtout quand cette altération n'a été trouvée que dans un seul cas, où il y avait en même temps des tubercules dans les poumons et un cancer de l'estomac?

D'un autre côté, M. Martin Solon n'aurait pas dû, ce me semble, détacher des caractères anatomiques de la néphrite albumineuse l'*état dur, mamelonné et rugueux des reins*, décrit par M. Bright comme une troisième forme de la maladie, et, par moi, comme une sixième. Le fait est que cet état induré du rein est le dernier degré du travail morbide dont l'hypérémie rénale est le début. La fréquence de cette lésion anatomique dans la néphrite albumineuse chronique est telle, que presque tous les observateurs en ont rapporté des exemples. Il n'aurait pas fallu surtout confondre et réunir dans une même forme, cette induration, avec des dégénérescences, soit tuberculeuses, soit cancéreuses, avec des kystes, en un mot, avec toute altération qu'on peut trouver accidentellement dans les reins. Ces altérations accidentelles ne peuvent constituer ni une forme, ni une variété pathologique d'une maladie. Les dégénérescences tuberculeuses et cancéreuses des reins sont l'expression locale de diathèses complètement étrangères à la néphrite albumineuse, tandis que l'induration est une de ses terminaisons.

J'en viens au second point de ma discussion avec M. Martin Solon, c'est-à-dire à la nature de la maladie de Bright. Et d'abord M. Martin Solon me fournit lui-même des argumens favorables à mon opinion, argumens que je ne puis négliger (1).

(1) Dans une foule de passages, M. Martin Solon signale des symptômes, des lésions, et des effets des remèdes qui prouvent le caractère inflammatoire de la maladie. Dans l'Obs. III, il dit « que la longue durée des douleurs lombaires, éprouvées par ce malade, porte à penser que son albuminurie, peu grave, a été occasionée par une irritation rénale accompagnée seulement d'hypérémie, mais qui aurait été suivie de néphrite sub-aiguë, et peut-être d'accidens de dégénérescence, si on n'eût entravé la marche de la maladie.» — Dans un autre (Obs. VII) « au lieu d'une simple hypérémie, dit-il, il est évident qu'*une inflammation* du tissu rénal s'est développée chez cette malade. Il ne s'est manifesté *aucune autre phlegmasie*. L'anasarque et l'ascite semblent bien dues à la seule influence de l'état morbide des reins. Cette considération nous a déterminé à placer cette observation parmi les cas d'albuminurie aiguë ou d'hydropisie aiguë causée par une maladie des reins. Les antiphlogistiques et le repos ont eu, sur cette phlegmasie et sur ses effets, des résultats favorables jusqu'à présent. La terminaison rapide de tous les accidens nous a donné l'espoir qu'aucun travail morbide ne se développera dans les reins, et qu'il ne surviendra plus d'hydropisie.» — M. Martin Solon exprime à-peu-près la même opinion dans d'autres passages (Obs. XVII) : « En effet, nous voyons, dit-il, cet accident (une chute) occasioner immédiatement de vives douleurs lombaires, sans doute causées par une hypérémie, puis une *inflammation des reins*. Nous voyons cette maladie s'exaspérer à l'occasion de travaux excessifs, de l'ingestion de boissons froides, puis l'anasarque se manifester et l'albuminurie devenir évidente. Ce cas peut donc être compté parmi ceux dans lesquels les reins sont le point de départ et le siège principal de la maladie. »

Et plus tard (Obs. XXIII) : « la dégénérescence rénale est ici, dit-il, évidemment indépendante de toute autre lésion ; l'état du cœur n'a pu avoir d'influence sur elle. Faut-il l'attribuer à une *néphrite, latente* déterminée par la chute que la malade a faite? Les accidens successifs qui ont suivi cette chute, et l'absence de toute autre cause porteraient à le penser. Il est possible aussi que, chargé des fonctions de son congénère non développé, ce rein soit plus facilement devenu le siège d'une surexcitation qui, pour être

Il est à remarquer qu'un grand nombre d'observations de M. Martin Solon sont intitulées : néphrite aiguë (Obs. VII), ou subaiguë (Obs. XIV, XVII, XXIII, XXIV), ou néphrite chronique (Obs. XVI, XXVIII), ou néphrite latente (Obs. XII, XIII, XV, XXVI, XXVII); que, dans ces observations, on trouve les symptômes de la maladie de Bright, et que les reins, après la

restée latente, n'en a pas moins été capable d'altérer sa nutrition ; néanmoins, chez cette malade, comme chez quelques autres, on serait tenté d'admettre qu'un travail sub-inflammatoire aurait présidé au développement du désordre observé.» Et plus loin, Obs. XXIV : « l'état anatomique des reins observé chez cette femme, tient-il à une *inflammation ancienne* de ces organes? Les douleurs long-temps ressenties dans la région lombaire pourraient le faire croire. »

Et enfin (Obs. XXV) : les douleurs vives ressenties dans les régions lombaires avant l'apparition de tout œdème dénoteraient que, chez cette malade, la dégénérescence rénale aurait succédé à *un état inflammatoire* développé à la suite de ses couches. »

Et ailleurs : « Dans le premier état, dit M. Martin Solon, hypérémie rénale, *sub-inflammation, inflammation latente;* dans l'autre, altération de la nutrition; dégénérescence organique et développement de productions accidentelles (*Ouvrage cité*, p. 275 et 276) ». N'est-il pas évident que M. Martin Solon, dans ces passages, comme dans plusieurs autres, semble partager l'opinion exposée antérieurement par plusieurs de mes élèves, que le rein est enflammé dans la première période de la maladie? Seulement les expressions de *sub-inflammation*, d'*inflammation latente*, qu'il emploie, témoignent qu'il regarde cette espèce d'inflammation comme tout-à-fait distincte de la néphrite simple, ce qui est incontestable. Dans un autre passage, il insiste davantage encore sur les dissemblances de la maladie avec l'inflammation ordinaire : « Bien que la malade n'ait point éprouvé de douleurs dans la région lombaire, on reconnaît cependant, en l'examinant, que ses reins ont été le siége d'une hypérémie considérable, et peut-être d'une *commencement d'inflammation* indiqué par la couleur et la friabilité plus grande du tissu organique. Cependant ce ne serait pas tant à produire une inflammation qu'à déterminer une hypertrophie du tissu, que l'hypérémie semblerait destinée dans cette maladie, car on n'y observe point les conséquences ordinaires du travail inflammatoire » (*Ouv. cité*, p. 133). Quant aux *productions accidentelles* (tubercules, matière cancéreuse, etc.), M. Martin Solon a tort, je crois, de les indiquer comme une terminaison, comme une forme de la maladie de Bright; elles lui sont complètement étrangères.

mort, ont offert les lésions caractéristiques de cette maladie, dans ses diverses périodes. Or, d'après le titre qu'il a donné à ses observations, et d'après certaines remarques dont il les a accompagnées, il est évident que M. Martin Solon, comme presque tous les praticiens, a été frappé, dans un grand nombre de cas, de l'apparence phlogistique de la maladie. Aussi, dit-il dans sa description générale, que, dans cette affection, « le rein devient le siège d'un état morbide qui tient bien, il est vrai, de la nature de l'inflammation, mais de celle que l'on appelle subaiguë latente, et qui ne se traduit à l'extérieur par aucun phénomène sympathique » (p. 261).

M. Martin Solon, dans d'autres passages de son ouvrage, conteste la nature inflammatoire de cette maladie, et, dans la séance du 8 octobre 1839 de l'Académie royale de médecine (1), il s'est fortement prononcé contre la dénomination de *néphrite albumineuse*, que j'avais donnée à cette affection des reins. Dans cette même séance, il a montré un rein d'un volume énorme, qui pesait douze onces, et dont la substance corticale était transformée en un tissu jaunâtre sans granulations. « Ce rein disait M. Martin Solon n'est plus hypérémié, mais il l'a été autrefois. »

Antérieurement, M. Martin Solon avait déjà dit (2) : « M. Rayer, a cru établir une grande différence entre cette dernière affection (la néphrite) et la première (maladie de Bright) en appelant celle-ci *néphrite albumineuse*.... Nous ne dirons pas, continue M. Martin Solon, que l'albumine existe dans l'urine de tous les malades affectés de néphrite, mais il nous paraît probable que l'urine, dans la plupart des néphrites, doit être albumineuse; car nous pouvons affirmer qu'elle avait ce caractère chez

(1) *Séance du 8 octobre 1839 de l'Académie royale de médecine* : « M. Martin Solon pense que l'expression de M. Rayer est mauvaise pour plusieurs raisons : 1° il y a plusieurs cas de néphrite ordinaire dans lesquels l'urine se montre albumineuse; 2° la maladie de Bright n'est pas une néphrite, et il faut avoir l'envie ou le desir de trouver partout des inflammations, pour en voir une dans l'altération du rein que l'on désigne sous ce nom » (*Expérience*, t. v, p. 241).

(2) *Ouvrage cité*, p. 246.

quatre malades atteints de néphrite aiguë ou chronique, les seuls que nous ayons observés depuis plusieurs années.»

S'il était vrai que les néphrites, de quelque nature qu'elles fussent, s'accompagnassent du passage de l'albumine dans l'urine, cela prouverait, non que j'ai eu tort d'appeler la maladie de Bright, *néphrite*, mais que j'ai eu tort de l'appeler *albumineuse*. Voyons, cependant, s'il n'y a pas quelques observations à faire sur les cas de néphrite avec urine albumineuse, rapportés par M. Martin Solon. En effet, la présence de l'albumine dans l'urine, tenait, dans les cas qu'il cite, au mélange de l'urine avec du pus ou du mucus purulent, produit par une inflammation des conduits excréteurs du rein, et l'albumine ne résultait pas de l'inflammation de la substance rénale elle-même; il s'agissait, dans ces cas, enfin, d'une véritable pyélite. L'urine albumineuse par mélange avec du pus, ne peut être confondue avec l'urine albumineuse rendue dans la maladie de Bright (distinction que M. Desir avait déjà consignée dans sa thèse en 1835); c'est donc avec d'autres faits qu'il fallait établir le passage de l'albumine dans l'urine, en quelques cas de néphrite simple.

Un argument de plus de valeur, en apparence, est rapporté contre mon opinion par M. Martin Solon, quand il établit une comparaison entre la néphrite simple et la maladie de Bright. Dans la première, dit-il, douleur profonde et vive dans la région lombaire; nausées, vomissemens, point d'infiltration des membres inférieurs; dans la seconde, peu de douleurs lombaires, souvent point de nausées, ni de vomissemens, infiltration plus ou moins prompte des membres inférieurs.

Je n'ai jamais dit, aucun de mes élèves n'a dit que la maladie de Bright fût la même inflammation que celle qui constitue la néphrite simple. Par conséquent, si M. Martin Solon demande l'identité entre les symptômes des deux affections (néphrite simple et néphrite albumineuse), il est tout-à-fait en dehors de la question. Mais, si, se bornant simplement à arguer des dissemblances, il veut montrer qu'elles sont de nature à emporter une incompatibilité absolue, je vais rappeler quelques faits qui prouvent qu'il n'en est rien, et que, s'il y a des dissemblances, il y a aussi des ressemblances importantes. Et d'abord toutes les néphrites simples ne sont pas accompagnées des mêmes symptômes. On voit des néphrites aiguës, même doubles, survenues à la suite d'une rétention d'urine ou après la taille, être sans douleurs vives dans la région lombaire, sans nausées, sans vomissemens. D'un autre côté, il n'est pas exact de dire qu'il n'y a pas de nausées ni de vomissemens dans la néphrite albumineuse ; ces accidens sont, au contraire, un des symptômes secondaires les plus fréquens de la maladie. Autre remarque : quand on oppose une espèce de néphrite à une autre pour en montrer les différences, il faut opposer un cas aigu à un cas aigu, un cas chronique à un cas chronique. Or, si vous opposez une néphrite simple chronique à une néphrite albumineuse chronique, vous reconnaîtrez qu'il y a peu ou point de douleurs lombaires dans toutes les deux ; que la pesanteur spécifique de l'urine est peu considérable dans toutes les deux ; que les nausées et les vomissemens ne sont, non-seulement pas plus fréquens dans la néphrite simple chronique que dans la néphrite albumineuse, mais même qu'on les observe plus fréquemment dans cette dernière ; que, si, dans la néphrite simple chronique, l'urine est souvent alcaline, elle est ordinairement peu acide et quelquefois alcaline dans la néphrite albumineuse chronique ; que, dans l'une et l'autre espèces, on a trouvé de l'urée dans le sang ; enfin que le développement de l'hydropisie et la présence constante de l'albumine dans l'urine, sont les deux caractères qui séparent ces deux espèces l'une de l'autre.

Quant à l'inefficacité du traitement antiphlogistique dans certaines périodes de la néphrite albumineuse ; quant à l'inutilité des saignées contre les altérations consécutives au travail phlogistique primitif et désorganisateur, ce fait est-il une dissemblance avec les autres inflammations? N'est-ce pas là, au contraire, un caractère qui leur est commun à toutes? et l'engorgement chronique du testicule à la suite de l'orchite ; et les ulcérations et les indurations intestinales dans la dysenterie chronique ; et les épanchemens pleurétiques purulens ou non purulens ; et les altérations de la blennorrhagie et de la cystite chroniques, etc. ; et toutes les inflammations chroniques, enfin, primitives, ou consécutives à des inflammations aiguës, cessent-elles d'appartenir aux phlegmasies, parce que les saignées ne les guérissent pas ou les aggravent? Si, à la suite d'une inflammation chronique, dans la néphrite albumineuse, comme dans la néphrite simple, les reins deviennent durs et mamelonnés, est-il étonnant que la maladie ne cède plus aux saignées, que personne ne les recommande contre de pareilles lésions, et qu'elles résistent à presque tous les agens thérapeutiques? Le succès des petites saignées, recommandées par M. Martin Solon, prouve-t-il que la maladie n'est pas inflammatoire? Les saignées répétées, conseillées par lui-même encore, lorsque le sang s'est couvert plusieurs fois de couenne inflammatoire, n'est-il pas un nouveau fait à ajouter à beaucoup d'autres qui témoignent du caractère phlogistique de la maladie?

Dans la forme aiguë et presque toujours au début des autres formes, le caractère phlogistique de la maladie a été reconnu par tous les observateurs, par M. Martin Solon lui-même.

Comme dans presque toutes les inflammations, on voit dans la néphrite albumineuse qui débute d'une manière latente ou qui passe à l'état chronique, les symptômes inflammatoires aigus manquer ou disparaître, et être remplacés par d'autres d'une physionomie asthénique ou par un état de santé apparente.

Comme dans toutes les maladies inflammatoires, l'organe enflammé éprouve, dans son apparence, dans sa conformation, dans sa structure, des altérations dont il est facile de trouver des analogues dans d'autres organes. A l'hypérémie succède des décolorations et un dépôt morbide (granulations) et plus tard un état d'induration. Il est vrai que, dans cette espèce de néphrite on n'observe pas (ou au moins si rarement que cela peut être considéré comme tout-à-fait exceptionnel), du pus déposé en grains ou infiltré dans les substances rénales. Sans doute, c'est là une particularité anatomique remarquable de la néphrite albumineuse. Mais ce fait n'est pas sans analogue : ne voit-on pas des dépôts de lymphe plastique être une des particularités de la néphrite rhumatismale, et des dépôts sanguins et fibrineux appartenir presque exclusivement à certaines néphrites par poisons morbides ?

J'ajoute qu'il n'est pas de maladie dans le cours de laquelle la diathèse phlogistique soit plus prononcée, dans laquelle elle se montre sur un plus grand nombre de points et sous un plus grand nombre de formes. Que cette diathèse phlogistique soit consécutive ou non à une altération du sang, le fait est (et l'observation ne l'atteste que trop) que, dans le cours de la néphrite albumineuse, les inflammations se multiplient avec une facilité et une variété véritablement effrayantes.

Jusqu'ici je me suis tenu, avec M. Martin Solon, sur le terrain des inductions ; j'ai argumenté des ressemblances de la maladie de Bright avec la néphrite simple et les autres inflammations : lui a argumenté des dissemblances. Mais la question doit-elle rester uniquement sur ce terrain ? non, sans doute : il faut en venir à l'examen des reins malades. Or, dans la première forme de la néphrite albumineuse, le rein est rouge, tuméfié, quelquefois douloureux, si l'on ne peut savoir s'il est chaud, l'on sait du moins que cet état s'accompagne de fièvre. Je le demande, dans l'état actuel des notions et du langage de l'anatomie pathologique, n'est-ce pas là un état inflammatoire ? Maintenant, pour prouver que la forme chronique comme la forme aiguë est d'origine inflammatoire, il suffit de faire voir que les altérations rénales de la forme chronique proviennent des altérations rénales de la forme aiguë.

Personne n'ayant exposé avec autant de clarté que M. Littré (1) l'enchaînement des diverses lésions anatomiques qu'on observe, dans les reins, à la suite de la néphrite albumineuse, je termine en reproduisant ce qu'il a dit, en 1837 et avant la publication de l'ouvrage de M. Martin Solon : « Dans la première forme de la néphrite albumineuse, le volume des reins est augmenté ; chez l'adulte, leur poids peut s'élever pour chacun d'eux à huit et même à douze onces au lieu de quatre onces, leur poids moyen. Leur consistance est ferme sans dureté, comme celle des reins gonflés par une injection aqueuse ; leur

(1) *L'Expérience*, t. 1, p. 60. In-8. 1837.

surface, d'un rouge plus ou moins vif, paraît piquetée d'un grand nombre de petits points rouges, plus foncés que la teinte générale de cet organe. A la coupe on reconnaît que l'augmentation du volume des reins est due au gonflement de la substance corticale. Intérieurement, cette substance présente un grand nombre de petits points rouges semblables à ceux qu'on observe extérieurement et qui correspondent la plupart aux glandules de Malpighi fortement injectées de sang.

« Arrêtons-nous un moment pour considérer les caractères de cette description, ou jetons un coup-d'œil sur la figure qu'a donnée M. Rayer. Nous avons là gonflement de l'organe et gonflement souvent très considérable. Nous avons de plus une rougeur générale qui est l'indice d'une hypérémie non moins générale; la substance corticale tout entière est gorgée de sang. Si l'on ajoute à ces considérations que, sur le vivant, le rein est douloureux et que la pression sur les lombes rend cette sensibilité manifeste; si l'on se rappelle que le régime antiphlogistique a une utilité incontestable dans la première période et que le sang des saignées pratiquées à cette époque se couvre d'une couenne, on reconnaîtra que l'état morbide des reins, décrit plus haut, est un état véritablement inflammatoire avec tous les caractères qu'ont signalés les pathologistes, et l'on tombera d'accord avec M. Rayer sur la nature de la lésion anatomique qu'il a figurée, décrite et dénommée.

« De cette forme, à caractères si manifestes et si tranchés, il s'agit de passer aux formes suivantes qui, par le travail pathologique qui s'est fait dans leur sein, se sont beaucoup éloignées de ce type primitif. Pour qu'on rapproche celles qui, en apparence, en diffèrent le plus, il faut que l'on trouve des gradations intermédiaires qui ôtent tout arbitraire à la comparaison et à l'analogie.

« Si les autopsies cadavériques offrent des reins où la rougeur et l'engorgement sanguins subsistant dans quelques portions; en ont abandonné d'autres et y ont fait place à des apparences qui règnent exclusivement dans des formes encore plus éloignées, il sera permis, à l'aide de cet anneau moyen de rattacher l'état où le caractère inflammatoire est le plus effacé, à l'état ou le caractère inflammatoire est le plus manifeste. C'est cette condition que M. Rayer a décrite sous le nom de seconde forme. Le volume et le poids sont augmentés comme dans la première forme; mais ce qui appartient spécialement à la seconde, c'est un mélange d'anémies et d'hypérémies fort remarquable, un aspect marbré de la surface des reins produit par des taches rouges disséminées sur un fond d'un blanc jaunâtre. A la coupe, la substance corticale, gonflé, offre une teinte pâle, jaunâtre, tachetée de rouge, et se détache fortement de la substance tubuleuse, dont la teinte est d'un rouge brun.

« Ceci établi, et un point de passage ayant été trouvé entre l'état où les apparences phlegmasiques sont manifestes et l'état où ces apparences pourraient être le plus contestées, le reste en découle naturellement; et il n'y a plus rien de forcé, ni à assimiler les autres lésions de la néphrite albumineuse aux produits généraux de l'inflammation, ni à rattacher à un travail commun et à une transformation successive les désordres variés qui, anatomiquement, sont essentiels à cette affection.

« Ainsi, quand le volume et le poids du rein sont augmentés, bien qu'on ne remarque plus ni taches ni marbrures, bien que la substance corticale offre une teinte pâle assez uniforme, d'un blanc rosé légèrement jaunâtre, ou bien une teinte plus pâle encore et analogue à celle de la chair d'anguille (troisième forme), néanmoins on comprend que cet état n'est qu'un degré de plus de la seconde forme, où l'engorgement sanguin s'est de plus en plus effacé, et a laissé un tissu décoloré, mais encore tuméfié et tout plein des restes d'une inflammation, où la résolution n'a fait aucun progrès. Cette décoloration qui pourrait faire hésiter l'anatomiste, même en présence de l'augmentation du volume et de la pesanteur, est un développement naturel de la lésion qui constitue à son origine la néphrite albumineuse. Elle est partie d'un rouge général et intense, et elle a passé par les marbrures, pour arriver à la teinte que nous lui voyons dans la troisième forme.

« Ce que je viens de dire de la troisième forme s'applique exactement à la quatrième, qui a été désignée par M. Bright sous le nom d'aspect granulé des reins. Comme dans les précédentes, ces organes sont plus volumineux et plus pesans que dans l'état sain; leur surface extérieure, le plus souvent d'un jaune pâle, est parsemée et quelquefois couverte de *petites taches* d'un blanc laiteux, un peu jaunâtre, de la dimension, en surface, de la tête d'une très petite épingle, souvent allongées et ressemblant assez bien à des grumeaux de petit lait qui seraient répandus irrégulièrement en plus ou moins grand nombre à la surface des reins. Toutes sont voilées par une lame extrêmement mince, à travers laquelle elles paraissent comme sous un vernis. La surface des reins est parfaitement lisse. Tantôt ces petites taches laiteuses (granulations de M. Bright) sont rares dans l'épaisseur de la substance corticale, et abondantes à la surface; tantôt au contraire, l'altération granuleuse envahit toute la profondeur de cette substance. Lorsqu'on divise les reins de leur bord convexe vers leur scissure, la substance corticale offre, comme dans la seconde et la troisième formes, une teinte générale, anémique et jaunâtre, qui contraste fortement avec la couleur rouge de la substance tubuleuse. La substance corticale, gonflée, occupe un espace plus considérable que dans l'état sain, surtout dans ses prolongemens entre les cônes. Dans cette description, tout se retrouve de ce qui caractérise le produit d'une inflammation: gonflement, augmentation du poids, et transition graduée d'une injection sanguine considérable, à une teinte générale anémique et jaunâtre. Mais un élément de plus s'y montre: ce sont les taches laiteuses desséminées à la surface et dans l'intérieur de la substance corticale et appelées improprement granulations.

« J'ai franchi, à l'aide des recherches de M. Rayer, et en exposant ses idées, tout ce que cette discussion a de difficile. Il n'est pas besoin d'insister davantage sur la nature également inflammatoire des deux dernières formes. La cinquième, plus rare que les précédentes, détermine aussi un accroissement dans le volume et dans le poids des reins. Ce qui la caractérise, c'est un aspect particulier, dont on ne peut donner une image plus exacte, qu'en disant qu'un grand nombre de petits grains de semoule, semblent déposés au dessous de la membrane celluleuse propre. Enfin, dans la sixième, qui paraît correspondre à la troisième variété décrite par M. Bright, les reins, rarement plus volumineux et quelquefois plus petits que dans l'état sain, sont durs et présentent des inégalités à la surface. On y distingue peu ou point de taches laiteuses; mais à la coupe on en découvre presque toujours un certain nombre dans l'épaisseur de la substance.

« Tel est l'ensemble et la revue générale des altérations si remarquables que l'anatomie pathologique nous a révélées dans la texture des reins. M. Rayer pense que les six formes principales qu'il a décrites sont successives, c'est-à-dire que les dernières sont postérieures, anatomiquement parlant, aux premières. A cette proposition de M. Rayer, j'apporterai, non pas une restriction, mais une distinction; et cette distinction m'est fournie par l'examen même des planches si correctes qu'il a soumises à l'examen du public. En effet, si l'on considère, par exemple, la figure 4 de la planche VIII, on voit un rein, plus volumineux que dans l'état naturel, parsemé de taches ou granulations, mais en même temps rouge et hypérémié. Il arrive donc que le rein passe de l'engorgement sanguin et inflammatoire du début à l'état granuleux, sans traverser la seconde et la troisième forme. De sorte qu'il semble que l'inflammation particulière qui constitue la néphrite albumineuse, s'étant établie avec tous ses caractères, se poursuit subséquemment dans deux directions, dans deux métamorphoses anatomiques, l'une qui se manifeste par une anémie jaunâtre sans granulations; l'autre qui se manifeste par ces granulations mêmes. Ce qui est antérieur à toute autre lésion, c'est l'engorgement rouge du rein avec augmentation de poids et de volume; ce qui est postérieur, c'est tantôt le développement des granulations, et tantôt l'établissement d'un tissu tuméfié bien qu'anémique. Ces deux formes paraissent, non pas venir l'une de l'autre, mais pouvoir dériver l'une et l'autre immédiatement de l'engorgement inflammatoire du début. Remarquons en effet, que, dans ses transformations diverses, la lésion doit essentiellement rester la même; car l'albumine continue à passer en dissolution dans l'urine depuis la première forme jusqu'à la dernière, soit que le rein soit gros et rouge, ou gros et décoloré, soit qu'il contienne des granulations, soit qu'il n'en contienne pas. Les granulations ne sont qu'accessoires, et leur présence n'est nullement indispensable à la production du phénomène pathologique qui consiste dans la sécrétion d'une urine coagulable. »

Plusieurs auteurs ont cru qu'à l'aide d'observations d'anatomie fine ou microscopique, ils pourraient découvrir quels sont les tissus élémentaires principalement affectés dans la néphrite albumineuse, et par suite la nature de cette affection. M. G. Valentin (1) ayant examiné, au microscope, deux reins d'enfant, dont la surface extérieure offrait des taches d'un gris cendré, disséminées au milieu de la substance corticale, colorée en jaune, dit : « les canaux droits (conduits urinifères) de la substance tubuleuse étaient vides ou ne contenaient qu'une petite quantité d'une substance très liquide ; les conduits flexueux de la substance corticale étaient presque entièrement remplis par une matière d'un jaune grisâtre, qui les injectait en quelque sorte et les rendait très visibles. Si l'on examinait une couche très mince de cette substance corticale, au microscope, avec un grossissement un peu fort et une vive lumière, on reconnaissait les belles circonvolutions des conduits urinifères. Leur diamètre, dans la substance corticale, était, en moyenne, de 0,003,500 de pouce, et dans la substance tubuleuse de 0,005,400 de pouce. Dans les circonvolutions des canaux, non plus que dans la substance qui les séparait, on ne voyait rien d'anomal. Un des reins fut injecté très finement, mais la distribution, non plus que le diamètre des vaisseaux sanguins, ni les corpuscules de Malpighi n'offraient le moindre changement.

« La substance jaune-grisâtre qui remplissait les conduits urinifères flexueux était composée de particules granulées, irrégulières, de volume variable, de petits corps moléculaires, et de globules jaunes d'une forme ronde. Les canaux urinifères droits contenaient les mêmes élémens, seulement en quantité beaucoup moins grande.

(1) Valentin (G.) *Examen microscopique des granulations des reins* (L'Expérience, t. 1, page 366). *Extrait du* Repertorium für Anatomie und Physiologie. 2e vol. 2e cahier, p. 290, 1837.

« Chez ce sujet les testicules étaient remarquablement petits (neuf lignes de longueur), et contenaient des globules granulés de 0,000,400 de diamètre, et de très petits globules doués d'un mouvement moléculaire fort actif.

« Le diamètre des vaisseaux séminifères était de 0,002000 de pouce. Dans l'épididyme il n'existait presque que des globules granulés, les petits corps doués de mouvement s'y rencontraient en très petit nombre. Le diamètre du conduit déférent à son milieu, était de 0,00600 de pouce. »

Si je ne me trompe, dit M. Valentin, il résulte de cet examen que, dans ce cas, les reins ne sont que le réceptacle de l'urine, modifiée dans sa composition; que ce n'est qu'à l'œil nu qu'ils peuvent sembler altérés, et que c'est dans le sang même qu'il faut chercher désormais la cause de la modification éprouvée par le liquide sécrété. Ne sait-on pas de la manière la plus positive que l'urée se sécrète ailleurs que dans les reins?

M. Valentin s'est trop hâté, ce me semble, de faire une théorie générale de la maladie d'après l'inspection microscopique d'une de ses formes, et d'après une seule observation. M. Valentin dit que les vaisseaux sanguins et les corpuscules de Malpighi n'offrent aucun changement; mais cette intégrité n'a pas lieu dans tous les cas, puisque j'ai observé et figuré des glandules de Malpighi altérées et remplacées par de petites vésicules. De ce que les conduits urinifères de la substance corticale et l'épididyme étaient remplis de globules granulés, on n'en peut conclure rigoureusement à une altération générale du sang; d'autant plus que M. Valentin ne dit pas avoir constaté cette altération dans le sang lui-même. D'ailleurs dans les autres formes il n'est pas démontré qu'on fît les mêmes remarques de la maladie, ou qu'on y observât d'autres phénomènes en rapport avec une altération de sang.

D'un autre côté, les observations microscopiques de M. Gluge (1) sur la maladie de Bright, ne s'accordent pas avec celles de M. Valentin. Suivant M. Gluge, la dégénérescence des

(1) Gluge (Gottlieb). *Anatomisch-mikroscopische Untersuchung zur allgemeinen und speciellen Pathologie.* Premier cahier, 1839.

reins consiste essentiellement en un trouble de la circulation, dans les vaisseaux capillaires de la substance corticale, et particulièrement dans les glandules de Malpighi. Ce trouble, dit M. Gluge, est dû à un arrêt de la circulation; les corpuscules sanguins perdent une partie de leur substance, s'agglomèrent et empêchent la marche du sang; de là, imbibition du sérum dans les conduits urinifères, urine albumineuse et hydropisie.

M. Corfe attribue les granulations blanchâtres qu'on observe dans les reins, à un dépôt de graisse ou de stéarine dans des conduits de la substance corticale qu'il appelle *huileux*. Je ne m'arrêterai point à cette hypothèse; je préfère remarquer que cet auteur cite plusieurs cas d'hydropisie avec urine coagulable, dont un très aigu et promptement mortel, dans lequel les reins avaient une couleur très foncée semblable à celle de la rate.

IV. *Conclusion.* — Après avoir lu cet aperçu, nul ne contestera que, si les anciens n'ont point ignoré que l'hydropisie pouvait avoir sa source dans une altération des reins ou de la sécrétion urinaire; que si les médecins arabes ont plus nettement encore saisi les rapports de certaines hydropisies avec des lésions des reins et une urine ténue; que si, depuis la renaissance, quelques faits épars, isolés, sans lien, sont venus témoigner de ces rapports, nul ne contestera, dis-je, que ces faits n'étaient restés dans l'ombre malgré les véhémentes déclamations de Van Helmont; lorsque les expériences de Cotugno et de Cruickshank sur la coagulabilité de l'urine dans certaines hydropisies, expériences fécondées et introduites dans le domaine de l'art par les recherches de Wells et de Blackall, ont enfin amené la belle découverte du docteur Bright, de lésions rénales produisant l'hydropisie avec urine coagulable.

Arrivé à la fin de mon travail sur la néphrite albumineuse, il ne me reste plus qu'à appeler l'attention du lecteur sur quelques points de l'histoire de cette maladie. Et d'abord il doit remarquer les différences considérables qu'elle offre dans sa

(1) Corfe (G.). *A popular treatise on the kidney*. In-8. London, 1839.

forme aiguë et dans sa forme chronique ; différences sur lesquelles j'ai cru d'autant plus devoir insister qu'elles n'avaient pas été clairement exposées, et qu'on avait trop long-temps et trop généralement pensé que la maladie de Bright était une affection *organique*. Cette opinion avait été la source d'erreurs graves sur la nature de la maladie et sur sa curabilité ; elle avait donné lieu à des discussions qui, n'ayant pas de vraie base, n'offraient point d'issue.

La constitution de l'urine (chose importante à noter et à retenir) n'est pas la même dans l'une et l'autre forme. Tous les observateurs avaient donné, comme un caractère important de l'urine dans la maladie de Bright, la diminution de la pesanteur spécifique de l'urine; et non-seulement cette diminution n'a pas lieu dans la forme aiguë, mais même le plus souvent la pesanteur spécifique, dans cette dernière forme, est au-dessus de celle de l'urine saine. Cette distinction des deux formes de la maladie était, en outre, d'autant plus nécessaire, que le traitement antiphlogistique, si souvent efficace dans la forme aiguë, est généralement impuissant ou nuisible dans la forme chronique.

— La physiologie pathologique, dans ses recherches sur la production des hydropisies, aura à tenir en grande considération les phénomènes de la néphrite albumineuse. Car, si cette maladie montre que les affections des reins jouent, dans certains cas, un rôle dans la production des épanchemens séreux, elle montre en même temps que le mécanisme en est encore inconnu. On pourrait penser, et on a pensé en effet, que l'albumine passant par les urines, le sang s'appauvrissait et donnait de cette façon lieu à l'hydropisie; mais cette explication ne se soutient pas devant les faits. Il est certain, d'une part, que dans les néphrites albumineuses, suite de scarlatine, le malade devient très promptement hydropique, avant que la déperdition d'albumine ait été considérable; et d'autre part, que dans l'hématurie endémique des régions tropicales, la personne affectée rend de l'albumine pendant des années, quelquefois pendant toute sa vie, sans devenir hydropique. Il faut donc avouer que nous ignorons comment, dans la maladie de *Bright*, l'hydropisie se lie à la déperdition de l'albumine.

Enfin, je terminerai en ajoutant, ici, une remarque dans laquelle l'expérience me confirme de plus en plus, et que je n'ai peut-être pas signalée avec assez de force. La connexion qui lie la néphrite albumineuse à la scarlatine, m'a fait penser que la première comme la seconde exigeait une grande surveillance pendant la convalescence, lorsqu'on avait réussi à y amener le malade. Je crois donc (et c'est la pratique à laquelle je me conforme maintenant) que, lorsqu'on a traité avec succès une personne atteinte de néphrite albumineuse, lorsque l'hydropisie a disparu des cavités du corps, lorsque l'urine non-seulement ne contient plus d'albumine, *mais encore a repris complètement sa constitution naturelle*, il faut long-temps tenir le malade à l'abri des causes nuisibles, et particulièrement à l'abri du froid et de l'humidité. On évitera par là, je le pense du moins, bon nombre de rechutes, si funestes et si à craindre dans cette maladie. Ces précautions, bonnes pour tous les malades, sont surtout indispensables pour ceux qui, à peine sortis de nos hôpitaux, reprennent leurs travaux pénibles et se trouvent de nouveau exposés aux influences les plus contraires à l'affermissement de leur guérison.

Tableau n. 1. — Expériences sur la coagulabilité de l'urine chez les enfans,

DANS DIVERSES MALADIES.

Par Charles Baron, interne à l'hôpital des enfans.

NOMS DES MALADIES.	AGE.	ACTION DE L'ACIDE NITRIQUE	ACTION DE LA CHALEUR
	ans		
Amygdalite et ulcération de la luette.	10	0	0
Anasarque.	11	coagulum	coagulum
Anasarque.	13	coagulum	coagulum
Anasarque, hydrothorax.	6	0	0
Anasarque, affection du foie, entérite.	12	0	0
Anasarque, suite de scarlatine.	3 1/2	0	0
Angine tonsillaire.	14	précipité	0
Angine, suite de scarlatine.	13	0	0
Ascite et œdème de la face.	14	coagulum	coagulum
Ascite et fièvre intermittente.	12	0	0
Bronchite.	5	précipité	0
Bronchite.	6	0	0
Bronchite.	2	0	0
Bronchite.	8	0	trouble
Bronchite, angine.	8	0	0
Bronchite, stomatite.	5	0	0
Chorée.	8	0	0
Coriza.	3	0	0
Déviation de la colonne vertébrale.	10 1/2	0	0
Déviation de la colonne vertébrale, ophthalmie.	10	0	0
Déviation de la colonne vertébrale et ophthalmie.	4	0	trouble
Eczéma général aigu, œdème des membres inférieurs.	2 1/2	0	0
Eczéma.	8	0	0
Entérite.	8 1/2	0	0
Entérite.	14	0	0
Entérite.	14	0	0
Entérite chronique.	6	0	0
Epilepsie.	12	0	0
Epilepsie.	12	0	0
Erysipèle de la face.	15	0	0
Fièvre.	13	0	0
Fièvre thyphoide.	8	0	0
Fièvre typhoïde, convalescence.	9	0	0
Incontinence d'urine.	14	0	0
Lichen.	11	0	0
Méningite granuleuse.	10	0	0
Œdème de la face.	13	précipité	0
Ophthalmie.	10	0	0
Ophthalmie.	9 1/2	0	0
Ophthalmie.	8	0	0
Ophthalmie purulente.	4	précipité	0
Ophthalmie purulente.	6	précipité	0
Ophthalmie purulente.	8	0	0
Ophthalmie purulente.	7	0	0
Ophthalmie purulente.	10	0	0
Ophthalmie purulente.	8	0	0
Ophthalmie purulente.	6	0	0
Ophthalmie purulente.	7	précipité	0
Ophthalmie purulente.	8	0	0
Paraplégie.	4 1/2	0	0
Paraplégie.	14	0	0
Paraplégie.	10	0	0
Péricardite.	13	0	0
Phthisie pulmonaire.	11	0	0
Phthisie pulmonaire.	9	0	0
Phthisie pulmonaire.	9	0	0
Phthisie pulmonaire, entérite, anasarque.	4	0	0
Pleuro-pneumonie.	8	0	0
Pneumonie.	9	0	0
Prodromes d'une affection aiguë.	2	0	0
Rhumatisme.	12	0	0
Rougeole.	4	0	0
Scarlatine.	3	0	0
Scarlatine (convalescence).	5	0	0
Stomatite.	3 1/2	0	trouble
Stomatite.	10	0	trouble
Stomatite.	6	0	0
Stomatite et ophthalmie purulente.	7	0	0
Tœnia.	9	0	0
Variole.	13	0	0
Variole.	7	0	0

Tableau n. 2 — De la pesanteur spécifique du sérum

DANS DIVERSES MALADIES,

observées dans mon service à l'hôpital de la Charité.

SEXE	AGE	CONSTITUTION.	MALADIE.	NOMB. DES SAIGNÉES	QUANTITÉ DU SANG.	CAILLOT.	SÉRUM.	PESANTEUR SPÉCIFIQUE DU SÉRUM.
					onces.			
Masc.	23	sanguine	Angine tonsillaire.	1re	16	large sans couenne	transparent	1027
Fille.	29	sanguine	Angine tonsillaire.	1re	12	peu volumineux	transparent	1027
Masc.	23	pléthorique	Angine tonsillaire.	1re	12	mou, friable	transparent	pas assez
Masc.	26	sanguine	Bronchite légère.	1re	12	sans couenne	transparent	1026
Fille.	26	forte	Bronchite	1re	14	large non couenn.	transparent	1028
Fille.	23	sanguine	Cœur (hypertrophie)	1re	12	petit friable	transparent	1024
Fem.	51	moyenne	Contusion à la tête	1re	10	large sans couenn.	transparent	1025
Masc.	42	forte	Contusion	1re	16	large sans couenn.	transparent	1027
Fem.	19	lymphatique	Suites de couches	1re	12	petit, friable	transparent	1023
—	—	—	—	2e	8	petit, friable	transparent	1023
Fem.	19	lymphatique	Suites de couches	1re	16	petit retroussé	un peu troub.	1027
—	—	—	—	2e	16	petit retroussé	un peu troub.	1027
Fem.	22	sanguine	Suites de couches	1re	12	couenneux	transparent	1028
Fem.	36	bonne, forte	Courbature.	1re	13	large, sang couenn.	transparent	1031
Masc.	44	sanguine	Courbature	1re	14	retr. très couenn.	transparent	1029
Fille.	17	sanguine	Courbature (fatigue)	1re	12	large, peu couenn.	transparent	1025
Fille.	19	sanguine	Dysménorrhée	1re	14	large, friable	transparent	1028
Fille.	27	bonne	Dysménorrhée	1re	16	large	transparent	1028
Fem.	40	forte	Eczéma	3e	14	petit, sans couenn.	transparent	1026
Masc.	56	assez bonne	Eczéma	2e	12	large, sans couenn.	transparent	1028
Fille.	19	sanguine	Erysipèle de la face	1re	13	large	transparent	1028
Fille.	17	sanguine	Erysipèle de la face	1re	14	couenneux	transparent	1028
—	—	—	—	2e	12	couenneux	transparent	1026
Fem.	27	sanguine	Erysipèle à la face	1re	16	large, friable	transparent	1026
Fem.	49	moyenne	Erysipèle à la jambe	1re	12	large, sans couenn.	un peu troub.	1028
Fem.	22	sanguine	Fièvre typhoïde	1re	12	mou, friable	transparent	1026
Masc.	43	peu forte	Hémoptysie	1re	12	large et mou	légèr. transp.	1028
Fem.	30	assez bonne	Affection de la moelle	1re	16	sans couenne	transparent	1028
Masc.	39	sanguine	Néphr. alb. aig. rechute	1re	12	couenneux	opalin	1023
—	—	—	—	2e	10	couenneux	opalin	1023
Masc.	37	assez bonne	Néphr. alb. chronique	1re	12	sang couenneux	transparent	pas assez
Masc.	33	moyenne	Pleurésie avec épanchem.	1re	12	petit, retroussé	légèr. troub.	1028
Masc.	25	sanguine	Pleurésie avec épanchem.	1r	16	très couenneux	transparent	1029
—	—	—	—	2e	16	moins couenneux.	transparent	1026
—	—	—	—	3	16	légèrem. couenn.	transparent	1025
Fem.	60	détériorée	Pneumonie 1er degré	1re	16	mou, friable	transparent	1025
—	—	—	—	2e	16	large, résistant	transparent	5025
Masc.	28	très sanguine	Rhumatisme artic. aigu	1re	16	très couenneux	transparent	1050
—	—	—	—	2r	14	très couenneux	transparent	1029
Fem.	22	sanguine	Rhumatisme aigu	1re	10	sans couenne	transparent	1029
—	—	—	—	2e	10	très couenneux	transparent	1028
—	—	—	—	3e	12	très couenneux	transparent	1028
Fille.	23	sanguine	Rhumatisme	1re	13	mou, friable	transparent	1028
Masc.	43	assez bonne	Rhumatisme	1re	12	large, sans couenne	transparent	1029
Masc.	40	sanguine	Rhumatisme	1re	14	large, sans couenne	transparent	1027
Masc.	45	sanguine	Rhumatisme	1re	16	large, sans couenne	transparent	1028
Fem.	48	très sanguine	Rhumatisme	1re	16	couenn. rétroussé	transparent	1026
Fem.	39	peu forte	Rhumatisme	1re	16	très couenneux	transparent	1028
—	—	—	—	2e	16	légèrem. couenn.	transparent	1026
Fem.	45	peu forte, détér.	Rhumatism. art.	1re	12	volume médiocre	transparent	1025
—	—	—	—	2e	12	couenneux	transparent	1023
—	—	—	—	3e	12	couenneux	transparent	1023
Masc.	55	bonne	Rhum. lombago.	1re	14	tr. couenn. retrous.	transparent	1028
Masc.	21	sanguine	Sciatique	1re	12	large, friable	transparent	1028
—	—	—	—	2e	16	large, consistant	transparent	1025
Masc.	25	sanguine très forte	Zona.	1re	12	large, sans couenne	transparent	1029
Fem.	30	sanguine	Cœur (hypertrophie)	1re	16	couenn. en godet	transparent	1026
Fem.	30	sanguine	Cœur (hypertrophie)	1re	14	large et friable		1030
Masc.	33	sanguine	Catarrhe.	1re	9	large, sans couenne	transparent	1029
Fem.	74	moyenne	Congestion cérébrale.	1re	4	large, sans couenne	un peu troub.	1031

Suite du tableau n. 2.

SEXE.	AGE.	CONSTITUTION.	MALADIE.	NOMBRE DES SAIGNÉES.	QUANTITÉ DE SANG	CAILLOT.	SÉRUM.	PESANTEUR SPÉCIFIQUE DU SÉRUM.
					onces.			
Fem.	30	assez bonne	Angine tonsillaire	1re	12	large sans couenne	transparent	1024
Fem.	27	bonne	Courbature	1re	12	large sans couenne	transparent	1029
Masc.	—	—	Erysipèle de la face	1re	12	peu couenneux	transparent	1022
Masc.	22	assez bonne	Fièvre typhoïde	1re	10	mou, friable	un peu trouble	1025
Fem.	39	assez bonne	Métrorrhagie	1re	12	retroussé	transparent	1028
Masc.	30	moyenne	Néphrite albumineuse chr.	1re	12	mou friable	transparent	1016
Masc.	22	moyenne	Pleurésie avec épanchement.	1re	12	peu couenneux	transparent	1023
Masc.	21	sanguine	Pleurésie	1re	16	très couenneux	transparent	1025
—	—	—	—	2e	10	très couenneux	transparent	1025
Fem.	43	moyenne	Pneumonie 1er degré	1re	16	très couenneux	transparent	1028
—	—	—	—	2e	16	très couenneux	un peu trouble	1026
—	—	—	—	3e	16	très couenneux	transparent	1023
—	—	—	—	4e	12	très couenneux	transparent	1022
Fem.	72	moyenne	Pneumonie grave	1re	16	large	transparent	1029
Masc.	45	assez bonne	Tetanos spontané.	4e	16	large sans couenne	transparent	1029
Fem.	47	mauvaise	Tubercules pulmonaires; inflammation intercurrente	1re	10	petit couenneux	transparent	1023
Masc.	39	sanguine	Néphrite albumineuse aig.			sérum du sang obtenu par les ventouses et peut-être mélangé avec un peu de serosité		1011

FIN DU SECOND VOLUME.

TABLE

DU SECOND VOLUME.

FIN DE LA TABLE DU SECOND VOLUME.

Librairie de J.-B. Baillière.

ŒUVRES COMPLÈTES D'HIPPOCRATE, traduction nouvelle, *avec le texte grec en regard*, collationné sur les manuscrits et toutes les éditions; accompagnée d'une introduction, de commentaires médicaux, de variantes et de notes philologiques; suivie d'une table générale des matières, par E. Littré, membre de l'Institut de France, Paris, 1839—1840. — Cet ouvrage formera environ sept forts volumes in-8, de 600, à 700 pages chacun; il sera publié un volume tous les six mois. Prix de chaque volume. 10 fr.

Il a été tiré quelques exemplaires sur jésus-vélin. Prix de chaque vol. 20 fr.

Les tomes I, et II, sont en vente.

DE L'IRRITATION ET DE LA FOLIE, ouvrage dans lequel les rapports du physique et du moral sont établis sur les bases de la médecine physiologique, par F. J. V. Broussais, membre de l'Institut, professeur à la Faculté de médecine de Paris, etc. *Deuxième édition, entièrement refondue.* Paris, 1839, 2 vol. in-8. 15 fr.

DES MALADIES MENTALES, considérées sous les rapports médical, hygiénique et médico-légal, par E. Esquirol, médecin de la Maison des aliénés de Charenton, membre de l'Académie royale de Médecine, etc. Paris, 1838, 2 forts vol. in-8, avec un atlas de 27 planches gravées. 20 fr.

NOUVEAUX ÉLÉMENS DE MÉDECINE, OPÉRATOIRE; accompagnés d'un Atlas de 22 planches in-4, gravées, représentant les principaux procédés opératoires et un grand nombre d'instrumens de chirurgie; par A. A. Velpeau, chirurgien de l'hôpital de la Charité, professeur de clinique chirurgicale à la Faculté de médecine de Paris. *Deuxième édition entièrement refondue*, et augmentée d'un traité de petite chirurgie, avec 191 planches intercalées dans le texte. Paris, 1839, 4 forts vol. in-8 de chacun 800 pages et atlas in-4. 40 fr.

Le même avec les planches de l'atlas coloriées. 60 fr.

Les nombreuses augmentations et les changemens qu'a subis cette deuxième édition en font un livre nouveau: en effet, depuis la publication de la première édition, placé à la tête de la clinique chirurgicale de l'hôpital de la Charité, M. Velpeau a pu exécuter, discuter et rectifier un grand nombre de procédés opératoires, et c'est surtout sous le *rapport pratique* que son Livre a acquis une plus grande importance. Cet ouvrage doit donc être considéré tout à-la-fois comme le *compendium du chirurgien praticien* et à cause de l'immense érudition déployée par l'auteur comme une véritable *encyclopédie chirurgicale*.

MANUEL PRATIQUE DES MALADIES DES YEUX d'après les leçons cliniques de M. le professeur Velpeau, chirurgien de l'hôpital de la Charité, par G. Jeanselme, Paris 1840, in-18 de 700 pages 6 fr

TRAITÉ DE PATHOLOGIE EXTERNE ET DE MÉDECINE OPÉRATOIRE, par A. Vidal (de Cassis), chirurgien de l'hôpital de Lourcine, professeur agrégé à la Faculté de Médecine de Paris, etc. Paris, 1839-1840. 5 vol. in-8.

Les tomes I, II et III sont en vente; prix de chaque : 6 fr. 50 c.

CLINIQUE DES MALADIES DES ENFANS NOUVEAU-NÉS, par F.-L. Valleix, médecin du bureau central des hôpitaux civils de Paris, ancien interne de l'hôpital des Enfans Trouvés, Paris, 1838 1 vol. in-8 avec 2 planches gravées et coloriées représentant le céphalématome *sous-péricrânien* et son mode de formation. 8 fr. 50 c.

TRAITÉ DES MALADIES DES EUROPÉENS DANS LES PAYS CHAUDS, spécialement au Sénégal, ou essai médico-hygiénique sur le sol, le climat et les maladies de cette partie de l'Afrique, par J. P. F. Thevenot, chirurgien de la marine, chargé en chef du service des hôpitaux du Sénégal, membre correspondant de l'Académie Royale de Médecine, etc., Paris 1840. in-8 7 fr.

Imprimé chez Paul Renouard, rue Garancière, n. 5

Printed in Dunstable, United Kingdom

91222340R00352